Ludwig Bruns

Die Geschwülste des Nervensystems

Hirngeschwülste, Rückenmarksgeschwülste, Geschwülste der

peripheren Nerven

Verlag
der
Wissenschaften

Ludwig Bruns

Die Geschwülste des Nervensystems

Hirngeschwülste, Rückenmarksgeschwülste, Geschwülste der peripheren Nerven

ISBN/EAN: 9783957003942

Auflage: 1

Erscheinungsjahr: 2015

Erscheinungsort: Norderstedt, Deutschland

Hergestellt in Europa, USA, Kanada, Australien, Japan
Verlag der Wissenschaften in Hansebooks GmbH, Norderstedt

Cover: Sandro Botticelli "Die Verleumdung des Apelles" (1495)

Die
Geschwülste des Nervensystems

Hirngeschwülste. – Rückenmarksgeschwülste.

Geschwülste der peripheren Nerven.

Eine klinische Studie

von

Dr. Ludwig Bruns
Nervenarzt in Hannover.

Mit 31 Abbildungen im Text.

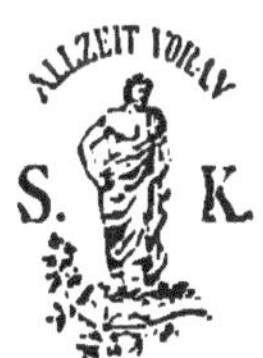

BERLIN 1897.
VERLAG VON S. KARGER
CHARITÉSTRASSE 3.

Seinem hochverehrten Lehrer

Herrn

Geh. Medicinalrath Prof. Dr. E. Hitzig

dem Begründer der Lehre von der Localisation der
Functionen der Grosshirnrinde

in Dankbarkeit gewidmet

vom

Verfasser.

Vorwort.

Eine klinische Studie habe ich die vorliegende Arbeit genannt. Das Endziel aller unserer klinischen Bestrebungen ist immer die Heilung des Kranken, und wo das nicht erreichbar ist, die möglichste Linderung seiner Leiden. Eine Heilung ist bei der grossen Mehrzahl der Geschwülste des Nervensystems nur auf chirurgischem Wege möglich: die Pflicht des Neurologen ist es, spec. bei den Geschwülsten des Centralnervensystems — bei denen der peripheren Nerven ist seine Mitarbeit eine viel geringere, — durch seine Arbeit dazu beizutragen, dass immer mehr Fälle dieser Art möglichst frühzeitig und mit sicherer Diagnose, mit andern Worten unter den günstigsten Bedingungen für eine radicale Heilung dem Chirurgen zugewiesen werden können. Ich hoffe, dass man in allen Abschnitten der vorliegenden Arbeit das Bestreben erkennen wird, gerade dieses praktische Endziel unserer ärztlichen Thätigkeit, hier die heilende Operation, möglichst zu fördern, — selbst da, wo diese praktischen Gesichtspunkte am fernsten zu liegen scheinen, z. B. in den Abschnitten über die pathologische Anatomie der Geschwülste des Gehirns und Rückenmarkes, habe ich mich wenigstens bemüht, vor allen diejenigen Thatsachen hervorzuheben, die bei der Absicht operativer Eingriffe in theoretischer und praktischer Beziehung von Wichtigkeit sind. Ich selber halte nach wie vor, trotz vieler Enttäuschungen und Misserfolge, und trotzdem ich immer wieder dazu rathen möchte, die Hoffnungen nicht zu hoch zu spannen, an der Ansicht fest, dass die chirurgische Behandlung der Hirn- und Rückenmarksgeschwülste, und die Erfolge, die diese Operationen gezeitigt haben, zu den grössten Errungenschaften der wissenschaftlichen Medicin des letzten Viertels unseres Jahrhunderts gehören; ich habe auch Vertrauen in die Zukunft dieser Bestrebungen und glaube nicht, dass sie je wieder von der Tagesordnung verschwinden werden.

Nachdem ich im Jahre 1895 für die dritte Auflage der Realencyclopädie und für die encyclopädischen Jahrbücher No. V grössere Aufsätze über die Hirn- und Rückenmarkstumoren geliefert hatte, die

eine weit freundlichere Anerkennung durch die Fachgenossen fanden,
als ich es zu hoffen gewagt hatte, wurde mir von verschiedensten
Seiten das Bedauern darüber ausgedrückt, dass diese Arbeiten nicht
auch als selbständige im Buchhandel zu erhalten wären. Ich ging
deshalb mit Freuden auf den Vorschlag der Verlagsbuchhandlung
ein, ein selbständiges und möglichst umfassendes Werk über die
Geschwülste des Nervensystems, spec. vom praktisch-klinischen Standpunkte zu schreiben. Die vorliegende Arbeit ist natürlich, auch abgesehen von der Hinzufügung der peripheren Nervengeschwülste,
fast überall, soweit das möglich, eine neue geworden: dass ich,
neben den eigenen Erfahrungen, die sich, spec. auf dem Gebiete der
Hirntumoren, in den letzten Jahren noch sehr vermehrt haben, die
grösste Bereicherung meiner Kenntnisse in letzterer Beziehung der
neuen Bearbeitung der Hirngeschwülste von Oppenheim (in Nothnagel's Handbuch) verdanke, wird Jeder, der dieses vortreffliche
Werk gelesen, bei der Lectüre des meinigen sofort erkennen, und
ich habe mich auch bemüht, das überall noch bestimmt hervorzuheben. Die Verlagsbuchhandlung hat alles gethan um durch die
Ausstattung des Buches auch durch reichliche Abbildungen, meine
Absichten bei der Abfassung desselben zu fördern: möchte es dem
Werke gelingen, sich die freundliche Anerkennung der Fachgenossen
dadurch zu erringen, dass es von ihnen auf den schwierigen Gebieten
der Medicin, die es behandelt, manchmal mit Erfolg zu Rathe gezogen werden kann.

Hannover, im Juli 1897.

Dr. L. Bruns.

Inhaltsverzeichniss.

Verzeichniss der Abbildungen.

I. Hirngeschwülste.

Die Geschwülste des Gehirnes haben schon von Beginn der pathologisch-anatomischen Aera der Medicin an, als die sorg-fältigeren Leichenuntersuchungen ihre nicht allzu grosse Selten-heit nachwiesen, das Interesse der Kliniker und pathologischen Anatomen, deren Fächer übrigens damals meist noch in einer Hand vereinigt waren, in hohem Maasse erregt. Dem Kliniker musste das Krankheitsbild des Hirntumors schon wegen seiner furchtbaren Schwere und der meist vorhandenen Unmöglichkeit, auch nur eine Linderung der Leiden herbeizuführen, ein, aller-dings schmerzliches Interesse abnöthigen; der pathologische Anatom lernte z. B. im Gliom eine ganz neue, für das Nerven-system specifische Geschwulstform kennen, deren Histologie und Histogenese dem Scharfsinn der Forscher manches Räthsel zu lösen gab, während ihm bei den übrigen auch sonst vorkommenden Geschwulstformen ihre Einwirkung auf das umgebende Gehirn das meiste Interesse abgewann. Viel grösser musste natürlich das Interesse, wenigstens des Klinikers, für diese Dinge werden, als im Wesentlichen durch v. Gräfe nachgewiesen wurde, dass die sogenannte Stauungspapille in der weitaus grössten Mehrzahl der Fälle durch eine Geschwulst des Gehirns bedingt ist, als es also durch den Augenspiegel gelang, in sehr vielen Fällen klinisch mit Sicherheit die allgemeine Diagnose einer Hirngeschwulst zu stellen. Bei dieser allgemeinen Diagnose blieb es dann aber längere Zeit, und auch als durch Dax-Broka auf klinischem, durch Hitzig und Fritsch auf physiologischem Wege die ältere Lehre von der functionellen Gleichwerthigkeit der einzelnen Theile des Grosshirnes definitiv über den Haufen geworfen wurde, zog die Klinik für die Hirngeschwülste daraus nicht so schnell, wie für die anderen Hirnkrankheiten Nutzen für die Diagnose des Sitzes der Erkrankung. Das lag daran, dass man sich ge-wöhnt hatte, in dem Tumor des Gehirnes eine Erkrankung zu sehen, die bei jedem Sitz des Leidens die verschiedensten oder, anders ausgedrückt, bei verschiedenstem Sitze die gleichen Symptome deshalb hervorbringen könnte, weil in diesem Falle sich die Functionsstörungen gar nicht allein, oder auch nur in der Hauptsache auf die dem Sitz der Geschwulst benachbarten

Hirntheile beschränken, sondern sich in Folge der sogenannten Fernwirkung der Geschwulst, der man damals eine viel zu allgemeine und weitgehende Bedeutung zumass, auf zahlreiche und vom Sitze der Geschwulst zum Theil sehr weit entfernte Hirnprovinzen erstrecken sollten oder wenigstens könnten. Immerhin konnte diese Lehre von der Unmöglichkeit oder seltenen Möglichkeit der Localdiagnose einer Hirngeschwulst — so hartnäckig sie auch war — doch der fortschreitenden Erkenntniss gegenüber nicht lange Stand halten. Nachdem auf dem Wege der anatomischen und physiologischen Forschung und, nicht zum geringsten Theile auch der minutiösen klinischen und pathologisch-anatomischen Untersuchung die Lehre von der Localisation der Functionen des Grosshirnes und speciell seiner Rinde immer feiner ausgebaut war — ihre höchste Vollendung hat diese Localisationslehre in unsererer detallirten und absolut sicheren Kenntniss von der Physiologie der sogenannten motorischen Region der Rinde gefunden — musste der Kliniker bald erkennen, dass auch die Geschwülste des Gehirnes sich nicht von den physiologischen Grundregeln emancipirten, dass mit anderen Worten also auch in diesen Fällen, wenn auch nicht immer, eine Localdiagnose, oft mit absoluter Schärfe, möglich war. Zu diesem klinischen Fortschritt trug wesentlich auch bei, dass man diejenigen Symptome, die bei jedem Sitz eines Tumors vorkommen können, die sogenannten Allgemeinsymptome, scharf zu trennen lernte von den durch den speciellen Sitz der Geschwulst im besonderen Falle bedingten Erscheinungen, die man dann Localsymptome nannte. Aber auch jetzt noch behielten zunächt die Geschwülste des Gehirnes eigentlich nur ein klinisch-diagnostisches und vielleicht manchmal ein rein wissenschaftliches Interesse für den Ausbau der Lehre von der Function der einzelnen Hirntheile — für den Arzt war mit der Localdiagnose Alles erreicht, was zu erreichen war. Erst als die pathologisch-anatomische Untersuchung der nun häufiger auf ihren Sitz richtig diagnosticirten Hirngeschwülste immer aufs Neue zeigte, dass viele von ihnen nur locker mit der umgebenden Hirnsubstanz verwachsen waren, so dass man sie ohne grosse Verletzung des Nervengewebes aus ihrem Lager herausschälen konnte, als ferner die fortschreitende Technik und die grosse Sicherheit der Asepsis die Chirurgen nicht mehr vor einer direkten Inangriffnahme des Gehirnes zurückschrecken liess, lag natürlich schliesslich der Gedanke in der Luft, ob es nicht möglich sei, den sicher local diagnosticirten und an zugänglicher Stelle sitzenden Hirntumor operativ zu entfernen und damit bei diesem bisher aussichtslosen und trostlosen Leiden unter Umständen eine volle Heilung zu erzielen. Wernicke hatte diese Möglichkeit zuerst (1881) in wissenschaftlicher Weise discutirt und hat auch schon speciellere Indicationen für das operative Vorgehen gegeben. Die ersten, die diese wissenschaftlichen Erwägungen in die Praxis übertrugen und in bewusster Weise einen rein aus cerebralen Functionsstörungen diagnosticirten Tumor nach Trepanation aus der Hirnrinde entfernten, waren B e n n e t und G o d l e e — leider aber verstarb ihr Patient an Sepsis —; den ersten glücklichen und dauernden Erfolg einer solchen Operation, dem bald noch weitere folgten, errang kurze Zeit nach ihnen V i c t o r H o r s l e y. Erst die glücklichen Erfolge dieses Forschers erregten allgemeines Aufsehen, und als dann Altmeister C h a r c o t in jugendlicher Begeisterung H o r s l e y zu seinen schönen Er-folgen beglückwünschte, als ferner namentlich in England und Amerika die Zahl der zum Theil mit Glück operirten Fälle sich rasch mehrte, waren mit einem Schlage die Geschwülste des Gehirnes aus einer zwar wissenschaftlich interessanten, aber praktisch aussichts- und deshalb bedeutungslosen Erkrankung zu einer für jeden praktischen Arzt wichtigen Erkrankung ge-worden. Vollkommen im Verhältniss zu dieser grossen prakti-schen Bedeutung hat dann auch, — wie das immer so zu gehen pflegt — dem dringenden Bedürfnisse entsprechend und wegen der in Folge der Möglichkeit einer Heilung jetzt natürlich viel bedeutenderen Verantwortlichkeit des Arztes in diesen Fällen — auch der wissenschaftliche Ausbau der Lehre von den Hirn-geschwülsten seit der Zeit der ersten Operationen ganz erheb-liche Fortschritte gemacht. Ich will hier nur daran erinnern, wie viel mehr auf der einen Seite jetzt daran liegen musste, immer früher und immer sicherer die Allgemein- und die Local-diagnose einer Hirngeschwulst zu stellen, also die klinische Beob-achtung der Initialsymptome immer mehr zu vertiefen; wie sich ausserdem ganz neue Fragen in den Vordergrund des Interesses stellten, in Angriff genommen und einer Lösung nähergeführt werden — ich nenne nur die diagnostischen Bemühungen, die Art der Geschwulst, ihre Verhältnisse zum umgebenden Gehirn, ihre Grösse und ihren corticalen oder subcorticalen Sitz schon in vivo zu erkennen. Auf der anderen Seite lehrten die aus-geführten Operationen selbst wieder immer neue Erfahrungs-thatsachen oder weiterten und vertieften die alten. Sie waren direkte Stichproben für die Schärfe unserer Localdiagnosen schon im frühen Stadium, stärkten unser Vertrauen zu diesen, und gaben zugleich damit unseren Kenntnissen von der Hirnlocali-sation erst eine feste Basis; sie zeigten uns die Wirkungen des Tumors auf das Gehirn, die wir sonst immer nur im Endstadium gesehen hatten, schon relativ früh und deshalb in reinerer und klarerer Form; und sie gaben nicht selten Gelegenheit zu einer direkten elektrischen Exploration der Hirnrinde des Menschen, die die in physiologischen Laboratorien an Affen gefundenen Thatsachen auch für diesen bestätigten und erweiterten. Noch heute stehen wir mitten in dieser fortschreitenden Entwickelung der Lehre von den Hirngeschwülsten darin.

Erstes Kapitel.
Pathologische Anatomie der Hirngeschwülste.

Zu den Hirntumoren rechnen wir alle innerhalb des Schädels, sei es von den knöchernen oder häutigen Hüllen des Central-organes, sei es vom Gehirn, seinen Nerven, oder seinen Gefässen selbst ausgehenden Neubildungen. Diese Neubildungen kann man ungezwungen in drei Gruppen eintheilen. Die erste Gruppe bilden die eigentlichen Neoplasmen s. s., sie können primär in der Schädelhöhle entstehen — das sind die häufigsten und praktisch wichtigsten Formen — oder aber viel seltener als Metastasen von Geschwülsten anderer Organe ausgehen. Die zweite Gruppe bilden die sogenannten infectiösen Geschwülste, die Granulome (Schmauss), in erster Reihe der Solitärtuberkel, dann das Gumma. Doch kann nicht nur die umschriebene Gummigeschwulst, der Gummiknoten, sondern manchmal auch die diffusse syphilitische Balsameningitis Tumorsymptome hervor-rufen. Die dritte Gruppe bilden die parasitären Geschwülste — der Cysticercus cellulosae und der Echinococcus unilocularis. Zwischen Gruppe zwei und drei ist wohl das Aktinomykom ein-zuschieben, das bisher zwei Mal im Gehirne beobachtet ist. An diese drei Gruppen reiht man aus praktischen Gründen noch drei Krankheitsformen an, die man in ihnen selbst nicht unterbringen kann, die aber alle drei Tumorsymptome hervorrufen können. 1. Das Aneurysma, speciell das der basalen Hirnarterien. 2. das umschriebene Hämatom der Dura mater, 3. gewisse Cysten, unbekannten, manchmal wohl traumatischen Ursprungs, die Tumor-symptome hervorrufen, und bei denen die parasitäre Natur und die Entstehung aus echten Geschwülsten sicher ausgeschlossen ist.

Die häufigsten, im Gehirn vorkommenden Geschwulstformen sind die Sarkome und die Gliome. Lassen wir an dieser Stelle die infectiösen Granulome — die Gummata und die Solitär-tuberkel — welch letztere, wenigstens im Kindesalter, bei weitem das Gros aller im Gehirn vorkommenden Neubildungen dar-stellen — zunächst ausser Acht, so muss man neben den Gliomen und Sarkomen die übrigen Hirngeschwülste geradezu als Selten-heiten bezeichnen. Ich selber beobachtete unter 32 Fällen von Hirntumor, bei denen ich entweder die Autopsie oder die Operation — leider nicht selten auch beides — machen konnte, 21 Mal Gliome oder Sarkome, also in $66^2/_3$ pCt., von den 12 übrigen waren fünf Solitärtuberkel, zwei Gummata, je einer ein Haematoma durae matris und ein cavernöses Angiom, zwei Cysticerken. Allen Starr fand unter 600 Fällen von Hirntumor, die er zusammen-stellte, 91 Fälle vom Typus des Gliomes. 120 von dem des Sarkomes resp. Gliosarkomes — zusammen waren das also auch etwas mehr als zwei Drittel aller Fälle. In dieser Zusammenstellung von Allen Starr überwiegen, wie man sieht, die Sarkome etwa um ein Drittel die Gliome, das stimmt auch ungefähr mit meinen Erfahrungen — ich habe bei meinen 21 Fällen 13 Mal die Diagnose „Sarkom" und acht Mal die „Gliom" notirt - doch will ich gern zugestehen, dass die histologische Diagnose meiner Tumoren vielleicht nicht immer mit absoluter Genauigkeit gemacht ist und dass in einigen wenigen Fällen die Diagnose der Geschwulstform allein aus dem makroskopischen Befunde gestellt wurde.

Wenden wir uns zunächst den Gliomen zu. Obgleich schon Virchow mit Bestimmtheit das Hervorgehen der Gliome des Nervensystems aus der Neuroglia nachgewiesen und damit diese Geschwulstform als eine für das Nervensystem ganz specifische, von den Sarkomen scharf zu trennende hingestellt hatte, hat man doch späterhin diese scharfe Trennung vielfach wegen der Unmöglichkeit einer sicheren histologischen Differentialdiagnose für nicht durchführbar erklärt, eine Ansicht, die sich am deutlichsten durch die Häufigkeit der Diagnose „Gliosarkom", also einer Uebergangsform zwischen beiden Geschwulstarten documentirte. Auch Virchow hatte übrigens die Schwierigkeit der Differentialdiagnose in manchen Fällen betont. Vielleicht trug zu dieser Anschauung auch noch bei, dass man bis vor nicht allzu langer Zeit die Neuroglia dem Bindegewebe zurechnete und dass, wenn das richtig war, grundlegende histogenetische Unterschiede zwischen Gliomen und Sarkomen garnicht vorhanden sein konnten. Gowers z. B. steht in seinem Lehrbuche noch ganz auf dem Standpunkte dieser nahen Verwandtschaft beider Geschwulstformen; er glaubt, dass die differentielle Diagnose zwischen Gliom und Sarkom weniger auf histologischem Wege, wie nach dem differenten Verhalten beider Geschwulstarten gegenüber der umgebenden Hirnsubstanz gemacht werden kann. Nach seiner Ansicht ist die Aehnlichkeit zwischen den normalen Zellen der Glia und denen der sogenannten Gliome niemals eine grosse; selten fänden sich in den Gliomen die sternförmigen Zellen, die das interstitielle Gewebe des Gehirnes charakterisirten: „Ihre Elemente sind ebenso verschieden, wie diejenigen der übrigen Sarkomformen; zuweilen prädominiren runde, ovale oder spindelförmige Zellen oder sie sind allein vorhanden." Man könne höchstens zugeben, dass die Zellen beim Gliom im Allgemeinen kleiner seien, als beim Sarkom, und bei ersteren das Zwischengewebe reichlicher, dichter und dadurch fester sei. Aber ausreichende histologische Unterschiede zwischen beiden Geschwulstformen findet Gowers in allen diesen Dingen nicht. Diese Ansicht von Gowers, der auch ich mich früher angeschlossen habe und die allerdings, wie wir noch sehen werden, mit der Hervorhebung des Verhaltens der Geschwulst zur umgebenden Nervensubstanz ein sehr wichtiges Charakteristicum des Gliomes trifft, kann aber jedenfalls nach den eingehenden, mit den neuesten technischen Hülfsmitteln angestellten Unter-

suchungen von Ströbe nicht mehr aufrecht erhalten werden,
Die Untersuchungen dieses Autors ergeben zur Evidenz, dass
die alte Virchow'sche Ansicht zu Recht besteht, dass das
eigentliche Gliom immer eine Wucherung der echten Neuroglia-
zellen darstellt — die Grundlage der Geschwulst ist die viel-
strahlige Gliazelle oder die ihr nahe verwandte Ependymzelle —
und dass das auch histologisch in fast allen Fällen zu erkennen
ist. Da aber die Neuroglia ektodermalen Ursprunges ist, so
kann die aus ihr entstehende Geschwulst — das Gliom — in
keiner verwandtschaftlichen Beziehung zu dem von Mesoderm,
speciell vom Bindegewebe ausgehenden Sarkome stehen; beide
Geschwulstformen sind vielmehr aufs schärfste zu trennen. Die
Bezeichnung Gliosarkom darf man nach diesen Thatsachen jedenfalls nur noch auf die äusserst seltenen Combinationen echter
Sarkome und Gliome anwenden, die aber in der That vorkommen
(Ströbe). Nicht aber darf man den Namen als Verlegenheitsdiagnose missbrauchen, wenn man in einem bestimmten Falle
nicht sicher weiss, ob es sich um ein Gliom oder Sarkom handelt, ein Missbrauch, der bisher sehr verbreitet war. Dass es
übrigens Fälle giebt, wo diese Unterscheidung auch jetzt noch
Schwierigkeiten macht, giebt auch Ströbe zu.

Das Gliom ist, wie sich schon aus den obigen histogenetischen
Erörterungen ergiebt, eine für das Centralnervensystem specifische
Geschwulstform. Es entsteht hier primär, nur in ganz seltenen
Fällen sollen im Gehirn multiple Metastasen eines primären
Gliomes der Retina oder des Sehnerven vorgekommen sein; doch
ist es nach Ströbe noch fraglich, ob Retina- und Hirngliom
ganz dieselben Dinge sind. In den meisten Fällen ist das Glioma
cerebri solitär — doch kommen manchmal ein paar Geschwülste
dicht neben einander vor, vielleicht handelt es sich da um re-
gionäre Metastasen. Ziemlich häufig findet sich das Hirngliom
mit dem Rückenmarksgliom vereinigt. Die Grösse der Gliome
ist eine sehr verschiedene, sie kann zwischen Erbsen-, Wallnus-,
Hühnerei- bis zu Apfel- und Faustgrösse schwanken. Diese Geschwülste entwickeln sich mit Vorliebe in oder in der Nähe der
Grosshirnrinde; nach Ströbe gehen sie am zweithäufigsten vom
Ependym der Ventrikel aus; sehr viel seltener nach diesem
Autor z. B. vom Centrum semiovale. Allen Starr, der 54 Fälle
von Hirngliom bei Erwachsenen nach ihrem Sitze zusammen-
stellt, findet zwar auch die meisten — 19 — in der Rinde des
Grosshirnes, aber doch die zweitgrösste Zahl — 11 — im Centrum semiovale, eine Angabe, die der Ansicht von Ströbe
etwas widerspricht, wenn in den Fällen von Starr die histologische Diagnose immer ganz genau gewesen ist. Man muss
übrigens in dieser Beziehung bedenken, dass das Grosshirn überhaupt den bei weitem grössten Theil des Schädelinhaltes ausmacht. Häufig findet sich das Gliom auch noch im Hirnstamme
und speciell im Pons, dann in den grossen Ganglien und im
Kleinhirn: Allen Starr fand von den noch übrig bleibenden

24 seiner erwähnten 54 Gliome 8 im Kleinhirn, 10 in den Basalganglien. In einer anderen Zusammenstellung desselben Autors, die sich nur auf Kinder bezieht, fand sich ein Gliom 10 Mal im Pons. Ausserhalb der eigentlichen Nervensubstanz — z. B. in den Häuten, kann sich das Gliom natürlich nicht entwickeln.

Die Form der Gliome ist je nach ihrem Sitze eine etwas verschiedene. Im Centrum semiovale z. B. handelt es sich entweder um nach allen Seiten gleichmässig gewachsene, also kugliche Geschwülste oder um solche mit ganz unregelmässigen Ausläufern; an anderen Stellen, besonders dann, wenn die Geschwülste mehr an der Oberfläche des Grosshirnes in den Windungen dieses sitzen oder sich in weniger umfangreichen Hirntheilen, z. B. im Hirnstamm entwickeln, steht ihre Wachsthumsrichtung und damit auch ihre Gestaltung in bestimmteren Beziehungen zur Form ihres Entwickelungsortes. So kann z. B. das Gliom, wenn es die Oberfläche der Hirnwindungen erreicht — fast nie durchbricht es im Gegensatz zum Sarkom die Pia — in Gestalt und Farbe den Hirnwindungen so gleichen, dass man selbst auf dem Sectionstische schon genauer zusehen muss, um die Geschwulst von der Rinde zu differenziren. Man hat hier manchmal zuerst nur den Eindruck, als ob es sich um eine besonders starke Ausbildung secundärer Furchen und Windungen oder um die Hypertrophie einer Windung handelte. Eine solche scheinbare Hypertrophie einzelner Hirntheile findet sich besonders oft, wenn sich das Gliom im Hirnstamm, spec. im Pons entwickelt oder aber im Thalamus opticus, den Vierhügeln etc.; in einem meiner Fälle von Ponsgliom bei einem Kinde war der Pons so enorm vergrössert, dass auch der betreffende Theil der hinteren Schädelgrube eine starke Ausweitung erfahren hatte. In allerdings seltenen Fällen verbreitet sich diese, dann auf einer ganz diffusen Gliomatose beruhende Hypertrophie über einen grossen Theil einer oder beider Hemisphären — ich selber sah eine solche gliomatöse Hypertrophie des ganzen linken Stirnlappens; klinisch war die Diagnose eines Tumors des linken Stirnhirns mit Bestimmtheit zu stellen gewesen, und der Kranke war — natürlich vergeblich — einer Operation unterworfen worden. Gowers ist wohl der richtigen Ansicht, dass alle die als Hypertrophie einzelner Hirntheile oder ganzer Hemisphären beschriebenen Fälle auf solcher diffusen Gliomatose beruht hätten.

Auf dem Durchschnitt zeigt das Gliom eine hirnmarkähnliche oder mehr grauröthliche bis — bei starker Vascularisirung — tiefdunkelrothe Färbung. Doch stimmt diese Beschreibung nur für das lebensfähige, wuchernde — dann meist nicht sehr umfangreiche Gliom — die Schattirung des Durchschnittes ändert sich natürlich sehr, wenn Degenerationserscheinungen in der Geschwulst eintreten. Davon später mehr. Die Consistenz ist bei frischen Gliomen meist eine derbe, seltener eine so weiche, wie bei den manchmal zerfliessenden Sarkomen.

Fast niemals, von seltenen Ausnahmen abgesehen — kann man an der mit der umgebenden Hirnsubstanz durchschnittenen Geschwulst eine scharfe Grenze zwischen gesundem Hirngewebe und Tumor auffinden: ganz allmählich geht die röthliche Farbe des Gliomquerschnittes in die weisse des Hirnmarkes oder in die graue der Rinde über; es ist, zunächst makroskopisch, nicht möglich, bestimmt zu sagen, wo das eine aufhört und das andere anfängt, und natürlich ebenso unmöglich, mit dem Messer scharf das Gesunde vom Kranken zu trennen oder gar den Tumor, wie das beim Sarkom so oft gelingt, in toto vollständig aus seinem Hirnlager herauszulösen: dieser ist vielmehr eng mit der Nachbarschaft verwachsen, wenn man so sagen darf, direct mit ihr verfilzt. Die Ursachen dieser Eigenthümlichkeit werden uns ganz klar werden bei der Betrachtung des histologischen Baues der Gliome. Hier sei nur noch gesagt, dass es, wie schon angedeutet, auch hier, wenn auch sehr selten, Ausnahmen giebt. Ströbe beschreibt einige Fälle, wo neben einem Gliom mit den normalen ganz diffusen Grenzen, sich einige, wohl secundäre, scharf abgegrenzte Geschwulstknoten mit Erweichung in der Umgebung — also ganz wie beim Sarkom — gebildet hatten, und ich selbst besitze ein Präparat eines vom Ependym des 4. Ventrikels ausgegangenen sehr grossen Gliomes, — (histol. sichere Diagnose von Ströbe s. Fig. 7) — das Kleinhirn und die medulla oblongata nur comprimirt hat, aber nicht in sie eingedrungen ist. Doch können diese seltenen Ausnahmen an der Regel nichts ändern, und man muss jedenfalls Gowers so weit Recht geben, dass man bei Zweifel zwischen der Diagnose Sarkom oder Gliom und bei rein makroskopischer Beurtheilung, sich bei diffusem Uebergang der Geschwulst in die Umgebung ziemlich sicher für Gliom, bei scharfer Abgrenzung der Geschwulst für Sarkom entscheiden kann.

Histologisch besteht, wie schon gesagt, das Gliom aus den gewucherten Zellen der Neuroglia. Diese Zellen haben meist einen kleinen Zellkörper mit grossem Kerne und wenig Protoplasma und eine grosse Anzahl sternförmig von der Zelle ausgehende Ausläufer, die sich weit in die Peripherie erstrecken und mit den Ausläufern der anderen Zellen einen dichten Filz bilden, ohne zu anastomisiren. (Siehe Fig. 1.) Charakteristisch, speciell auch wieder gegenüber dem Sarkom, ist die Vielstrahligkeit der Zellen und die Länge der Ausläufer. Die Zellen selbst sind von sehr verschiedener Grösse und Form — meist rund, oder oval, spindelförmig oder polygonal — sie können auch in einzelnen Fällen mehr Protoplasma und einen kleinen Kern enthalten — kurz sie sind in ihrer Form jedenfalls nicht so gleichmässig wie die normale Gliazelle. Meist sind sie grösser als diese. Die Zellen sind im Allgemeinen spärlich im Verhältniss

zu dem reichlichen Filze ihrer Ausläufer; — da wo sie sehr
reichlich sind, ist die Diagnose gegenüber dem Sarkom eine
schwierige. Ausser den Gliazellen enthalten die Gliome von
neugebildetem Gewebe nur noch Gefässe; oft so reichlich, dass
die Bezeichnung Angiogliom am Platze ist.

Erst die mikroskopische Untersuchung der Grenzen der Geschwulst zeigt uns deutlich die Gründe dafür, warum es beim Gliom

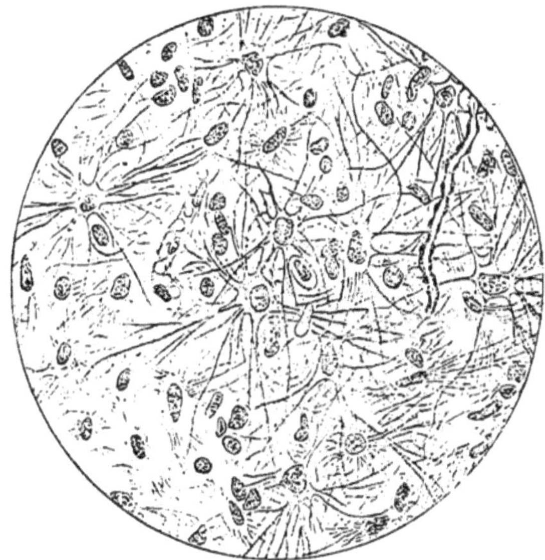

Fig. 1. Aus einem Ponsgliom. Nach Ströbe.

fast niemals möglich ist. eine scharfe Grenze zwischen Geschwulst
und normaler Hirnsubstanz zu ziehen. Man sieht hier, wie ganz allmählich die neugebildeten Gliazellen, Zelle für Zelle, nach allen
Richtungen zwischen die benachbarten Nervenfasern eindringen[1]),
wie sie sich eng mit ihnen verfilzen, sie auseinanderdrängen, so
dass eine mechanische Trennung zwischen gesundem Gewebe
und Tumor ganz unmöglich ist, ja dass es sogar mit dem
Mikroskope nicht gelingt, von irgend einer bestimmten Grenze
zu sagen, hier fängt die Geschwulst an und hier hört das
Nervengewebe auf. Geht man von der Grenze der compakten Ge-

---

[1]) Ich will hier nur ganz beiläufig bemerken, dass mit dem Ausdruck
„eindringen“ vielleicht mehr gesagt ist, als man verantworten kann. Der
Ausdruck würde besagen, dass vom primären Geschwulstherde aus durch
expansives Wachsthum der Geschwulst allmählich immer grössere
Hirnbezirke in Tumor verwandelt werden; es ist aber beim Gliom ebenso
möglich, dass in der Nachbarschaft der Geschwulst die bisher gesunde
Glia in immer weiterem Umfange zur Wucherung angeregt würde:
Wachsthum durch Apposition — der erste Herd muss ja immer durch
die Wucherung der Glia an Ort und Stelle entstanden sein.

schwulst allmählich nach dem normalen Gewebe weiter, so sieht man ganz langsam die Gliazellen zwischen den auseinandergedrängten Nervenfasern spärlicher werden, die letzteren wieder näher aneinanderrücken, so dass schliesslich wieder das normale nervöse Gefüge vorhanden ist. Dieses ganz allmähliche, aber nach allen Richtungen sich erstreckende Hineinwuchern der Gliazellen zwischen die Nervenmassen, — man nennt in Folge dieses Wachsthums das Gliom eine das Hirngewebe infiltrirende Geschwulst, im Gegensatz zum Sarkom, das, wie wir sehen werden, fast immer die nervöse Substanz mehr im Groben zur Seite drängt und comprimirt, ohne Zelle für Zelle in sie einzudringen — hat nun wieder andere für das Gliom charakteristische Erscheinungen im Gefolge. Es erklärt uns erstens das häufige Erhaltenbleiben der Form des ergriffenen Hirntheiles beim Gliom, so dass dieser meist nur hypertrophirt erscheint. Zweitens werden bei dieser Art des Wachsthums die einzelnen Nervenfasern und Ganglienzellen, wie wir gesehen, zunächst nur auseinandergedrängt, kaum comprimirt und jedenfalls nicht zerstört: ja man kann oft im Centrum einer grösseren Geschwulst mit Weigert'scher Färbung noch viele normale, markhaltige, also functionsfähige Nervenfasern und reichliche Ganglienzellen auffinden. Das erklärt uns die klinische Erfahrung, dass beim Gliom häufig die cerebralen Functionsstörungen in keinem Verhältniss zur Ausdehnung der Geschwulst stehen, ja dass sie in manchen Fällen nicht kleiner Gliome gleich Null gewesen sind. Da in manchen der letzteren Fälle markhaltige Nervenfasern im Centrum der Geschwulst jedenfalls nur spärlich nachzuweisen waren, so muss man (Jolly) auf den Gedanken kommen, ob nicht in diesen Fällen ein Theil der Function von zwar marklosen, aber deshalb doch noch leitungsfähigen Nervenfasern getragen worden ist, die dann aber mit Weigert-Färbung nicht mehr nachweisbar waren. Schliesslich ergiebt sich aus diesem häufigen Erhaltenbleiben functionsfähiger Nervensubstanz selbst im Centrum der Gliome, speciell für die Operationsfrage, der Umstand, dass man gerade hier bei Exstirpation der Geschwulst direkt auch die vorhandenen Ausfallsymptome vermehren kann und wird um das, was bis dahin von der in der Geschwulst noch enthaltenen Nervensubstanz noch geleistet wurde. Uebrigens ist auch dieses Vorkommen von Nervensubstanz innerhalb der Geschwulst ein sicheres, differential-diagnostisches Merkmal der Gliome gegen die Sarkome, bei welch letzteren ein solcher Befund nicht vorkommt.

Von einzelnen Autoren ist behauptet worden, dass sogar Neubildung von functionirendem Nervengewebe, spec. von Nervenfasern im Bereiche des Gliomes vorkommen könnte, und man hat darauf die beim Gliom nicht so seltenen Wendungen zum Besseren, zum Geringerwerden der functionellen Störungen beziehen wollen. Doch haben die neuesten Untersuchungen — Ströbe, Jolly — keine genügenden Beweise für diese Anschauung gegeben (s. übrigens weiter unten beim Neuroglioma ganglionare).

Wie alle Geschwülste haben auch die Gliome des Gehirns eine sehr grosse Neigung zu regressiven Metamorphosen, zum degenerativen Zerfall. Für das Gliom ist die wichtigste dieser Degenerationsformen die Cystenbildung durch einfachen Zerfall (Siehe Fig. 12 a und b) und allmähliche Resorption der Tumormassen; sie ist so häufig, dass sie bei grösseren Gliomen fast die Regel bildet; dasselbe kennen wir ja auch bei den Gliomen des Rückenmarkes, die wir als Syringomyelie bezeichnen. Es ist wahrscheinlich, dass der Zerfall der Geschwulst auf dem Wege der Verfettung oder der Auflösung durch Oedem erfolgt. Nicht selten verwandelt sich die ganze Geschwulst in eine einzige grosse Cyste — die mit serösem Inhalte gefüllt ist und deren Unterscheidung von einer apoplektischen Cyste manchmal nur gelingt, wenn man die Cystenwand genau mikroskopisch untersucht. Hier findet man — oft allerdings nur auf einem ganz schmalen Gebiete — die typische Gliazellenwucherungen. Gewöhnlich ist aber auch der Inhalt charakteristisch — er ist selten so klar und hellgelb gefärbt, wie in alten apoplektischen Cysten, meist enthält er zelligen Detritus oder grössere Geschwulstpartikel: oft Blutpigment, so dass er braun bis tiefschwarz gefärbt sein kann. Nach Oppenheim sollen übrigens auch neben festen Gliomen noch Cysten vorkommen; in einem operirten Falle fand man bei der Trepanation nur die Cyste, die vor dem Tumor lag; letzterer wurde übersehen.

In zweiter Linie wird das Gliom häufig durch Blutungen zur Degeneration gebracht. Ich habe schon erwähnt, dass diese Geschwulst oft so reichliche neugebildete Blutgefässe enthalten kann, dass man die Diagnose Angioglom stellen muss. Da diese Blutgefässe im Tumor meist kranke Wandungen haben, so sind kleine Blutextravasate innerhalb des Tumors fast die Regel. Aber auch grössere Blutungen in dem Tumor kommen beim Gliom nicht so selten, z. B. bei leichten Traumen oder nach Congestionen zum Kopfe vor. Da bei dem oben geschilderten Bau des Gliomes oft die nervöse Substanz auch innerhalb des Tumors so gut erhalten und functionsfähig ist, dass selbst bei ziemlicher Grösse der Geschwulst cerebrale Ausfallsymptome noch fast vollständig fehlen, so kann es kommen, dass erst nach einer solchen, eventuell traumatischen Blutung, die Zeichen einer Gehirnerkrankung in apoplektiformer Weise in die Erscheinung treten und erst von da an langsam oder in Schüben, wie das dem Tumor zukommt, zunehmen. Tritt in einem solchen Falle der Tod in Folge der Blutung ein und ist diese umfangreich genug, um den ganzen Tumor zu zertrümmern, so kann bei nicht ganz genauer Untersuchung der Tumor übersehen und die falsche Diagnose einer einfachen Apoplexie gestellt werden. Gowers ist der Ansicht, dass es sich in fast allen Fällen, die

man als Apoplexie mit Stauungspapille beschrieben hat, um
solche durchbluteten Gliome gehandelt hat. Sind die Blutungen
kleiner, so können sie auch wieder resorbirt werden und es
kann ebenso, wie bei einfachen Apoplexien, ein Theil der durch
sie gesetzten Symptome wieder verschwinden. Auf diese Weise
können beim Gliom sehr erhebliche Besserungen eintreten, ohne
dass man dafür Regenerationen nervöser Substanz anzunehmen
braucht. Auch können solche kleinen Blutungen und die dadurch gesetzten Verschlimmerungen und folgenden Besserungen
mehrmals bei einem Falle vorkommen.

Die degenerativen Zustände: die Verfettungen, Cystenbildungen und Blutungen können natürlich das Querschnittsbild
eines Tumors sehr variabel gestalten. Es ist hier wohl nicht
nöthig, auf alle Einzelheiten einzugehen. Namentlich können
alte Blutungen den Querschnitt sehr bunt machen: häufig bilden
dieselben schiefrig pigmentirte Streifen in demselben.

Von früheren Autoren ist auch das Vorkommen myxomatöser Degeneration beim Gliom behauptet worden: sogenannte
Myxogliome. Ströbe meint, dass es sich in diesen Fällen nur
um ödematöse Gliome gehandelt habe.

Nach diesem Autor kann man die Gliome des Gehirnes
nach ihrem Sitze eintheilen in periphere, die in der Rinde entstehen; centrale, die vom Ventrikelependym ausgehen, und inter-
mediäre, die ihren Ursprung in der Markmasse nehmen. Die
vom Ventrikelependym ausgehenden bilden meist nur kleine,
warzige Wucherungen des Ependyms; in einem von Pfeiffer
beschriebenen Falle hatten sie aber in beiden Seitenventrikeln
und in der umgebenden Gehirnsubstanz eine enorme Ausdehnung
erreicht. Nach dem grösseren oder geringeren Reichthume der
Gliome an Nervenfasern im Verhältniss zu den Zellen kann man
harte und weiche Gliome unterscheiden. Schliesslich kann man
von Cystogliomen, hämorrhagischen Gliomen und Angiogliomen
reden. Ströbe fand in einem seiner Fälle mitten in der Geschwulst mit Flimmerepithel ausgekleidete Hohlräume: er sah
dieselben als embryonale Divertikelbildungen des primären
Nervenrohres an. Auch sonstige Beobachtungen sprechen dafür,
dass es sich beim Gliom nicht selten um embryonale Entwicke-
lungsstörungen handelt. Namentlich gehören hierher Fälle von
sogen. Neuroglioma ganglionare, das bisher nur bei Kindern
beobachtet ist: diese Geschwulst zeigt makroskopisch diffuse
Verdickungen einzelner Hirnwindungen oder kleinere warzige
Wucherungen auf denselben; mikroskopisch besteht sie aus in
Haufen dicht neben einander liegenden Ganglienzellen, Nervenfasern und Gliazellen. Ob es sich in diesen Fällen um wirkliche
Neubildung von Ganglienzellen oder, wie Ströbe meint, öfter
nur um ein durch Heterotopie bedingtes dichteres Nebeneinander-
liegen von Ganglienzellen bei spärlichen Nervenfasern handelt,
mag dahingestellt bleiben. Jedenfalls scheint eine solche Neubildung von Ganglienzellen und Nervenfasern nach Ströbe

nicht stattzufinden in den Fällen, die Klebs, der die entgegengesetzte Meinung vertritt, als Neurogliome bezeichnet hat: ein Theil der hier als Ganglienzellen gedeuteten Gebilde sind Gliazellen mit einer den Ganglienzellen sehr ähnlichen Form; andere sind wohl im Tumor noch erhalten gebliebene wirkliche Nervenzellen.

Ich fasse bei der besonderen Wichtigkeit des Gliomes das practisch Wichtigste aus meinen Ausführungen noch einmal zusammen:

1. Das Gliom ist histologisch und histogenetisch scharf vom Sarkom zu trennen.

2. Das Gliom ist eine das Nervengewebe infiltrirende Geschwulst; eine scharfe Trennung der Geschwulst von der Hirnmasse ist auf mechanischem Wege nicht möglich.

3. Das Gliom enthält meist noch ziemlich reichliche Nervenfasern und Ganglienzellen mit erhaltener Function; deshalb sind die Functionsstörungen oft geringer, als man bei der Ausdehnung und dem Sitze der Geschwulst erwarten sollte.

4. Grössere Blutungen in die Gliome sind häufig. Das, zusammen mit dem sub 3 Erwähnten, erklärt das hier manchmal vorkommende apoplektische Einsetzen schwerer Symptome aus scheinbar voller Gesundheit.

Die Sarkome sind nicht nur wegen ihrer Häufigkeit — sie übertreffen in dieser Beziehung ja, wie wir gesehen haben, die Gliome um ein Erhebliches — sondern ganz besonders, weil sie bei ihrem Verhalten gegen die Hirnsubstanz, wie wir sehen werden, einer radikalen operativen Entfernung am wenigsten Schwierigkeiten entgegensetzen, die practisch wichtigsten aller im Gehirn vorkommenden Tumoren. Ihren Ausgangspunkt nehmen sie von den bindegewebigen Theilen in der Umgebung des Gehirnes und im Hirnmarke selbst, also von Knochen, Dura und Pia mater, auch den Hüllen der Hirnnerven, und in der Hirnmasse selbst von den Blutgefässen. Die von den Häuten ausgehenden Sarkome haben ihren Sitz entweder in den verschiedenen Schädelgruben an der Basis des Grosshirnes oder des Hirnstammes — basale Tumoren —, oder sie dringen von der Dura oder Pia der Convexität gegen die Hirnrinde vor. In der Hirnmasse selbst können sie an den verschiedensten Stellen sitzen. In 86 Fällen von Hirnsarkomen bei Erwachsenen, die Allen Starr zusammengestellt hat, fand sich dasselbe 46 Mal in der Rinde des Grosshirnes, 13 Mal im Kleinhirne, ein Mal im Centrum semiovale, acht Mal in den Basalganglien und den Seitenventrikeln — fünf Mal waren multiple Sarkome vorhanden — die übrigen vertheilten sich auf Vierhügel, Pons, die Basis und den vierten Ventrikel; in 34 Fällen von Sarkom bei Kindern war zehn Mal das Kleinhirn, fünf Mal der Pons befallen. Ich selber fand unter 11 autoptisch sicher gestellten Fällen von in der Hirnsubstanz selbst zur Entwickelung gekommenen Sarkomen nur einmal den Sitz im Kleinhirn, 10 Mal im Grosshirn — davon waren drei multiple Sarkome, zwei solche der Centralwindungen, je eines des Schläfen- und Parietallappens, aber drei der Stirnwindungen, auch abgesehen von den multiplen, von denen bei allen auch die Frontallappen betheiligt waren. Ausserdem beobachtete ich noch ein Sarkom der Basis der hinteren Schädelgrube und je eines über der Pia der Convexität über dem linken Schläfenlappen und rechten Stirnlappen. Man muss übrigens bei allen diesen Zusammenstellungen über den speciellen Sitz der Hirngeschwülste, wenn man daraus Schlüsse über die Prädilection der Geschwulst für bestimmte Hirntheile ziehen will, die Grössenverhältnisse der einzelnen Hirntheile in Betracht ziehen — es ist dann wohl selbstverständlich, dass die Sarkome, wie ja auch die Gliome, in den Gehirnhemisphären am häufigsten sind, und auch darin, dass diese Geschwülste besonders häufig im Stirnhirne vorkommen, kann man bei der Grösse dieses Hirntheiles beim Menschen dann nichts Auffälliges mehr finden. Aus denselben Gründen aber kann man bei der geringen Grösse des Kleinhirnes gegenüber dem Grosshirn und bei der trotzdem ziemlich grossen Zahl von Kleinhirnsarkomen wenigstens in der Starr'schen Tabelle doch wohl schliessen, dass für die Sarkome das Cerebellum eine Prädilectionsstelle bietet — zum Mindesten scheint das im Kindesalter so zu sein.

Das Sarkom kommt ebenso wie das Gliom meist primär im Gehirn vor. Jedenfalls ist es selten und mir klinisch und anatomisch nicht begegnet, dass die gewöhnlichen Hirnsarkome secundär durch Metastase von Sarkomen anderer Organe ausgegangen wären, und ich habe selbst das gleichzeitige Vorkommen von Sarkomen im Gehirn und sonst am Körper nur zweimal beobachtet — 1. Sarkom der linken Centralwindung und gleichzeitig ein solches um die grossen Blutgefässe des Halses rechts; 2. Fibrom der Periostes der linken Ulna und Rundzellensarkom über dem rechten Stirnhirn. Dass Hirnsarkome Metastasen in andere Organe machen, ist jedenfalls abnorm selten; meines Wissens ist nur eine Metastase in die Schädelknochen bisher einige Male beobachtet. Meist ist auch das Hirnsarkom solitär; doch kommen multiple Sarkome häufiger vor als Gliome; ich sah unter 13 Fällen drei Mal Multiplicität, Allen Starr in 86 Fällen fünf Mal.

Die Grösse der Hirnsarkome kann natürlich eine sehr verschiedene sein, wie das ja auch bei den Gliomen der Fall ist. Gelegentlich erreichen sie eine enorme Grösse, unter anderen war das auch bei einigen durch Operation entfernten der Fall; ich erinnere z. B. an die Beobachtung von Hitzig und Bramann. Oppenheim erwähnt einen Fall, bei dem das Sarkom einen Stirnlappen ganz durchsetzte und durch den Balken hindurch auch die anderen Hemisphäre noch comprimirte. Man kann heute wohl sagen, dass die grössten Sarkome in denjenigen Hirnbezirken vorkommen werden, deren Läsion deutliche localdiagnostische Symptome nicht hervorruft; — hier haben sie volle Zeit sich zu entwickeln, während sie in den in ihrer Function aufgeklärten Regionen, speciell z. B. in den Central-windungen früh erkannt und meist auch früh operativ in Angriff genommen werden. Die im Centrum der einzelnen Hirntheile sich entwickelnden Sarkome sind meist kugelrund; die an der Convexität des Grosshirnes sich entwickelnden flach; die an der Basis haben eine unregelmässige, oft mit vielen Buckeln versehene Form.

In histologischer Beziehung unterscheiden sich die Hirnsarkome nicht von den gleichen Geschwülsten anderer Regionen des Körpers. Es kommen von den eigentlichen Geschwulstelementen alle möglichen Formen vor — also Rundzellen-, Spindelzellen- und polymorphe Sarkome — ferner kleinzellige, grosszellige bis zu den Riesenzellensarkomen. Im Allgemeinen sind die Rundzellensarkome die weicheren. Besonders derbe Formen bilden die Fibrosarkome. Die feineren histologischen Unterschiede speciell gegen das Gliom haben wir dort schon hervorgehoben — beim Sarkom tritt das interstitielle Fasernetz gegenüber den Zellen sehr zurück — die etwa vorhandenen Ausläufer der Zellen sind spärlicher — reichen lange nicht so weit in die Peripherie und gehen nicht so allseitig von der Zelle aus wie beim Gliom. Niemals finden sich im Centrum eines Sarkomknotens Nervenfasern. Blutgefässe enthält das Sarkom meist in reichlicher Menge, oft so viele, dass man von einem Angiosarkome sprechen kann. Die vom Schädelknochen ausgehenden Sarkome sind meist Osteosarkome.

Das Querschnittsbild des Hirnsarkomes ist im Einzelnen ein sehr verschiedenes. Es richtet sich erstens nach der grösseren oder geringeren Consistenz der Geschwulst, die manchmal so gering ist, dass der Tumor beim Durchschneiden zerfliesst. Im übrigen haben frische Sarkome eine grauröthliche bis rothe, manchmal aber auch eine reinweisse Schnittfläche. Sonst ändert sich das Bild des Querschnittes natürlich sehr, wenn, wie das auch beim Sarkome sehr häufig ist, degenerative Processe in der Geschwulst eintreten, wovon unten genauer gesprochen werden soll.

Das wichtigste Characteristicum des Hirnsarkomes ist sein Verhalten gegen die umgebende Gehirnsubstanz. Ich habe schon beim Gliom des öfteren hervorgehoben, dass das Sarkom in dieser Beziehung in einem gewissen Gegensatze zu der erst beschriebenen Geschwulstart steht. Man pflegt gewöhnlich zu sagen, das Sarkom infiltrirt nicht, wie das Gliom, die Hirnsubstanz, sondern schiebt sie vor sich her, comprimirt sie en masse und bringt allmählig die Nervenfasern zur Atrophie oder zur Erweichung. Am besten erkennt man diese Compression an denjenigen Sarkomen, die etwa von den Meningen, spec. der inneren Fläche der Dura der Convexität oder von der Basis aus entstehen und gegen die Hirnmasse vordringen. An der Con-

vexität des Gehirnes bildet das Sarkom auf diese Weise oft
ziemlich tiefe Gruben, sozusagen Nester, in denen es Platz greift;
an der Hirnbasis kann es, wie z. B. Figur 2 zeigt, die eine
Ponshälfte auf die Hälfte ihres Umfanges comprimiren. In den
meisten Fällen durchbrechen die ausserhalb der Hirnmasse entstandenen Sarkome, wenn sie auch stark gegen das Hirn an-
dringen, die Pia nicht, doch bildet diese keinen undurchdring-

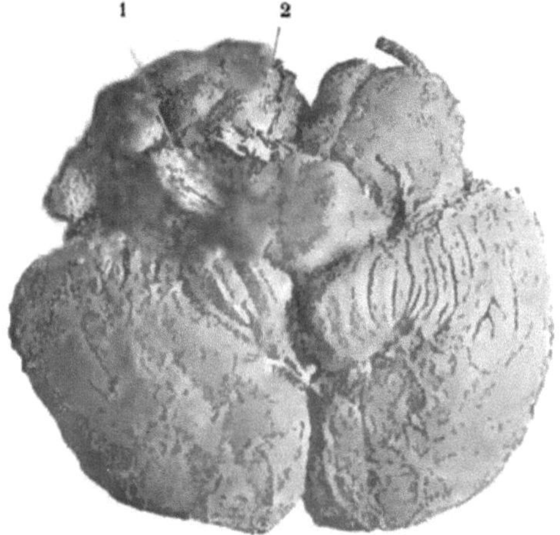

Fig. 2. Sarkom der rechten hinteren Schädelgrube mit Druck auf Nerven
Druck auf und Verschiebung von Pons und Kleinhirn. Eigene Beobachtung
1. Nervus glossopharyngeus, vagus und accessorius. 2. Nervus facialis und acusticus.

baren Wall, und ist sie einmal durchbrochen, so wuchert das
Sarkom natürlich auch in die Hirnmasse hinein. Eine eigentliche
Erweichung der Rinde des vom Tumor attakirten Hirnteiles
kommt vor — aber meist erst bei sehr erheblicher Ausdehnung
dieser extracerebralen Sarkome.

Etwas anders, aber im Grunde ähnlich, ist das Verhalten,
wenn sich die Sarkome in der Markmasse des Gehirns entwickeln. Die Sarkome wachsen im Gehirn rein expansiv, da
sich in der eigentlichen Hirnsubstanz ja ein Mutterboden für
die Entstehung von Sarkomzellen gar nicht findet. Man kann
sich nun das Verhalten des Sarkomes im Gegensatz zum Gliome
gegenüber der Hirnfasermasse grob mechanisch so vorstellen,
dass man sagt: beim Sarkome bleiben, auch wenn es sich ausdehnt, die direkt an der Geschwulst anliegenden Nervenfasern
von Anfang an immer dieselben — sie werden nur immer weiter
auseinandergedrängt — beim Gliome aber dringen die einzelnen
Geschwulstzellen nach allen Richtungen zwischen die Nervenfasern dazwischen, und die Grenze gegenüber der Geschwulst
wird von immer excentrischer liegenden Nervenfasern gebildet.
Natürlich ist das nicht in strengen Sinne so. Erstens müssen
sich die Sarkome wenigstens in einer Richtung auch immer
weiter zwischen die Nervenfasern eindrängen, wenn sie überhaupt

weiter waehsen, und zweitens sehwindet natürlieh allmählig in
der Naehbarschaft der Gesehwulst die Nervensubstanz dureh
Atrophie und Erweichung, und die direkte Umgebung des Tumors
wird nun dureh weiter exeentrisch gelegene Hirntheile gebildet.
Immerhin glaube ieh, dass die von mir gewählte Darstellung
der betreffenden Differenz zwisehen Sarkomen und Gliomen im
ganzen das Riehtige trifft — die Erweiehung in der Umgebung
der intraeerebralen Sarkome seheint mir in deutlieher Form erst
einzutreten, wenn diese Geschwülste eine gewisse Grösse erreieht
haben — deshalb können auch die ein Sarkom beherbergenden
Hirntheile eine solche enorme Vergrösserung gegenüber dem
symmetrischen gesunden Theile erlangen, wie das z. B. die linke
Hemisphäre in Figur 3 zeigt.

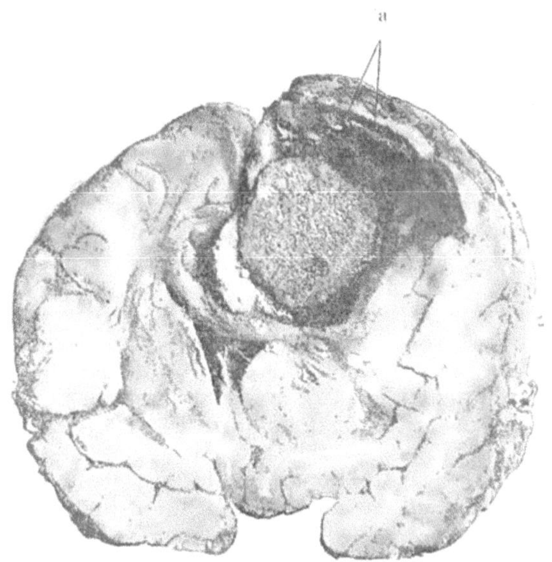

Fig. 3. Intracerebrales Sarkom der linken Hemisphäre. Stirnhirn dicht
am Centralhirn. a Erweichung um den Tumor. Verschiebung der Hirntheile nach der rechten Hemisphäre und nach unten.

Die Gehirnsubstanz selbst erleidet, wie gesagt, in der Umgebung der Gesehwulst entweder eine einfache Compression
oder eine Erweiehung. Bei der Compression werden zuerst die
nervösen Elemente nur auf einen engeren Raum zusammengedrängt; sie können dabei ihre normale Function und, wie eine
histologisehe Untersuehung soleher Fälle lehrt, auch ihre normale
Struetur lange Zeit behalten. Wie weit eine solehe Compression
ohne Erweiehung gehen kann, zeigt am besten ein Bliek auf
die Figur 2. In solchen extremen Fällen sind dann natürlieh auch
sehon anatomisehe Degenerationen in den betreffenden Hirntheilen
eingetreten; die Nervenfasern verlieren zuerst ihre Markscheiden

und werden dann ganz resorbirt. Die Ganglienzellen scheinen im Ganzen resistenter zu sein. Im Allgemeinen stehen dann auch die Functionsstörungen im direkten Verhältniss zu den anatomischen Degenerationen — manchmal sind sie aber auch hier wohl geringer, als man nach dem anatomischen Bilde annehmen sollte, und man muss — speciell auch nach Analogie ähnlicher Compressionen am Rückenmarke annehmen, dass sich das zusammengepresste Mark nach Aufhebung der Druckes sehr wieder erholen kann.

Die Erweichung in der Umgebung des Sarkomes ist eine gelbe Erweichung. Man findet also in der Erweichungszone das Mark der Nervenfasern zerfallen, freie Myelin- und Fetttropfen, Körnchenzellen; unter Umständen, aber im Ganzen selten, frisches Blut oder Blutpigment. Allmählich wird hier also die zerfallene Hirnsubstanz resorbirt. Diese starke Erweichung bis zum Flüssigwerden umgiebt die Geschwulst meist nur in einem schmalen Saume — in geringerem Maasse kann sie sich aber ziemlich weit erstrecken — z. B. in dem Fall, den Figur 3 darstellt und wo der Tumor im Marke der vorderen Centralwindungen und davor sass, war das Hirnmark bis zum Stirnpol gelb gefärbt. Die Ursachen der Erweichung sind wohl hauptsächlich in Störungen der Blutcirculation zu suchen. Durch Compression der Venen und Lymphbahnen kann es zunächst zu Oedem der betreffenden Hirnpartien kommen — später zur Erweichung; auch können thrombotische Vorgänge in den Venen oder eine obliterirende Entzündung der Arterien eine Rolle dabei spielen. Manchmal scheint es, als wirke, besonders bei rasch wachsenden Geschwülsten, die Compression auch allein. Dass wirkliche encephalitische Vorgänge in der Nähe der Geschwulst bei echten Neoplasmen — abgesehen von den infectiösen Granulomen — bei der Erweichung mitspielen, kann ich mir nicht denken. Ebenso spielen auch Blutungen in die erweichte Partie dabei nur eine Nebenrolle, wenn sie auch vorkommen.

Von Interesse ist noch folgender Umstand. Die Sarkome im Centrum der Nervenmassen sind, wenn sie eine gewisse Grösse erreicht haben, wohl immer von einer Erweichungszone umgeben — da hier auch eine Resorption der zerfallenen Hirnsubstanz stattfindet, ist das Volumen eines vom Sarkom durchsetzten Hirntheiles wohl immer etwas geringer, oft aber nur wenig, als der Tumor plus der vorher vorhandenen normalen Hirnmasse ausmachen würde. Dagegen führen im Allgemeinen diejenigen Sarkome, die von der Peripherie — den Häuten — aus oder auch aus dem Inneren einer Hirnhöhle gegen das Hirn vordringen, seltener zu einer Erweichung z. B der Rinde oder der Ventrikelwandungen. Es müssen deshalb die die Erweichung bedingenden Umstände, speciell die Gefässalterationen, bei Geschwülsten in der Markmasse leichter eintreten können, als bei denen, die von der Peripherie ausgehen.

Die Wachsthumsverhältnisse und die Einwirkung des Sarkoms auf die umgebende Hirnsubstanz bedingen es, dass diese Geschwulst meist schon makroskopisch scharf von der Hirnsubstanz abgesetzt ist und manchmal leicht von ihr zu trennen ist. Die Sarkome der Häute und der Basis hängen meist nur durch wenige zarte Gefässe mit dem Hirntheile, den sie comprimiren, zusammen; ist, wie bei den intracerebralen Sarkomen, gar eine Erweichungszone vorhanden, so ist die stumpfe Herausnahme dieser Geschwulst aus dem Gehirn natürlich ein leichtes Ding — beim Durchschnitt fällt sie manchmal ohne weiteres aus ihrem Neste heraus. Man sieht wohl von selbst, wie wichtig diese Umstände für eine etwaige Operation sein müssen.

Nur kurz will ich erwähnen, dass auch beim Sarkom Ausnahmen in dem gewöhnlichen Verhalten der Geschwulst zur umgebenden Gehirnsubstanz vorkommen. In diesen seltenen Fällen ist die Grenze zwischen Nervensubstanz und Sarkom ebenso wie beim Gliom eine verwischte, das Sarkom dringt dann infiltrirend in die Markmasse ein — meist sendet es neue Zapfen längs der Wand der Gefässe in dieselbe hinein.

Auch die Sarkome des Gehirnes neigen sehr zur Degeneration und zum Zerfall — selten sind irgend wie grössere Knoten auch auf ihrem ganzen Durchschnitt von frischer Natur. Cystenbildungen sind hier seltener wie beim Gliom — vor allem aber wird hier jedenfalls sehr selten die ganze Gesshwulst in eine einzige grosse Cyste verwandelt — häufiger finden sich einzelne kleine cystöse Räume, die auch manchmal der compakten Geschwulst beerenförmig aufsitzen. (Cystosarkom.) Eine myxomatöse Umwandlung der Geschwulst — Myxosarkome — ist relativ häufig. Blutungen in die Geschwulst sind beim Sarkom ebenfalls seltener als beim Gliom, vor allem kommen die dort häufigen fast vollständigen blutigen Zerstörungen der Geschwulst hier kaum vor; häufiger sind kleinere Blutungen in die Peripherie der Geschwulst und in die anliegende erweichte Hirnsubstanz; diese können manchmal multipel sein. Am häufigsten ist die Nekrotisirung der Geschwulst, die auf dem Wege der Verfettung und Verkäsung erfolgt. Man sieht dann auf dem Durchschnitt, dass das Centrum der Geschwulst aus einer krümlig käsigen Masse besteht, während die Peripherie ein grauröthliches oder speckiges Gewebe zeigt. Die mikroskopische Untersuchung lehrt, dass das Centrum nekrotisirt ist, es nimmt nur in ganz geringerem Maasse Farbe an; während in der Peripherie die jungen wuchernden Sarkomzellen sich auf's schönste färben und nicht selten lebhafte Kerntheilung zeigen. Einmal fand ich zwischen den nekrotischen und den lebenden Parthieen einen schmalen Saum schöner, concentrisch geschichteter Kalkkörper. Nicht immer ist die nekrotische Parthie von der gesunden in der beschriebenen Weise scharf getrennt, so dass die erstere das Centrum, die zweite die Peripherie einnimmt; es kann auch so sein, dass im ganzen Umfange der Geschwulst dieselbe von Streifen nekrotischer Substanz durchsetzt ist, zwischen denen dann die noch wuchernden Zellen in Nestern liegen. In solchen Fällen können übrigens die verkästen Sarkome grosse Aehnlichkeit mit Tuberkeln oder auch mit Gummen gewinnen.

Ist die Durchsetzung mit Kalkkörperchen sehr reichlich, so entstehen die sogenannten Psammome oder Psammosarkome. Schliesslich kann sich das Sarkom auch in eine feste derbe Kalkkugel verwandeln, und auf diese Weise relative Heilung eintreten.

Es erübrigt noch, auf einige klinisch oder anatomisch besondere Formen der Sarkoma cerebri einzugehen. Eine klinisch besondere Form ist zunächst das Sarkom, das meist von der Aussenfläche der Convexität der Dura mater flächenhaft entspringt, der sogenannte Fungus durae matris: bei seinem Wachsthum kann es die Hirnrinde stark comprimiren und grubig vertiefen und auch die Dura mit pilzartigen Wucherungen durchbrechen — nicht selten durchbricht es auch den Schädel und führt nun zu enormen Wucherungen unterhalb der Haut des Schädels, die diesem kappenartig aufsitzen. Besonders nach Durchbruch des Schädels durch die Geschwulst können die eigentlichen Hirnsymptome in diesen Fällen auch sehr gering sein. Bei einem Theile dieser Geschwülste handelt es sich nach Wernicke um Osteosarkome. Ebenso zeigt klinisch besondere Eigenschaften das multiple Sarkom der Schädelbasis, das manchmal von den Knochen seinen Ursprung nimmt: es kann die Schädelbasis siebartig durchbrechen; in andern Fällen scheidet es alle Hirnnerven beim Austritt aus dem Schädel ein und verlässt mit ihnen den Schädel, ohne sie immer wesentlich zu comprimiren. Uebrigens kann es auch bei Sarkomen der Grosshirnrinde vorkommen, dass sie Pia, Dura und Knochen durchbrechen und nach aussen dringen.

Ein im Wesentlichen nur anatomisches Interesse bieten diejenigen Hirnsarkome, die man als Endotheliome oder Alveolarsarkome bezeichnet hat. Ihre Zellen entstehen aus dem Endothel der Arachnoidealräume und der Pia und liegen in einem von dem Gewebe der weichen Gehirnhäute gebildeten Stroma als Nester darin. Diese Geschwülste breiten sich als diffuse Sarkomatose oft über einen grossen Theil des Hirnstammes oder der Hirnconvexität, manchmal auch über das ganze Rückenmark aus. Sie haben im Allgemeinen sehr geringe Neigung, in die Nervensubstanz einzudringen, und machen deshalb nur geringe cerebrale oder spinale Symptome.

Melanosarkome sind im Gehirn sehr selten, aber hier, wie überall, sehr bösartig. Es handelt sich bei dieser Geschwulstform immer um Metastasen oder wenigstens um gleichzeitige Entwickelung gleicher Geschwülste an den verschiedensten Körperstellen. Ueber die sehr seltenen echten Gliosarkome habe ich schon oben beim Gliome gesprochen.

Neben den Gliomen und Sarkomen sind die übrigen, besonders die primär im Gehirn vorkommenden echten Geschwülste recht selten und zum Theil, wie wir sehen werden, auch aus anderen Gründen von geringer praktischer Bedeutung.

Die den Sarkomen nahestehenden Fibrome kommen noch am ersten an der Schädelbasis vor, manchmal vielleicht vom Perioste ausgehend — von der Hirnsubstanz sind diese Geschwülste immer scharf getrennt.

Von den knöchernen Geschwülsten habe ich die Osteosarkome schon erwähnt — auch Osteofibrome und Osteofibrosarkome sind beschrieben. Von den rein knöchernen Geschwülsten haben vielleicht die Exostosen die meiste praktische Bedeutung. Es handelt sich besonders am Schädeldache um sogenannte periostale Exostosen — diese können sowohl einen Buckel an der Aussenfläche des Schädels bilden, wie nach innen zum Gehirn hin wuchern. Im letzteren Falle können sie cerebrale Symptome hervorrufen — so sah ich bei einem gerade in der Mittellinie in der Region der Centralwindungen sitzenden Osteom doppelseitige spastische Paresen und Krämpfe. In der Schädelhöhle kommen wahre Osteome noch am ersten in der Falx cerebri vor — sie bilden hier dünne Knochenplatten, die eine klinische Bedeutung nicht haben. In der Hirnsubstanz selbst sind echte Knochengeschwülste sehr selten, doch sind sie im Gross- und Kleinhirne beobachtet. Früher sind auch wohl einfach verkalkte Geschwülste nicht selten als Knochengeschwülste beschrieben. Als rara et curiosa kann man geradezu die an der Basis cranii in der Gegend des Türkensattels manchmal vorkommenden Enchondrome bezeichnen — etwas häufiger sind Osteochondrome. Auch das Lipom, das einige Male, z. B. auf den Vierhügeln, im Balken oder in den Hirnhäuten beobachtet ist, kann man in jeder Beziehung zu den Curiositäten rechnen.

Etwas mehr Interesse verdienen zwei andere, allerdings auch sehr seltene und recht häufig klinisch bedeutungslose Geschwulstformen — weil sie für das Gehirn bis zu einem gewissen Grade specifisch sind — die Psammome und die Cholesteatome. Ich habe oben schon erwähnt, dass die Sarkome bei ihrer Degeneration häufig von Kalkkörperchen stark durchsetzt werden, so dass sie beim Durchschneiden stark knirschen und man auch die Kalkconcremente leicht in ihnen fühlen kann. Diese Geschwülste sind auch als Psammome beschrieben. Die eigentlich echten primären Psammome (Sandgeschwülste, Acervuloma) kommen aber an der Zirbeldrüse, an den Plexus choroidei und an den Hirnhäuten, speciell der Dura der Basis vor. In der Zirbeldrüse und in den Plexus choroidei findet sich ja der Hirnsand physiologisch, bei der Entstehung des Psammoms nimmt die Bildung dieser Kalkconcremente erheblich zu und sie liegen dann in der ebenfalls stark gewucherten, bindegewebigen, doch auch hier wohl häufig sarkomatös entarteten Grundsubstanz der

Glandula pinealis oder der Plexus choroidei oder der Hirnhäute darin. Sie sollen aus einer Verkalkung zwiebelschaalenartig gelagerter Anhäufungen platter Zellen hervorgehen. Meist erreichen diese wahren Psammome der Zirbel und der Hirnbasis nur die Grösse einer Erbse oder einer Kirsche, und sie können in solchen Fällen, wenn sie auch oft multipel sind, natürlich klinisch ganz bedeutungslos sein; doch können sie auch, namentlich wohl die mit sarkomatösem Bau, Apfel- und Taubeneigrösse erreichen und dann natürlich ebenso wie andere Geschwülste erhebliche Symptome machen; ganz besonders z. B. die Psammome der Zirbeldrüse, die Vierhügel- und die der Plexus choroidei des vierten Ventrikels, die Kleinhirn- und Medulla oblongata-Symptome bedingen.

Die Cholesteatome oder Perlgeschwülste sind eine im Wesentlichen nur am oder im Gehirn vorkommende eigenartige Geschwulst. Sie verdanken ihren Namen dem Umstande, dass die sich aus einzelnen weissen, seiden- oder perlmutterartig glänzenden, perlförmigen Körpern zusammensetzen. Im Ganzen sind diese Geschwülste klein, oder doch wenigstens flach, wenn sie auch durch die einzelnen Perlen eine höckrige Oberfläche gewinnen können. Sie sitzen fast stets in den Meningen der Basis cerebri, mit ganz besonderer Vorliebe in der Nähe des Felsenbeines. Ihrer Structur nach bestehen die einzelnen, in einem von den Hirnhäuten gebildeten bindegewebigen Stroma liegenden Perlen aus mehr oder weniger concentrisch geschichteten Häutchen, die wieder aus polygonalen platten Zellen zusammengesetzt sind. Zwischen den einzelnen Häutchen findet man Cholestearin-Krystalle. Die polygonalen Zellen haben am meisten Aehnlichkeit mit Epidermiszellen, auch sind von Ziegler Haare in den Cholesteatomen gefunden. Schon Virchow ist die Analogie dieser Cholesteatomperlen mit den sogenannten Cancroidperlen aufgefallen; Rindfleisch nennt die Geschwulst Perlkrebs, und es ist wahrscheinlich, dass sie vom Ektoderm abstammt oder aber durch Metaplasie der Zellen vom mittleren Keimblatte entsteht. Von manchen Autoren wird bei diesen Geschwülsten auch an einen Zusammenhang mit den Cholesteatomen des Mittelohres gedacht. Diese sollen ja aus einer Wucherung des Epithels des äusseren Gehörganges entstehen, sind aber wohl mehr ein Entzündungsproduct als eine Geschwulst. Allerdings brechen ja die Ohrcholesteatome oft nach der Basis cranii durch, aber sie erzeugen dann dort Eiterungen, selten jedenfalls wuchert die Epithelmasse selber dort weiter. Mit den meisten Cholesteatomen der Basis cranii hat jedenfalls das Ohrcholesteatom nichts zu thun. Klinisch haben die Cholesteatome nur sehr geringe Bedeutung; die kleineren machen oft gar keine Symptome oder sehr unbestimmte von Seiten der Hirnnerven, z. B. Trigeminusneuralgie, nur wenn sie grösser werden — und sie können Hühnereigrösse erlangen — verdrängen sie die Hirnmassen oder dringen auch in sie ein und bedingen die Symptome der Hirncompression. Bei ihrer Vorliebe für die hintere Schädelgrube ist am häufigsten der Hirnstamm und das Kleinhirn afficirt gewesen, in der mittleren Schädelgrube das Chiasma nervorum opticorum.

Cavernöse Angiome und teleangiektatische Geschwülste sind besonders in der Rinde des Grosshirnes oder in den Häuten beobachtet worden. ziemlich häufig finden sie sich unter den operativ behandelten Fällen. Es handelt sich wohl meist um angeborene Abnormitäten, die an den meisten Hirnstellen wenig Schaden anrichten, am ersten noch an den Centralwindungen zu Functionsstörungen führen (s. die operirten Fälle). Es mag sein, dass die Functionsstörungen manchmal bedingt werden durch ein tumorartiges Wachsthum der kleinen Cavernome; in einem von mir beobachteten und zur Operation gebrachten Falle traten aber schwere Hirnerscheinungen im Anschluss an Thrombenbildung in der Geschwulst ein.

Als sogenannte Adenome sind die Hypertrophieen der Hypophysis bezeichnet worden, die Weigert mit dem Namen Struma der Hypophysis belegt hat. Es handelt sich hier um einfache Wucherung der drüsigen Substanz des Hirnanhanges. Diese Geschwülste werden meist nicht sehr gross — von cerebralen Functionsstörungen treten im Allgemeinen nur Chiasmaläsionen auf — doch können sie hühnereigross werden (Weigert) und sie erweitern fast immer den Türkensattel um ein Beträchtliches. Besonders häufig sind diese Hyperplasien der Glandula pituitaria bei der Akromegalie gefunden.

Dermoidcysten sind recht seltene Befunde im Gehirn; sie kommen in der Hirnsubstanz und in den Meningen vor, noch seltenere Curiositäten sind die sogenannten Teratome. In einem von Gowers citirten Falle von Beck enthielt eine Geschwulst der Hypophysis Zähne, Knochen und Knorpel. Dieser wallnussgrosse Tumor hatte während des langen Lebens der 76jährigen Frau nie Erscheinungen gemacht.

Wir haben oben gesehen, dass die meisten grösseren Cysten des Gehirns, wenigstens die, die zu Tumorsymptomen führen, ihren Ursprung von zerfallenen Gliomen nehmen, dass es aber oft recht schwer gelingt, diesen Ursprung nachzuweisen, da manchmal nur ein dünner Saum der Cystenwand die für das Gliom charakteristischen Zellen enthält. In zweiter Linie, aber viel seltener, sind die im Gehirn zur Beobachtung kommenden tumorartigen Cysten parasitären Ursprunges — entweder Cysticercus- oder Echinokokkusblasen — davon weiter unten Genaueres. Die aus apoplectischen Blutungen oder Hirnerweichungen hervorgehenden Cysten machen wohl niemals echte Tumorsymptome, doch haben im Kindesalter diese wie andere Hirnerkrankungen, z. B. die Encephalitis, eine eigenthümliche Tendenz zur Progressivität und können dadurch auch wohl mal den Verdacht an einen Tumor aufkommen lassen.

Auch die nicht so seltenen traumatischen Cysten der Meningen und des Gehirns selber und die Porencephalien können nur, wenn sie in der Gegend der Centralwindungen sitzen und epileptische Anfälle oder, wie in einem von mir beobachteten Falle, Athetose hervorrufen, Anklänge an die Symptomatologie der Hirntumoren gewinnen, die durch den vermehrten Hirndruck bedingten Symptome des Tumors fehlen hier natürlich stets. Doch sind, auch wenn man alle diese Dinge ausschaltet, immerhin einige Cysten des Gehirnes ganz dunklen Ursprungs mit Tumorsymptomen in der Litteratur zu finden, wie besonders Oppenheim hervorhebt, und auch unter den operativ behandelten Tumoren finden sich solche einfache Cysten aufgeführt. Bei einzelnen dieser Cysten handelt es sich wohl primär um abgeschnürte Divertikel der Ventrikel, spec. der Seitenventrikel, die durch Vermehrung des Inhaltes grösser werden können. Auch vom vierten Ventrikel können solche Cysten ausgehen, besonders in der Gegend des Nervus acusticus.

Fast alle die bisher beschriebenen Gehirngeschwülste kommen entweder überhaupt im Wesentlichen nur im Gehirn vor, oder aber sie sind, wenn sie dort vorkommen, dort primär und nicht auf metastatischem Wege entstanden. Eine Ausnahme macht nur das Sarkom — und auch für dieses ist, abgesehen von Melanosarkom, die metastatische Entstehung im Gehirn selten. Die wichtigste, meist nur secundär im Gehirn vorkommende Geschwulst ist das Carcinom — aber diese Carcinommetastasen ins Gehirn sind jedenfalls im Ganzen recht selten. Früher hat man vielfach Sarkomformen, namentlich den Fungus durae matris und Endotheliome der Häute zu den Carcinomen gerechnet. Das secundäre Carcinom ist meist multipel, oft in einer grossen Masse von Einzelknoten vorhanden. Es kann sowohl von den Häuten ausgehen wie im Gehirn selber entstehen; manchmal geht es auch von den Schädelknochen aus. Entsteht es in den Häuten, so dringt es meist von da doch schnell in die Hirnsubstanz ein. Die einzelnen Knoten des Hirncarcinoms sind meist nicht besonders gross — sie neigen sehr zum Zerfall, zur Schleim- und zur Cystenbildung — doch ist es in einzelnen Fällen beobachtet, dass eine ganze Hemisphäre vom Carcinom durchwachsen war. Das Carcinom infiltrirt das Hirnmark nicht und verdrängt es auch nicht, sondern zerstört es bei seinem Eindringen direkt. Es ist deshalb scharf gegen die gesunde Hirnsubstanz abgesetzt. Secundär kommt das Carcinom auch in der Hypophysis vor.

Primäre Cylinderepithel-Carcinome kommen nach Ziegler hauptsächlich in den Seitenventrikeln, aus dessen Epithel sie entstehen, vor. Diese Geschwülste bleiben meist auf die Seitenventrikel beschränkt, gingen aber in einem Falle, den Ziegler beschreibt, auch auf die benachbarte Hirnsubstanz über. Sehr selten kann diese Geschwulst vielleicht auch anderswo im Gehirn primär aus versprengten Epithelzellen entstehen.

Wir kommen nun zu den infectiösen Granulomen und zwar zunächst zu dem Tuberkel. Die Tuberkulose kommt, wie bekannt, im Gehirn in zwei verschiedenen Formen vor — erstens in der miliarer Knötchen, — besonders in den weichen Häuten von den Gefässscheiden ausgehend, der sogenannten Meningitis tuberculosa, — und zweitens in Form grosser Conglomerate dieser miliaren Knötchen. Diese Conglomerate können nun wieder verschiedene Gestalten annehmen. Besonders an der Rinde der Grosshirn- und Kleinhirnhemisphären handelt es sich oft um nur flache, aber ausgedehnte käsige Massen, die meist von den Meningen ausgehen und entweder in die Hirnsubstanz eindringen oder ihr nur locker aufliegen. Diese käsigen Schwielen, die man am besten als localisirte Meningoencephalitis tuberculosa seu caseosa bezeichnet, können zwar in der Gegend der Central-windungen die Symptome einer Jackson'schen Epilepsie hervorrufen, meist aber werden in diesen Fällen die specifischen Symptome des Hirntumors fehlen. Als echte Tumoren in jeder Beziehung wirken dagegen die eigentlichen Solitärtuberkel (s. s.) — grosse, meist kugelrunde Anhäufungen käsiger Massen, die in dem Marke der einzelnen Hirntheile — natürlich auch manchmal in ihrer Rinde entstehen. Von diesen Solitärtuberkeln im engeren Sinne soll hier vor allem die Rede sein.

Der Solitärtuberkel ist eine der häufigsten im Gehirn vorkommenden Geschwulstformen — im Kindesalter jedenfalls die häufigste. So fand Allen Starr unter 300 Hirngeschwülsten des Kindesalters 152 Tuberkel, während sich diese Geschwulst unter 300 Geschwülsten Erwachsener nur 41 Mal vorfand. Bei den Erwachsenen kommt also nach dieser Tabelle der Solitärtuberkel erst in dritter Linie nach den Sarkomen und Gliomen — aber er ist auch hier immer noch häufig genug. Ich selbst fand unter meinen 31 autoptisch sicher gestellten Geschwülsten fünf Mal Solitärtuberkel — aber alle diese im jugendlichen, vier davon im kindlichen Alter. Im Kindesalter kann der Tuberkel schon sehr früh vorkommen — nach Henoch ist er schon im ersten und zweiten Lebensjahre sehr häufig — Demme fand einen haselnussgrossen Tuberkel im Kleinhirn eines 23 tägigen Kindes. Auch ich habe häufiger, wenigstens die oben erwähnten Tuberkelconglomerate in der Rinde, bei noch nicht halbjährigen Kindern zusammen mit tuberkulöser Basalmeningitis gesehen. Bis zur Pubertät kann der Tuberkel dann wohl in jedem Lebens-jahre gleich häufig vorkommen; nach dem 20. Jahre nimmt er an Häufigkeit erheblich ab und im höheren Alter sind Hirn-tuberkel, wie übrigens alle Hirngeschwülste, jedenfalls sehr selten. Der Solitärtuberkel kann selbstverständlich schon nach seinem Alter und nach seinem Sitze von sehr verschiedener Grösse sein — diese schwankt im Allgemeinen von Erbsen- über Kirsch- bis Tauben- oder Hühnereigrösse. Manchmal kommen ganz enorme Exemplare vor — so bekam ich eine zusammenhängende Tuberkelmasse zu Gesicht, die vom Mark des rechten Frontallappens unter dem Boden des rechten Seitenventrikels sich bis in den rechten Hirnschenkel und in die Brücke erstreckte und erst in der Medulla oblongata endigte. Oppenheim ist der Ansicht, dass in solchen Fällen der grosse Herd aus einem Zusammenfliessen mehrerer kleinerer entstanden sei. Die Form des Solitärtuberkel in der Hirnmasse ist im Allgemeinen eine kuglige, doch natürlich nicht in streng mathematischem Sinne; nicht so selten erstrecken sich auch von der Hauptmasse ganz unregelmässig zapfenförmige Ausläufer — auch diese Ausläufer sind vielleicht manchmal zuerst selbständige Herde gewesen.

Für den Solitärtuberkel ist es sicher, dass für seine Entwickelung das Kleinhirn und die Brücke eine Prädilectionsstelle bilden. Damit ist bei dem grossen Ueberwiegen dieser Hirngeschwulstform im Kindesalter zugleich gesagt, dass bei Kindern die Hirntumoren überhaupt mit Vorliebe in diesen Theilen sitzen, wozu noch kommt, dass, wie wir gesehen, im Kindesalter auch das Sarkom eine Vorliebe für die hintere Schädelgrube hat. Nach den mehrfach erwähnten Tabellen von Allen Starr kommen bei Kindern von 152 Solitärtuberkeln 47 auf das Kleinhirn, 38 auf den Hirnstamm — 19 Brücke, 16 Vierhügel, 2 Medulla oblongata, 1 Ventriculus IV — und nur 33 auf das Grosshirn; von 41 Fällen bei Erwachsenen betrafen 20 Kleinhirn und Hirnstamm, nur 14 das Grosshirn. Die übrig bleibenden Fälle waren in beiden Tabellen multiple Tuberkel. In ganz ähnlichem Sinne sprechen auch Zusammenstellungen, die wir Birch-Hirschfeld und Pribram speciell über die Solitärtuberkel des Gehirnes verdanken: hier folgt zwar nach dem in erster Linie stehenden Kleinhirn erst die Grosshirnrinde, dann die Brücke und erst dann die Vierhügel — aber wir müssen hier natürlich auch wieder die Grössenverhältnisse dieser verschiedenen Hirntheile in Betracht ziehen und werden dann auch aus diesen Tabellen erkennen, wie gross das relative Uebergewicht des Mittel-, Hinter- und Nachhirnes über das Grosshirn in Bezug auf die Entwickelung von Hirntuberkeln ist. Ja man kann, wenn man wieder die Grösse des Pons mit der des Cerebellums vergleicht und sich in den Starr'schen Tabellen die Zahlen der auf diese beiden Hirntheile kommenden Hirntuberkel ansieht, vielleicht sogar zu dem Schlusse kommen, dass noch mehr, wie für das Kleinhirn, der Solitärtuberkel eine Vorliebe für die Brücke hat. Von den von mir beobachteten und autoptisch sicher gestellten fünf Fällen von Solitärtuberkeln sass einer im Pons, einer im Kleinhirn, einer in den Vierhügeln, einer an der Basis der hinteren Schädelgrube: der letzte war der oben erwähnte riesige Tuberkelknoten, der zwar auch im Grosshirn sass, aber doch noch in den Pons hinabreichte. Was nebenbei bemerkt die Vorliebe der Hirngeschwülste überhaupt im Kindesalter für die hintere Schädelgrube anbetrifft, so habe ich von 18 im Kindesalter beobachteten Fällen von Hirntumoren 14 Mal die Diagnose des Sitzes an dieser Stelle und nur vier Mal im

Grosshirne gestellt; von diesen 18 Fällen sind sieben zur Section gekommen mit jedesmaligem Sitz des Tumors im Kleinhirn, oder Hirnstamm oder an der Basis der hinteren Schädelgrube — fünf davon waren, wie gesagt, Tuberkel, von denen einer allerdings vom Grosshirn bis zum Pons reichte.

Sehr häufig sind die Solitärtuberkel multipel — noch häufiger aber finden sich neben einem oder mehreren der echten Solitärtuberkel eine Anzahl von Herden der umschriebenen Meningoencephalitis tuberculosa in der Rinde des Gross- oder Kleinhirnes. Allen Starr fand, wie erwähnt, unter 152 Tuberkeln des Gehirnes bei Kindern 38 Mal mehrere Knoten. Wenn ich nach meiner eigenen, zwar nur kleinen Erfahrung rechnen darf, müssen sich im Allgemeinen multiple Tuberkel noch viel häufiger finden, als man nach Allen Starr's Tabelle meinen sollte, — ich habe in fünf Fällen drei Mal multiple Tuberkelherde gefunden, — von den solitären war einer ein Kleinhirntuberkel — der zweite die grosse, fast durchs ganze Gehirn gehende Tuberkelgeschwulst. Auch Gowers erwähnt, dass nur in 83 (eigenen?) Fällen ein einziger Tuberkelherd gefunden sei — bei den übrigen schwankte die Anzahl von 2 bis 20 Tuberkelherden. Der Ausdruck Solitärtuberkel ist deshalb jedenfalls nur in wenigen Fällen berechtigt; besser wäre es, den Schmauss'schen Namen Conglomerattuberkel anzunehmen. Sind mehrere Knoten vorhanden, so können sie entweder alle nahe bei einanderliegen — es sind sechs isolirte Tuberkel in Kleinhirn beobachtet — oder aber sich über die verschiedensten Stellen des ganzen Gehirnes zerstreuen. Im letzteren Falle sind allerdings wohl meist eine Anzahl der Herde solche von umschriebener Meningoencephalitis tuberculosa — nicht echte Tuberkelknoten im oben angegebenen engeren Sinne.

Die Tuberkel entwickeln sich in der Hirnmasse immer, wie es scheint, von den Gefässscheiden aus. Zunächst handelt es sich nur um einen oder ein paar dicht nebeneinander liegende miliare Tuberkel. Dadurch, dass an der Peripherie dieser sich immer neue Knötchen anlagern, nimmt der Tuberkelknoten immer mehr, meist nach allen Seiten gleichmässig zu, woraus hier gewöhnlich dann die Kugelform resultirt. Es ist für das Tuberkelgewebe charakteristisch, dass es fast immer nur sehr kurze Zeit lebensfähig bleibt, meist wird es sehr bald nekrotisch und es tritt die sogenannte Verkäsung ein. Hat deshalb ein solcher Knoten eine gewisse, im Allgemeinen nicht sehr erhebliche Grösse erreicht, so sieht man auf dem Durchschnitte, wie das ganze Centrum des Knotens in eine gelbe, trockene, krümliche oder mehr käsige Masse verwandelt ist — der nekrotische Theil — während der äussere, manchmal nur sehr schmale Rand der Geschwulst ein grau röthliches, gallertiges Aussehen zeigt. Dieser Rand enthält die jungen, noch weiter wuchernden miliaren Knötchen. Die verkästen Theile zeigen mikroskopisch einen feinkörnigen oder scholligen Detritus und keine Gefässe — die

jungwuchernden am Rande sind gefässreich — sie enthalten
Rundzellen, epithelioide und Riesenzellen und Tuberkelbacillen.
Ueber die differentielle Diagnose zwischen Tuberkel und Gumma
soll bei letzterem die Rede sein.

In der Umgebung des Tuberkels findet sich meist eine
schmale Zone, in der die benachbarte Hirnsubstanz erweicht ist.
In dieser Beziehung verhält sich also der Tuberkel wie das
Sarkom — man kann auch ihn fast immer stumpf vollständig
und leicht aus dem umgebenden Hirngewebe auslösen. Dennoch
bestehen zwischen beiden Geschwulstarten in dieser Be-

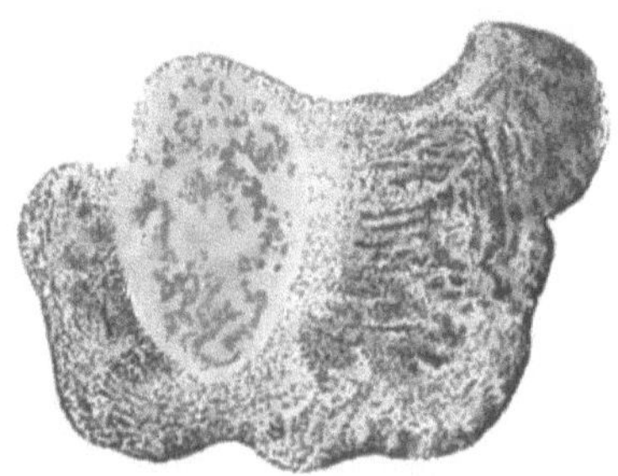

Fig. 4. Tuberkel im Pons. Schnitt zwischen Facialis- und Trigeminus-
austritt. Von einem Kinde. Präparat von Ströbe.

ziehung gewisse Unterschiede. Während, wie wir gesehen, das
Sarkom, wie es scheint, eine gewisse Grösse erreichen kann, ehe
es mit der Hirnsubstanz etwas anders macht, als sie verdrängt,
— erst ziemlich spät tritt zur Verdrängung auch eine Erweichung
der Nachbarschaft, und diese eigentliche Zerstörung des Hirngewebes tritt immer sehr zurück gegen seine Verschiebung —
tritt beim Tuberkel, vielleicht weil er in Folge seiner Infectiosität
entzündungserregend wirkt, die Erweichung meist sehr früh ein
— Wachsthum und Erweichung halten fast gleichen Schritt —
und das durch Erweichung zerstörte Hirngewebe überwiegt
erheblich das einfach verdrängte. Auf diese Weise kommt es,
dass bei einem Tuberkel z. B. im Pons der betreffende Hirntheil
zwar auch vergrössert ist — aber lange nicht so, wie es der
einfachen Addition von Geschwulst zum gesunden Hirntheil
entsprechen würde (siehe Fig. 4) — eine Vergrösserung, die
ein vom Sarkom durchsetzter Hirntheil, wenn auch nicht ganz,
doch beinahe erreichen kann. Anders ausgedrückt: der Tuberkel
sitzt im Allgemeinen im betreffenden Hirntheile in einem Neste,
das im Wesentlichen durch Zerstörung, weniger durch Verdrängung der betreffenden Hirnpartie gewonnen ist; in der
Umgebung eines Sarkomes kann man manchmal noch fast alle
die für den betreffenden Hirntheil in Betracht kommenden
Structurelemente, wenn auch comprimirt, auffinden — der Tuberkel
hat sich an Stelle dieser Elemente gesetzt.

Die Verkäsung ist die für den Tuberkel gewöhnliche Art der Degeneration: diese tritt bei ihm bei einiger Grösse immer ein. In grossen Tuberkeln findet man meist auch kleine Herde eitriger Erweichung, seltener ist der ganze Herd eitrig zerstört, in diesen Fällen ist oft die Unterscheidung von einem einfachen Abscesse schwierig. Selten, aber sicher beobachtet ist auch eine vollständige Verkalkung eines Solitärtuberkels, in diesen Fällen kann eine relative Heilung eintreten.

Nur höchst selten findet sich ein Solitärtuberkel oder mehrere im Gehirn ohne jede andere tuberkulöse Complication. Besonders häufig trifft man im Gehirn neben dem Solitärtuberkel auch eine tuberkulöse Meningitis. Es ist sogar gewöhnlich, dass der Tod in diesen Fällen meist nicht an den Folgen der Tuberkelgeschwulst, sondern an der Meningitis eintritt, die sich zur Geschwulst dann gesellt, wenn diese vom Marke aus wachsend die Pia erreicht hat. Sehr häufig, ich selbst sah das mehrere Male, besteht auch allgemeine Miliartuberkulose der Lungen, des Darmes, besonders oft Tuberkulose des Mittelohres und des Felsenbeines. In zweien meiner Fälle hatte sich die ganze Erkrankung an Masern angeschlossen. Meist sind auch die Halslymphdrüsen tuberkulös erkrankt. Chorioidealtuberkulose ist jedenfalls selten.

Im Allgemeinen ist also die Hirntuberkulose nicht die erste Manifestation der Tuberkulose am betreffenden Individuum, sondern sie folgt auf die anderer Organe. Ich halte es nicht für unmöglich, dass die Prädilection des Hirntuberkels für die hintere Schädelgrube damit zusammenhängt, dass z. B. die tiefen Lymphdrüsen des Halses in näherer oder ausgiebigerer Beziehung zum Hinterhirn und Nachhirn, als wie zum Grosshirn stehen.

Zwei Formen der cerebralen Syphilis sind es, die die Symptome eines Tumor cerebri bedingen können: erstens und vor allem die umschriebene Gummigeschwulst und zweitens die gummöse Meningitis der Basis cerebri. Hier haben wir es hauptsächlich mit der ersten Form zu thun, dem Hirngumma, das in der That, ebenso wie der Tuberkel, eine echte geschwulstartige Neubildung darstellt.

Was die Häufigkeit dieses infectiösen Granulomes anbetrifft, so geben Gowers und Oppenheim übereinstimmend an, dass es jedenfalls häufiger ist, als man aus den pathologischen Untersuchungen erkennen kann. Das liegt daran, dass diese Geschwulst oft durch geeignete Behandlung zum Verschwinden gebracht werden kann und auch spontan einer sehr erheblichen bis vollständigen Rückbildung fähig ist. Oppenheim ist der Ansicht, dass sie bei Erwachsenen unter allen Geschwülsten an Zahl sogar den ersten Platz einnähme, nach meinen eigenen Erfahrungen kann ich mich zwar dieser Meinung nicht ganz anschliessen, aber diese Meinungsdifferenz beruht vielleicht nur auf der Verschiedenheit unseres Materiales. Pathologisch ana-

tomisch habe ich jedenfalls unter meinen 31 zur Autopsie gekommenen Fällen nur zwei Gummata gesehen. Bei Allen
Starr kommt in der Liste der Erwachsenen das Gumma erst
in fünfter Linie nach Sarkom, Gliom, Carcinom, Gliosarkom
und Tuberkel.

Die Gummata haben eine besondere Vorliebe für die
Hirnrinde und, wie es scheint, hier wieder für das Stirnhirn und
die motorische Region. Nach Gowers sind sie im Kleinhirn
sehr selten, in den Centralganglien nur ausnahmsweise zu finden,
dagegen ziemlich häufig in dem Pons. Die nebenstehende Abbildung (Fig. 5) zeigt ein Gumma im Fusse des rechten Hirn-

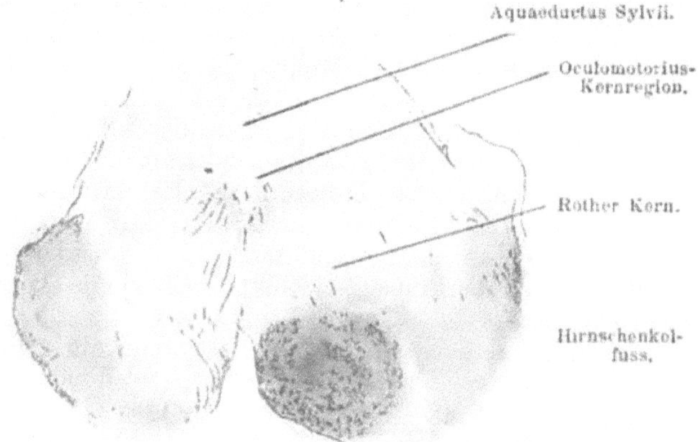

Fig. 5. Gumma des rechten Hirnschenkels. Nach Siemerling.

schenkels. Die Gummata gehen fast immer von den Häuten
und zwar sowohl von der harten wie von der weichen Hirnhaut
aus. In den meisten Fällen kann man auch anatomisch diesen
Zusammenhang nachweisen (s. Fig. 5); da wo Geschwulst und
Häute zusammentreffen, findet man nicht selten auch noch eine
ausgebreitete gummöse Meningitis, häufig sind alle drei Hirnhäute schwielig mit einander und dem Gumma verwachsen.
Eine Folge dieses Ausgangspunktes von den Häuten ist es
natürlich auch, dass diese Gummata meist dicht an der Peripherie der einzelnen Hirntheile sitzen, in den seltenen Fällen,
wo sie mitten im Marke getroffen werden, sind sie wohl von
den Gefässen ausgegangen. Ein Beispiel dieser Art bietet
Fig. 6.

Die Grösse der Gummata ist meist keine sehr erhebliche,
selten überschreiten sie den Umfang einer Wallnuss. Die Form
der in der Hirnsubstanz sitzenden Gummigeschwulst ist häufig
eine kugelrunde — noch häufiger aber, wenigstens nach Virchow
— eine unregelmässige und höckerige (Siehe Fig. 6). An der
Hirnrinde und meist fest mit den Häuten verwachsen, kommen
ebensolche flache Wucherungen wie bei Tuberkulose auch bei
Syphilis vor — also eine Meningoencephalitis gummosa circum-

scripta. Meist sind die Hirngummata multipel; selten kommen auch multiple miliare Gummata der Häute und der Rinde vor. Gegen die umgebende Nervensubstanz ist das Gumma meist scharf abgesetzt — an seiner Grenze zeigt das Gehirn eine im Allgemeinen nur schmale Erweichungszone.

Bieten somit schon Sitz und Form, sowie die Einwirkung auf die umgebende Hirnmasse beim Gumma vielfach Berührungspunkte mit dem Tuberkel, so finden wir fast vollkommene Uebereinstimmung, wenn wir uns beide Geschwülste näher in Bezug

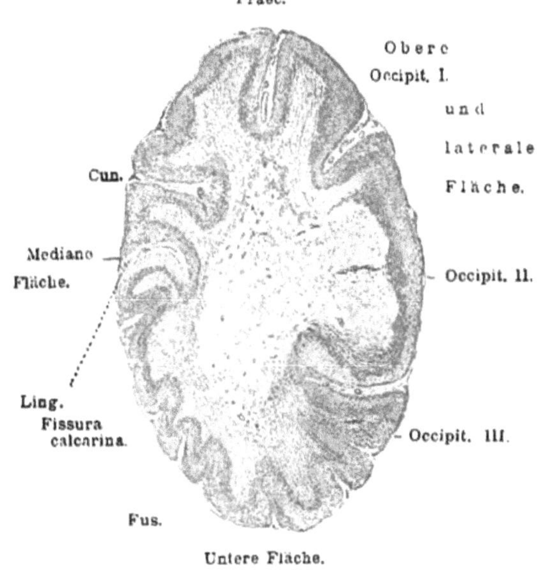

Fig. 6. Gummöse Wucherung im linken Hinterhauptslappen. Eigene Beobachtung. Präparat von Ströbe.

auf ihre Structur, vor allem auf dem Durchschnitte ansehen. Wir können in der That das, was wir vom Tuberkel in dieser Beziehung geschrieben haben, fast ohne weiteres auch auf das Gumma übertragen und uns hier also ganz kurz fassen. Hier, wie dort, zeigt das Centrum der Geschwulst — die älteste Parthie — die grauen oder graugelben nekrotisirten, käsigen Massen, während nur an der Peripherie eine schmale Zone mehr grauröthlichen, frisch wuchernden Granulationsgewebes sich findet.

Als differential-diagnostische Momente zwischen Gumma und Tuberkel werden von den verschiedenen Autoren folgende angeführt. Während beim Tuberkel meist das ganze Centrum nekrotisch und nur der Rand von lebensfähigem Gewebe gebildet ist — ist die Vertheilung der abgestorbenen und frischwuchernden Parthien beim Gumma eine unregelmässigere — fast durch die ganze Geschwulst hin ziehen sich durch die käsigen Massen noch dicke Balken frischen Granulationsgewebes. Vereiterung findet im Gumma selten oder nie statt — andererseits kommt es hier sehr häufig zu derber fibröser Schwielenbildung und in vielen Fällen — vielleicht besonders nach intensiver Behandlung — bleiben überhaupt nur solche Schwielen übrig. Das kommt beim Tuberkel nicht vor. Die Schwielen theilen manchmal die käsigen Herde in einzelne Kammern ab. Häufiger als beim Tuberkel finden sich beim Gumma in der Geschwulst selber und in der Umgebung arteriosklerotisch erkrankte Gefässe — namentlich in der Geschwulst bilden sie manchmal sehr dicke Gefässhaufen. Entscheidend für Tuberkel ist natürlich der Nachweis von Tuberkelbacillen, aber er ist nicht immer sehr leicht; ebenso sprechen Riesenzellen für Tuberkel, während der übrige histologische Befund entscheidende Unterschiede nicht bietet. Von makroskopischen, zum Theil oben schon berührten Differenzen wäre vielleicht noch anzuführen, dass das Gumma viel regelmässiger als der Tuberkel mit den Meningen zusammenhängt, dass seine Gestalt häufiger eine unregelmässige ist; dass die Grösse der grösseren Tuberkel vom Gumma nicht erreicht wird, und dass die Erweichungszone um das Gumma kleiner ist als wie beim Tuberkel, so dass ersteres fester im Hirngewebe darin liegt (s. Fig. 5 u. 6). Wie man aus diesen, nicht sehr drastischen Differenzpunkten ersieht, giebt es jedenfalls practisch viele Fälle, wo die einfache Betrachtung der Neubildung an sich zur Unterscheidung zwischen Gumma und Tuberkel nicht ausreicht. Dann hilft häufig noch die Berücksichtigung des übrigen Befundes. Für den Tuberkel ist in dieser Beziehung oben alles gesagt. Meist findet sich hier auch noch eine Tuberkulose anderer Organe. Dasselbe im anderen Sinne gilt auch für die Syphilis — am Gehirn selber werden für sie besonders ausgebreitete ischämische Erweichungsherde sprechen. Dass auch verkäste Sarkome manchmal in ihrer makroskopischen Unterscheidung gegenüber dem Gumma und dem Tuberkel Schwierigkeiten bieten können, habe ich oben schon erwähnt. Hier entscheidet aber das Mikroskop.

Dass die umschriebene oder ausgebreitete gummöse Meningitis der Basis, die manchmal zu erheblichen Wucherungen in den Hirnhäuten führt, durch ihre Affection der einzelnen basalen Hirnnerven klinisch nicht so selten das Bild eines basalen Tumors hervorrufen kann, ist wohl ohne weiteres klar. Namentlich sind die Fälle multipler Sarkomatose der Basis cranii klinisch häufig nicht von gummöser Meningitis zu unterscheiden. Pathologisch-anatomisch können hier Verwechselungen natürlich nicht vorkommen. In seltenen Fällen greifen auch primäre syphilitische Erkrankungen des knöchernen Hirnschädels auf die Häute und das Hirn über und können Tumor-Symptome erzeugen — auch hier ist die Unterscheidung von ähnlichen Erkrankungen bei Tuberculose oft eine schwierige.

Als drittes und letztes im Gehirn vorkommendes, wenn auch sehr seltenes infectiöses Granulom sind umschriebene Aktinomykombildungen beobachtet. Bollinger hat einen solchen Tumor im dritten Ventrikel gefunden — einen ähnlichen Fall hat Orlow beschrieben. Es handelt sich hier um das primäre Auftreten der Aktinomykose im Gehirn und um echte Geschwulstbildungen — das Eindringen des Strahlenpilzes in das Gehirn von basalen aktinomykotischen Eiterungen aus ist schon öfter beobachtet.

Von thierischen Parasiten können im Gehirn die Finnenzustände zweier Bandwürmer als Neubildungen wirken: 1. der Cysticercus cellulosae, die Finne der beim Menschen vorkommenden Taenia solium; 2. der Echinokokkus, der Finnenzustand eines Hundebandwurmes, der Taenia echinococcus. In beiden Fällen handelt es sich also um cystische Geschwülste. In Deutschland ist jedenfalls der Cysticercus cellulosae weit häufiger als der Echinokokkus — und ganz besonders im Norden Deutschlands. So sind in Berlin unter 5300 Sectionen 87 Mal Cysticerken beobachtet, in Prag bei ungefähr derselben Zahl nur 28 Mal, in München unter 14000 Sectionen nur 2 Mal. In England ist nach Gowers der Echinokokkus sogar häufiger als der Cysticerkus. Sowohl die Unterschiede in der Häufigkeit des Cysticerkus in Nord- und Süddeutschland, wie die zwischen Deutschland und England, sind wohl in der Aetiologie des Cysticerkus begründet. In Süddeutschland und in England ist wegen der fehlenden Unsitte des Genusses von rohem Schweinefleisch die Taenia solium beim Menschen sehr selten, und damit fehlt die Gefahr, sich mit den Finnen dieses Bandwurmes zu inficiren.

Die erwähnten Statistiken von Berlin und München zeigen zugleich, dass der Cysticerkus sich besonders gern im Gehirn ansiedelt. Unter den 87 Berliner Fällen fand sich 72 Mal Cysticerkus des Gehirns, die beiden einzigen Münchener Fälle betrafen ebenfalls Hirncysticerken. Häufiger als im Gehirn finden sich Cysticerken beim Menschen nur noch in der Haut. (Dressel, Hammer.)

Der Cysticercus cellulosae kommt im Gehirn an den verschiedensten Stellen vor, doch bevorzugt er entschieden die Hirnrinde, die Hirnfurchen, sowie die Häute, speciell die Arachnoidealräume, an Hirnconvexität und Basis und die Ventrikelhöhlen vor der Tiefe des Hirnmarkes. Nach einer Zusammenstellung von Küchenmeister fanden sich unter 88 Fällen von Hirncysticerken — die meisten waren multipel — 49 Mal solche in den Hirnhäuten, 59 Mal solche in der Hirnrinde, 18 Mal in den Ventrikeln und nur 19 Mal in der Marksubstanz. Während der Cysticerkus in der Rinde und im Marke meist einen fixirten Sitz hat, den er sich selber in der Hirnsubstanz bildet, kann er in den Ventrikeln und in den Arachnoidalmaschen frei schwimmen und ist an der Hirnbasis oft nur ganz locker an einem Gefässe oder an einem Nerven befestigt. Nur in sehr seltenen Fällen handelt es sich um ein oder um wenige Exemplare — meist sind es mehrere bis viele (S. auch obige Statistik von Küchenmeister): so hat Heller 60, Delore und Bonhomme sogar 111 Blasen im Gehirn gefunden. Der Cysticercus cellulosae besteht aus einer von einer dünnen durchsichtigen Membran gebildeten Hülle, die eine helle Flüssigkeit enthält. An einer Stelle dieser Blase sieht man meist schon makroskopisch einen dunklen Fleck mit dem Mikroskop den nach innen umgestülpten Kopf, der einen Hackenkranz und die Saugnäpfe erkennen lässt. Die Cysten sind meist nur erbsen- bis bohnengross — grössere Exemplare kommen nur unter besonderen Umständen vor. Die Wirkung auf die umgebende Hirnsubstanz ist eine verschiedene, je nachdem die Finnen an ihrem Orte fixirt sind oder frei beweglich und je nachdem sie in der Hirnsubstanz selbst oder in den Häuten resp. in den Ventrikeln sitzen. Sitzen sie in der Hirnrinde oder in der Wand der Ventrikel, so können sie als kleine höckerige Hervorragungen über das Niveau dieser Theile hervorragen — in der Farbe ähneln sie oft sehr der Rinde, so dass man genau hinsehen muss, um sie zu erkennen. Von der eigentlichen Hirnsubstanz sind sie durch eine neugebildete bindegewebige Kapsel abgesetzt. Die Hirnsubstanz ist in der nächsten Umgebung meist degenerirt, erweicht, enthält Körnchenzellen, Amyloidkörper, auch kleine Blutungen — in einigen Fällen auch Eiter. Sitzen die Cysticerken in den Häuten, so bewirken sie umschriebene chronische Entzündungen dieser Häute — in den Ventrikeln vor allem Ependymwucherung und Hydrocephalus internus. Der Cysticerkus hat nur eine beschränkte Lebensdauer. Ist die Finne entwickelt und hat sie sich an einem ihr zusagenden Orte definitiv niedergelassen, so bleibt sie etwa drei bis sechs Jahre lebensfähig — dann fängt sie an zu schrumpfen und verkalkt schliesslich vollständig. Als eine Degenerations- oder krankhafte Form der Entwickelung (Cysticercusacephaloccle, Heller) muss man auch die Form betrachten, die als Cysticercus racemosus beschrieben ist. Diese Gebilde finden sich meist an der Basis, zwischen den Nerven und Gefässen und senden Ausläufer in die grossen Gehirnfurchen und in die Seitenventrikel. Es handelt sich um vielfach gefaltete, traubenartig configurirte, grüngefärbte, dünnwandige, sackartige Gebilde, die vom umgebenden Gewebe leicht abzulösen sind. Eine Kopfentwickelung ist in diesen Cysten selten.

In den meisten Fällen hat der Träger eines Hirncysticercus auch noch in anderen Organen Finnen. Am häufigsten unter der Haut, dann unter der Zunge, im Auge etc.

Der Cysticercus cellulosae kann im Gehirn auf zweierlei Weise Hirntumor-Erscheinungen hervorrufen: 1. wenn er massenhaft vorhanden ist — die Erscheinungen einer grossen Geschwulst unbestimmten Sitzes — 2. auch bei isolirtem Vorkommen, wenn er in „differenten" Stellen der Hirnrinde sitzt — so z. B. in den Centralwindungen oder im Occipitalhirn. Ueber die Cysticerken im vierten Ventrikel folgt unten genaueres.

Die Echinokokkusblase kommt im Gehirn im Ganzen selten und meist in der uniloculären Form vor, erst einmal ist ein sogenannter multiloculärer Echinokokkus beobachtet. Bei der uniloculären Form handelt es sich um eine Blase, deren Wandung aus der so charakteristisch geschichteten chitinartigen Substanz besteht und die, wenn überhaupt Entwickelungsvorgänge in ihr stattfinden, in ihrem Innern — das oft in mehrere Fächer abgetheilt ist — eine Anzahl Tochterblasen enthält, die wieder Enkelblasen in sich bergen. Alle diese Blasen schwimmen in einer chemisch charakteristischen Flüssigkeit. Erst die Enkelblasen enthalten dann die voll ausgebildeten Bandwurmköpfe mit Hakenkranz. Nicht so selten bleibt aber die primäre Blase steril, sie enthält nur Flüssigkeit, und ihre Natur ist dann nur aus der Schichtung der Wandung zu erkennen.

Die Echinokokkusblasen kommen ebenfalls in der Hirnrinde, in den Hirnfurchen und Häuten und in der Hirnsubstanz selber vor; sie bevorzugen aber nicht so sehr wie die Cysticerken die ersten beiden Hirntheile. Ihre Form ist meist eine kugelige, doch kann sie bei fixirtem Sitze auch unregelmässig sein. In den Häuten und Furchen können die Blasen vollkommen frei beweglich sein und hier auch eventuell nur sehr geringe Symptome hervorrufen. In der Hirnmasse selbst sind sie von einer meist sehr dünnen bindegewebigen Kapsel umgeben, in der Umgebung findet sich meist Erweichung der Hirnsubstanz. Ihre Grösse schwankt sehr — sie kommen von Erbsen- bis Mannsfaustgrösse vor — im letzteren Falle bewirken sie natürlich eine sehr erhebliche Hirncompression. Oft findet sich im Gehirn nur ein Exemplar, doch sind auch drei bis vier uniloculäre Blasen beobachtet worden.

Der Echinokokkus des Gehirnes hat eine besondere Neigung zur Usurirung des Schädels und zum Durchbruch nach aussen. Er kann das Schädeldach durchbrechen und sich hier dann als eine der Punction zugängliche Blase, an derem Rande der Knochen zu fühlen ist, sich verwölben; auch sind Fälle beobachtet, wo er in die Nase durchbrach oder in die Augenhöhle, wo er dann Exophthalmus bewirkte. Der Echinokokkus kommt bekanntlich am häufigsten in der Leber und in der Bauchhöhle vor, in dritter Linie folgt aber das Gehirn. Auch kann er gleichzeitig im Gehirn und z. B. in der Bauchhöhle vorkommen.

Der erwähnte bisher einzige Fall eines multiloculären Echinokokkus des Gehirns stammt von Roth. Er fand in einem Falle, der klinisch die Erscheinungen eines Hirntumors geboten hatte, im Stirnlappen eine hühnereigrosse Geschwulst. Diese enthielt zahlreiche bis bohnengrosse, bindegewebig abgekapselte Cysten mit gallertigem Inhalte. Die Gallerte zeigte die Structur von Echinokokkusmembranen; in einzelnen Cysten wurden auch freie Haken und ganze Skolices gefunden.

———

3*

Es bleiben nun, da wir von den Cysten dunkler Herkunft oben schon gesprochen haben, nur noch zwei Krankheiten des Gehirnes über, die unter Umständen echte Tumorsymptome erzeugen können, 1. das umschriebene Hämatom der Dura mater, 2. die Hirnarterienaneurysmen. In beiden Fällen kann man natürlich nicht im strengen Sinne von Tumoren sprechen.

Beim Hämatom der Dura mater handelt es sich um einen Entzündungsprocess an der Innenfläche der Dura, der zur Bildung immer neuer, geschiehteter Neomembranen führt und seinen Namen daher bekommen hat, dass diese Neomembranen meist von frischen und älteren Blutungen durchsetzt sind. Das Hämatom der Dura kann sich über die ganze Hirnconvexität ausdehnen, es bevorzugt jedenfalls diese Gegend vor der Basis, dann macht es mehr allgemeine Hirnsymptome, z. B. die der allgemeinen progressiven Paralyse; oder aber einen mehr umschriebenen Sitz haben, dann dringt es von diesem aus allmählig gegen die Hirnsubstanz vor und macht an den entsprechenden Stellen die Symptome eines Hirntumors.

Aneurysmatische Erweiterungen der Hirnarterien können sowohl an den Gefässen innerhalb der Hirnsubstanz, wie an denen der Häute und speciell an der Basis cranii, wo die Hauptstämme der Gefässe für das Gehirn liegen, vorkommen. Nur an letzterer Stelle erreichen sie im Allgemeinen eine grössere Ausdehnung und führen klinisch zu Symptomen, die das Krankheitsbild eines Hirntumors hervorrufen, und es soll deshalb im Folgenden nur von den Aneurysmen der Arterien an der Basis die Rede sein. Sie können in jedem Lebensalter, auch schon bei Kindern, vorkommen, im Allgemeinen aber ist das reifere Alter bevorzugt und, was das Geschlecht anbetrifft, die Männer vor den Frauen. Der Grund hierfür liegt wohl in den ätiologischen Verhältnissen.

Ueber die Häufigkeit ihres Vorkommens an den einzelnen Arterien der Schädelbasis herrscht unter den verschiedenen Autoren keine Einigkeit. Die meisten geben an, dass die Arteria fossae Sylvii am häufigsten Sitz des Aneurysmas sei, nach Lebert aber soll die Arteria basilaris in erster Linie stehen. Gowers meint, die Aneurysmen seien im Gebiete der Carotis interna doppelt so häufig, wie in dem der Vertebralis; Killian giebt zwar zu, dass im gesammten ersteren Gebiete die Aneurysmen etwas häufiger seien als im letzteren, dass aber, wenn man einzelne Aeste berücksichtige, die Aneurysmen an der basilaris noch etwas häufiger seien als an der Arteria fossae Sylvii. Nach der Häufigkeit der Aneurysmen an ihnen zusammengestellt, folgen nach Gowers die einzelnen Hirnarterienäste in folgender Reihenfolge: 1. Arteria fossae Sylvii, 2. Arteria basilaris, 3. Carotis interna, 4. Arteria corporis callosi, 5. Arteria communicans posterior, 6. Arteria communicans anterior, 7. Arteria vertebralis, 8. Arteria cerebralis posterior, 9. Arteria cerebelli int.

Die Hirnarterien-Aneurysmen sitzen mit Vorliebe an den Abgangsstellen der Aeste der basalen Hirngefässe. Meist handelt es sich um eine sackförmige, also nach einer Seite gerichtete Erweiterung der Gefässe, besonders an der basilaris sind aber auch cylindrische Erweiterungen beobachtet. Auch können an einem Arterienaste mehrere Aneurysmen vorkommen. Im Allgemeinen erreichen die Aneurysmen der basalen Hirnarterien keine bedeutende Grösse, sie sind erbsen- oder bohnengross, doch sind auch solche von Hühnereigrösse beobachtet. Ihre Wandung ist natürlich meist dünn, und in denjenigen Fällen, die jedenfalls die grosse Mehrzahl bilden, wo sich das Aneurysma auf Grund von Arteriosklerose und Atheromatose der Intima gebildet hat, finden sich diese Erscheinungen auch an den Wandungen desselben und in dem Gefässstamme selbst. Häufig ist das Aneurysma von Blutgerinnseln erfüllt, die sich manchmal organisiren und so zur Heilung desselben resp. zum Stillstand in der Ausdehnung führen können.

Auf das umgebende Gehirn wirkt ein grosses Aneurysma der Basis comprimirend — es bohrt sich eine Nische in dasselbe hinein — manchmal, wenn auch selten, kann es auch zur Erweichung der Rinde kommen. Haben schon einige Male Blutungen aus dem Aneurysma stattgefunden, so können sich am benachbarten Gehirn auch alte Blutreste finden; tritt der Tod in Folge einer solchen grossen Blutung ein, so kann das Gehirn auch blutig zerstört sein; oft ist dann in den grossen Blutmassen das Aneurysma selbst schwer zu finden. Auch die Hirnnerven werden comprimirt, sie atrophiren und sind oft mit dem Aneurysma fest verwachsen. Es kann schliesslich auch vorkommen, dass das Aneurysma den Schädel perforirt und z. B. nach der Nasenhöhle, der Rachenhöhle oder nach anderen Parthien der Schädelbasis durchbricht. In solchen Fällen können natürlich Blutungen auch nach aussen hin zu Tage treten, oder die Aneurysmasäcke als deutlich pulsirende Geschwulst fühlbar werden.

Gowers hat genauere Angaben gemacht über diejenigen Hirntheile und Hirnnerven, die durch die Aneurysmen der einzelnen basalen Hirnarterien im Speciellen getroffen werden können. Im Gebiete der Carotis interna werden in solchem Falle zunächst die Arteria corporis callosi und die Arteria fossae Sylvii im Wesentlichen nur Hirntheile lädiren, erstere Stirnlappen und Balken und vielleicht den Opticus und Olfactorius, letztere Schläfenlappen und Stirnlappen, resp. das untere Ende der Centralwindungen. Die übrigen Stämme dieses Gebietes, spec. die Carotis selbst und die Communicans posterior werden bei Aneurysmenbildung vor allen Dingen die basalen Nerven der mittleren Schädelgrube, namentlich das Chiasma, die Augenmuskelnerven, seltener den Trigeminus, daneben auch die Hirnschenkel lädiren. Doch muss man bei diesen speciellen Ausführungen immer bedenken, dass alle die secundären Aeste der Carotis interna auf einem ziemlich engen Raume vom Hauptstamme abgehen, und dass ausserdem, je

nachdem sich die Aneurysmen des einen oder des anderen
Stammes mehr nach vorn oder nach hinten ausdehnen, die
Symptome verschieden sein und ihre Characteristica für die
einzelnen Aeste ganz verlieren können. Andererseits dürfte es
selbst an der Basis öfters recht schwierig sein, wenigstens bei
ausgedehnteren Aneurysmen und bei erheblichen lethalen
Blutungen, zu sagen, ob nun ein solches Aneurysma der Carotis
interna, oder schon und zwar allein der Communicans posterior,
oder der Arteria fossae Sylvii, resp. corporis callosi angehört.

Die Aneurysmen im Gebiete der Vertebralis resp. Basilaris
üben natürlich spec. auf die Gebilde der hinteren Schädelgrube,
Pons, Medulla oblongata, Kleinhirn und die entsprechenden Hirnnerven Läsionen aus. Bei dem oft geschlängelten Verlaufe der
Basilaris kann ein langes cylindrisches Aneurysma der Basilaris
auch Hirnnervenlähmungen beider Seiten — wechselständige
Hirnnervenlähmungen — Vagus der einen, Hypoglossus der
anderen Seite — hervorrufen (Oppenheim).

Zweites Kapitel.

Vorkommen und Aetiologie.

Wie der pathologisch-anatomische Theil lehrt, kommen Geschwülste der verschiedensten Art im Gehirn vor — Oppenheim
nennt das Gehirn sogar eine Prädilectionsstelle für Neubildungen.
Damit ist natürlich nicht gesagt, dass nun die Hirngeschwulst
ein Leiden ist, das dem allgemeinen Practiker, auch dem be-
schäftigsten, gerade häufig vorkommt. Wenn man allerdings von
practischen Aerzten mit langjähriger und ausgedehnter Praxis
hört, dass ihnen nie ein Fall von Hirntumor begegnet sei, so
wird man wohl zu der Ansicht berechtigt sein, dass ihnen einzelne solcher Fälle unerkannt durch die Hände gegangen seien.
Um die Häufigkeit der Hirngeschwülste im Allgemeinen zu berechnen, ist in den letzten Jahren mehrfach das Sectionsmaterial
grosser pathologischer Institute benutzt worden; dabei hat z. B.
Seidel im pathologischen Institute zu München unter 80,
von Beck in Heidelberg unter 120 Sectionen einen Fall von
Hirntumor gefunden — das wären 1,25 pCt. — 0,8 pCt. Man
wird leicht einsehen, dass diese Zahlen eine zu grosse Ziffer für
das Vorkommen des Hirntumoren im Allgemeinen geben; es
ist schon a priori nicht anzunehmen, dass in München z. B.
jeder 80. Mensch an einem Hirntumor stürbe. Für die pathologischen Institute, wie für die grossen Krankenhäuser, aus
denen diese ihr Material entnehmen, kommen im Allgemeinen
doch nur bestimmte Bevölkerungsklassen in Betracht; es fehlen

die begüterten Klassen und zum grossen Theile z. B. auch die
im ersten Lebensjahre sterbenden Kinder, deren Zahl gerade in
München besonders gross ist. Ich habe in meiner jetzt 11jäh-
rigen special-ärztlichen Thätigkeit unter ca. 4300 Nervenkranken
80 Mal die Diagnose auf Hirntumor gestellt — das wären nahe
an 2 pCt., und dieser Procentsatz ist sich bei mehrfachen Be-
rechnungen — auch früher an kleinerem Materiale — immer
gleich geblieben. Ich will nur bemerken, dass das immerhin
ein recht grosser Procentsatz ist — das tritt noch besonders
deutlich hervor, wenn ich ihn vergleiche mit der Seltenheit, mit
der mir andere, viel besprochene nervöse Erkrankungen — ich
nenne nur die klassische Form der Bulbärparalyse oder die
spinale Form der progressiven Muskelatrophie — begegnet sind.
Auch Rückenmarkstumoren sind, wenn man von der Gliomatose
absieht, sehr viel seltener; ich habe unter derselben Kranken-
zahl nur zwei Fälle beobachtet.

Der Hirntumor kommt — darin stimmen alle Autoren überein — bei Männern sehr viel häufiger als bei Frauen vor. Nehme
ich wieder meine 80 Fälle, so finde ich darunter 50 Kranke
männlichen und nur 30 weiblichen Geschlechts — also 62,5 pCt.
gegen 37,5 pCt. oder rund gerechnet zwei Drittel Männer und
ein Drittel Frauen. Nehme ich nur die 31 autoptisch sicher-
gestellten Fälle, so habe ich darunter 23 männliche und 8 weibliche Kranke — also 75 pCt. gegen 25 pCt. oder drei Viertel
Männer, ein Viertel Frauen. In einem Falle habe ich also
doppelt so viel männliche als weibliche Kranke, im anderen
Falle machen erstere sogar das dreifache aus. Die erste Zahl
stimmt recht genau mit der Verhältnisszahl, die Gowers aus
einer Zusammenstellung von 650 Fällen für die beiden Ge-
schlechter herausgerechnet hat — er fand 440 Männer und 210
Frauen, also etwas mehr als zwei Drittel Männer und etwas
weniger als ein Drittel Frauen, oder anders ausgedrückt, etwas
mehr als doppelt soviel Kranke männlichen als weiblichen Geschlechtes. Dieser Autor giebt auch an, dass bei Tuberkeln
und Gliomen das Ueberwiegen des männlichen Geschlechtes
stärker sei, als bei den Sarkomen. Wir werden weiter unten
bei der Aetiologie noch sehen, dass die ursächlichen Momente
uns gewisse Erklärungen für die grössere Häufigkeit der Hirntumoren, wenigstens bei den erwachsenen Männern zu geben
im Stande sind.

Der Hirntumor scheint kein Lebensalter ganz zu verschonen.
Am häufigsten ist er jedenfalls in der Zeit von der Pubertät bis
zum 30. Jahre, in zweiter Linie folgt die Dekade zwischen
30. und 40. Jahre. Auf die zwei Dekaden zwischen 20 und
40 Jahren fallen von meinen Fällen mehr als die Hälfte. Vom
40. Jahre an sinkt die Zahl jedenfalls sehr rasch, um im höheren
Alter, spec. im Greisenalter, fast den Nullpunkt zu erreichen;
ich habe nur einen Fall bei einem mehr als 60jährigen Manne
gesehen. Sehr häufig ist die Hirngeschwulst — darin stimmen

meine Beobachtungen mit denen aller übrigen Autoren, ich nenne als Beispiel nur Allen Starr und Oppenheim — auch im eigentlichen Kindesalter. Nur die ersten fünf Lebensmonate sind nach Gowers gegen die Krankheit immun; denn wenn hier sicher auch angeborene Geschwülste des Gehirnes, namentlich Gliomformen, dann Dermoide vorkommen, so pflegen sie doch in diesem Alter noch keine Symptome zu machen. Im Alter von neun Monaten hat Henoch dagegen schon Solitärtuberkeln gefunden. Unter meinen 80 Fällen waren 25 Kinder oder eben geschlechtsreife Personen — also etwa der dritte Theil — rund 30 pCt.; unter den 31 zur Section gekommenen Fällen betrafen 10 das Kindesalter, das ist also ungefähr die gleiche Verhältnisszahl. Gowers giebt für die erste Dekade des Lebens 18.5 pCt., für die zweite 14 pCt. seiner Fälle an; damit stimmen seine Zahlen für das Kindesalter ziemlich mit den meinigen überein. Dass die meinigen etwas grösser sind, liegt wohl daran, dass ich in meiner Stellung als Arzt an einem Kinderhospital besonders viel kranke Kinder sehe. Uebrigens habe ich auch oben schon erwähnt, dass der Hirntuberkel nach dem 30. Lebensjahre geradezu eine Seltenheit ist, und da er im Ganzen recht häufig ist, giebt das allein schon Grund für die grosse Zahl der kindlichen Hirngeschwülste; aber auch Gliome und Sarkome findet man in diesem Alter recht häufig. Bei den Erwachsenen bilden die beiden letzteren Geschwulstformen die übergrosse Majorität.

Für die echten Neoplasmen des Gehirnes kann ich einen Unterschied in der Häufigkeit nach Stand und Lebensführung der Patienten nicht constatiren, ich habe sie bei armen und reichen Leuten gleich häufig gefunden. Solitärtuberkel kommen allerdings wohl bei Kindern armer Leute, wie die Tuberkulose überhaupt, häufiger vor. Dasselbe gilt wohl jedenfalls für syphilitische Processe im Gehirn, wenigstens bei Kindern. Wahrscheinlich ist wohl auch die grössere Häufigkeit von Cysticerken und Echinokokken des Gehirnes in der armen Clientel; doch sind meine persönlichen Erfahrungen auf diesem Gebiete zu bestimmten Angaben zu gering.

Bei einer Besprechung der ursächlichen Factoren für die Entstehung der Hirngeschwülste stossen wir auf dasselbe noch wenig aufgehellte Dunkel, das die Aetiologie der Geschwülste überhaupt umhüllt. Eine Ausnahme machen hier zunächst nur die infectiösen Granulome, spec. die Solitärtuberkel, dann die Aktinomykome und die Parasiten, deren grundlegende Ursachen uns ja ziemlich klar sind. Für die Granulome kennen wir bei den beiden spec. hervorgehobenen den Krankheitserreger, den Tuberkelbacillus und den Strahlenpilz genau. Für die Syphilis sind wir gezwungen, eine ganz ähnliche Ursache anzunehmen. Der Cysticerkus und der Echinokokkus treten dann auf, wenn lebensfähige Eier der entsprechenden Tänien in den Magen des Menschen, dann in den Darm und von da in die Gewebe gelangen. Das geschieht beim Cysticercus cellulosae vor allem, wenn der betreffende Mensch selber Träger des Taenia solium ist, also durch eine Selbstinfection, entweder dadurch, dass er seine mit Tänieneiern beschmutzten Finger zum Munde führt oder dadurch, dass ihm, z. B. bei Brechbewegungen, direct ganze Proglottiden vom Darm in den Magen gelangen. Seltener ist wohl eine Infection von Aussen entweder dadurch, dass der Betreffende Geräthe zum Essen benutzt, die von anderen Menschen mit Tänieneiern beschmutzt sind, oder dass er gewisse, auf diese Weise inficirte Speisen geniesst; am gefährlichsten ist hier wohl der grüne Salat. Eier der Taenia echinococcus gelangen in den Magen des Menschen bei allzu intimem Verkehr mit Hunden; spec. die Schoosshündchen sind hier gefährlich. Aber wenn uns also auch in diesen Fällen die eigentliche Grundlage der Entstehung der betreffenden Geschwülste bekannt ist, so wissen wir doch so gut wie nichts darüber, warum nun diese Tumoren sich gerade im Gehirn ansiedeln, ja warum z. B. für die Cysticerken das nervöse Centralorgan geradezu einen Prädilectionsort bietet. Ich habe für die Solitärtuberkel oben erwähnt, dass ihre Vorliebe für die hintere Schädelgrube vielleicht mit gewissen anatomischen Anordnungen der Lymphbahnen zusammenhängt: wir wissen ferner, dass nicht so selten tuberkulöse und gummöse Processe sich dort entwickeln, wo durch ein Trauma ein Locus minoris resistentiae geschaffen ist; auf die Bedeutung des Traumas für die Entstehung der Hirngeschwülste komme ich unten noch genauer zu sprechen.

Für die eigentlichen Neubildungen kommen zunächst congenitale Entwickelungsanomalien in Betracht — so speciell für die seltenen Dermoidcysten, Teratome und Angiome, ferner auch für die Gliome. Nach der Theorie Cohnheim's müssten wir sogar bei fast allen Geschwülsten ihr Hervorgehen aus solchen congenital versprengten Keimen annehmen — doch liegt in dieser Theorie im Ganzen wohl nur eine Umschreibung der ätiologischen Schwierigkeiten. Eine direkte Vererbung einer Hirngeschwulst ist, soviel ich weiss, bisher noch nicht beobachtet — ich würde eine solche Beobachtung auch nur für einen eigenthümlichen Zufall ansehen können — ebensowenig ist hier etwas mit dem vagen Begriffe der allgemeinen nervösen Heredität anzufangen; dagegen hat vor Kurzem Besold aus der Strümpell'schen Klinik über eine Beobachtung eigenthümlicher, wohl angeborener Geschwülste bei zwei Geschwistern berichtet.

Metastatische Hirngeschwülste sind, wie wir gesehen haben, im Ganzen selten; am häufigsten kommen noch Carcinommetastasen vor, selten sind metastatische Sarkome.

Eine ebenso schwierige, wie namentlich neuerdings practisch hervorragend wichtige Frage ist die nach den Beziehungen von Verletzungen und zwar von Kopfverletzungen zu der Entstehung von Hirngeschwülsten, speciell von echten Neoplasmen. Fast alle Autoren erkennen an, dass Hirngeschwülste

nach Kopf-Traumen entstehen können — oft ziemlich rasch, oft
erst lange Zeit, Jahre hinterher, und schon verhältnissmässig
alte Publicationen, wie die von Hasse, Wunderlich, Virchow
haben entsprechende Beobachtungen beigebracht. Jedenfalls ist
nicht zu bezweifeln, dass Symptome eines Tumors häufig direkt
im Anschluss an ein Trauma zu Tage treten; ich selber sah
z. B. ein Ponsgliom nach Fall mit dem Kopfe auf die Tischkante, ein Gumma an derselben Stelle nach Hufschlag an den
Schädel, ein Sarkom des Kleinhirnes nach Fall auf den Hinter-
kopf auf dem Eise, ein Stirnhirngliom nach Sturz auf den Kopf
vom Pferde. Doch kann uns diese Aufeinanderfolge nicht veranlassen, anzunehmen, dass Trauma und Hirntumor nun in diesen
Fällen sich jedesmal oder auch nur häufig wie Ursache und
Folge verhielten. Vielleicht ist es oft nur die Unkenntniss der
eigentlichen Ursachen, die uns veranlasst, das handgreifliche
Trauma in solchen Fällen so oft als genügendes ätiologisches
Moment anzusehen. Wenigstens scheint mir das daraus hervor-
zugehen, dass es uns in denjenigen Fällen, wo wir wirklich die
Grundursache kennen, wie bei den infectiösen Granulomen und
bei den Parasiten garnicht einfällt, ein Trauma in der Anamnese
als eigentliche Aetiologie der betreffenden Geschwülste anzusehen, dass wir hier, wenigstens bei den Granulomen, höchstens
soweit gehen, das Kopftrauma für die Localisation der betreffenden Geschwulst gerade im Gehirn verantwortlich zu machen.
Sehen wir uns übrigens die Fälle von eigentlich traumatischer
Entstehung wirklicher Neoplasmen im Gehirn näher an, so stossen
wir hier doch sehr häufig auf Fälle, die diesen klinisch so sicher
erscheinenden Zusammenhang in etwas zweifelhaftem Lichte erscheinen lassen. Ich spreche hier auch aus eigener Erfahrung.
Erstens handelt es sich häufig um Fälle, wo doch schon vor
dem Trauma Erscheinungen eines Hirntumors bestanden haben
— aber so vage und unbestimmte, dass Niemand an das Vorhandensein eines so ernsten Leidens gedacht hat. Das kommt,
wie bei dem Baue dieser Geschwülste verständlich, besonders
bei Gliomen vor. Bei dem so sehr grossen Reichthum dieser
Geschwülste an Gefässen kommt es gerade hier sehr häufig in
Folge des Traumas zu ausgedehnten Blutungen in die Geschwulst
und nun sind mit einem Schlage die schwersten, später progressiven Hirnerscheinungen da. Ja, sieht man genau zu, so wird
man in diesen Fällen nicht selten finden, dass der Tumor sogar
schon die eigentliche Veranlassung zu der Verletzung war, die
ihn hervorgerufen haben soll, etwa dadurch, dass er einen
epileptischen oder einen Schwindelanfall auslöste. Zweitens wird
es jedenfalls nicht selten vorkommen — auch das wieder am
häufigsten bei den Gliomen, aber auch bei manchen Sarkomen
— dass man zwar annehmen muss, z. B. aus dem anatomischen
Befunde, dass ebenfalls schon vor dem Trauma der betreffende
Tumor bestanden hat, dass er aber vorher wirklich keine
Symptome verursacht hat, dass diese erst durch weiteres Wachs-

thum der Geschwulst eingetreten sind, wenn durch die Verletzung entweder die Umgebung der Geschwulst zu einem Locus minoris resistentiae geworden ist, oder dem Tumor eine gesteigerte Vitalität verliehen ist, oder auch dadurch, dass Beides zugleich eingetreten ist. In beiden Fällen hat das Trauma im streng wissenschaftlichen Sinne den Tumor **nicht hervorgerufen**, sondern ihn nur **manifest** gemacht. Ich will natürlich bei der allgemeinen Uebereinstimmung der Autoren in dieser Beziehung und bei der Prägnanz einer Anzahl der hierher gerechneten Fälle nicht bestreiten, dass das Trauma auch die alleinige und Grundursache eines Hirntumors sein kann, ich glaube aber, dass das im Ganzen sehr selten der Fall sein wird und auch schwer zu erklären ist. Wenn man immer das auch von mir nicht bestrittene Vorkommen von Hirntuberkeln und Hirngummen nach Traumen und am Orte des Traumas als Beweis für diese Aetiologie anführt, so liegt hier die Sache, auch abgesehen davon, dass, wie schon erwähnt, hier doch die Grundursache der Geschwulst die syphilitische oder tuberkulöse Infection ist, und nicht das Trauma, ganz anders und für unser Verständniss viel klarer — hier handelt es sich um echte Infectionsgeschwülste, und dass Infectionsträger, die im Blute kreisen, an einer traumatisch geschwächten Stelle sich mit Vorliebe ansiedeln, wissen wir ja aus vielfachen Erfahrungen. Dann ist aber das Kopftrauma, wie schon erwähnt, nur für die Localisation, nicht aber für die Entstehung des Tuberkels oder Gummas verantwortlich zu machen. Viel schwerer zu verstehen, wenn auch nicht gerade unverständlich ist es aber doch, wie durch ein Trauma die Glia zu quantitativ und qualitativ abnormer Wucherung kommen soll oder wie gar Sarkomformen hierdurch entstehen sollen, für die an der betreffenden Hirnstelle überhaupt kein histologisches Analogon vorhanden war. Die Annahme von Allen Starr, dass ein traumatisch entstandener hämorrhagischer oder Contusionsherd sich direct in eine Geschwulst umwandeln könne, ist, wie auch Oppenheim hervorhebt, durch nichts bewiesen und sogar unwahrscheinlich, und wenn Oppenheim glaubt, dass sich unter Umständen aus encephalitischen Herden, speciell bei Kindern, später Fibrome oder Osteome entwickeln könnten, so mag das richtig sein — aber ein incomplicirtes Trauma erzeugt gar keine eigentliche Encephalitis.

So schwierig aber die Frage des Zusammenhanges zwischen Verletzung und Hirntumor in wissenschaftlicher Beziehung auch ist, so klar sind uns nach meiner Ansicht die Directiven vorgezeichnet, wenn wir, was neuerdings öfters vorgekommen ist, in praxi, speciell in der Unfallpraxis, vor die Frage gestellt werden, ob eine nachgewiesene Hirngeschwulst in einem Zusammenhange mit einem erlittenen Trauma gestanden habe oder wenigstens gestanden haben könne. Zunächst kommt hier wohl nur ein Schädeltrauma in Betracht. Selbst bei den ätiologisch so klaren syphilitischen und tuberkulösen Hirngeschwülsten

werden wir oft nicht umhin können, unser Gutachten dahin ab-
zugeben, dass der Verletzte ohne das Trauma vielleich nie,
wenigstens ein Hirngumma oder einen Hirntuberkel bekommen
hätte. Für diejenigen Fälle, die in die erste Kategorie derjenigen
gehören, für die wir oben das Trauma nur als Offenbarer der
Hirngeschwulst haben gelten lassen, nämlich wo vor dem Un-
falle schon vage Erscheinungen des Hirntumors bestanden
haben, wird man wenigstens eine Verschlimmerung und einen
rascheren Verlauf des Leidens durch das Trauma selten ausschliessen können, und nur, wenn man sicher nachweisen kann,
dass der Unfall selbst schon eine Folge des Hirnleidens war,
dürfte der Entschädigungsanspruch des Kranken zurückzuweisen
sein. In den Fällen der zweiten betreffenden Kategerie aber,
wo vorher, trotz wohl vorhandenen Tumors, Symptome nicht bestanden, wird man practisch das Kopftrauma ohne weiteres als
ausreichende Ursache ansehen, da dieses den Tumor erst zu
einem das Hirn schädigenden Wachsthume gebracht hat, und
noch mehr muss das beim heutigen Standpunkte der Wissenschaft in den zweifelhaften und seltenen Fällen geschehen, wo
vielleicht auch wissenschaftlich, wie oben gesagt, die Verletzung
die eigentliche und alleinige Grundursache für den Hirntumor
bilden könnte, namentlich wenn hier Trauma und erste Hirnsymptome nicht allzu weit auseinanderliegen. In den meisten
Fällen wird man also forensisch zu Gunsten des Verletzten entscheiden müssen; selbstverständlich dürfen gröbere vor dem
Trauma bestandene Hirnsymptome nicht übersehen werden. Für
die Abweisung von Entschädigungsansprüchen würde ich natürlich
schliesslich auch sein, wenn die Section etwa als Ursache der
Tumorerscheinungen Echinokokkus- oder Cysticerkusblasen auf-
deckte.

Ich will hier noch erwähnen, was ich speciell der Arbeit
Oppenheim's entnehme, dass besonders innige Beziehungen
zwischen Tumoren des Gehirns und Kopftrauma in denjenigen
Fällen anzunehmen sind, wo die Schädelverletzung direct dem
Hirntumor anliegt, wo sie sozusagen den Weg zur Geschwulst
zeigt. Solche Fälle sind von Hitzig, Thomas und Bartlett,
Keen und Annandale beschrieben. Ferner führt Oppenheim noch an, dass das Trauma nicht selten zunächst ein allgemeines Hirnleiden hervorrufe, z. B. Epilepsie, und dass auf
dieser Grundlage sich manchmal erst nach Jahren eine eigentliche
Hirngeschwulst ausbilde. Vollständig klar in jeder Beziehung
ist die ätiologische Bedeutung des Traumas für viele Fälle von
zwei, allerdings nicht eigentlich zu den Geschwülsten gehörenden,
aber doch Hirngeschwulst-Symptome hervorrufenden Krankheiten,
dem umschriebenen Hämatoma durae matris und dem basalen
Hirnarterienaneurysma. Das Hämatom entwickelt sich oft an der
vom Trauma afficirten Schädelstelle selbst, direct aus der
traumatischen intraduralen Blutung. Für das Aneurysma kommt
in Betracht, dass es durch das Trauma zu einer theilweisen

Zerreissung der Wände der Arterien, speciell der Media kommen kann. hier findet dann der Blutdruck eine schwache Stelle, die er weiter ausdehnt. Nach Killian kommen traumatische Aneurysmen besonders an der Carotis interna vor, die häufig bei Basisfracturen verletzt wird.

Beim Aneurysma sind wir in der glücklichen Lage auch noch andere ätiologische Momente zu kennen. Erstens und vor allem die Atheromatose, die alkoholischen. syphilitischen und senilen Ursprunges sein kann. Dann die Embolie der Hirn-arterien, die nach Ponfick auch traumatisch wirken soll.

Ich habe oben angeführt, dass die Ursachen der Hirn-geschwülste uns gewisse Erklärungen für die grössere Häufigkeit der Hirngeschwulst bei Männern geben. Besonders wäre in dieser Beziehung die Kopfverletzung zu verwerthen. Ferner speciell für die Aneurysmen der Alkoholismus und die grössere Häufigkeit der Syphilis bei den Männern. Letzteres natürlich auch für die Gummata selbst; auch hier kommt nebenbei wohl oft die allgemein schwächende Wirkung des Alkoholmissbrauches mit in Betracht.

———

Drittes Kapitel.

Allgemeines über die Wirkung der Geschwülste auf Gehirn, Gehirnnerven und Gehirnhüllen.

Oppenheim hat in seiner neuesten Bearbeitung der Hirngeschwülste der eigentlichen Symptomatologie ein all-gemein zusammenfassendes Kapitel unter dem obigen Titel voran-gestellt. Er folgt damit einem Beispiele Wernicke's. Mir scheint diese Anordnung von wesentlicher praktischer Bedeutung. da sie uns ermöglicht, Zusammengehöriges an gleichem Orte zu bringen und viele Thatsachen von grundlegender Bedeutung mehr als sonst möglich hervorzuheben. Ich will deshalb dem Beispiele Oppenheim's folgen, muss aber für manche schon besprochene Einzelheiten auf den pathologisch-anatomischen Theil zurückweisen.

Die Hirngeschwulst ruft natürlich zunächst die wesentlichsten Veränderungen direkt an dem Orte hervor, an dem sie sitzt. Wir haben oben gesehen, dass diese örtlichen Wirkungen bei den ein-zelnen Geschwülsten nach der Art ihres Wachsthums verschieden sind. Für die Sarkome und auch die anderen scharf umschriebenen Geschwulstformen kommt zuerst die Compression der benach-barten Theile in Betracht. Der eigentlichen Compression voran geht wohl, wenigstens bei extracerebral sich entwickelnden Ge-schwülsten, ein Stadium, wo nur eine Reizung etwa der Rinde

durch den Tumor besteht, ohne jede eigentliche anatomische
Läsion. Sehr bald aber, bei weiterem Wachsthum drängt der
Tumor die umgebenden Hirntheile auseinander oder vor sich
her und drückt sie dabei auf ein kleineres Volumen zusammen.
Diese Compression sieht man z. B. sehr deutlich auf der Figur 2,
wo der Tumor der rechten hinteren Schädelgrube die eine
Ponshälfte auf die Hälfte ihres Volumens comprimirt hat, noch
besser aber in Figur 7; hier hat ein von dem Ependym des

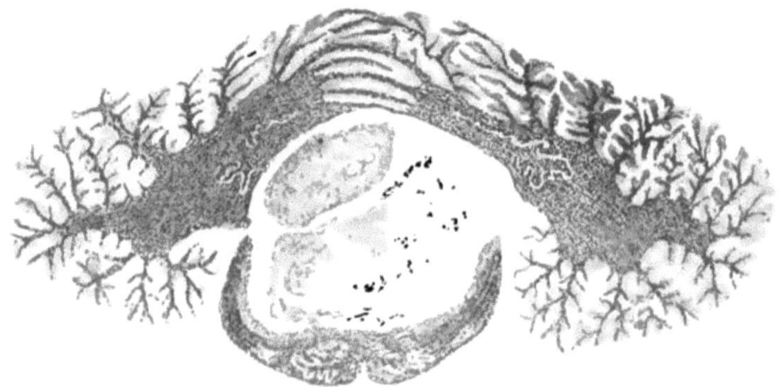

Von einem Kinde. Natürliche Grösse.

Fig 7. Vom Ependym ausgegangenes Gliom im IV Ventrikel. Compression
der Medulla oblongata (mit theilweiser Degeneration) und des Kleinhirns.
Eigene Beobachtung. Präparat von Ströbe.

vierten Ventrikels ausgehendes Gliom nach oben das Kleinhirn,
nach unten die Medulla oblongata comprimirt und namentlich
letztere stark abgeplattet und ihre Structurelemente auf einen
sehr schmalen Raum zusammengedrängt. Dringen diese Tumoren
von den Häuten aus, z. B. gegen die Convexität des Grosshirnes
vor, so bilden sie durch Compression desselben tiefe Gruben, in
denen sie lagern: die Windungen werden dabei fest aneinander
gedrängt und auch an und für sich comprimirt, so dass sie oft
erheblich verschmälert sind. Diese Veränderung der Hirnwindungen tritt auch ein, wenn ein Tumor im Marke entsteht
und die Rinde zwischen sich und der Schädelkapsel comprimirt.
(Oppenheim.) Nur ganz weiche Tumoren der Häute — z. B.
der Fungus durae matris — führen oft nicht zu einer Compression
der Rinde, sondern dehnen sich in der Fläche über derselben
aus, ohne sie wesentlich zu schädigen, besonders wenn sie, wie
oft, auch noch das Schädeldach perforiren. Uebrigens beschränkt
sich die Compression nicht immer auf die nächste Nachbarschaft
der Geschwülste. So habe ich es selber gesehen, dass ein Gliom
des Stirnhirnes durch die Falx cerebri hindurch auf die mediane
Fläche der entgegengesetzten Centralwindungen gedrückt und
hier Convulsionen ausgelöst hatte, die dann auf derselben Seite,
wie der Tumor, ihren Sitz hatten. Auch in Figur 3 kann man

die Compression der vom Tumor freien Hemisphäre gut erkennen
— hier sitzt die Geschwulst allerdings dicht an der Mittellinie.
Einen festeren Halt gegen eine weitere Ausdehnung der Compression, als die Falx cerebri, giebt jedenfalls das Tentorium
cerebelli — Compression der Hinterhauptslappen durch Tumoren
z. B. des Kleinhirnes sind jedenfalls sehr selten. Zweimal sah
ich bei grossen Tumoren des Stirnhirnes, resp. über dem Stirnhirne
eine starke Verkleinerung des Kleinhirnes, die ich auch auf
fernwirkende Compression zurückführen möchte.

Neben der eigentlichen Compression und meist mit ihr zusammen erleiden die einzelnen Hirntheile durch eine wachsende
Geschwulst, vor allem durch eine solche, die scharf abgesetzt ist.
häufig auch noch eine erhebliche Verschiebung gegen einander.
So ist in dem Falle, den Figur 2 zeigt, der Pons stark nach
links und das verlängerte Mark nach rechts verschoben; ferner
hat die Geschwulst den rechten mittleren Kleinhirnschenkel stark
in die Länge gezogen und die rechte Kleinhirnhemisphäre nach
hinten und links gedrängt. In Figur 3 sieht man, wie die

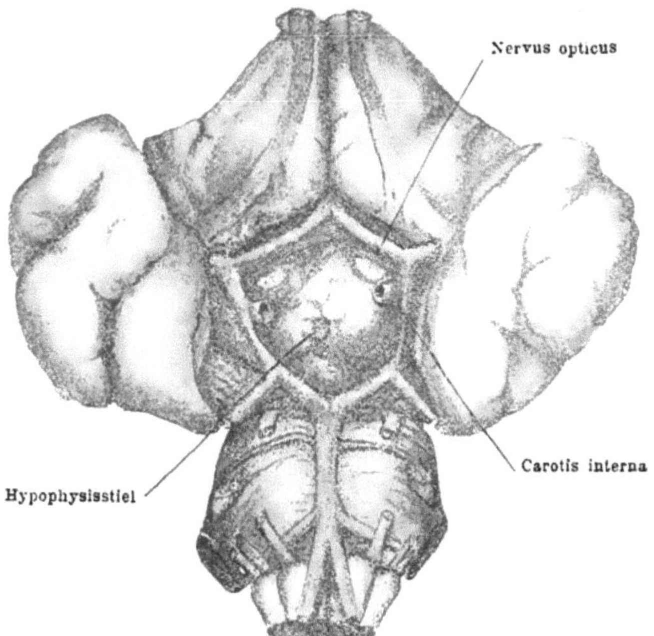

Fig. 8. Tumor am Chiasma in den 3 Ventrikel reichend. 18 jähriges
Mädchen. Eigene Beobachtung.

mediane Fläche der linken Hemisphäre und durch sie auch der
Balken nach rechts und zum Theil nach unten verschoben sind;
auch eine Verschiebung der linken Grosshirnganglien nach unten
hat stattgefunden. In vorstehender Fig. 8 hat durch ein in

der Gegend des Chasma entwickeltes Gliom eine starke Auseinanderdrängung der Hirnschenkel stattgefunden: in Fig. 7
sind ebenso die Corpora restiformia zur Seite gedrängt. Bei
einem der oben erwähnten Fälle von Stirnhirntumor mit Klein-
hirncompression war das verkleinerte Kleinhirn auch stark in
den Wirbelkanal hineingepresst. Aehnliches sah Weinland
bei einem Tumor der Vierhügel, und Chiari hat besonders bei
chronischem Hydrocephalus Theile des Kleinhirnes und der Medulla
oblongata sich in den Wirbelkanal verlagern sehen. Im Ganzen
kann man sagen, dass die stärksten Verschiebungen ebenso wie
die stärksten Compressionen der Hirnsubstanz durch Geschwülste
der hinteren Schädelgrube hervorgerufen werden; für die besondere Stärke der Compression gerade an dieser Stelle kommt
wohl die Unnachgiebigkeit des Tentorium cerebelli in Betracht.
Ausserdem, wie ich das schon im pathologisch-anatomischen
Theile hervorgehoben, sind Compression und Verschiebung stärker
bei denjenigen Geschwülsten, die von aussen, also von der Basis
oder von den Häuten der Convexität aus gegen das Hirn vorrücken, als bei denen, die im Hirnmarke selbst entstehen. Im
übrigen sind alle diese Dinge im einzelnen Falle, man möchte
fast sagen individuell verschieden, und die Gesetze ihres Zu-
standekommens sind noch wenig erkannt.

Bei der einfachen Compression kann die Struktur und damit
auch die Function der betreffenden Hirntheile lange erhalten
bleiben. Allmählich kommt es aber natürlich zur Atrophie;
meist wohl erst zum Verlust der Markscheiden — auch hier
scheint nach Aufhebung des Druckes noch eine Restitutio in
integrum möglich — später zum vollen Schwund der betreffenden nervösen Substanz und zu irreparablen Defecten. Manchmal
spielen dabei auch wohl direkte Zerreissungen von Nervenfasern
und ganzen Bahnen eine Rolle. Meist bleibt es übrigens, wie
wir oben gesehen haben, auch bei den Sarkomen und den
sonstigen scharf umschriebenen Geschwülsten nicht bei einer
einfachen Compression und einem Auseinanderdrängen der Hirnmassen, sondern es tritt in der Umgebung der Geschwülste eine Erweichung und eine direkte, definitive Zerstörung der Hirnsubstanz
ein. Ueber die Ausdehnung, Genese und feinere Anatomie
dieser Erweichungen ist oben schon alles gesagt. Ich will hier
nur noch einmal hervorheben, dass diese Erweichung im Ganzen
bei im Hirnmark sich entwickelnden Geschwülsten früher eintritt und einen höheren Grad der Ausdehnung erreicht, als bei
solchen, die von aussen oder von einer Hirnhöhle her gegen das
Mark andrängen. Das mag neben den für die Erweichung bei
intracerebralen Tumoren vielleicht günstigeren Gefässverhältnissen,
vielleicht auch daran liegen, dass, wie Wernicke hervorhebt,
ein im Marke sich entwickelnder Tumor, bei der verschiedenartigen, sich kreuzenden Richtung der einzelnen Hirnfasern,
wenn er weiter wächst, beim Auseinanderdrängen der Fasern
doch auch immer Nervenbahnen zerreissen muss.

Ueber die Art, wie die infiltrirenden Geschwülste — vor allem das Gliom — das Gehirn lädiren, ist im pathologisch-anatomischen Theile alles gesagt. Hier handelt es sich beim Auseinanderdrängen der einzelnen Nervenfasern um eine stets fortschreitende Compression im Kleinen, der eine vollständige Zerstörung ebenso im Kleinen langsam nachfolgt. Hier kann aber die vollständige anatomische und functionelle Zerstörung der Hirnmasse sehr lange auf sich warten lassen. Eine direct zerstörende Wirkung scheint von den Hirngeschwülsten nur das Carcinom auszuüben. Diese Geschwulst begnügt sich nicht mit der Auffaserung oder dem Zusammendrängen der Hirnmasse, sondern sie frisst dieselbe direct auf; mit anderen Worten: Wachsthum der Geschwulst und Zerstörung des Gehirnes halten hier ganz gleichen Schritt, das Carcinom schont auch am wenigsten die häutigen- und knöchernen Hüllen des Gehirnes. Wir haben oben auch gesehen, dass der Tuberkel eine Art Mittelstellung zwischen dem mehr comprimirenden Sarkome und dem rein zerstörenden Carcinome einnimmt — hier findet zwar auch eine Compression des Hirnmarkes statt — aber sie wird früher, wie beim Sarkome, von Erweichung abgelöst; Compression und Zerstörung folgen hier rascher aufeinander. Aehnlich ist es wohl auch beim Gumma.

Nach G o w e r s und nach O p p e n h e i m sollen auch die eigentlichen Neoplasmen in ihrer Umgebung echte Entzündungen hervorrufen können; diese sollen zum Theil an den Erweichungen mit Schuld sein, namentlich sollen sie oft die Ursache von Meningitiden werden. Ich bin der Ansicht, dass es sich bei den Tumoren s. s. um echte Entzündungen nicht handeln kann. Wohl aber können natürlich die infectiösen Granulome so wirken — beim Tuberkel ist eine finale tuberkulöse Meningitis etwas sehr Häufiges — beim Gumma wieder die schwieligen Meningitiden. Ausgeschlossen ist auch nicht, dass Hirnfinnen echte Entzündungserreger mit ins Gehirn verschleppen können.

Die Hirnnerven selber werden an Stelle des Hirntumors — besonders also bei basalen Tumoren — comprimirt und atrophiren schliesslich. Sie verwachsen auch nicht selten mit den Tumoren; selten, am häufigsten noch am Acusticus, entwickeln sich Geschwülste in den bindegewebigen Hüllen und an dem Interstitium der Nerverwurzeln selbst. Sehr weiche Geschwülste — z. B. die multiplen Sarkome der Schädelbasis — können übrigens die Hirnnerven direct einscheiden, ohne sie im Geringsten zu lädiren. Echte Neuritiden kommen ebenfalls wohl nur bei tuberkulösen und gummösen Processen vor. Schliesslich können die Hirnnerven sehr erheblich durch die Verschiebungen der Hirntheile mitleiden. So kann es nach W e r n i c k e besonders in der hinteren Schädelgrube vorkommen, dass eine basale Geschwulst z. B. der linken Seite die Hirnnerven der rechten Seite bei ihrem Durchtritte durch die Dura gegen die scharfen Kanten dieser andrückt; gleichzeitig können z. B. bei

Verschiebungen, wie sie Figur 2 zeigt, die Hirnnerven auf der gleichen Seite, wie die Hirngeschwulst, stark gezerrt werden. Schliesslich, darauf hat Wernicke besonders hingewiesen, können durch Verschiebung der Hirnmassen Gefässe, die einen Hirnnerven umspannen, an denselben angedrückt werden und ihn schliesslich direct durchschneiden: das ist am Olfactorius, am Tractus und nervus opticus, am Oculomotorius und Abducens durch die entsprechenden Gefässe beobachtet — neben der Verschiebung spielt hier allerdings wohl auch der Hydrops ventriculorum eine grosse Rolle.

Wir haben bisher nur die einfach mechanischen Folgen, die durch das Waehsthum einer Geschwulst an Ort und Stelle entstehen, in Betracht gezogen. Wernicke weist vor allem darauf hin, dass speciell für diese localen Wirkungen anch vitale Eigenschaften des Tumors von wesentlicher Bedeutung sein müssen. Hier kommt z. B. die reichliche Vascularisation vieler Tumoren des Gehirnes in Betracht; da die betreffenden Gefässe ausserdem meist anatomisch nicht normal gebaut seien, vor allem der Muskularis entbehrten, so könnte sich jede durch vorübergehende stärkere Füllung dieser Gefässe entstehende Vergrösserung des Tumors sofort als stärkerer Druck auf die Umgebung geltend machen. Wesentlich sei auch, ob der Tumor rasch oder langsam, gleiehmässig oder schubweise wachse. Diese vitalen Eigenschaften führen besonders Reizungen der benachbarten Hirnsubstanz herbei.

Das wären im Allgemeinen die Veränderungen, die die benachbarte Hirnsubstanz und die gleich gelagerten Hirnnerven beim Wachsthum einer Hirngeschwulst erleiden — freilich haben wir auch hier schon einige Folgezustände, Compression und Verschiebungen, anführen müssen, die ziemlich weit vom Orte des Tumors entfernt, aber, wie wir annehmen, direkt durch seinen Druck zu Stande kommen. Nun beschränkt sich aber die Hirngeschwulst höchstens in ihrem frühesten Stadium auf diese localen Folgen, bei weiterem Wachsthum führt sie immer Umstände herbei, die, kurz ausgedrückt, zu einer Compression des ganzen Schädelinhaltes im Allgemeinen führen. Diese allgemeine Compression des gesammten Schädelinhaltes kommt beim Tumor dadurch zu Stande, dass derselbe durch die von ihm im Schädel hervorgerufene Raumbeengung sehr bald zu einer Steigerung des Innendruckes im Schädel und damit zum sogenannten Hirndrucke führen muss. Da der Schädel nämlich, abgesehen von einzelnen Fällen im jugendlichen Alter, selber eine Ausdehnung durch die wachsende Gesehwulst nicht erfährt, so sehafft sich diese zunächst dadurch Raum, dass sie den Liquor cerebrospinalis von der Schädelhöhle in die nach aussen führenden Venen und in die Rückenmarkshöhle drängt. Aber nach beiden Richtungen ist eine Entlastung der Schädelhöhle doch nur bis zu einem gewissen Grade möglich — ist dieser erreicht, so wird die nun noch vorhandene Subarachnoidalflüssigkeit gestaut und allmählich unter einen immer stärkeren Druck gebracht, und dieser Druck äussert sich wieder durch Compression des Gehirns. Da die comprimirte und wieder comprimirende Flüssigkeit aber das Hirn in seiner Totalität umgiebt, so muss der Einfluss dieses Druckes sich auch im ganzen Gehirne geltend machen. Nach v. Bergmann wirkt der Druck des Liquor cerebrospinalis besonders auf die Capillaren — er führt zur Anämie speciell der Rinde, zum Aufhören des Hirnpulses — und die Folgen davon sind Bewusstseinstörungen von leichter Benommenheit bis zum tiefen Sopor, Pulsverlangsamung, verlangsamte Athmung und zum Theil der allgemeine Kopfschmerz.

Die vorstehend kurz skizzirte Erklärung des allgemeinen Hirndruckes ist die von v. Bergmann gegebene. Es ist hier nicht der Ort, auf die vielen und zum Theil berechtigten Widersprüche einzugehen, die diese Lehre in principieller Beziehung und in einzelnen Punkten gefunden hat. Ein principieller Gegner ist ja vor Allem Adamkiewicz. Die Untersuchungen und Experimente dieses Autors haben soviel jedenfalls ergeben, dass die Spannung des Liquor cerebrospinalis vielleicht nicht die einzige Ursache des vermehrten allgemeinen Hirndruckes ist und vor Allem, dass, wie ja übrigens mannigfache pathologisch-anatomische Erfahrungen schon früher gezeigt hatten, das Gehirn auch an sich compressibel ist. Ich habe ja oben bei der Besprechung der localen Wirkungen des Hirntumors zur Genüge hervorgehoben, wie der Tumor sich auch durch diese Compression des Gehirnes Raum schafft. Aber wenn, wie auch Adamkiewicz angiebt, diese Compression des Hirnes selbst durch Herauspressen der Lymphe und des Blutes aus demselben erfolgt, so wird doch diese herausgepresste Flüssigkeit wieder zu einer Vermehrung des Liquor cerebrospinalis und damit des allgemeinen Hirndruckes beitragen. Dass aber in der That der Liquor cerebri in den Arachnoidalräumen unter einem starken Drucke steht und wieder einen starken Druck auf das Gehirn ausübt, kann man bei jeder Hirntumor-Operation aus dem Herausdringen des Gehirnes aus der gemachten Schädellücke sehen. Und gerade eine grosse Zahl dieser chirurgischen Eingriffe lehrt mit der Schärfe eines Experimentes, dass wirklich ein grosser Theil, wenn nicht alle die erwähnten „Hirndrucksymptome" durch die Vermehrung und vermehrte Spannung der Hirnflüssigkeit hervorgerufen sind; denn in einer ganzen Reihe dieser Fälle sind, auch ohne dass der gesuchte Tumor gefunden und entfernt wurde, diese Symptome gewichen, wenn nur ein reichlicher Abfluss der Hirnflüssigkeit aus der Trepanationsöffnung erreicht wurde. Uebrigens hat besonders Wernicke schon früher in einer kritischen Besprechung der Lehren von Adamkiewicz hervorgehoben, dass man fast in jedem Falle von Hirntumor, speciell an den Häuten und auch an den Knochen sehen kann, unter welchem erheblichen Drucke der gesammte Schädelinhalt gestanden haben muss. Kurz, man kann auch heute mit Sicherheit annehmen, dass an den sogenannten allgemeinen Hirndrucksymptomen die Ansammlung und starke Spannung der Hirnflüssigkeit die wesentlichste Schuld trägt.

Uebrigens wirkt natürlich die vermehrte und unter starkem Druck stehende Hirnflüssigkeit nicht allein von aussen, von den Arachnoidalräumen aus auf das Gehirn. Erheblich gesteigert wird diese Compression durch den Liquor noch dadurch, dass in fast allen Fällen von Hirntumor sich auch ein Hydrocephalus internus — von einer leichten Vermehrung der Ventrikelflüssigkeit an bis zur enormen Ausdehnung dieser Höhlen — ausbildet. Der vermehrte Hirndruck wird nämlich sehr bald einen Druck auf die nachgiebigen Wandungen der Hirnvenen und ihrer Aeste ausüben, während er die elastischeren Wände der grossen Hirnarterien noch unbehelligt lässt. Die Folge davon ist ein Stauungsoedem und Ansammlung der Oedemflüssigkeit in den Ventrikeln. Natürlich kann ein solches Oedem noch leichter zu Stande kommen, wenn ein Tumor direct in Folge seines Sitzes auf die, das Venenblut aus dem Inneren des Gehirnes abführenden Venen drückt, also auf den plexus choroideus oder die Vena magna Galeni. In der That tritt der Ventrikelhydrops besonders früh und besonders stark bei Tumoren der hinteren Schädelgrube, vor allem des Kleinhirnes, und bei den seltenen Geschwülsten des vierten Ventrikels ein. Hat er erst einmal einen gewissen Grad erreicht, so führt auch er natürlich wieder zu einer vermehrten Compression der Sinus und damit zu einer Cumulation der Schädlichkeiten: die Ausdehnung der Hirnhöhlen erreicht dann die höchsten Grade und auch der Liquor der Arachnoidalräume erreicht eine immer höhere Spannung. Noch stärker wird, wenigstens in den beiden Seiten- und im dritten Ventrikel, der Hydrops werden, wenn wie so oft, durch Geschwülste in der hinteren Schädelgrube der Aequaeductus Sylvii und damit die Communication dieser Ventrikel mit dem vierten und den Subarachnoidalräumen verlegt wird. Da — bei stark vascularisirten Tumoren und auch z. B. bei den beweglichen im vierten Ventrikel manchmal vorkommenden Cysticerken — dieser Verschluss der Aquaeductus Sylvii zu verschiedenen Zeiten sehr verschieden vollständig sein kann, so kann auch der Hydrocephalus internus und die von ihm abhängigen Symptome — dahin gehören vor allen Dingen wohl Benommenheit und allgemeine Kopfschmerzen — in diesen Fällen sehr wechseln.

Der Hydrocephalus internus wird seine comprimirenden Eigenschaften zunächst auf die Wand der Ventrikel selbst ausüben. In zweiter Linie aber wirkt er — besonders, wenn er einigermassen ausgebildet ist, — stark comprimirend auf die ganze Rinde, speciell des Grosshirnes. Auf ihn vor allem ist es zurückzuführen, dass man bei den meisten Sectionen von Hirntumoren die Hirnwindungen „verstrichen" findet, weil durch den Ventrikeldruck die Hirnfurchen nach aussen gedrängt werden und der Höhenunterschied zwischen der Tiefe der

Furchen und der Höhe der Windungen verringert wird. Neben diesen mehr allgemeinen und ausgebreiteten Compressionswirkungen kommen durch den Hydrops ventriculorum auch einige andere mehr locale Compressionen verhältnissmässig häufig zu Stande. So kann, besonders bei Verschluss des Aquaeductus Silvii der Boden des dritten Ventrikels sich blasenartig nach unten vorstülpen und eine directe Compression des Chiasma hervorrufen (Türk). Oder der von Innen kommende Druck presst die Nerven der Basis gegen die unnachgiebigen Schädelknochen und bringt sie zum Druckschwunde — das kommt besonders bei den Olfactorii vor — ferner bei den Augenmuskelnerven, von denen vor allem der Abducens einen sehr langen Weg an der Basis zurückzulegen hat. Gerade Lähmungen der Augenmuskelnerven kommen deshalb auch recht häufig bei jedem Sitz des Tumors vor.

Der starke Druck, unter dem die Hirnflüssigkeit beim Tumor cerebri steht, ist auch die Ursache für eines der wichtigsten, wenn nicht des wichtigsten klinischen Symptomes der Hirngeschwülste: für die sogenannte Stauungspapille. Diese entsteht nämlich dadurch, dass in Folge dieses Druckes die Hirnflüssigkeit auch in den mit den Subarachnoidalräumen des Gehirns direkt communicirenden Subvaginalraum des Optikus hineingepresst wird, dass sie dort zuerst meist die Hüllen des Optikus ampullenartig erweitert, dann aber zur Stauung in Lymphgefässen und Venen des Optikus führt; dadurch entsteht Schwellung und Oedem des Sehnervenkopfes, starke Füllung und Schlängelung der Venen dieses und der Retina, unter Umständen sogar Blutextravasate und schliesslich Degeneration der Sehnervenfasern und Atrophie des Sehnerven.

Mit dieser Erklärung der Entstehung der Stauungspapille auf rein mechanischem Wege, auf dem Wege einer wirklichen und alleinigen Stauung, schliesse ich mich ganz der schon vor Jahren von Schmidt-Rimpler und Manz für die Genese der Stauungspapille an Stelle der nicht mehr haltbaren ältesten Hypothese von Gräfe, der die Stauungspapille durch Compression der Vena centralis retinae erklären wollte, gegebenen Theorie an. Ich glaube auch, dass gerade die Erfahrungen der letzten Jahre — die hirnchirurgischen Erfahrungen — die besten und unumstösslichen Beweise für die Richtigkeit dieser Theorie gegeben haben. Bekanntlich haben vor einigen Jahren zuerst Leber und Deutschmann den Versuch gemacht, diese mechanische Theorie zu stürzen und die Stauungspapille stets für die Folge einer echten, durch Toxine des Tumors hervorgerufene Neuritis des Sehnerven zu erklären. Später hat sich ihnen besonders Elschnig angeschlossen und auch Gowers und Adamkiewicz nähern sich jedenfalls dieser Annahme. Gründe für diese Meinung der betreffenden Autoren waren ausser experimentellen Thatsachen, die besonders Deutschmann beigebracht hat und auf die ich hier nicht eingehen kann: erstens

der, dass nicht bei allen Hirntumoren eine Stauungspapille auftritt; zweitens der, dass die anatomisch-histologischen Erscheinungen der Stauungspapille eine echte Entzündung dar-
stellten, und drittens, dass die ampullenartige Erweiterung der
Sehnervenscheiden manchmal fehlte. Man wird sich dem Gewichte dieser Gründe nicht ohne weiteres verschliessen können,
wenn man auch zugeben muss, dass es, um zunächst den zweiten
Grund zu erledigen, wie wir z. B. aus analogen Dingen bei der
Rückenmarkscompression wissen, doch beim heutigen Standpunkte der Technik recht schwierig sein dürfte, immer zu entscheiden: in dem und dem Falle handelt es sich um eine echte
Entzündung, in dem und dem Falle um ein Oedem des Sehnerven und seine Folgen. Dazu sind die histologischen Kenn-
zeichen einer echten Neuritis selber noch zu schwankende. In
Bezug ferner auf den Grund No. 1, dass auch bei grossen Hirntumoren die Stauungspapille manchmal fehlt, will ich nur auf
die Bemerkung von Oppenheim hinweisen, dass dieses Fehlen
z. B. bei basalen Tumoren, wo es öfter vorkommen soll, davon
abhängen könne, dass diese den Subarachnoidalraum verlegen
und somit einen Eintritt des Hirnwassers in den Subvaginalraum
des Sehnerven einfach verhindern. Auch ist es sehr wohl möglich
(Grund No. 3), dass unter Umständen der Druck im Subvaginalraum des Optikus eher zu einem Oedem des Sehnerven als zu
einer ampullenartigen Erweiterung der Sehnervenscheide führen
kann. Ferner wäre es bei der Auffassung der Stauungspapille
als einer durch Toxine verursachten Neuritis doch sehr merkwürdig, warum denn nicht auch mal bei einer einfachen vasculären Erweichung des Gehirnes Neuritis optica einträte und
noch merkwürdiger, dass die Stauungspapille bei Hirnabscessen
seltener ist als bei Hirntumoren. Die mechanische Theorie erklärt auch das Letztere sehr gut — der Abscess macht selten
eine so starke Zunahme des gesammten Schädelinhaltes und damit
des Hirndruckes, wie der Tumor, da er sich fast allein auf
Kosten der Hirnsubstanz selbst ausdehnt.

Aber wir brauchen, wie gesagt, heutzutage uns garnicht
mehr auf diese ins Einzelne gehenden Erörterungen einzulassen,
um die Richtigkeit der mechanischen und die Unrichtigkeit der
entzündlichen Theorie für die Entstehung der Stauungspapille
zu beweisen; diesen Beweis haben uns die hirnchirurgischen
Erfahrungen der neueren Zeit mit unumstösslicher Sicherheit
geliefert. So ist jetzt schon in einer ganzen Reihe von Fällen
die Beobachtung gemacht, dass die Stauungspapille rasch und
vollständig zurückging, auch wenn bei einer beabsichtigten Entfernung eines Hirntumors dieser selbst garnicht gefunden, aber
der angestauten Hirnflüssigkeit Gelegenheit zu freiem Abfluss
aus der Trepanationsöffnung gegeben wurde. In dem ersten
meiner Operationsfälle konnte ein Tumor des Hinterhauptlappens
nicht entfernt werden, weil er tief im Marke sass und infiltrirt
war, es trat aber sehr reichliche Absonderung von Liquor cere-

brospinalis in den Verband ein, der zunächst eingetretene Hirnprolaps ging wieder zurück, und in kurzer Zeit war neben
dem Kopfweh und dem Erbrechen auch die Stauungspapille
vollständig geschwunden. Dieser Erfolg veranlasste uns sogar
in einem zweiten Falle, bei dem eine Localdiagnose des Tumors
nicht möglich war, einfach eine Trepanation des Schädels auszuführen, in der Hoffnung, auch hier eine Heilung der erwähnten
Symptome zu erreichen; hier war aber wohl die Oeffnung im
Schädel zu klein, Abfluss der Hirnflüssigkeit trat nicht ein, und
die Stauungspapille blieb bestehen; erst nach Wochen trat mit
einem Male ein sehr starker Ausfluss des Hirnwassers aus der
Trepanationsöffnung ein, und nun ging auch die Stauungspapille
zurück, leider aber war schon Sehnervenatrophie eingetreten.
Aehnliche Erfahrungen haben Horsley, Erb, Bramann,
Sänger und vor allen Dingen Taylor gemacht. Schon das
scheint mir beweisend dafür zu sein, dass es wirklich der Liquor
cerebrospinalis ist, der die Stauungspapille bewirkt. Nun
könnten sich aber die Anhänger der neuritischen Theorie der
Stauungspapille immer noch hinter den Einwand verschanzen,
dass mit der ausfliessenden Hirnflüssigkeit auch die supponirten
Toxine des Tumors die Schädelhöhle verliessen — ganz ist das
natürlich nicht möglich — und dass dadurch die Neuritis zur
Heilung käme. A priori schon wäre dieser Einwand nicht gerade
sehr brauchbar; eine durch Toxine verursachte Neuritis optica ist in
ganz anderer Weise eine selbständige Erkrankung, als wie ein
einfaches Oedem des Sehnerven, sie würde nach Aufhören der
sie bedingenden Schädlichkeiten ebenso wenig sofort aufhören,
wie eine Neuritis diabetica nach Entfernung des Zuckers aus
dem Blute. Thatsächlich aber beweist die Unrichtigkeit dieses
Einwandes ein Fall meiner Beobachtung: hier wurde ein Tumor
an der weiten Trepanationsöffnung gefunden, aber nicht entfernt,
der extracerebral liegende Tumor verschloss die Schädelöffnung,
aus der er dann herauswuchs, und verhinderte den directen Ablauf
von Cerebrospinalflüssigkeit, dennoch trat ein Schwinden
der Stauungspapille ein, offenbar weil hier schon durch das
Hineinwachsen des Tumors direct in die Schädelöffnung für das
Gehirn und die Gehirnflüssigkeit einiger Raum geschaffen war
und die Hirnflüssigkeit nach Aufhören der Stauung auch wieder
auf den gewöhnlichen Abflusswegen den Schädel verlassen konnte;
immerhin musste der noch reichlich auch an Sehnerven vorhandene Liquor hier vor und nach der Trepanation mit derselben
Menge von Toxinen gesättigt gewesen sein und diese hätten
doch ruhig weiter entzündungserregend wirken können.

Kurz diese Fälle beweisen, dass der alte Name Stauungspapille zu Recht besteht, und dass der Druck, den der Liquor
auf den Sehnerven und seine Gefässe ausübt, die eigentliche
und Grundursache der Stauungspapille ist. Die Kliniker sind
denn auch neuerdings fast alle dieser Ansicht beigetreten, rück-
haltslos Oppenheim, mit einiger Reserve für eine gemischt

mechanisch entzündliche Theorie auch Jacobson und Jamane, sowie Goldscheider.

Es ist nicht unmöglich, und nach den anatomischen Beziehungen der Subarachnoidal- und Subduralräume des Gehirnes zu gleichen Räumen an den Scheiden der Hirnnerven sogar wahrscheinlich, dass auch an anderen Hirnnerven ähnliche Dinge wie die Stauungspapille vorkommen. Klinisch zum deutlichen Ausdruck, wie die Stauungspapille, kommen sie naturgemäss nicht, und functionelle Störungen brauchen sie nicht hervorzurufen. Besonders enge Beziehungen zum Subarachnoidalraume des Gehirnes hat der perilymphatische Raum des Ohrlabyrinthes (Schwalbe), und es liegen auch klinische und anatomische Beobachtungen vor, z. B. von Steinbrügge, die als sogenanntes Stauungslabyrinth gedeutet worden sind. Doch sind diese Dinge noch recht zweifelhafter Natur. Dagegen scheint es nach Untersuchungen von Mayer, Anton und Scarpattati, Jacobson und Jamane nicht zweifelhaft, dass der bei Hirntumoren auch im Wirbelsäulenkanale erhöhte Druck des Liquor cerebrospinalis auch hier Schädigungen herbeiführen kann. Nach den Angaben von C. Mayer kommt es dabei zunächst zur Atrophie von hinteren Wurzeln und der von ihnen in die Hinterstränge des Rückenmarkes gehenden Fasern. Jacobson und Jamane haben auch Degeneration der vorderen Wurzeln und der vorderen grauen Substanz gefunden. Besonders leicht scheint das bei Tumoren der hinteren Schädelgrube und speciell des Kleinhirnes vorzukommen, die manchmal ja das Foramen occipitale direkt verschliessen und so zu ganz besonderer Stauung des Liquor im Wirbelkanale führen. Mayer führt auf diese Verhältnisse das häufige Fehlen der Patellarreflexe bei Kleinhirntumoren zurück. Ueberhaupt dürfte eine genaue Untersuchung des Rückenmarkes, wie sie z. B. Jacobson und Jamane ausgeführt haben, in manchen Fällen von Hirntumoren zur bestimmteren Erklärung der beobachteten Symptome beitragen können.

Es bleibt noch übrig, mit einigen Worten auf die Veränderungen einzugehen, die die häutigen und knöchernen Hüllen des Gehirnes durch die Hirngeschwülste erleiden können. Beide können sowohl durch locale Einwirkung des Tumors, wie durch die allgemeine Drucksteigerung des Schädelinhaltes lädirt werden. Sehen wir uns zunächst die örtlichen Veränderungen der Hirnhäute an. Bei den Tuberkeln und Gummaten kann es, wie wir schon im pathologisch-anatomischen Theile gesehen haben, in der Nähe der Geschwulst zu Entzündungen der Häute kommen — bei den Tuberkeln entweder zu miliarer Tuberkulose oder zu umschriebener käsiger Meningoencephalitis; bei den Gummen mehr zu schwieligen derben Verwachsungen aller Hirnhäute und der Schädelknochen unter einander, oder auch wohl zu weit ausgedehnten Trübungen und sulzigen Verdickungen der weichen Hirnhäute. Bei den echten Geschwülsten kommt es wohl nicht zu eigentlichen Entzündungen der Häute — aber wenn der

Tumor in der Nähe derselben liegt — können die einzelnen Häute und der Schädelknochen wohl mit einander verkleben, wenn auch diese Verklebungen meist leicht zu lösen sind. Eine Perforation der Pia durch einen vom Hirnmarke ausgehenden Tumor ist jedenfalls höchst selten; dagegen kann es vorkommen, dass ein solcher Tumor, ohne die Pia zu durchbrechen, das zwischen ihm und der Dura liegende Hirn solange gegen die letztere andrängt, bis er sie perforirt und so echte Hirnhernien erzeugt. Dass extradural entstehende Geschwülste die Dura-mater durchbrechen können, haben wir beim Fungus durae matris gesehen; dagegen ist auch bei extracerebral, aber sub-dural liegenden Geschwülsten, auch wenn sie stark gegen das Hirn andrängen, ein Durchbruch der Pia selten.

Durch den allgemeinen Hirndruck wird die Dura meist im Ganzen stark gespannt und natürlich auch verdünnt; meist sieht sie, wenigstens an der Leiche, auch sehr trocken aus.

Die Veränderungen am Schädelknochen können ebenfalls mehr locale, in der Nähe des Tumors sitzende oder mehr allgemeine sein. An der Schädelbasis kann es, namentlich bei jugendlichen Individuen zu einer der Tumorgrösse entsprechenden erheblichen Ausdehnung, bei einseitigem Sitze auch zu starker Asymmetrie der betreffenden Schädelgruben kommen. Häufig erweitern z. B. Geschwülste am Chiasma oder an der Zirbeldrüse den Türkensattel, z. B. in dem Falle, von dem Figur 8 stammt, um das Vielfache seines normalen Volumens; ich sah bei einem Gliom des Pons den mittleren Theil der hinteren Schädelgrube stark vertieft und verbreitert: Oppenheim erwähnt einen Fall, wo ein Tumor im dritten Ventrikel fast das ganze Siebbein zum Schwunde gebracht hatte. Sitzen die Geschwülste in der Nähe, in oder über der Rinde der Convexität, so kann es an der Stelle derselben zu erheblicher Verdünnung der Knochen des Schädeldaches in Folge von sogenannter Osteoporose kommen; in anderen Fällen, wenn auch selten, kann aber auch eine Hyper-ostose eintreten oder Osteophystenbildung. Bei der localen Ver-dünnung über dem Tumor sieht man oft an der Innenseite des Schädels eine tiefe Grube, und die betreffende Stelle scheint, gegen das Licht gehalten, vollständig durch. Selten führt die Verdünnung zum wirklichen Durchbruche des Schädels; doch ist eine solche Autotrepanation sowohl an der Convexität wie an der Basis beobachtet. An der Basis können die Geschwülste am Rachendach oder in die Nase durchbrechen, sie können dann hier gefühlt werden und sich unter günstigen Verhältnissen hier sogar entleeren. Das ist z. B. bei einem Echinokokkus der Basis beobachtet, der durch die Nase durchbrach. Gerade diese parasi-tären Geschwülste haben eine besondere Neigung zu Perforationen; in zweiter Linie folgen wohl die Aneurysmen, ich selber sah ein (wahrscheinliches) Sarkom durch die Nase durchbrechen. Bei multiplen basalen Geschwülsten ist es beobachtet, dass die Basis cranii siebartig durchlöchert war. Auch durch allgemeinen verstärkten Schädelinnendruck kann es zu einer, dann den ganzen knöchernen Schädel betreffenden Osteoporose und Verdünnung kommen. Diese Osteoporose ist entweder eine ganz diffuse oder es handelt sich um eine Anzahl nahe beieinander liegender, aber nicht ganz in einander übergehender grubiger Vertiefungen. Oppenheim erwähnt, dass auch die Impressiones digitatae vertieft und die entsprechende Juga cerebralia verschärft sein könne, ja dass sich sogar am Schädel vollständige Abdrücke der Hirnwindungen finden können.

Bei ganz kleinen Kindern führt ein sich entwickelnder Tumor natürlich immer auch zu einer Vergrösserung des Schädels, die ganz dem entsprechen kann, was man beim Hydrocephalus sieht. Aber auch im späteren Kindesalter, nach Vereinigung der Nähte, bis zum Pubertätszeitalter führen grössere Tumoren, besonders wenn sie stärkeren Hydrocephalus internus bedingen, öfters zu einer Sprengung und schliesslich zu einer Diastase der Schädelnähte und zu messbarer Zunahme des Kopfumfanges. Nach einigen klinischen Erfahrungen glaube ich, dass wenigstens locale Diastasen der Nähte auch noch im späteren, wenn auch nur im jugendlichen Alter vorkommen können.

—

<h2 style="text-align:center">Viertes Kapitel.</h2>

Symptomatologie.

a) Allgemeine Vorbemerkungen.

Wir haben aus dem vorstehenden allgemeinen Theile über den Einfluss endocranieller Neubildungen auf den Schädelinhalt gelernt, dass diese Wirkungen speciell auf das Gehirn und die Gehirnnerven einfach reizende, comprimirende oder zerstörende sein können. Selbstverständlich lassen sich schon anatomisch diese verschiedenen Wirkungen nicht scharf von einander trennen. Einfach reizend im strengen Sinne kann eine Geschwulst wohl nur wirken, wenn sie von aussen gegen das Gehirn andrängt, und solange sie noch nicht zur eigentlichen Compression der Hirnmasse geführt hat; also etwa durch eine rasch eintretende und rasch vorübergehende stärkere Blutfüllung oder durch eine ebenso flüchtige umschriebene Entzündung oder ein Oedem in der Nähe der Geschwulst. Die Compression, mag sie im Groben wie beim Sarkom oder im Kleinen wie beim Gliom zu Stande kommen, muss zugleich reizend und da, wo sie zur Atrophie führt, zerstörend wirken. Die Zerstörung, die durch die Erweichung in der Umgebung der Geschwülste und beim Carcinom z. B. direkt durch die Art des Wachsthums dieser Geschwulst erfolgt, muss natürlich auch immer reizende

Momente enthalten, im Allgemeinen wird hier Zerstörung auf
Reizung folgen. Die localen Wirkungen der Geschwülste
können reizende, comprimirende und zerstörende sein.
Die von dem allgemeinen Hirndruck und dem Hydrocephalus
abhängigen Erscheinungen werden vor allen Dingen Compressionserscheinungen sein: bei längerer Dauer kann aber
auch hier Zerstörung eintreten, wie z. B. bei der Stauungspapille, die in Opticusatrophie übergeht. Wenn bestimmte
Parthien der Hirnrinde — z. B. die motorischen Centren — in
besonders starker Weise gegen die Schädelknochen in Folge des
Hydrocephalus internus gedrängt werden, dann ist auch hier
eine reizende Wirkung nicht ausgeschlossen.

Die zertörende und zum Theil auch die comprimirende
Wirkung des Tumors führt die sogenannten Lähmungs- oder
Ausfallssymptome herbei. Die Reizerscheinungen
werden durch die Reiz- und zum Theil auch durch die
Compressionswirkungen bedingt. Wie die Ursachen, so
werden auch diese Wirkungen vielfach in einander übergehen.
Aber man kann auch hier wieder sagen, dass am Orte der
Geschwulst selbst sowohl Reiz- als Ausfallssymptome entstehen
können, während die das ganze Gehirn betheiligende allgemeine
Druckwirkung sich der Hauptsache nach in Ausfallssymptomen
äussern wird. Die am Orte des Tumors selbst entstehenden
Reiz- und Lähmungserscheinungen müssen durch ihre Art und
ihre Gruppirung auf diesen Ort hinweisen — sie bilden die
sogenannten Local- oder Herdsymptome: die durch den allgemeinen Hirndruck hervorgerufenen Lähmungs- und Ausfallserscheinungen können wie dieser selbst bei jedem Sitze der Geschwulst vorkommen — sie weisen also nur auf das Hirnleiden und seine Art an sich hin — und sie bedingen in der
Hauptsache die sogenannten Allgemeinerscheinungen. Die
Allgemeinerscheinungen werden deshalb, wenn auch nicht immer
gleich vollzählig und gleich intensiv, bei jedem Hirntumor vorkommen. Die Localerscheinungen sind selbstverständlich nach
dem Sitze des Tumors sehr verschieden. Die Allgemeinerscheinungen erlauben die Diagnose einer Hirngeschwulst an
sich, die Herderscheinungen eine Localdiagnose. Die Allgemeinerscheinungen sind ceteris paribus um so stärker, je
grösser die Geschwulst ist, die Localsymptome können gerade
bei kleinen Tumoren bestimmten Sitzes besonders prägnant sein.

Wir sind damit auf die von Alters her geübte und auch
von neueren Autoren, weil praktisch wichtig, beibehaltene
Eintheilung der Symptome der Hirngeschwulst in Allgemein-
und Herdsymptome gekommen. Wie die vorstehenden Bemerkungen lehren, hat diese Eintheilung auch eine wissenschaftliche Berechtigung, weil die Allgemeinsymptome sowohl in ihrer
Art besonderer Natur sind, als auch in der Hauptsache von der
allgemeinen Drucksteigerung im Schädelinneren abhängen. Wir
rechnen, wie wir zum Theil schon im vorigen Abschnitte gesehen

haben, zu diesen Allgemeinerscheinungen: den Kopfschmerz, den Schwindel, das Erbrechen, die Herabsetzung der Pulsfrequenz und die Aenderungen im Athmungsrhythmus, die psychischen Anomalien, die allgemeinen Convulsionen und last not least die Stauungspapille. Die Local- oder Herdsymptome können hier natürlich nicht alle aufgezählt werden — es handelt sich bei ihnen im Ganzen um je nach dem Orte des Tumors verschiedene, radiculäre oder nucleare Hirnnervenlähmungen, um umschriebene oder halbseitige motorische Lähmungs- oder Reizerscheinungen, um ähnlich angeordnete Sensibilitäts- oder sensorische Störungen, um Unterbrechung oder Functionshemmung grosser intracerebraler Bahnen. Auch ich werde diese Eintheilung in Allgemein- und Localsymptome beibehalten, doch muss ich mit Bestimmtheit darauf hinweisen, dass eine ganz scharfe Trennung beider, wenigstens in Bezug auf ihre Verwendbarkeit für die allgemeine und locale Diagnose des Hirntumors nicht angängig ist. Das liegt an zwei Gründen. Erstens können die Allgemeinsymptome, da sie vom allgemeinen Hirndruck abhängen, zwar bei jedem Sitze des Tumors vorkommen, aber bei Tumoren bestimmter Oertlichkeiten doch so früh und so intensiv, dass sie dadurch eine localdiagnostische Bedeutung gewinnen. So hängt der allgemeine Kopfschmerz vor Allem von dem zur Ausdehnung der Ventrikel führenden Hydrocephalus internus und von der Spannung der Dura durch den allgemeinen Hirndruck ab. Namentlich der Hydrocephalus internus tritt aber ganz besonders bei Tumoren der hinteren Schädelgrube auf, da diese die aus dem Gehirn kommenden Venen und eventuell auch den Aquaeductus Sylvii direkt verlegen. In Folge dessen tritt bei Geschwülsten dieses Sitzes der allgemeine Kopfschmerz sehr früh auf und erreicht die höchste Intensität. Dasselbe gilt für die Stauungs- papille, wenigstens für die Geschwülste des Kleinhirnes. Ziemlich ähnlich liegt die Sache z. B. für das Erbrechen und für den Schwindel — auch diese Symptome können an sich durch den allgemeinen Hirndruck ausgelöst sein — speciell auch wieder durch den Hydrocephalus internus — und erlauben dann natür- lich keine Localdiagnose; aber das Erbrechen z. B. tritt doch besonders intensiv bei mehr direkter Reizung der Oblongata, der Schwindel bei Affectionen der Vestibularnerven und des Kleinhirnes auf – und so kann frühzeitiger Eintritt und Intensität dieser Erscheinungen zu localdiagnostischen Erwägungen führen. Zweitens kann es, wenn auch selten, vorkommen, dass Er- scheinungen, die wir im Allgemeinen geneigt sein würden auf locale Wirkungen des Tumors zurückzuführen, doch einmal vom allgemeinen Hirndruck, speciell vom Hydrocephalus internus abhängen. Ich habe im vorigen Abschnitte schon angeführt, was hier in Betracht kommt: es gehören dahin Abplattungen der Olfactorii oder auch der Augenmuskelnerven durch den allgemeinen Hirndruck, Druckschwund des Chiasma durch Ver- wölbung des Bodens vom dritten Ventrikel bei starkem Hydrocephalus internus etc. Hier handelt es sich also um scheinbare locale Symptome, die weit ab vom Tumor zu Stande kommen — sie sind für die Localdiagnose sehr gefährlich.

Es erübrigt noch, einige theoretische Bemerkungen über den Begriff des Herdsymptomes beim Tumor cerebri und über die sogenannten Fernwirkungen der Hirngeschwülste zu machen. Die Bezeichnung Herdsymptom ist aus der Pathologie der vasculären Erweichungen oder Blutungen des Gehirns hergenommen. Wir bezeichnen hier als Herdsymptom oder als directes Herdsymptom diejenigen Functionsstörungen, die von der durch die Krankheit direct und unmittelbar zerstörten Hirnparthie abhängen, als indirecte Herdsymptome diejenigen, die durch Druck auf das oder Oedem im umgebenden Hirngewebe erzeugt werden. Wollten wir auch bei den Geschwülsten nach dieser strengen Definition verfahren, so würden wir hier eigentliche directe Herdsymptome zunächst nur bei den zerstörenden Tumoren haben, speciell also beim Carcinom; in zweiter Linie beim Gliom, vor allem bei Zerfall desselben oder bei Blutungen in seine Substanz, dann beim Tuberkel und bei den scharf abgegrenzten Sarkomen, wenn in ihrer Umgebung Erweichung eingetreten ist. Den grössten Theil aber derjenigen Hirnsymptome, die wir jetzt einfach als Herdsymptome bezeichnen, müssten wir dann zu den indirecten Herdsymptomen rechnen. So würde selbst ein in der Hirnsubstanz sich entwickelndes Sarkom, solange es nur Hirngewebe verdrängt, nicht Symptome machen an dem Orte, wo es sitzt, sondern in seiner nächsten Umgebung. Noch deutlicher wird das, wenn wir uns diese Umstände bei extracerebralen Geschwülsten ansehen. Hier könnte ein Tumor zunächst wenigstens directe Herdsymptome nur in den Häuten hervorrufen, in denen er sich entwickelt und etwa an den anliegenden Hirnnerven; diejenigen Erscheinungen, die sein Druck auf die Hirnsubstanz selbst hervorruft, sind indirecte Herdsymptome, solange er diese Hirnsubstanz noch nicht wirklich zerstört hat. Am drastischsten lässt sich diese Sache wohl erläutern, wenn man sich den Fall ansieht, den Figur 7 illustrirt. Hier hatte sich der Tumor im vierten Ventrikel entwickelt. Die Ventrikelhöhle ist aber an sich ein Ort, von dem eigentliche directe Herderscheinungen überhaupt nicht ausgehen können — im Grunde handelt es sich ja nur um ein Loch — dagegen treten natürlich indirecte Herderscheinungen sofort auf, wenn der sich entwickelnde Tumor auf das Kleinhirn oder die Medulla oblongata drückt. In solchen Fällen wird die Localdiagnose immer auf einen von diesen beiden Hirntheilen zurückgreifen; nur selten wird man im Stande sein, die Diagnose eines Tumors Ventriculi IV zu stellen. Wir werden nun, das kommt noch dazu, klinisch beim Tumor kaum jemals unterscheiden können, welche Symptome von der definitiven Zerstörung durch den Tumor, welche von der mehr oder weniger starken Compression in der nächsten Umgebung abhängen, während z. B. bei der Blutung

die directen und indirecten Herdsymptome sich dadurch deutlich
von einander abheben, dass die ersteren im weiteren Verlaufe
bestehen bleiben, die letzteren verschwinden. Practisch hat es
deshalb für den Tumor keinen Sinn, an dieser Unterscheidung
zwischen directen und indirecten Herdsymptomen festzuhalten;
man wird gut thun, unter der Bezeichnung Local- oder Herdsymptome sowohl diejenigen Symptome, die von den Hirntheilen
abhängen, an deren Stelle sich der Tumor direct gesetzt hat,
wie die, die durch Läsion seiner nächsten Umgebung hervorgerufen werden, zusammenzufassen.

Nun beschränken sich aber die durch den Tumor hervorgerufenen indirekten Symptome nicht wie bei der Blutung oder
Erweichung auf die nächste Umgebung des Herdes; sie können
entsprechend dem stetigen Wachsthum der Geschwulst auch entfernter gelegene Hirntheile in ihr Bereich ziehen. Es hat eine
Zeit gegeben und sie liegt uns noch recht nahe, wo man sich
dachte, dass überhaupt ein jeder Tumor ganz nach Belieben in
jeder noch so weit von ihm entfernten Hirnparthie Symptome
hervorrufen könne. Man nannte diese so bedingten Symptome
Fernsymptome des Tumors — diese Lehre von den Fernsymptomen ist eine Zeitlang der Entwickelung der Localdiagnose
des Hirntumors geradezu hinderlich gewesen, denn wenn sie
richtig war, so musste man ja eigentlich in den meisten Fällen
alle localdiagnostischen Bestrebungen als unnütz aufgeben. Die
practische Erfahrung hat aber gelehrt, dass mit ihr weit über
das Ziel hinausgeschossen war, dass auch die Tumoren sich den
Gesetzen der Hirnphysiologie, speciell der Hirnlocalisation fügen
müssen, und dass wir im Allgemeinen den Sitz auch eines Tumors
richtig treffen, wenn wir ihn in die Hirnparthie verlegen, bei
deren Zerstörung, wie wir wissen, die im speciellen Falle zur
Beobachtung kommenden Functionsstörungen eintreten. Jedenfalls erstrecken sich im Allgemeinen die Fernwirkungen der
Geschwulst nicht über ihre Nachbarschaft hinaus; man kann die
durch sie bedingten Symptome deshalb wohl passender als
Nachbarsymptome bezeichnen. Dahin gehört es z. B., dass
ein Tumor des Kleinhirnes zugleich Symptome durch Druck auf
die Brücke, die Vierhügel oder die basalen Hirnnerven hervorruft; dass umgekehrt eine Geschwulst der oblongata oder der
Basis das Kleinhirn in Mitleidenschaft zieht — dass ein Stirnhirntumor, wenn er der Basis zuwächst, hier den abducens comprimiren kann — oder schliesslich, dass ein Tumor der Rinde
nicht nur Symptome, die von den Windungen seines Sitzes ausgehen, sondern auch von benachbarten Windungen hervorruft.
Diese Nachbarschaftssymptome sind übrigens, in Fällen
wenigstens, die von Anfang an gut beobachtet sind, weit entfernt,
die Localdiagnose zu erschweren, sie können sie häufig sehr
stützen, und in manchen Fällen, wie wir sehen werden, überhaupt erst eine präzise Localdiagnose möglich machen. Man
sieht übrigens leicht, wie zwischen diesen Nachbarschafts-

symptomen und den indirekten Herdsymptomen nur ein gradueller Unterschied besteht — die Nachbarschaftssymptome sind nur etwas entferntere indirekte Herdsymptome und auch deshalb natürlich für die Localdiagnose zu verwerthen.

Aber so sehr durch diese Ueberlegungen auch das Gebiet und die Bedeutung der eigentlichen Fernsymptome des Hirntumors eingeschränkt werden — es hiesse das Kind mit dem Bade ausschütten, wollte man ihr Vorkommen ganz leugnen. Wir haben oben gesehen, dass der Tumor an sich solche Symptome von weit entfernt liegenden Hirntheilen z. B. durch starke Verschiebungen der Hirnsubstanz herbeiführen kann: so drängt ein Tumor die eine Hemisphäre stark durch die Falx cerebri nach der anderen Seite hinüber und erzeugt auf dieser Seite Convulsionen; so können Tumoren der Vierhügel das Kleinhirn in den Wirbelkanal drängen und dort comprimiren; so drücken Tumoren der einen Seite des Pons die Nerven der Basis der anderen Seite gegen die scharfen Kanten ihrer Duralöcher an; so können schliesslich Tumoren des Stirnhirns zur Compression des Kleinhirns führen. Dass auch der allgemeine Hirndruck zu scheinbaren localen Zerstörungen in weiter Entfernung vom Tumor selbst führen kann, habe ich mehrfach erwähnt — die eigentlichen Allgemeinsymptome kann man natürlich nicht zu den Fernsymptomen rechnen. Schliesslich kann — wenn das auch vielleicht nicht ganz hierher gehört — zu einem Solitärtuberkel sich eine ausgebreitete tuberkulöse Meningitis gesellen, oder aber zu einem Gumma an entfernten Hirnstellen gummöse Meningitiden — in beiden Fällen können weit entfernt vom primären Herde scheinbare Localsymptome auftreten. Trotzdem also, wie gesagt, diese eigentlichen Fernsymptome sehr selten sind — sie können jedenfalls die Localdiagnose sehr stören.

Wir haben also, um nun endlich auf die Symptomatologie selber zu kommen, bei jedem Hirntumor zunächst zwischen allgemeinen- und Herdsymptomen zu unterscheiden, ohne dass wir sie beide in ihrem Werthe für die Allgemein- und Localdiagnose **allzu scharf** von einander trennen wollen. Bei den Localsymptomen fassen wir zunächst die direkten und indirekten Herdsymptome in eins zusammen; in zweiter Linie berücksichtigen wir die ebenfalls für die Localdiagnose sehr wichtigen Nachbarschaftssymptome. Zuletzt müssen wir uns in allen Fällen überlegen, ob nicht einzelne der scheinbaren Localsymptome auf echte Fernwirkungen durch den Tumor selbst oder z. B. durch den Hydrocephalus internus zurückgeführt werden müssen.

b) die Allgemeinsymptome des Hirntumors.

Ehe ich auf die systematische Beschreibung der Symptome der Hirngeschwulst und zunächst der Allgemeinsymptome eingehe, muss ich noch ein paar Worte über das Vorkommen und die Möglichkeit eines symptomenlosen Verlaufes dieses Leidens sagen. In der älteren Litteratur sind eine ganze Anzahl solcher Fälle auch von guten Beobachtern angeführt, wo in vivo jeder Hinweis auf ein schweres Hirnleiden gefehlt haben soll: Fälle, bei denen zum Theil die Hirngeschwulst einen ganz unerwarteten und sehr überraschenden Sectionsbefund gebildet hat. In der neuesten Zeit sind solche Beobachtungen sehr selten geworden. In den meisten der beschriebenen Fälle ist Anamnese und Beobachtung eine ungenügende — in einer nicht kleinen Anzahl war die letztere auch viel zu kurz und wurden die Tumorsymptome durch andere zum Tode führende schwere Leiden, z. B. auch durch eine zu einem Solitärtuberkel hinzugekommene Meningitis tuberculosa verdeckt. In einem erst neuerdings veröffentlichten Falle von Macdonald z. B. handelt es sich bei einer 30 Jahre in einer Anstalt verpflegten mehr als 80jährigen Blödsinnigen um einen Tumor der linken Kleinhirnhemisphäre — eine ophthalmoskopische Untersuchung ist nicht gemacht. Gerade das letztere ist von Bedeutung — gewöhnt man sich erst daran, jeden Fall von einigermaassen anhaltendem Kopfschmerz mit dem Augenspiegel zu untersuchen, dann wird der Hirntumor als zufälliges und unerwartetes Sectionsresultat sehr selten werden. Selbstverständlich will ich das Vorkommen solcher diagnostischer Fehler nicht immer auf eine vom Arzte verschuldete oder in den Verhältnissen begründete Unzulänglichkeit der Untersuchung schieben. Erstens braucht der Hirntumor wie jedes andere chronische Leiden eine gewisse Zeit, er muss eine bestimmte Entwickelung erreichen, um überhaupt Symptome zu setzen, die ihn diagnosticirbar machen: stirbt der Patient vor dieser Zeit, so stirbt er selbstverständlich ohne Diagnose. Zweitens können manche Geschwülste durch ihren Sitz und die Art ihres Wachsthumes dazu neigen, geringe oder gar keine Symptome hervorzurufen. Beides ist z. B. bei den Cholesteatomen oder auch bei den echten Psammomen nicht selten der Fall; sei es dass sie sehr klein bleiben, wie die Psammome oder aber sich flach an der Hirnbasis ausdehnen, ohne das Hirn selber zu lädiren. Entwickelt sich schliesslich ein Tumor in einer Hirnregion, deren Zerstörung zu unserer Diagnose zugänglichen localen Functionsstörungen nicht führt — z. B. im rechten Schläfenlappen — und führt eine solche Geschwulst zufällig auch nicht zu allgemeiner Hirndrucksteigerung, so kann sie natürlich ganz symptomenlos verlaufen. Es ist deshalb auch heute noch vollständig natürlich, dass auch einem Untersucher wie Byron Bramwell unter 87 Fällen einer begegnete, der symptomenlos verlief, aber man sieht an dieser Angabe des Edinburger Forschers auch, wie selten dieser Umstand sein wird; in den weitaus meisten Fällen ruft die Hirngeschwulst ein wohlcharakterisirtes und leicht diagnosticirbares Krankheitsbild hervor.

Die Allgemeinsymptome der Hirngeschwulst, ich führe sie hier nochmals an: der Kopfschmerz, der Schwindel, das Erbrechen, die Anomalieen in der Herzthätigkeit und der Athmung, die psychischen Störungen, die allgemeinen Krämpfe und die Stauungspapille, pflegen in den meisten Fällen den Localsymptomen voranzugehen; nicht selten können sie lange Zeit, manchmal für immer die einzigen bilden. Nur unter bestimmten, unten näher zu erörternden Umständen ist es umgekehrt, die Localsymptome leiten das Leiden ein und bleiben für lange die einzigen Erscheinungen.

Der Kopfschmerz ist das constanteste und in dieser Hinsicht das wichtigste Allgemeinsymptom einer Hirngeschwulst. Mit Wahrscheinlichkeit wird er in den meisten Fällen durch eine Reizung der in der Dura sich verzweigenden Aeste des Trigeminus hervorgerufen; die Ursache dieser Reizung ist die starke Spannung der harten Hirnhaut, die sowohl durch die Stauung des arachnoidalen Hirnwassers wie durch den Hydrocephalus internus verursacht wird. Freilich stimmen nicht alle einzelnen Fälle zu dieser Erklärung, Oppenheim führt z. B. Fälle mit starkem allgemeinen Hirndruck und einseitig localisirtem und im Gegensatz dazu solche von kleinen Tumoren ohne allgemeinen Hirndruck mit ganz diffusen Kopfschmerzen an. Seiner Art nach ist der Tumorkopfschmerz ein dumpfer, tiefsitzender, manchmal bohrender, am ersten zu vergleichen mit dem Migränekopfschmerz, namentlich da er ebenso wie dieser oft von Erbrechen oder Uebelkeit begleitet ist. In einzelnen Fällen von Aneurysma soll er einen pulsirenden Character gehabt haben. Die Intensität des Schmerzes ist meist eine ziemlich grosse, nur im Beginne des Leidens kann sie gering sein und sich nur langsam steigern; im übrigen erreicht der Schmerz oft den höchsten nur möglichen Grad. Nicht selten hat die Unerträglichkeit der Schmerzen zum Selbstmord geführt, in anderen Fällen kam es zu vorübergehenden hallucinatorischen oder tobsuchtähnlichen Zuständen, manchmal soll auf der Höhe des Kopfschmerzes der Tod eingetreten sein. Die beiden letzterwähnten Erscheinungen hat man sich wohl nicht als directe Folge der Schmerzen zu denken: wahrscheinlich ist es hier der rasch zunehmende Hydrocephalus internus, der auf der einen Seite den Kopfschmerz zur höchsten Höhe steigert, auf der anderen Seite psychische Störungen oder gar den Tod herbeiführen kann. In späteren Stadien des Leidens wird der Kopfschmerz meist durch die allgemeine Benommenheit gelindert oder kommt wenigstens dem Patienten nicht mehr zum Bewusstsein; dass er auch hier noch vorhanden, zeigt das schmerzhaft verzerrte Gesicht, das Stöhnen bei Bewegungen des Kopfes, das Greifen mit der Hand dahin etc. Es ist möglich, dass Allen Starr Recht darin hat, dass bei Kindern im Allgemeinen der Tumorkopfschmerz geringer ist, weil hier eine Ausdehnung des

Schädels selbst, etwa mit Sprengung der Nähte bei wachsender Geschwulst vorkommen kann; ich glaube andererseits aber nach eigenen Erfahrungen, dass er nicht selten auch hier sehr intensiv ist, dass die Kinder sich nur nicht so bestimmt, wie die Erwachsenen über ihre subjectiven Empfindungen zu äussern vermögen. In manchen Fällen ist der Kopfschmerz ziemlich beständig vorhanden; meist ist er dann mässig und zeigt nur vorübergehende, oft durch äussere Umstände veranlasste Exacerbationen. In anderen Fällen wieder wechseln Perioden von stunden- bis tagelangen heftigsten Schmerzen mit ganz freien Perioden ab. Meist verbinden sich dann diese Attaken noch mit Erbrechen und starker Benommenheit und sie beruhen wohl immer auf einer plötzlichen Zunahme des allgemeinen Hirndruckes. So sah ich den typischen Wechsel zwischen solchen Attaken, die lange Zeit für Migräne gehalten wurden, und ganz freien Perioden in einem Falle von Cysticerkus im 4. Ventrikel, der offenbar durch vorübergehende Verlegung des Aquaeductus Sylvii die Anfälle auslöste. In dem Falle von Tumor infundibuli oder am Chiasma, den die Figur 8 darstellt, dauerten solche Schmerzanfälle in heftigster Weise mehrere Wochen an, dann fühlte sich die Patientin monatelang wieder ganz wohl. Auch nach den Tageszeiten ist der Kopfschmerz nicht selten verschieden. Am häufigsten habe ich es beobachtet, dass der Kranke sich ohne Kopfschmerz zum Schlafen legte, aber nach einigen Stunden Schlaf oder erst gegen Morgen mit den heftigsten Schmerzen erwachte. Hier mag die Lymphstauung, die durch den herabgesetzten Blutdruck während des Schlafes bedingt ist, eine Rolle spielen; vielleicht in den Fällen von Tumoren der hinteren Schädelgrube, wo diese morgendliche Exacerbation der Kopfschmerzen nach meiner Erfahrung besonders häufig ist, auch der Umstand, dass diese Stelle während des Schlafes am tiefsten liegt. In einigen Fällen derart habe ich durch hohe Lagerung des Kopfes während der Nacht vorübergehend Linderung schaffen können.

Steigernd wirkt auf den Tumorkopfschmerz zunächst alles, was Congestionen zum Kopfe hervorruft oder Stauungen im Schädelinnern bedingt, so psychische Erregungen, Alcoholgenuss, Drängen auf den Stuhl etc. Der letztere Umstand rief z. B. in einem Falle von Aneurysma, den ich beobachtete, jedesmal Kopfschmerzparoxysmen hervor. Ausserdem wirken verstärkend Erschütterungen des Kopfes durch Husten, Niesen, Fahren; manchmal wird jede Bewegung ängstlich vermieden, der Patient hält den Kopf regungslos in seiner Lage fest.

Der Kopfschmerz kann diffus am ganzen Schädel gefühlt werden oder an mehr bestimmten, nicht selten auch an wechselnden Stellen sitzen. Sitzt er auch immer an bestimmter Stelle, so kann dieser Umstand doch nicht zu localdiagnostischen Zwecken verwandt werden. Relativ häufig ist der Stirnkopfschmerz — aber er kommt sowohl bei Stirnhirngeschwülsten, wie nicht selten auch bei Kleinhirngeschwülsten vor – ebenso wie Stirnhirngeschwülste nicht selten Hinterkopfschmerzen erzeugen. Nur wenn der Hinterkopfschmerz sich mit deutlicher und andauernder Nackenstarre verbindet, kann man mit einiger Sicherheit auf eine Geschwulst der hinteren Schädelgrube schliessen. Dass auch das relativ frühe und äusserst intensive Eintreten von Kopfschmerzen unter Umständen für die Diagnose eines Sitzes des Tumors in dieser Gegend verwandt werden kann, habe ich oben schon hervorgehoben — niemals aber wird ein solches Verhalten allein für diese Localdiagnose genügen.

Neben dem diffusen oder wenigstens ausgedehnten oder wechselnd localisirten Kopfschmerz kommt nun beim Tumor nicht so selten auch ganz streng localisirter, manchmal mit dem allgemeinen combinirter Kopfschmerz vor. In den meisten Fällen handelt es sich darum, dass die Geschwulst gerade an dieser Stelle mehr oder weniger direkt an die Dura oder den Schädelknochen hinanreicht, wobei dann allgemeiner Hirndruck fehlen oder vorhanden sein kann. Meist findet sich dann an diesen Stellen auch locale Schmerzhaftigkeit bei Percussion, worauf ich später noch komme. Immerhin sind alle diese Dinge für eine Localdiagnose nur mit Vorsicht zu verwerthen.

In seltenen Fällen verlaufen Hirntumoren ganz ohne Kopfschmerzen. Die diffusen Schmerzen können fehlen, wenn der Tumor nicht zum Hirndruck führt, die localen, wenn er nicht direkt an die Hirnrinde und die Häute hinanreicht. Es wird sich also in den meisten Fällen nur um kleine, subcorticale Tumoren handeln. Diese führen besonders oft in den Centralwindungen zu sehr deutlichen und eine Localdiagnose gestattenden Erscheinungen und sind in Folge dessen öfters operirt, ehe sie so gross wurden, um Hirndrucksteigerung und in Folge dessen Kopfschmerz hervorzurufen. Dahin gehört z. B. der erste Operationsfall von Horsley, ferner ein Fall von Pel — hier sass der Tumor übrigens in den Häuten — schliesslich ein von mir zur Operation gebrachter Fall von Angioma cavernosum im linken Fusscentrum. Dieser Kranke hat während meiner ganzen Beobachtungszeit von $^{3}/_{4}$ Jahren nie über Kopfschmerz geklagt.

Der Schwindel ist ein im Ganzen sehr viel selteneres und darum weniger wichtiges Allgemeinsymptom des Hirntumors als der Kopfschmerz. Wenigstens stimmt das, wenn man mit dieser Bezeichnung streng ist und nur den echten Drehschwindel, bei dem der Kranke entweder das Gefühl hat, dass er selbst gedreht wird oder dass die Gegenstände seiner Umgebung sich um ihn drehen, und bei dem es dann meist auch beim Stehen und Gehen zu objectiven Störungen des Gleichgewichtes kommt, als Schwindel bezeichnet. Ein solcher Schwindel kommt hauptsächlich bei Läsionen des Vestibularnerven und seiner Fortsetzung ins Kleinhirn, sowie bei Erkrankungen der Kleinhirnschenkel vor, schliesslich auch bei Affectionen des Pons und der Medulla oblongata: tritt deshalb in einem Falle, der sonst als Tumor cerebri zu deuten ist, Drehschwindel als ein frühes, andauerndes und intensives Symptom auf, so kann man an eine Geschwulst in einer dieser Gegenden denken. Der Schwindelanfall gleicht dann ganz dem als Ménière'scher Schwindel bei mannigfachen Ohrleiden beschriebenen, besonders auch dadurch, dass auch beim Ménière'schen Schwindel häufig Erbrechen eintritt. Auch durch die Vermittelung von Augenmuskellähmungen kann ein Hirntumor zu Schwindel führen: dieser ist in diesen Fällen wohl im Charakter derselbe, wie bei Vestibularnerv-Erkrankungen, die Augenmuskeln stehen ja auch anatomisch in naher Verbindung zur oberen Olive und damit zum Hörnerven. Sehr viel häufiger wird der Schwindel in der Symptomatologie der Hirntumoren, wenn man alles das, was die Patienten so bezeichnen, als solchen anerkennt. Dahin gehören z. B. plötzlich eintretende Schwächegefühle, das Gefühl, als ob der Boden unter den Füssen wiche, plötzliches Schwarzwerden vor den Augen, kurz Zustände, die man wohl auch als neurasthenischen Schwindel bezeichnet hat. Andere Patienten bezeichnen nach Oppenheim ihre Benommenheit oder dauerndes, wüstes, rauschähnliches Gefühl im Kopfe als Schwindel. Bei der Patientin, von der die Fig. 8 stammt, waren plötzliche Schwächeanfälle in den Beinen offenbar durch Druck auf die weit auseinandergedrängten Hirnschenkel bedingt, die Patientin bezeichnete auch diese Anfälle als Schwindelanfälle.

Das Erbrechen ist wieder ein sehr wichtiges Symptom des Hirntumors. Es fehlt zwar sehr viel häufiger als der Kopfschmerz und tritt meist erst später als dieser ein; häufig kommt es auch vor, dass es nur in einer gewissen Periode des Krankheitsverlaufes ein auffälliges Symptom ist und vorher und nachher fehlt; ja ich habe auch gesehen, dass es während des ganzen Verlaufes nur ein oder zwei Mal vorkam, wo man dann über seine Natur und Bedeutung wohl zweifelhaft sein konnte: immerhin ist es, wenigstens nach meinen Erfahrungen in der Mehrzahl der Fälle vorhanden und ich glaube, dass die von Oppenheim citirten Angaben von Jacoby, der es nur in etwa ein Drittel von 568 zusammengestellten Fällen fand, den Thatsachen nicht entsprechen. Am constantesten, häufigsten und intensivsten ist es jedenfalls wohl bei Geschwülsten der hinteren Schädelgrube — hier fehlt es nur ausserordentlich selten und kann bei frühem Eintreten mit für die Localdiagnose Verwendung finden, das liegt wohl daran, dass diese Geschwülste einen directen Druck auf das Brechcentrum in der Medulla oblongata ausüben.

Das Erbrechen selbst hat alle Eigenschaften des cerebralen Erbrechens. Der Magen ist, wie man auch bei oberflächlicher Beobachtung leicht sieht, gesund, der Appetit ist nicht gestört. Die Zunge ist fast immer rein, nur nach langandauernden Brechanfällen tritt eine Hungerzunge auf, die stark belegt ist und mit der sich starker Foetor ex ore verbindet. Das steht z. B. im Gegensatze zum urämischen Erbrechen, das ja sonst durch seinen Ursprung und auch durch seine Verbindung mit Kopfweh sehr an das Tumorerbrechen erinnert, das aber fast immer mit echten gastrischen Störungen und Widerwillen gegen die Nahrungsaufnahme verbunden ist. Auch die Art der Nahrung und die Zeit der Aufnahme ist für das Tumorerbrechen gleichgültig; nur wenn die letztere gerade in die Zeit der Brechanfälle fällt, wird die Nahrung natürlich wieder ausgebrochen; im übrigen wird, besonders natürlich bei langen Anfällen, meist nur Schleim und Galle herausgewürgt. Die Nausea kann sehr gering sein; manchmal erfolgt reichliches Erbrechen ganz ohne Uebelgefühl, nicht selten aber ist letzteres sehr stark und können auch langandauernde Anfälle fast nur aus andauerndem Uebelsein und Würgen bestehen, so dass der Kranke die verzweifeldsten Anstrengungen macht, um wirklich zum Brechen zu kommen. Solche Fälle erinnern sehr an die Seekrankheit. Während der Brechanfälle genügt manchmal die leiseste Lageveränderung des Kopfes, um starkes Würgen und Brechen hervorzubringen — der Kranke vermeidet deshalb Kopfbewegungen ängstlich. In inniger Beziehung stehen die Brechanfälle zu den Kopfschmerzen. Sehr häufig verbindet sich eines mit dem anderen oder der Kopfschmerz nimmt zu, wenn Brechreiz eintritt; oft erfolgt auch das Erbrechen, ähnlich wie bei der Migräne, auf der Höhe der Kopfschmerzparoxysmus und letzterer nimmt danach ab, eine Erfahrung, die den Kranken häufig dazu führt, durch Hineinstecken des Fingers in den Hals das Erbrechen zu beschleunigen. Auch kann das Erbrechen ebenso wie der Kopfschmerz und meist mit diesem verbunden in Anfällen von vielen Tagen und Wochen auftreten und dann wieder auf lange Zeit verschwinden. Die oben geschilderten heftigen Exacerbationen der Kopfschmerzen in den frühen Morgenstunden nach dem Schlaf verbinden sich ebenfalls ausserordentlich häufig mit Erbrechen und gerade bei Kleinhirntumoren habe ich das Erbrechen in der Frühe auf nüchternen Magen so häufig gesehen, dass ich das Verhalten fast für pathognostisch für den Sitz des Tumors an dieser Stelle halten möchte. Die Ursachen für den Wechsel im Vorkommen des Erbrechens, für sein anfallweises Auftreten, sowie für das Erbrechen in den frühen Morgenstunden sind natürlich dieselben, wie für die gleichen Verhältnisse bei den Kopfschmerzen. Uebrigens führt Oppenheim mit Recht an, dass auch die oben beschriebenen Schwindelanfälle sehr häufig mit Erbrechen verbunden sind.

Ist der allgemeine Hirndruck ein sehr ausgeprägter, so pflegt in vielen Fällen auch eine Veränderung der Pulsfrequenz einzutreten. Diese kann sehr hochgradig sein, der Puls kann bis auf 30 Schläge pro Minute und darunter sinken; sie kann permanent vorhanden sein oder anfallweise auftreten. Bei anfallweisem Auftreten pflegen dann meist gleichzeitig auch

die anderen Hirndrucksymptome sehr stark zu sein, speciell der
Kopfschmerz, auch die Benommenheit. Besonders früh und
noch ohne starke Allgemeinsymptome kann die Pulsverlangsamung
eintreten, wenn die Geschwulst dicht an der Medulla oblongata
sitzt. In allen Fällen geht die Pulsverlangsamung, als Zeichen
der Vagusreizung, schliesslich in sehr erhöhte Frequenz als
Zeichen der Vaguslähmung über; auch das besonders früh bei
Tumoren der hinteren Schädelgrube. Uebrigens ist, wenigstens
nach meiner Erfahrung, die Pulsverlangsamung ein ziemlich un-
zuverlässiges Symptom des Hirntumors: ich habe in vielen Fällen,
auch bei Grosshirntumoren, oft schon frühzeitig sehr frequenten
und nie verlangsamten Puls beobachtet. Auch Respirationsstörungen kommen besonders früh bei Geschwülsten in der Nähe
der Medulla oblongata vor; sie bestehen in Verlangsamung und
Vertiefung der Athemzüge und recht häufig auch in derjenigen
Anordnung des Athmungsrythmus, die man als sogenanntes
Cheyne-Stoke'sches Phaenomen bezeichnet. Das letztere
ist immer ein Signum pessimi ominis; bei Geschwülsten ausserhalb der hinteren Schädelgrube kommt es nur sub finem vitae vor.

Hierher gehören wohl auch Anfälle von häufigem Gähnen
und von Singultus bei Hirngeschwülsten. Auch sie
sind besonders häufig bei Tumoren der hinteren Schädelgrube.
Es ist seit langem bekannt, welch ein böses Zeichen hartnäckiger
Singultus bei Hirnleiden ist. In einem Falle von grossem Stirnhirntumor, den ich beobachtete, bestand tagelang vor dem Tode
andauernder Singultus von raschem Rhythmus.

Sehr häufig, wie wohl a priori zu erwarten, finden sich bei
Tumorkranken psychische Anomalien. Nur selten fehlen
sie ganz; entweder solange der Tumor noch sehr klein ist, oder
aber während des ganzen Verlaufes der Erkrankung bei besonderem Sitze der Geschwulst, z. B. an der Basis, speciell der
mittleren Schädelgrube. Hat die Geschwulst erst eine gewisse
Grösse erreicht, so findet sich in fast allen Fällen eine mehr
oder weniger deutliche Benommenheit. Zuerst ist sie gering;
im Gespräche mit dem Kranken bemerkt man nur, wie es ihm
schwer wird, den Faden festzuhalten; man muss häufig mehrmals die Frage wiederholen, ehe man eine Antwort bekommt.
Allmählig wird die Benommenheit stärker und steigert sich zum
Sopor. Der Kranke ist schlafsüchtig; in Ruhe gelassen, dämmert
er vor sich hin, lässt auch manchmal schon in diesem Stadium
Stuhl und Urin unter sich gehen. Will man Auskunft von ihm
haben, so muss man ihn im wahrsten Sinne des Wortes aus
seiner Schlafsucht erst aufrütteln; manchmal fällt er von der
ersten bis zur zweiten Frage dann schon wieder in seine Benommenheit zurück, und man muss, um ein längeres Gespräch mit ihm
zu führen, ihn immer wieder, etwa durch Hautreize, aus derselben
erwecken. Häufig kommt es auch vor, dass er während der
Nahrungsaufnahme einschläft; er kann dann das Hinunterschlucken
der Nahrung vollkommen vergessen und bei nicht genauem

Achten auf diese Zustände kann er leicht in die Gefahr der Erstickung gerathen. Hat man aber den Kranken in diesem Stadium aus seinem Sopor aufgerüttelt, so merkt man, oft zum eigenen Erstaunen, aus seinen Antworten, dass er klar über alle Dinge Auskunft geben kann und, was noch wunderbarer erscheint, dass er auch von dem, was während seines soporösen Zustandes in seiner Umgebung vor sich gegangen ist, meist sehr gut Bescheid weiss. Er ist also keineswegs verwirrt oder auch nur erheblich desorientirt, und man würde ganz Unrecht thun, wenn man, wie das irrthümlicher Weise oft geschieht, aus diesem Verhalten schon auf eine erhebliche Störung in der Intelligenz des Kranken schliessen wollte. Freilich, da die Intelligenz nicht an einzelne besondere Stellen des Gehirnes gebunden ist, sondern sich aus dem harmonischen Zusammenwirken aller Hirntheile aufbaut, wird jede grössere Zerstörung des Gehirnes durch eine Geschwulst auch eine gewisse Verringerung der Intelligenz bewirken — speciell auch des Gedächtnisses und Urtheiles — und im Endstadium grosser Geschwülste, wenn der Kranke in tiefem Stupor liegt, aus dem er nicht mehr zu wecken ist, kann von einer psychischen Function überhaupt, auch von Intelligenz, keine Rede mehr sein. Nicht selten ist es übrigens auch in diesem Stadium des scheinbar tiefen Stupors noch, dass der Kranke den Arzt und die Angehörigen mit Bemerkungen überrascht, die eine relativ grosse geistige Klarheit und ein gewisses Maass von wenigstens vorübergehend vorhandener Aufmerksamkeit beweisen. Die Benommenheit ist also das specifische psychische Symptom des Hirntumors. Sie ist in besonders prägnanter Weise ein Allgemeinsymptom der Geschwulst und eine Folge des allgemeinen Hirndruckes, speciell des Hydrocephalus internus; sie wächst deshalb mit der Grössenzunahme des Tumors und soll nach Jacobson, was leicht verständlich ist, bei Tumoren der hinteren Schädelgrube besonders früh eintreten. Wird durch eine Trepanation dem Hirnwasser Abflussgelegenheit gegeben und dadurch der Hirndruck herabgesetzt, so schwindet auch die Benommenheit. Aber die Benommenheit ist keineswegs die einzige beim Tumor mögliche psychische Anomalie. Es sind bei Tumorkranken die verschiedensten echten Psychosen beobachtet worden, so z. B. Melancholien oder wenigstens tiefe Depressionszustände, ferner mehr oder weniger ausgeprägte Manien, dann namentlich Delirien oder Zustände hallucinatorischer Verworrenheit mit Tobsucht, am seltensten wohl echte Paranoiazustände. Auch an Dementia paralytica kann das Krankheitsbild manchmal erinnern. Nicht so selten gehen auch diese psychischen Symptome den deutlichen Zeichen der Hirngeschwulst voran, was schon daraus ersichtlich ist, dass viele Tumorkranke in Irrenkliniken oder -Anstalten Aufnahme finden; oder sie bilden, wie z. B. in einem Falle von Oppenheim, bei dem sich eine melancholische Depression und Stauungspapille fand, längere Zeit wenigstens das einzige nach aussen hin sich documentirende Symptom. Dass rasch vorübergehende Zustände von hallucinatorischer Verwirrtheit auf der Höhe der Kopfschmerzanfälle vorkommen, sogenannte Schmerzdelirien, habe ich ebenfalls oben schon erwähnt. Ich will aber nicht unterlassen, meiner Ansicht dahin Ausdruck zu geben, dass es mir in den meisten Fällen nicht wahrscheinlich erscheint, dass zwischen dem Tumor und diesen specifischen Psychosen dasselbe direkte Verhältniss von Ursache und Wirkung besteht, wie zwischen Geschwulst und Benommenheit. Nach meiner Ansicht kommen solche specifischen Psychosen bei Hirngeschwülsten in der Regel nur bei solchen Patienten vor, die zu denselben disponirt, die erblich belastet sind, und bei denen dann natürlich der Hirntumor gerade so gut oder noch leichter wie jede andere den Organismus schwächende Krankheit die betreffende Psychose auslösen kann. Ganz sicher ist das wohl für die der Paranoia zugehörigen Krankheitsformen: ebenso spielt die Hirngeschwulst nicht so selten den Agent provocateur für hysterische Erscheinungen, zumal für Krampfanfälle, wie z. B. interessante Fälle von Schönthal uns gezeigt haben. Noch vor Kurzem sah ich einen Fall von Cysticerkus im vierten Ventrikel, bei dem uns zuerst die Diagnose eines Kleinhirntumors die wahrscheinlichste dünkte, bei dem später aber, mit dem Zurücktreten aller Tumorsymptome — Stauungspapille hatte immer gefehlt — hallucinatorische Tobsuchtszustände so deutlich wurden, dass die Tumordiagnose ins Schwanken gerieth. Später stellte sich heraus, dass der Patient schon als Knabe psychisch anormal gewesen war. Uebrigens bestand auch hier starker Hydrocephalus internus.

Der Sitz der Geschwulst ist abgesehen davon, dass, wie schon hervorgehoben, bei gewissen Localisationen des Tumors psychische Symptome — speciell die Benommenheit — seltener, bei anderen etwas häufiger sind, von keiner grossen Bedeutung für das Auftreten psychischer Störungen. Namentlich ist es in keiner Beziehung bewiesen, dass speciell Intelligenzstörungen bei Stirnhirntumoren häufiger sind als bei anders localisirten Geschwülsten, und ich glaube, dass diese Annahme zumeist auf falschen vorgefassten Meinungen beruht. Die Benommenheit ist allerdings bei Stirnhirntumoren oft besonders stark, weil diese Geschwülste mehr wie andere eine sehr bedeutende Ausdehnung erreichen können, ehe sie zum Tode führen. Von einer bei Stirnhirntumoren besonders häufigen psychischen Anomalie, der Witzelsucht, soll weiter unten die Rede sein.

Besonders häufig sind schwere psychische Anomalieen bei multiplen Tumoren. In denjenigen Fällen von Hirntumor, die während meiner psychiatrischen Assistentenzeit als Geisteskranke bei uns aufgenommen wurden — es waren 3 Fälle — bestanden jedesmal multiple Tumoren. Zweimal handelte es sich um Aufregungszustände mit Verwirrtheit, einmal um tiefe einfache Demenz. Wegen ihrer Multiplicität führen auch die Cysticerken spec. die der Rinde zu ausgeprägten Psychosen, manchmal zu furibunder Tobsucht, häufig zu Epilepsie mit Tobsuchtszuständen. Sonstige eigentliche Tumorsymptome sind in diesen Fällen meist nicht vorhanden. Die pathologisch-anatomische Natur des Tumors hat im übrigen keine bestimmten Beziehungen zum Eintreten resp. zur Häufigkeit psychischer Symptome.

In früheren Zeiten rechnete man alle bei Tumorkranken vorkommenden Convulsionen, die clonisch-tonischen Krampfzustände der Muskulatur, zu den Allgemeinerscheinungen der Hirngeschwulst. Heute wissen wir, dass gewisse Anfallsformen, die sogenannten Jackson'schen, die sich dadurch auszeichnen, dass sie sich nur in umschriebenen Muskelgebieten abspielen und in der Art ihres Einsetzens und ihrer Ausbreitung nach bestimmten Gesetzen verlaufen, zu den prägnantesten und die sicherste Lokaldiagnose gestattenden Herdsymptomen gehören. Von ihnen wird deshalb weiter unten die Rede sein. Hier will ich nur bemerken, dass erstens auch solche umschriebene Anfälle nicht immer von Geschwülsten an Ort und Stelle aus gelöst werden, sondern unter Umständen auch dem allgemeinen Hirndruck ihre Entstehung verdanken können, und dass zweitens bei den fliessenden Uebergängen zwischen diesen Dingen es häufig etwas Willkürliches sein wird, im einzelnen Falle zu entscheiden, ob wir noch von localisirten oder von allgemeinen Krämpfen sprechen sollen. Gerade bei den Krampfanfällen zeigt es sich deshalb am deutlichsten, dass eine ganz scharfe Unterscheidung zwischen Allgemein- und Localsymptomen nicht möglich ist.

Sicher zu den Allgemeinsymptomen des Tumors müssen wir diejenigen ausgebreiteten Convulsionen rechnen, die in ihrer Art ganz den classischen epileptischen Anfällen gleichen, also fast die gesammte Körpermusculatur und beide Körperhälften betreffen und mit Bewusstseinsverlust verbunden sind. Jedenfalls können diese Anfälle bei jedem Sitze der Geschwulst vorkommen. Sie sind ein verhältnissmässiges häufiges Symptom — Knapp hat sie unter 40 Fällen 10 mal beobachtet — in den mir zur Autopsie gekommenen 31 Fällen sind sie 7 mal erwähnt. Meist treten die allgemeinen Convulsionen erst in späteren Stadien des Hirntumors auf, wenn auch andere Erscheinungen deutlich ausgeprägt sind. Manchmal aber bilden sie auch das erste auffällige Symptom der Hirngeschwulst, und man muss es sich jedenfalls zur Regel machen in jedem Falle von erst im späteren Leben auftretender Epilepsie auch eine Augenspiegeluntersuchung vorzunehmen. In der Litteratur sind auch eine ganze Anzahl von Fällen niedergelegt, wo epileptische Krämpfe allein jahrelang bestanden haben und bei der Section eine nicht vermuthete Hirngeschwulst gefunden wurde, oder wo die epileptischen Krämpfe wenigstens jahrelang den übrigen Tumorsymptomen vorangingen. In einer Anzahl dieser letzteren Fälle ist es sicher, dass auch die frühzeitigen, isolirten Krampfanfälle Folgen der schon vorhandenen Geschwulst waren. So habe ich einen Fall beobachtet, bei dem schon Ende der 70er Jahre ab und zu nächtliche Anfälle echter Epilepsie auftraten; im Jahre 1886 steigerten sich diese im Wochenbette zu einem Status epilepticus; dann verloren sie sich allmählich — an ihre Stelle traten schwere „Migräneanfälle": erst 1892, im Frühjahr, constatirte ich Stauungspapille; dann traten rasch die schwersten übrigen Allgemeinerscheinungen auf und im Herbste 1892 der Tod. Bei der Section fand sich im rechten Stirnhirn ein ganz verkalktes, kleineres und daneben ein frisch wucherndes grösseres Sarkom. Sicher hatte hier wohl das später verkalkte Sarkom die Anfälle in den 70er und 80er Jahren hervorgerufen. In anderen Fällen ist es, nach Oppenheim wenigstens, möglich anzunehmen, dass ein ätiologisches Moment, z. B. ein Trauma, erst einfache Convulsionen, später eine Geschwulst hervorruft — oder dass vielleicht die Grundlage der epileptischen Erkrankung auch eine gewisse Prädisposition für Tumoren schafft. Schliesslich ist es natürlich selbstverständlich, dass auch einmal einer der vielen Epileptiker nebenbei und ganz unabhängig von seiner Epilepsie an einer Hirngeschwulst erkranken kann.

Dass beim Tumor auch Anfallshäufungen in Form des sogenannten status epilepticus vorkommen können, zeigt die erwähnte eigene Beobachtung. Psychische Aequivalente des epileptischen Anfalles sind selten beschrieben: am häufigsten kommen schwere tobsüchtige als epileptische Aequivalente zu deutende Erregungszustände bei Cysticerken vor; ebenso hier auch post- und präepileptische Erregungszustände.

Eine Art Mittelstellung zwischen den umschriebenen, Jackson'schen Anfällen und den ganz allgemeinen Convulsionen nehmen die Anfälle ein, die zwar nur eine Körperhälfte, aber diese sofort im Ganzen (d'emblée nach Ausdruck der Franzosen) befallen. Das Bewusstsein kann dabei erhalten sein. Aus ihnen kann man wenigstens auf die befallene Hirnseite schliessen, Genaueres über den Sitz des Tumors geben sie aber nicht an. Recht häufig sind sie besonders bei Tumoren in der Nachbarschaft der Centralwindungen, speciell im Stirnhirn oder im Schläfenlappen. Uebrigens muss man immer im Auge behalten, dass grosse Tumoren, die über die Mittellinie hinüberdringen, auch von der entgegengesetzten Hemisphäre aus halbseitige Krämpfe hervorrufen können - dadurch kann unter Umständen die Verwerthung dieser Krämpfe auch für die Diagnose der befallenen Hemisphäre an sich illusorisch werden.

Neben diesen eigentlichen Anfällen und zwischen ihnen kommt es manchmal zu Zuckungen einzelner Glieder oder Gliederabschnitte bei vollem Bewusstsein, die offenbar im Grunde

derselben Natur und desselben Ursprungs sind, als die Anfälle
selbst. In einzelnen Fällen können solche Zuckungen fast un-
aufhörlich bestehen: Epilepsia continua. Häufiger ist das allerdings in den Fällen Jackson'scher Natur.

An Stelle der Anfälle treten nicht selten einfache, kurz
andauernde Zustände von Bewusstlosigkeit, die sich unter Umständen nur mit einigen krampfhaften Schluckbewegungen oder
einem leichten Verziehen des Mundes verbinden — also echte
Petit mal-Zustände. In anderen Fällen ähneln sie mehr einer
einfachen Ohnmacht. Auch plötzliche Schwächezustände, z. B.
der unteren Extremitäten mit Zusammensinken ohne jede Störung
des Bewusstseins kommen vor — in dem Falle, den Figur 8
zeigt, hatten diese Anfälle, die durch Druck auf die Hirnschenkel bedingt waren, allerdings wohl eine localdiagnostische
Bedeutung.

Schliesslich kommt beim Hirntumor noch eine besondere
Art von Krämpfen vor, die sich dadurch auszeichnet, dass die
Convulsionen fast rein tonischer Natur sind. Es handelt sich
um eine tetanusartige Starre der gesammten Körpermuskulatur,
die meist zu Hyperpronation der Arme und zu starkem Opisthotonus und Versenken des Kopfes in die Kissen, nicht selten zu
typischer Arc de cercle-Bildung führt. Meist sind die ge-
spannten Muskeln dabei der Sitz eines feinschlägigen, convulsivischen Zitterns; das Bewusstsein kann erhalten sein — meist
ist es aber umdämmert. Es ist richtig, dass solche Anfälle, wie
auch Gowers angiebt, vor allem bei Tumoren der hinteren
Schädelgrube vorkommen, dass sie also eine gewisse localdiagnostische Bedeutung haben; ich selber sah sie einmal bei
einem Kleinhirntumor, einmal bei dem in Figur 2 abgebildeten
basalen Tumor, der auf Brücke und Kleinhirn drückte, einmal
wurden sie mir naturgetreu beschrieben von der Mutter einer
Patientin, die einen Cysticerkus im vierten Ventrikel hatte. Doch
kommen sie, wenn auch selten, bei anderem Sitze an der Basis
vor — so z. B. im Beginne der Erkrankung bei dem Tumor am
Chiasma, den Figur 8 darstellt, und ebenso können sie bei Stirnhirntumoren zur Beobachtung kommen (s. u.). Also unbedingten
localdiagnostischen Werth besitzen sie nicht — höchstens vielleicht in soweit, dass es sich bei ihnen entweder um einen
Tumor an der Basis oder am Hirnstamm oder am Kleinhirn
handelt. Leicht zu verwechseln sind diese Anfälle auch mit
hysterischen, besonders deshalb, weil ja auch beim Tumor wirkliche hysterische Anfälle vorkommen können.

Als sogenannte sensible Krampfanfälle bezeichnet man
das Auftreten von allerlei Parästhesieen — Kribbeln, Gefühl
von Eingeschlafensein, Hitze- und Kälteempfindungen — die
entweder in bestimmten Gliedmaassen und in regelmässiger Ausbreitung in diesen auftreten — dann sind sie localdiagnostisch
verwerthbar — oder an unbestimmten, wechselnden oder sehr
ausgebreiteten Bezirken — dann entsprechen sie den allgemeinen

Convulsionen. Ihre nahe Beziehung zu diesen verrathen sie häufig dadurch, dass sie vor den motorischen Krämpfen als sogenannte sensible Aura auftreten; seltener aber kommen sie auch ganz selbständig ohne eigentliche Krämpfe als echte sensible Epilepsie vor — manchmal handelt es sich nicht um Parästhesieen, sondern um starke Schmerzen localisirten Charakters.

Die Stauungspapille ist das wichtigste Allgemeinsymptom der Hirngeschwulst. Wenn sie vielleicht auch nicht ganz so constant ist, wie der Kopfschmerz, so fehlt sie doch selten während des ganzen Verlaufes des Leidens. Dann aber ist sie, während alle die bisher erwähnten Allgemeinsymptome auch Zeichen eines functionellen Leidens sein können, ein sicherer Beweis für die organische Natur der Erkrankung, bei der sie vorkommt, und, last not least, ist ihr Vorkommen an und für sich schon fast ein Beweis dafür, dass es sich um eine Geschwulstbildung in cerebro handelt. Denn nach Oppenheim z. B. haben 90pCt. aller Stauungspapillen diese Grundlage.

Ueber die Entstehung der Stauungspapille habe ich mich weiter oben (Kapitel III) ausführlich ausgesprochen und aus dieser Auseinandersetzung das Recht hergeleitet, die Stauungspapille zu den Allgemeinsymptomen der Geschwulst zu rechnen. Denn selbst wenn sie bei einem die Sehnerven oder Chiasma direkt afficirenden Tumor entsteht, ist doch der eigentliche Modus ihres Entstehens im Allgemeinen kein anderer, als wie bei jedem anderen Sitze, und localdiagnostische Schlüsse lassen sich in diesen Fällen kaum aus der Stauungspapille an sich, wohl aber manchmal, wie wir unten sehen werden, aus anderen Umständen erschliessen. Die Stauungspapille zeigt sich klinisch in zwei verschiedenen Formen, die aber der Sache nach von einander nicht verschieden sind, sondern nur Gradunterschiede darstellen. Trotzdem hat man sich gewöhnt sie verschieden zu bezeichnen. Im Beginne der Erkrankung, wenn es sich noch nicht um eigentliche Schwellung der Papille handelt, spricht man von Neuritis optica, wölbt sich die Papille erst in den Augengrund vor, so tritt der Name Stauungspapille s. s. in sein Recht. Uthoff hat vorgeschlagen, erst dann von Stauungspapille zu sprechen, wenn sich der Sehnervenkopf etwa 2—3 mm nach vorn verwölbe. Da es sich um eine eigentliche Neuritis — um eine Entzündung — bei den echten Tumoren niemals handelt — bei Tuberkeln und Gummen kann es natürlich, wenn sie zu basal meningitischen Processen führen, auch zu echten Entzündungen der Sehnerven kommen — und da die Grundursache der „Papillitis" mit und ohne Stauung stets dieselbe — das Oedem — ist, so wäre es vielleicht gut, die nur zu Missverständnissen führenden Namen: Neuritis optica und Papillitis für diese Dinge ganz aufzugeben und nur von Stauungspapille mit oder ohne Schwellung zu reden.

Das Oedem der Papille beginnt natürlich in den meisten Fällen schleichend, und im Anfange wird es oft schwer sein, zu entscheiden, ob es sich noch um einen normalen oder schon pathologischen Befund handelt. Allmählich aber wird das Bild ein deutliches. Die Farbe der Papille wird aus einer röthlich weissen eine mehr grauröthliche, besonders in der Peripherie; während die Stelle der physiologischen Excavation noch lange deutlich zu sehen bleibt, wird die Grenze nach der Netzhaut zu undeutlicher: die Venen sind stark gefüllt und geschlängelt, die Arterien meist ziemlich eng. Bei weiterer Zunahme der Schwellung schwinden die Grenzen der Papille allmählich ganz, höchstens sieht man an ihrer Stelle einen diffusen grauen, weissen oder bläulichen, die Ausdehnung der normalen Papille um das Mehrfache übertreffenden Fleck, in dem Bruchstücke von einzelnen Gefässen, speciell von Venen auftauchen, während die Arterien meist nur in der Peripherie der Netzhaut zu sehen sind. In diesem Stadium kommt es nicht selten auch zu vereinzelten oder mehrfachen, grösseren oder kleineren Blutungen in die Retina, die kleineren pflegen meist einem Gefässe dicht anzuliegen. Ziemlich häufig tritt in diesem Stadium auch eine fleckweise Verfettung der Netzhaut ein, namentlich in der Maculagegend finden sich oft vielfache solche helle, weissglänzende, kleine Fleckchen, untermischt mit kleinen Blutungen. Gerade diese fettigen Degenerationen der Retina sind nach meiner Erfahrung von sehr übler Vorbedeutung für den weiteren Verlauf der Erkrankung, meist ist, wenn sie vorhanden, die Sehschärfe schon erheblich herabgesetzt und fast immer tritt ziemlich rasch volle Erblindung ein. Ist der Höhepunkt der Stauung erreicht, so kann der weitere Verlauf ein sehr verschiedener sein. Erstens kann die hochgradige Stauung lange Zeit, viele Monate stationär bleiben, ohne dass nach irgend einer Richtung eine Aenderung erfolgt. Zweitens kann die Stauungspapille sich zurückbilden und vollständige Restitutio in integrum eintreten. Das kann geschehen: erstens in den seltenen Fällen von Spontanheilung, z. B. durch Verkalkung eines Tumors oder Heilung eines Aneurysmas, zweitens durch Trepanation mit oder ohne Entfernung der Geschwulst; drittens dadurch, dass speciell bei Kindern der Tumor durch Sprengung der Schädelnähte sich Raum schafft; viertens ist der Rückgang der Stauungspapille in bisher unerklärlicher Weise auch in einigen Fällen erfolgt, bei denen die übrigen Symptome bewiesen, dass der Tumor weiter wuchs. Der letzte mögliche Ausgang ist der in Atrophie der Sehnerven. Diese kann in den verschiedenen Fällen sehr verschieden früh eintreten, in vielen lässt sie sehr lange auf sich warten, schliesslich aber wird sie, wenn die Stauung nicht zurückgeht, immer eintreten müssen. Beim Eintritt der Atrophie geht das Oedem des Sehnerven immer zurück, man sieht also, wie allmählich die Grenzen der Papille wieder deutlicher werden, zugleich aber, dass die Papille einen abnormen weissen oder grauweissen Ton angenommen hat. In einem gewissen Stadium dieses Ueberganges in Atrophie sieht man nicht selten die scharf umgrenzte grauweisse Papille wie einen Pilz in das Augeninnere vorspringen; man sieht, wie die ziemlich dünnen Gefässe in starkem Bogen um diese vorgewölbte Papille herumziehen. die Papille selbst ist dann häufig regelmässig radiär gestreift; es sieht so aus, als ob die Streifen aus feinen Blutgefässen beständen. Schliesslich ist die Schwellung ganz geschwunden, die Papille bildet die hellglänzende. scharf umschriebene Scheibe, die wir bei der Atrophie des Sehnerven kennen. aber für ein geübtes Auge ist doch immer einigermassen zu erkennen, dass sich die Atrophie aus einer Stauungspapille herausgebildet hat; fast niemals ist die Papille so rein weiss und sind die Grenzen so scharf, wie bei der tabischen Atrophie: häufig sind auch die Venen noch etwas geschlängelt. die Arterien sind immer sehr eng.

Der ganze Process bis zur höchsten Höhe der Stauung kann sich sehr acut in einigen Wochen, manchmal schon in etwa 14 Tagen abspielen; in anderen Fällen vergehen, bis er erreicht ist, viele Monate. Der Höhepunkt der Stauung kann dann lange bestehen bleiben. Tritt Atrophie ein. so können, bis nur noch eine einfache Sehnerven-Atrophie nachzuweisen ist, wieder viele Monate vergehen. Wie lange eine Stauungspapille bestehen kann. ohne dass Atrophie eintritt, ist im einzelnen Falle nicht zu sagen; jedenfalls hält der Sehnerv eine ziemlich lange Stauung aus, und solange keine Sehstörungen eingetreten sind, kann man immer eine Restitutio in integrum erwarten, wenn es gelingt. den Schädelinnendruck zu vermindern und damit auch den Grund für das Papillenoedem zum Schwinden zu bringen. Es ist nämlich eine Thatsache von der allergrössten klinischen Bedeutung, dass eine sehr ausgeprägte Stauungspapille lange Zeit bestehen kann, ohne dass die Sehschärfe im Geringsten abnimmt oder eine Einschränkung des Gesichtsfeldes eintritt. Würde man also mit der Augenspiegeluntersuchung so lange warten, bis der Kranke selbst über Sehstörungen klagt, so würde man viele Fälle von Stauungspapille übersehen. Im späteren Stadium freilich, besonders wenn erst Blutungen oder gar Verfettungen eingetreten sind, pflegt auch die Sehschärfe abzunehmen, das Gesichtsfeld sich unregelmässig einzuengen, und mit dem Einsetzen der Atrophie kommt es meist unaufhaltsam zu schliesslich vollständiger Amaurose.

Besonders früh pflegen Sehstörungen bei zwei Localisationen des Tumors einzutreten: 1. bei Geschwülsten des Kleinhirnes und zweitens bei solchen, die die Sehbahnen an der Basis, besonders das Chiasma direkt angreifen. Bei den Kleinhirngeschwülsten erklärt sich dies Verhalten wohl daraus. dass hier überhaupt die Hirndruckerscheinungen und damit auch die Stauungspapille früh einen sehr hohen

Grad zu erreichen pflegen, und dass damit auch die Bedingungen zur Ausbildung atrophischer Erscheinungen am Sehnerven hier besonders günstig liegen. Auch wenn der Tumor die Sehbahnen direkt angreift, ist sehr häufig die Stauung der Papille eine sehr hochgradige, und sowohl bei den Kleinhirn- wie bei den Tumoren am Chiasma pflegen als Zeichen dieser hochgradigen Stauung auch die Blutungen und Verfettungen relativ häufig und früh aufzutreten. Dazu kommt natürlich als wichtiges Moment für die Sehstörungen im letzteren Falle, dass hier der Tumor die Sehbahnen direkt zerstört: je nachdem er Sehnerv, Chiasma oder die Tractus primär angreift, können dann die verschiedensten Arten der Gesichtsfeldbeschränkung zu Tage treten und auch eine genaue Localdiagnose des Tumors ermöglichen; davon später mehr.

Wir sind damit auf die Frage gekommen, ob die Stauungspapille in der Art und Zeit ihres Auftretens unter Umständen auch localdiagnostische Anhaltspunkte gewährt. Man kann in dieser Beziehung zunächst sagen, dass die Stauungspapille an sich im Allgemeinen nur die Allgemeindiagnose eines Tumors gestattet, dass aber vielleicht, wenn sie sehr rasch eintritt und rasch hochgradig wird — auch sich mit Blutungen und Verfettungen und mit deutlichen functionellen Sehstörungen verbindet — wenn sonst nichts dagegen spricht, die Diagnose eines Tumors des Kleinhirnes oder der Basis in der Gegend des Chiasma naheliegt. Letztere Vermuthung wird zur Gewissheit, wenn sich eine für die basalen Sehbahnen typische hemianopische Gesichtsfeldeinengung oder auch vielleicht einseitige Erblindung findet. In manchen, wenn auch im Ganzen recht seltenen Fällen kann im Anfang oder auch durch längere Zeit die Stauungspapille eine einseitige sein. Einmal sah ich das bei einem Tumor, der an einem Sehnerven begann — und mit einseitiger Erblindung verbunden war — da war natürlich über die Localdiagnose kein Zweifel. Im Uebrigen erlaubt wohl eine einseitige oder einseitig beginnende Stauungspapille im Allgemeinen die Vermuthung, dass der Tumor auf derselben Seite seinen Sitz hat — es sind aber auch Fälle beobachtet, wo die einseitige Stauungspapille gekreuzt mit dem Sitze des Tumors auftrat. Sicher falsch ist die Angabe von Bramann, dass eine einseitige Stauungspapille für den Sitz des Tumors in den vorderen Partien des gleichseitigen Schläfenlappens spreche.

Die Stauungspapille ist, abgesehen von den Localisationen des Tumors im Kleinhirn und an den basalen Sehbahnen selbst, kein Frühsymptom des Tumors. Geschwülste des Grosshirns, speciell solche des Stirnhirnes, des Balkens, der Centralwindungen pflegen sogar meist erst spät zur Stauungspapille zu führen, die ersteren nur dann früher, wenn sie auf die Basis durchgreifen und direkt auf den Sehnerven drücken. Im Allgemeinen, und natürlich hier abgesehen von den durch den Sitz des Tumors bedingten Einzelheiten, kann man sagen, dass je grösser die

Geschwulst, desto ausgeprägter, wie der Hirndruck im Allgemeinen, auch die Stauungspapille ist — doch giebt es auch hier bis jetzt unerkläriche Abweichungen von der Regel: sehr grosse Tumoren ohne, sehr kleine mit ausgeprägter Stauungspapille. Bestimmte Schlüsse auf die Grösse des Tumors erlaubt also die Intensität der Stauungspapille nicht.

Ueber die Häufigkeit, mit der die Stauungspapille überhaupt bei den Hirngeschwülsten vorkommt, kann man sich aus den bisherigen Statistiken kein rechtes Bild machen, nach Oppenheim deshalb nicht, weil die einzelnen Beobachter zum Theil Fälle im Endstadium, zum Theil solche im Frühstadium gesehen haben. Ich selber habe unter 31 zur Autopsie gekommenen Fällen die Stauungspapille nur fünf Mal vermisst: bei einem ganz kleinen Angiom der Centralwindungen, bei einem Gumma der linken Occipitalwindung, bei einem Glioma pontis und bei zwei Fällen von Cysticercus ventriculi IV. Im Ganzen ist also das Fehlen der Stauungspapille während des ganzen Verlaufes des Tumors ein seltenes Vorkommniss — aber man wird sich immer auf diese Möglichkeit gefasst machen müssen; — und im Interesse z. B. einer günstigen Operationsprognose wird man geradezu bestrebt sein müssen, die Diagnose eines Tumors womöglich früher zu stellen, als eine Stauungspapille eingetreten ist. Nach Oppenheim kommt das schon heute häufiger vor als früher — am leichtesten gelingt es wohl bei Tumoren der Centralwindungen. Fehlen kann also die Stauungspapille erstens bei solchen Geschwülsten, die früher erkannt und eventuell operirt werden, als bis sie die für die Hervorrufung einer Stauungspapille nöthige Grösse erreicht haben In zweiter Linie kommt das Fehlen nicht selten vor bei Geschwülsten, die sich z. B. flach an einem grossen Theile der Convexität der Hemisphäre ausbreiten und wesentliche Stauungserscheinungen nicht machen. Oppenheim hebt ausserdem noch hervor, dass auch Tumoren der Schädelbasis, vielleicht weil sie die Lymphwege zum Opticus direkt verlegen, die Entstehung einer Stauungspapille direkt verhindern können: so kommt es z. B., dass Tumoren an den basalen Sehbahnen selbst, die oft eine hochgradige Papillenschwellung bedingen, unter Umständen ohne jede Stauungspapille direkt zur Sehnervenatrophie führen können. Schliesslich — und das ist eine bisher noch nicht zu erklärende Thatsache — während Tumoren des Kleinhirnes meist frühes und intensives Papillenödem bedingen, fehlt dasselbe bei Tumoren des Hirnstammes, so der Vierhügel, des Pons und speciell der Medulla oblongata relativ oft. Das erwähnt Oppenheim, neuerdings auch Schlesinger; ich vermisste in dem Falle von Ponsgliom (Fig. 12) die Stauungspapille ganz: in einem Falle von Vierhügel-Tuberkel trat sie erst auf, als auch schon basale Meningitis vorhanden war.

Man hat auch behauptet, dass bei Gliomen, speciell wenn sie cystisch degenerirt sind, die Stauungspapille seltener sei, als z. B. bei Sarkomen: doch ist z. B. Gowers gerade umgekehrter

Ansicht. Bei den Cysticerken, auch wenn sie multipel sind, pflegt Stauungspapille meist zu fehlen; vereinzelt ist sie aber doch beobachtet. Leicht erklärlich ist es auch, dass sie oft bei den freischwimmenden Finnen, z. B. der Ventrikel fehlt (S. o.). Weiter lässt sich über das Verhalten der Stauungspapille zur Natur des Tumors nichts sagen.

Irrthümer in Bezug auf die Diagnose der Stauungspapille kommen nicht nur dem Ungeübten vor — im Beginn, wo die Schwellung fehlt, kann selbst der geübteste Augenarzt, den man dann besser immer zu Rathe zieht, nicht mit Bestimmtheit sagen, ob es sich noch um eine einfache Hyperaemie oder schon um ein Oedem der Papille handelt. Undeutliche Grenzen werden manchmal bei starker Hypermetropie, noch leichter bei Astigmatismus vorgetäuscht. Auch angeboren kommen manchmal Hyperaemie der Papille und geringe Schärfe der Sehnervengrenzen vor.

Diejenige Form der Stauungspapille, die mit fettigen Degenerationen und multipler Blutung in der Netzhaut einhergeht, kann ganz dasjenige Bild zeigen, das für die Retinitis albuminurica characteristisch ist. Auf der anderen Seite kann die Nephritis wieder eine reine Stauungspapille hervorrufen. Eine Untersuchung des Urines auf Eiweiss und Nierenelemente muss man deshalb immer vornehmen, will man sich vor Irrthümern schützen.

In manchen Fällen von Hirntumor kommt es ab und an, zuweilen auch häufiger, zu rasch, in ein paar Minuten oder im Verlaufe etwa einer Stunde wieder vorübergehenden, mehr oder weniger vollständigen Erblindungen. In den meisten Fällen wird auch dieses Symptom nur ein Allgemeinsymptom des Tumors sein und beruht dann wohl auf der plötzlich stark zunehmenden Stauung in beiden Sehnerven, die zur vorübergehenden Leitungshemmung führt: in anderen scheint es mir auch eine gewisse localdiagnostische Bedeutung, und zwar für den Sitz des Tumors in einem der beiden Hinterhauptslappen haben zu können. Gowers beobachtete einen solchen Fall von Occipitallappentumor, bei dem sich nach und nach, unter Anfällen von typischen Flimmerscotom mit vorübergehender Erblindung eine dauernde Amaurose einstellte, und auch ich habe in einem Falle von Gliom im linken Hinterhauptslappen die vorübergehende Erblindung besonders häufig gesehen: hier musste, wenn die Erblindung vom Hinterhauptslappen abhing, der Tumor vorübergehend auf beide Occipitallappen gewirkt haben. Es ist möglich, dass speciell typisch hemianopische Flimmerscotomanfälle auf diesen Sitz hinweisen könnten.

Auch qualitative und quantitative Veränderungen des Urines kommen in manchen Fällen von Hirntumor vor: Melliturie und Polyurie mit oder ohne Polydipsie. Die Melliturie ist zwar besonders häufig bei Tumoren der Medulla oblongata beobachtet, und würde, wenn auch die anderen Symptome dafür stimmen, eine Stütze für die Localisation der Geschwulst an dieser Stelle abgeben können: aber sie ist erstens nicht constant bei Affectionen dieses Ortes und kommt zweitens auch bei anders localisirten Geschwülsten, z. B. bei solchen am Chiasma vor. Auch die Polyurie und Polydipsie ist merkwürdig oft bei Geschwülsten — speciell bei Gummen — an letzterer Stelle beobachtet worden, kommt aber auch bei anderen Localisationen der Hirnsyphilis vor, speciell auch wieder bei Affectionen der Medulla oblongata. Beide Symptome sind im Ganzen practisch für die Diagnose der Hirngeschwulst von geringer Bedeutung und jedenfalls localdiagnostisch nur selten mit Bestimmtheit zu verwerthen.

Lähmungen der Sphincteren gehören im Allgemeinen nicht zu den Symptomen des Hirntumors; Secessus inscii sind zwar häufig, aber fast immer nur eine Folge der Benommenheit. Am ersten scheint echte Incontinentia urinae im wachen Zustande bei den Tumoren noch bei Kindern vorzukommen; ich sah sie einmal bei einem Knaben mit Kleinhirntumor, bei dem sich nachher herausstellte, dass er lange Zeit an nächtlichen Bettnässen gelitten hatte; auch Jacobson und Jamane beobachteten sie merkwürdiger Weise bei einem Kleinhirntumor (5jähriges Mädchen). Hutchinson sah die Incontinentia urinae in einem Falle von symmetrischem Tumor beider Corpora striata als einziges Symptom neben Benommenheit.

c) Localsymptome und Localdiagnose des Hirntumors.

Diejenigen Krankheitserscheinungen, die uns gestatten, neben der allgemeinen Diagnose einer Hirngeschwulst etwas Bestimmtes über ihren Sitz auszusagen, mit anderen Worten ihre Localdiagnose zu stellen, nennen wir Localsymptome eines Hirntumors. Ueber die Art ihrer Entstehung, ihrer Zusammensetzung aus eigentlichen Herd- und Nachbarschaftssymptomen, ihr Verhältniss zu der sogenannten Fernwirkung ist oben alles Nöthige gesagt worden. Hier wird es zunächst nöthig sein, mit einigen Worten auf die Frage einzugehen, in wie vielen Fällen es überhaupt möglich sein wird, mehr als die Allgemeindiagnose eines Hirntumors zu leisten. Es ist schwer, darüber etwas Allgemeines auszusagen, dafür spielen zu viele individuelle Factoren mit; zunächst die Person des Beobachters selbst, ferner, ob es ihm oder anderen Aerzten möglich war, den Fall von Anfang an klinisch genau zu beobachten, oder ob wenigstens eine ausreichende Anamnese vorliegt. Auch ob man den Kranken nur einmal untersuchen oder länger beobachten konnte und in welcher Zeit des Krankheitsverlaufes das geschah, ist natürlich von grosser Bedeutung. Darf ich meine eigenen Erfahrungen hier anführen, so habe ich in den 76 Fällen, in denen ich überhaupt die Diagnose eines Hirntumors stellte, ohne durch den weiteren Verlauf oder die Section desavouirt zu werden, 15 Mal nur eine Allgemeindiagnose gestellt. Das wäre in rund 20 pCt. Von

diesen 15 Kranken konnte ich aber sieben nur einmal oder
zwei Mal untersuchen, einer davon war in extremis; bei einem
Zweiten entleerte sich nachher ein Theil des Tumors durch die
Nase, so dass auch hier wenigstens eine annähernde Localdiagnose
möglich wurde. Ich kann bei den meisten dieser Fälle nicht
wissen, ob nicht im weiteren Verlaufe oder auch vor meiner
Untersuchung und bei längerer Beobachtung sich Symptome
gezeigt hätten, die eine Localdiagnose ermöglicht hätten. Es
bleiben aber 8. also etwas mehr als 10 pCt. übrig, bei denen
auch eine längere Beobachtung eine Localdiagnose mir nicht
ermöglichte. Fünf von diesen Fällen haben wir zur Section
bekommen, darunter waren zunächst drei Fälle von multiplen
Tumoren — bei denen die Unmöglichkeit einer Localdiagnose
wohl ohne weiteres ihre Entschuldigung findet. Der vierte Fall
betraf ein grosses Sarkom im Marke des rechten Stirnlappens;
der Fünfte eine tuberculöse Geschwulst an der Basis der hinteren
Schädelgrube entsprechend der linken Kleinhirnhemisphäre.
Drei andere Fälle leben noch, in einem handelte es sich, bei
einem Kinde, vielleicht um einen Hydrocephalus chronicus; in
einem zweiten Falle um ein geheiltes Aneurysma, das nur
Allgemeinsymptome machte; der dritte Fall ist schon dadurch als ein besonderer bezeichnet, dass der Kranke jetzt,
sieben Jahre nach dem Auftreten schwerster Allgemeinsymptome
noch lebt. Hier ist von anderer Seite der Versuch einer Operation gemacht, aber der Tumor nicht gefunden. Jedenfalls ergeben diese Angaben wohl, dass diejenigen Fälle von Hirntumor, bei denen während des ganzen Verlaufes nur Allgemeinsymptome sich zeigen — die grosse Minderzahl bilden; die
Zahl derjenigen, die eine Localdiagnose ermöglichen, wird bei
weiterer Zunahme der Erfahrungen immer grösser werden, wie
sie jetzt schon sicher viel grösser ist, als man noch vor einigen
Jahren ahnen konnte. Wenn ich übrigens in 40 Fällen von
Hirntumor ohne Autopsie 35 Mal eine sichere Localdiagnose
gewagt habe, so dürfte das nicht zu kühn erscheinen, wenn ich
darauf hinweise, dass in 31 mit der Diagnose Hirntumor zur
Section gekommenen Fällen sich zwar zweimal überhaupt kein
Tumor fand. dass ich aber in 24 anderen Fällen die gestellte Local-
diagnose bestätigt gefunden habe (zweimal war allerdings nur eine
Hemisphärendiagnose gestellt), während ich in den fünf noch übrigen
Fällen, die ich oben erwähnte, eine Localdiagnose nicht gewagt
habe. In sieben mit Localdiagnose zur Operation ge-
brachten Fällen hat sich diese jedesmal bestätigt.
Selbstverständlich behaupte ich nicht, dass unter den 35 klinischen
Localdiagnosen sich nicht auch ein paar falsche befinden.

Rein theoretische Ueberlegungen führen in der
Frage nach der Möglichkeit oder Unmöglichkeit einer sicheren
Localdiagnose zu folgenden Schlüssen: 1. Geschwülste, die z. B.
tief in der Marksubstanz der Hemisphären darin sitzen und zunächst die Hirnsubstanz nur verdrängen, wie die Sarkome. oder

infiltriren, wie die Gliome, können jedes Herdsymptom vermissen lassen, während Allgemeinsymptome schon sehr deutlich sind. 2. Dasselbe kann natürlich passiren, wenn Geschwülste an Hirnstellen sich entwickeln, die überhaupt eine ganz bestimmte, specifische Function nicht haben oder deren Function wir wenigstens noch nicht kennen. Dahin gehören speciell Theile der rechten Grosshirnhemisphäre, z. B. der rechte Schläfen- und Parietallappen und zum Theil auch der rechte Stirnlappen. 3. Wenn eine Geschwulst sehr langsam wächst und es überhaupt möglich ist, dass die für gewöhnlich von den durch sie lädirten Hirntheilen abhängigen Functionen von anderen Hirnparthien übernommen werden, können auch bei Geschwülsten in sehr differenten Gehirnzonen deutliche Localsymptome fehlen. Doch ist diese stellvertretende Function jedenfalls nicht für alle Hirntheile und immer nur bis zu einer gewissen Grenze möglich. Schliesslich können 4., wenn der Tumor ein sehr grosser ist, die Allgemeinsymptome sich so in den Vordergrund drängen und auch die Nachbarschaftssymptome eine so bedeutende Ausdehnung gewinnen, dass die eigentlichen Localsymptome ganz in den Hintergrund gedrängt — geradezu verwischt werden. Das führt uns zu dem diagnostisch eminent wichtigen Satze, dass die aus bestimmten Symptomen gewonnenen localdiagnostischen Schlüsse um so sicherer sind, je geringer die Allgemeinsymptome sind — mit anderen Worten: je kleiner der Tumor ist. Am sichersten ist z. B. die Localdiagnose bei kleinen Tumoren der Centralwindungen, die specifische Symptome ihres Ortes hervorrufen, während die Allgemeinerscheinungen noch ganz fehlen können. Aehnliches kann auch bei manchen basalen Geschwülsten vorkommen. Freilich ist in diesen Fällen wieder die Allgemeindiagnose der Geschwulst oft nur eine wahrscheinliche. Da die Allgemeinsymptome des Tumors in ihrer Schwere abhängen von der Grösse der Geschwulst, so werden sie so intensiv, um die Localdiagnose verwischen zu können, meist erst im späteren Verlaufe des Leidens sein; das bringt uns wieder auf die grosse Wichtigkeit, die gerade für die Localdiagnose eines Hirntumors darin liegt, vor allem die ersten Symptome aus eigener Anschauung oder aus einer guten Anamnese genau zu kennen; auch die Kenntniss von der Aufeinanderfolge der einzelnen Symptome erlaubt manchmal eine genaue Localdiagnose in Fällen, bei denen nur die Berücksichtigung des Gesammtstandes, wie er gerade zur Zeit der Untersuchung vorliegt, eine solche unmöglich erscheinen lassen würde.

Bevor ich zu denjenigen Localsymptomen übergehe, die durch die Zerstörung oder Reizung der Hirnsubstanz selbst an Ort und Stelle der Geschwulst entstehen und die natürlich die sicherste Grundlage für unsere Localdiagnose bilden, muss ich noch einiger für die Diagnose nicht unwichtiger Dinge gedenken, die bei percutorischer und auscultorischer Untersuchung des

Schädels zu Tage treten und die erst in neuerer Zeit eine ihrer
Wichtigkeit gebührende Anerkennung gefunden haben. Wenden
wir uns zunächst den percutorischen Symptomen der intracraniellen Geschwulst zu, die deshalb besonders auch es verdienen, an dieser Stelle abgehandelt zu werden, weil sie je nach
den Umständen nur zur Allgemein- oder auch zur localen
Diagnose des Tumors beitragen können. Wir haben oben gesehen, dass die Hirngeschwülste an den häutigen und knöchernen
Hüllen des Schädels die verschiedensten Läsionen hervorrufen
können und dass diese Läsionen zum Theil nur am Sitze oder
in der Nähe der Geschwulst zu Stande kommen, zum Theil
aber auch, wenn sie von der allgemeinen Steigerung des Hirndruckes abhängen, die betreffenden Hüllen in toto betheiligen
können. In der Nähe der Geschwulst kann es zu Entzündungen,
Verklebungen, Verdünnungen bis zum Durchbruch der weichen
Häute und ebenso zu Osteoporose und Verdünnung des Schädelknochens kommen, die schliesslich auch zur Autotrepanation der
Geschwülste führen kann. Bei allgemeinem sehr starken Hirndruck stehen die weichen Häute, speciell die Dura unter sehr
starker Spannung und die Verdünnung des Schädels kann die
ganze Schädelkapsel ergreifen. Diese ziemlich vielfältigen Veränderungen führen nun bei der Percussion im Wesentlichen zu
zwei klinischen Erscheinungen (von den Durchbohrungen des
Schädels, die oben schon genügend besprochen, sehe ich hier
ab): 1. zu der percutorischen Empfindlichkeit des Schädels,
2. zu eigenthümlichen Aenderungen des Percussionstones des
Schädels, die man als tympanitischen Schall und als Geräusch des zersprungenen Topfes bezeichnet. Es ist
in jedem Falle von Hirntumor dringend anzurathen,
eine genaue Percussion zunächst einmal der Schädelkapsel vorzunehmen, am besten so, dass man mit dem
Mittelfinger systematisch Stelle für Stelle, erst leise, dann allmählich mit immer grösserer Kraft abklopft. Der Finger ist
deshalb dem Percussionshammer vorzuziehen, weil man bei
seiner Anwendung genauer über die angewandte Kraft orientirt
ist, und weil der Hammer auch leicht Nebengeräusche macht.
Auch ist die Anwendung des letzteren schmerzhafter; allerdings
tritt das tympanitische Geräusch bei Hammerpercussion manchmal etwas deutlicher zu Tage. Bei dieser Untersuchung wird
man dann in sehr vielen Fällen sich durch Schmerzäusserungen
der Kranken von dem Vorhandensein percutorisch empfindlicher
Stellen überzeugen. Je nach der Empfindlichkeit und nach dem
Bewusstseinszustande der Kranken können diese Aeusserungen
mehr oder weniger deutlich sein; für die Bedeutung dieser
Untersuchungsmethode kommt aber in Betracht, dass
sie insofern eine ziemlich objective ist, als auch
schon benommene Patienten, wenn man an die empfindlichen Stellen kommt, ihrem Schmerze durch
schmerzhaftes Verziehen des Gesichtes Ausdruck

geben können. Je nach den Umständen findet sich nun diese percutorische Empfindlichkeit über die gesammte Schädelober-fläche ausgebreitet — sie kann dann localdiagnostisch natürlich nichts beweisen, spricht aber wohl immer für eine starke Spannung der Dura und nach Oppenheim auch für eine osteo-porotische Verdünnung der Schädelknochen; oder aber sie ist auf einen mehr oder weniger umschriebenen Bezirk beschränkt. Stimmt im letzteren Falle die umschriebene Empfindlichkeit überein mit dem Sitze des Tumors, wie man ihn auch nach den übrigen Krankheitserscheinungen vermuthen darf, so wird dieses Symptom eine sehr wichtige Stütze für die betreffende Local-diagnose mit abgeben und ausserdem in den meisten Fällen, wenn es ausgesprochen ist, beweisen, dass der Tumor zu einer der oben erwähnten umschriebenen Veränderungen an den weichen oder harten Hüllen geführt hat, also auch direct an diesen oder in der Nähe derselben seinen Sitz hat. Es sind sogar Fälle bekannt geworden, wo die umschriebene percutorische Empfindlichkeit den Werth des einzigen oder wichtigsten Herd-symptomes gewann, weil die übrigen Symptome nur die All-gemein- und Hemisphären-Diagnose gestatteten, die scharf um-grenzte Empfindlichkeit aber auf den genauen Sitz hinwies. So war es z. B. in dem bekannten Hitzig-Bramann'schen Falle, bei dem am Tage vor der Operation zur Empfindlichkeit allerdings auch noch ein umschriebenes Oedem kam.

Ich will, um hiermit zu schliessen, noch erwähnen, dass man in manchen Fällen weniger leicht beim Beklopfen als beim Drücken der betreffenden Stellen umschriebene Empfindlichkeit auffinden kann; namentlich findet sich manchmal solche um-schriebene Druckschmerzhaftigkeit am Rachendach bei Tumoren der mittleren Schädelgrube. Ferner muss ich, das Vorher-gehende einschränkend, sagen, dass auch ausgesprochene um-schriebene Empfindlichkeit nicht immer auf einen Sitz des Tumors in oder nahe bei den Häuten hinweist, sondern manchmal auch bei Geschwülsten in der Marksubstanz vorkommt, dann aber meist wohl wenigstens der Stelle der Geschwulst entsprechend. Auch kann man aus dem Vorhergehenden von selbst schliessen, dass die allgemeine Percussionsempfindlichkeit am ersten bei grossen und speciell auch bei Kleinhirntumoren vorkommen wird, wo der Innendruck des Schädels häufig einen sehr hohen Grad erreicht, während die umschriebene Empfindlichkeit am häufigsten bei Sitz des Tumors in den Grosshirnhemisphären in oder nahe der Rinde gefunden wird.

Die Veränderungen des Percussionstones des Schädels bei Tumorkranken, die ich oben als tympanitischen Per-cussionsschall und als bruit de pot fêlé, Geräusch des zersprungenen Topfes, bezeichnet habe, sind zuerst von englischen Autoren, speciell von Mac Ewen erwähnt worden, in Deutschland habe ich die Aufmerksamkeit darauf gelenkt. Ich muss darauf bestehen, dass diese physikalischen

Symptome sich bei einiger Aufmerksamkeit in vielen Fällen von Hirngeschwülsten nachweisen lassen, am häufigsten allerdings bei Kindern zwischen dem 4. und 12. Jahre; dass sie, wenn man sie einmal kennt, sich leicht wiederkennen lassen und dass sie meist sehr drastisch und gerade so objectiv sind, wie die ähnlichen Erscheinungen bei der Percussion der Brusteingeweide, speciell auch der Lungen, an deren Objectivität doch Niemand zweifelt. Der tympanitische Percussionsschall besteht, wie der Name sagt, in einer Aenderung des für gewöhnlich mehr leeren Percussionsschalles des Schädels in einen sonoren, volleren, dem nicht selten ein hohler Beiklang zugemischt ist; das bruit de pot fêlé gleicht physikalisch ganz dem Geräusche, das man nicht so selten über nahe an der Brustwand sitzenden grossen Cavernen findet. Manchmal kann man bei letzterem Geräusche besser von Schachtelton reden, da das Geräusch sich genau so ausnimmt, als wenn man eine leere dünne Holzschachtel, etwa eine Bleisoldatenschachtel percutirt; onomato-poetisch wirkt auch die allerdings nicht ganz classische Bezeichnung „Scheppern“. Tympanie und Scheppern kommen häufig zusammen; nicht selten auch combinirt mit Percussionsschmerz vor, Tympanie auch allein, Scheppern wohl nie ohne Tympanie. Beide können sich diffus über dem ganzen Schädel zeigen, dann sind sie natürlich nur ein Allgemeinsymptom der Hirngeschwulst; oder aber an umschriebenen Stellen, unter Umständen als localdiagnostisch zu verwerthendes Merkmal. Beide Symptome, das Scheppern noch mehr als die Tympanie, sind immer ein Zeichen einer erheblichen Verdünnung des Schädeldaches, die diffus oder circumscript eintreten kann, das Scheppern wird manchmal wohl auch bedingt durch eine locale oder allgemeine Trennung der Schädelnähte. Am ausgeprägtesten findet sich sowohl die Tympanie als auch das bruit de pot fêlé diffus über dem ganzen Schädel bei Kindern, wo ein Hirntumor nicht so selten die Schädelknochen zur Papierdünne usurirt und nicht so selten zur Sprengung der schon vereinigten Nähte führt; gerade in der Nähe dieser Nähte ist dann manchmal das Scheppern am deutlichsten. Umschrieben in mehr oder weniger starkem Grade findet es sich häufiger bei Erwachsenen, bei denen übrigens ebenfalls eine Sprengung der Nähte durch starken Tumordruck nicht unmöglich ist, wenigstens nicht an beschränkten Stellen (Gowers). Stimmt die locale Tympanie und das locale Scheppern wieder mit den übrigen Localsymptomen des Hirntumors überein, so können auch diese Symptome eine sehr kräftige Stütze für die Localdiagnose abgeben, und sie beweisen wohl noch mehr wie die locale Schmerzhaftigkeit, dass der Tumor wenigstens nicht weit vom Schädeldach entfernt liegen kann. So fand ich in einem Falle von rechtem Stirnhirngliom das Schädeldach an der Stelle dieser Symptome bis zur Dicke einer Marienglasscheibe verdünnt und die Geschwulst direct unter dieser Verdünnung liegend.

Es ist hier nicht der Ort, genauer auf die physikalische Deutung dieser Symptome einzugehen, und diese hat auch ihre grossen Schwierigkeiten. Der Percussionsschall des Schädels hängt ja von den Schwingungen ab, in die beim Beklopfen des Schädeldaches die in Nase, Mund und Rachen etc. befindliche Luft gesetzt wird. Man kann ihn künstlich sonor, bis zur Tympanie machen, wenn man Mund und Nase aufsperrt, noch mehr, wenn man dem Munde etc. die Stellung giebt, die er zum Aussprechen des Vocales U nöthig hat. In beiden Fällen enthalten die betreffenden Hohlräume mehr Luft als im gewöhnlichen Zustande. Da bei Verdünnung des Schädels infolge Tumors die Tympanie schon ohne diese Maassnahmen eintritt, kann man nur annehmen, dass wegen dieser Verdünnung bei der Percussion zunächst der Knochen, dann die Luft in stärkere Schwingungen geräth, als bei normal dickem Schädel, und dass die Tympanie der Ausdruck dieser stärkeren Schwingungen ist. Das Scheppern soll nach Professor Kohlrausch, Dozent für Physik an der Technischen Hochschule in Hannover, der einen exquisiten derartigen Fall mit mir untersuchte, nur dann entstehen, wenn der Knochen so dünn ist, dass bei seiner Percussion eine Delle entsteht, die sich erst allmählich wieder ausgleicht. Am Rande dieser Delle sollen die Schwingungswellen, in die der ganze Schädel durch die Percussion gesetzt wird, eine Unterbrechung und Aenderung in Wellenzahl und Wellenhöhe erleiden; der Ausdruck dieser Aenderung sei das Scheppern. Damit stimmt jedenfalls, dass man das Scheppern am leichtesten an den sehr verdünnten und eindrückbaren Schädeln tumorkranker Kinder und in der Nähe der Nähte demonstriren kann. Erwähnen will ich übrigens noch, dass gerade in dem Falle, den ich mit Professor Kohlrausch untersuchte (Knabe von 7 Jahren, grosses Gliom des Ventrikels IV s. Figur 7) nach dem Tode sowohl Tympanie wie Scheppern fehlte, was ich mir garnicht erklären kann. Uebrigens will ich noch mit Nachdruck hervorheben, dass die erwähnten Aenderungen im Percussionsschall des Schädels, die Tympanie und das bruit de pot fêlé keineswegs pathognomonisch für den Hirntumor sind. Sie sind nach meiner Ansicht nur pathognomonisch für eine allgemeine oder locale Verdünnung der Schädelknochen. Diese kommt natürlich nicht allein bei Tumoren vor. So ist z. B. die allgemeine Tympanie fast regelmässig, das Scheppern nicht so selten bei ganz gesunden Säuglingen nachzuweisen, und ich möchte deshalb beiden Dingen erst etwa vom dritten Lebensjahre an, wo die Fontanellen sicher geschlossen sind, eine pathologische Bedeutung beimessen. Beides findet sich ferner auch beim Hydrocephalus, auch beim acuten, infolge von Meningitis tuberculosa. Locale Tympanie ist manchmal die Folge von seniler Osteoporose. Alle diese Dinge kann man diagnostisch ja aber leicht ausschalten; im Senium sind Tumoren sehr selten.

In verhältnissmässig recht seltenen Fällen können bei Tumoren des Gehirnes auch auskultatorische Phänomene zu Stande kommen. In den meisten Fällen handelt es sich hier um ein rhythmisches, dem Herzpulse synchrones, also arterielles Geräusch. Dasselbe ist manchmal ein mehr hauchendes, manchmal ein hell sausendes bis pfeifendes. Seine Intensität kann eine sehr verschiedene sein; in einzelnen Fällen kann es sogar in einiger Entfernung vom Schädel gehört werden, in anderen und wohl den meisten, muss man sehr danach suchen, lange hinhorchen; hat man seinen Rhythmus und seine Tonart aber einmal erkannt, so hört man es immer leicht wieder, während sich vielleicht andere Beobachter damit vergebliche Mühe geben. Das Geräusch kann continuirlich bestehen oder stunden- und tagelang aussetzen, um dann wiederzukehren. Von grossem Interesse ist es noch, dass es in einzelnen Fällen vom Patienten gehört wird und diesen dann meist sehr quält, in anderen nicht, ohne dass sich für diesen Unterschied irgend welche Erklärungen geben lassen. In einzelnen Fällen hört man das Geräusch über dem ganzen Kopfe, in anderen nur auf einer Kopfseite — nicht selten nur an einer bestimmten Stelle; entweder mehr vorn, im Gebiete der Carotis interna oder mehr hinten in dem der Vertebralis; kommt es im ersteren Gebiete zu Stande, so kann man es auch wohl durch Compression der entsprechenden Carotis auf einige Zeit unterdrücken; meist ist es dann nach Aufheben der Compression um so deutlicher.

Am häufigsten kommen, vor allem die lauten Gefässgeräusche, bei Aneurysmen der basalen Hirnarterien vor. Aber erstens können sie hier auch fehlen, und zweitens — das muss mit Nachdruck betont werden — sind sie keineswegs nur bei den Aneurysmen anzutreffen. Zunächst hat man sie auch bei anderen gefässreichen Geschwülsten gehört. Ferner können andere Tumoren, wenn sie zur Compression basaler Gefässe führen, deutliche Gefässgeräusche hervorrufen. So war es z. B. in dem Falle, den Figur 8 darstellt (Gliom am Chiasma), wo Oppenheim das Geräusch zuerst constatirt hatte, und wo ich es nachher längere Zeit gehört habe, bis es in den letzten zwei Jahren definitiv verschwunden war. Hier war es links zu hören gewesen, also offenbar durch Druck auf die linke Communicans posterior entstanden. Schliesslich ist es normal vorhanden bei Säuglingen mit offenen Fontanellen, ganz besonders aber bei anämischen und rachitischen Säuglingen. Oppenheim hat auch bei erwachsenen Anämischen offenbar eine Fortleitung der Gefässgeräusche am Halse bei Auscultation des Schädels gehört, was beachtenswerth ist, da, wie wir sehen werden, schwere Anämie auch sonst tumorähnliche Symptome hervorrufen kann. Jedenfalls geht aus allem diesen soviel hervor, dass das arterielle Geräusch am Schädel für die Diagnose eines Aneurysma nur eine mit Vorsicht zu verwendende Bedeutung hat, wenn es auch wohl am häufigsten bei diesem Leiden vorkommt. Das Aufhören des Geräusches ist, besonders natürlich bei Aneurysmen, manchmal Hand in Hand mit der Heilung derselben gegangen. In anderen Fällen, wie z. B. dem oben erwähnten, wuchs der Tumor weiter, obwohl das Geräusch aufhörte. In einem Falle von traumatischem Aneurysma, den ich beobachtete, gingen alle übrigen Symptome zurück: das Geräusch aber blieb bestehen, solange ich die Kranke beobachtete, und war auch für die Patientin immer hörbar.

Es sind Fälle beschrieben, wo die locale Verdünnung des Schädels beim Tumor soweit ging, dass man bei Localisation derselben über oder in der Nähe der Centralwindungen durch leichte Percussion oder durch ganz leichte Galvanisation Jackson'sche Anfälle auslösen konnte. (Clouston, Bremer und Carson).

Wir kommen nun zu den eigentlichen Localsymptomen s. s., d. h. zu denjenigen Erscheinungen, die der Tumor durch die Läsion der Hirn- und Nervenmassen selbst an Ort und Stelle hervorruft. Es sollen der Reihe nach die bei den Tumoren der einzelnen Hirnparthieen vorkommenden Erscheinungen besprochen werden. Man könnte a priori eine solche Besprechung für müssig halten und meinen, dass sich diese Symptome ja ganz einfach aus den Lehren der localen Hirnphysiologie und zum Theil auch der Anatomie würden abstrahiren lassen. Das ist aber keineswegs so. Die Localsymptome der Hirntumoren entsprechen niemals so genau, wie sie es z. B. bei den scharf umschriebenen Blutungen oder Erweichungen thun, denjenigen, die man nach den Lehren der Physiologie bei einer Affection der betreffenden Hirnstelle erwarten sollte. Zunächst mischen sich bei der Progressivität der Geschwülste immer Ausfalls- und Reizsymptome zu einem nicht immer leicht zu deutenden Bilde. Zweitens sind die Herdsymptome, wie oben gezeigt, beim Tumor stets gemischt aus directen und indirecten — den sogenannten Nachbarschaftssymptomen. Drittens kommen eventuell auch echte Fernwirkungen hinzu — und viertens wird das ganze Krankheitsbild noch wesentlich complicirt durch die Allgemeinsymptome, die wieder für die verschiedenen Sitze des Tumors einige Besonderheiten darbieten können. Kurz, es dürfte sich für die Darstellung der Localsymptome beim Tumor doch wohl lohnen, nach der oben gegebenen Disposition zu verfahren, natürlich wird dabei zugleich eine Localdiagnose gegeben, da sich häufig Gelegenheit bieten wird, in dieser Beziehung auch differentialdiagnostische Momente hervorzuheben. Auch dürfte es angebracht sein in diesem Kapitel stets nach der Reihe die eigentlichen Local- und Nachbarschaftssymptome, dann, wenn sie vorhanden, die Fernsymptome und schliesslich die eventuell für den betreffenden Sitz characteristischen Besonderheiten der Allgemeinsymptome zu besprechen.

Centrum semiovale und Grosshirnganglien.

Es kommt nicht so selten vor, dass die Localsymptome einer Geschwulst zwar mit Bestimmtheit für die Diagnose der vom Tumor ergriffenen Hemisphäre ausreichen, aber genaue Auskunft über den Sitz in dieser Hemisphäre nicht geben. Die Symptome pflegen dann die banalen einer mit der lädirten Hemisphäre gekreuzten Hemiplegie zu sein — also halbseitige Lähmung mit mehr oder weniger starker Contractur und erhöhten Sehnenreflexen, meist geringe halbseitige Sensibilitätsstörungen, Convulsionen, die besonders im Beginne der Erkrankung eintreten und meist die paretische Seite oder die Gesammtmusculatur auf einmal in Krampfzustand versetzen, und bei linksseitigem Sitze vielleicht unbestimmte Sprachstörungen. Von einer gewöhnlichen, etwa auf Blutung oder Erweichung beruhenden Hemiplegie unterscheiden sich dann solche Fälle, abgesehen von den Allgemeinerscheinungen des Tumors, vor allem durch die langsam progressive Zunahme aller Erscheinungen. Dieser halbseitige Symptomencomplex kann bei sehr verschiedenem Sitze der Geschwulst vorkommen. Rindentumoren, die z. B. in Hirnregionen sitzen, die überhaupt eine specifische Function nicht haben oder deren Function wir wenigstens nicht mit Bestimmtheit kennen — dahin gehören Theile der Stirnwindungen, der rechte Parietal- und der rechte Schläfenlappen — brauchen, wie wir gesehen, zunächst Herdsymptome überhaupt nicht zu machen; treten solche auf, so beruhen sie zumeist auf einer Betheiligung der langen cerebrospinalen Leitungsbahnen und finden ihren Ausdruck in einer gekreuzten Hemiplegie. Den genaueren Sitz des Tumors kann in solchen Fällen eventuell noch eine umschriebene percutorische Schmerzhaftigkeit oder Tympanie darlegen. Noch häufiger finden sich einfach hemiplegische Erscheinungen, wenn der Tumor die grossen Markmassen der Hemisphäre ergreift, die wir als Centrum semiovale bezeichen. Auch hier sind es namentlich die in der Nähe der erwähnten mehr indifferenten Rindentheile liegenden Markmassen, die hier in Betracht kommen, denn Tumoren, die die Stabkranzfaserung der Rindentheile mit specifischer Function ergreifen, pflegen, wenigstens wenn sie in der Nähe der Rinde sitzen, fast dieselben Symptome, wie die betreffenden Rindentumoren hervorzurufen. Diese tief im Marke sitzenden Tumoren können zunächst ebenfalls nur allgemeine Symptome bedingen, später werden auch sie die grossen motorischen und sensiblen Leitungsbahnen mit augreifen und davon abhängige Symptome hemiplegischer Natur bedingen. In manchen Fällen dieser Art ist es wenigstens möglich, auszusagen, ob die Geschwulst mehr in den vorderen oder hinteren Theilen der Hemisphäre sitzt: im ersteren Falle werden mehr rein motorische Erscheinungen vorhanden sein, im letzteren können sich dazu auch sensible gesellen, oder, wenigstens zuerst, allein vorhanden sein, z. B. halbseitige Anästhesieen, auch Schmerzen; ferner

ataktische, choreatische und athetotische Erscheinungen, manchmal auch Hemianopsie. Meist beweisen die letzteren Symptome,
dass die hinteren Theile der inneren Kapsel mitafficirt sind.
Von den Tumoren der oben erwähnten Rindenparthieen mit
einfach halbseitigen Erscheinungen können sich die des Centrum
semiovale durch das wohl stete Fehlen umschriebener Percussionssymptome des Schädels unterscheiden, während natürlich
die sensiblen Symptome, die Hemianästhesie, auch bei tiefem Sitz des
Tumors z. B. in den Scheitellappen oder in hinteren Theilen der
Schläfenlappen vorkommen kann, ja noch leichter vorkommen wird.

Der Vollständigkeit halber will ich noch hinzufügen, dass
es auch bei den Tumoren der Markmassen des Centrum semiovale
manchmal zu umschriebenen Krämpfen und zu Monoplegien
kommen kann, ohne dass wir im Stande sind, das zu erklären.
Ja, in einzelnen Fällen ist auch eine nicht gekreuzte, sondern
eine gleichseitige Hemiplegie beobachtet, nach Oppenheim in
solchen, bei denen die Wachsthumsrichtung der Geschwulst nach
der nicht direkt ergriffenen Hemisphäre ging, so dass der Tumor
hier vielleicht die Pyramidenbahn mehr beeinträchtigte, als auf
der Seite seines Sitzes.

Es dürfte praktisch sein, hier gleich das anzureihen, was
wir über die Tumoren im Gebiete der grossen Ganglien,
des Corpus caudatum und lenticulare und des Thalamus
opticus wissen. Im Ganzen ist das recht wenig. Was zunächst
die ersten beiden grauen Massen betrifft, die man in den vordersten Hirntheilen ja auch unter dem Namen Streifenkörper
zusammenfasst, so sind sogar doppelseitige Erkrankungen derselben durch Tumor bekannt geworden, ohne dass überhaupt
irgend welche als Localsymptome zu deutende Erscheinungen
bestanden hätten (s. z. B. Hutchinson). In den meisten
Fällen werden aber Geschwülste dieses Sitzes sehr bald die
innere Kapsel betheiligen und dann dieselben Symptome hervorrufen, wie wir sie oben für Tumoren in der Nähe oder in den
vorderen Partien der inneren Kapsel geschildert haben: also die
Symptome einer reinen, von sensiblen Erscheinungen meist freien
Hemiplegie mit entsprechenden Convulsionen. Auch Tumoren des
Thalamus opticus, die ganz ohne Localerscheinungen verliefen,
sind mehrfach beobachtet worden. In den meisten Fällen aber
haben auch sie hemiplegische Erscheinungen hervorgerufen, die
sich dann, namentlich wenn die Geschwülste mehr das Pulvinar
betrafen, mit allerlei sensiblen Erscheinungen — so mit Hemi-
anästhesien, mit halbseitigen Schmerzen, ferner mit ataktischen,
choreatischen und athetotischen Bewegungsstörungen der gekreuzten
Extremitäten und event. mit Hemianopsie verbanden. Diese Erscheinungen sind, wie erwähnt, auch bei Geschwülsten der hinteren
Partien des Centrum semiovale beobachtet worden, und die
meisten von ihnen kann man sicherlich nicht auf Läsion des
Thalamus direct beziehen. Die halbseitigen Gefühlsstörungen
und Schmerzen beweisen wohl stets eine Betheiligung der

hinteren Parthieen der inneren Kapsel, die Hemianopsie eine
solche des Corpus geniculatum externum und auch Augenmuskellähmungen, die nicht so selten bei Geschwülsten des Sehhügels
beobachtet sind, müssen entweder auf eine Läsion der Oculo-
motoriuskerne oder der Stämme der Augenmuskelnerven an der
Basis cranii zurückgeführt werden. Häufig bestand nur
Pupillenlähmung, gekreuzte Mydriasis: die Kerne für die
inneren Augenmuskeln liegen ja in der Seitenwand der hintersten
Theile des Thalamus. Was schliesslich die unwillkürlichen Bewegungen, die manchmal einen choreatischen oder atactischen,
seltener den Charakter des Intentionstremors tragen und am
häufigsten athetotisch sind, anbetrifft, so sind sie ja allerdings
bei Läsionen des Thalamus recht häufig beobachtet worden, und
es ist jedenfalls nicht ganz bestimmt auszuschliessen, dass wir
es hier mit einem wirklichen Herdsymptom der Sehhügel zu
thun haben (Gowers, Stephan, Oppenheim). In den
meisten dieser Fälle aber war doch die innere Kapsel mit lädirt,
und es ist jedenfalls wahrscheinlicher und heute der von der
Mehrheit der Autoren vertretene Standpunkt, dass alle diese Reizerscheinungen auf einer Läsion motorischer oder sensibler Antheile der inneren Kapsel beruhen. Während also die bisher
erwähnten Symptome entweder mit Sicherheit oder mit Wahrscheinlichkeit als directe Herdsymptome des Thalamus opticus
nicht aufgefasst werden können, steht es etwas günstiger mit
einem anderen Symptome, auf das zuerst Nothnagel, dann
vor allem Bechterew hingewiesen hat. Danach steht der
Sehhügel in ganz bestimmten Beziehungen zu denjenigen, besonders im Facialisgebiete sich abspielenden Bewegungen, die
wir als mimische oder auch emotionelle bezeichnen. Es ist jetzt
schon in einer ganzen Anzahl von Sehhügelerkrankungen, auch von
Tumoren im Sehhügel beobachtet, wenn auch negativeBefunde nicht
fehlen, dass derartige Patienten die entsprechende gekreuzte Ge-
sichtsseite für willkürliche Bewegungen, z. B. für Zähnefletschen,
recht gut innerviren konnten, dass diese Seite sich aber an mimischen
Bewegungen, z. B. Lachen und Weinen garnicht betheiligte. Ich
selbst habe in einem Falle von Tumor des linken Occipitallappens aus diesem Verhalten richtig die Diagnose eines Ueber-
greifens der Geschwulst auf den Thalamus opticus gestellt.
Hierher gehört es wahrscheinlich auch, dass als Reizsymptom
von Seiten des Thalamus auch Zwangslachen auftreten kann.
Nach neueren Untersuchungen ist es nicht unmöglich, dass der
Thalamus opticus nicht nur zu den mimischen Bewegungen,
sondern zu allen denjenigen motorischen Acten in Beziehung
steht, die eine Mittelstellung zwischen den streng willkürlichen und den rein automatischen einnehmen, die man
vielleicht als unbewusst willkürlich bezeichnen kann; dahin gehört z. B. das Gehen, nachdem es erlernt ist.

Es ergiebt sich aus dem Vorstehenden, dass die
Diagnose einer Thalamusgeschwulst mit einiger

Sicherheit zu stellen ist, wenn sich hemiplegische Erscheinungen mit deutlichen Sensibilitätsstörungen, vielleicht mit Hemianopsie **und vor allem mit halbseitiger Athetose** und **halbseitiger mimischer Lähmung** combinirt, constatiren lassen.

Stirnhirn.

Wir fassen unter dem Stirnhirn dasjenige beim Menschen sehr grosse Gebiet zusammen, das an der Convexität bis an die vordere Centralwindung reicht, mit seiner Basis besonders die obere Wand der Orbitae bedeckt und hier nach hinten vom Infundibulum und der Fossa Sylvii begrenzt wird. Dass dieses grosse Gebiet specifische und wahrscheinlich verschiedene specifische Functionen hat, und dass deshalb bei seiner Affection auch localdiagnostisch zu verwerthende Symptome entstehen können, ist wohl a priori klar, obwohl besonders Geschwülste des rechten Stirnhirns häufig ohne alle localdiagnostischen Symptome verlaufen sein sollen. Ich sehe hier zunächst von der ja anerkannten Bedeutung der dritten linken Stirnwindung für die motorischen Functionen der Sprache ab; die Geschwülste der Sprachregionen des Gehirnes sollen später im Zusammenhange besprochen werden. Seit langem hat man sich gewöhnt, dem Stirnhirn eine besondere Bedeutung für die psychischen Functionen — den Intellect — beizulegen; Affectionen desselben sollten geistige Störungen hervorrufen, die im Allgemeinen den Charakter der Demenz zeigen. Trotzdem die neuesten Mittheilungen von Flechsig, der in den Frontallappen das wichtigste seiner sogenannten Associationscentren sucht, diese Annahme sehr stützen, kann ich mich doch aus allgemeinen psychologischen Gründen nicht mit ihr befreunden. Ich meine, man muss heute auf dem Standpunkte stehen, dass eine besondere Localisation der psychischen Functionen nicht möglich ist, dass vielmehr das, was wir psychisches Leben nennen, durch ein Zusammenwirken der verschiedensten, weit von einander gelegenen Hirntheile, ja sogar von Theilen des Rückenmarks und der peripheren Nerven zu Stande kommt. Dass die Frontallappen eine ganz besondere Bedeutung für das psychische Geschehen nicht haben, geht zur Genüge auch daraus hervor, dass psychische Störungen, vor Allem auch scheinbare Demenz, auch bei Tumoren anderer Hirnprovinzen vorkommen, wenn sie nur gross genug sind; vielleicht erklärt sich ihre Häufigkeit bei Tumoren des Stirnhirnes nur daraus, dass diese Geschwülste bei ihrer weiten Entfernung von den lebenswichtigen Centren der Medulla oblongata eine ganz besonders grosse Ausdehnung erfahren können, ehe sie das Leben unmöglich machen. Nur ein Symptom hat die unbefangene klinische Beobachtung als recht häufig bei Stirnhirntumoren constatirt, das auch ein psychisches ist, die sogenannte Witzel-

sucht, die Jastrowitz zuerst als characteristisch für Stirnhirnerkrankungen erkannt hat und die Oppenheim ihren be-
zeichnenden Namen verdankt. Es handelt sich hier um eine
eigenthümliche Neigung der Kranken zu Witzen, die um so auf-
fälliger wirkt, als sie in merkwürdigem Contraste mit der jammer-
vollen Lage der Kranken steht. Man muss übrigens nicht
glauben, dass es sich immer um gute Witze handelt; im Gegentheil sind sie meist recht schwach, was ja auch in der von
Oppenheim aus dem Zeitwort „witzeln" gebildeten Bezeichnung
liegt. Sehr häufig handelt es sich um Wortspiele mit den Bemerkungen des Arztes; einer meiner Kranken (Gliom im rechten
Stirnhirn) hatte eine besondere Neigung, sich selbst zu ironisiren;
ein anderer mit einem gleichsitzenden Tumor verrieth eine Art
Galgenhumor; als er auf dem Operationstische noch einmal um
seine Zustimmung zur Trepanation gefragt wurde, sagte er:
„Nur zu, aber wenn Sie glauben, in meinem Kopfe einen grossen
Philosophen zu finden, da irren Sie sich."

Erst in der neueren Zeit haben wir ein zweites, diagnostisch nicht unwichtiges Symptom bei den Geschwülsten
des Stirnhirnes kennen gelernt, das wir heute wohl mit einiger
Sicherheit als ein direktes Herdsymptom auffassen dürfen, ich
meine eine Störung des Gleichgewichtes beim Stehen
und Gehen, die ganz derjenigen bekannten Störung gleicht,
die bei Erkrankungen des Kleinhirnes vorkommt und die wir
dort als cerebellare Ataxie zu bezeichnen pflegen. Genaueres
über ihre Symptomatologie soll deshalb unten im Abschnitte
Kleinhirn erfolgen, während ich hier noch die differential-dia-
gnostischen Unterschiede zwischen Kleinhirn- und Stirnhirnataxie
bringen werde, die nur in den Begleitsymptomen dieser Erscheinung liegen. Das Vorkommen einer der cerebellaren ähnlichen Gehstörung bei Tumoren des Stirnhirnes war auch schon
früheren Autoren aufgefallen, z. B. Moeli und Wernicke,
die es auch schon auf eine Läsion der Rumpfmuskelcentren
Munks zurückführten, aber erst ich habe (1892) auf Grund
mehrfacher eigener Erfahrungen und nach Durchsicht der
Litteratur auf die Häufigkeit der frontalen Ataxie
hingewiesen. Zuerst fand meine Angabe Widerspruch, allmählich
aber ist ihre Richtigkeit anerkannt, und neuerdings ist sie auch
von Oppenheim bestätigt worden. Dass das Symptom diagnostisch Zuverlässigkeit besitzt, geht auch daraus hervor, dass
ich selber, hauptsächlich darauf gestützt in einem Falle von zur
Operation gebrachtem Stirnhirntumor die richtige Diagnose stellen
konnte, ebenso wie umgekehrt auch ein paar Mal aus der Ataxie
fälschlich auf Kleinhirntumoren geschlossen ist, während der Tumor
schliesslich im Stirnhirn lag (z. B. Hitzig und Hermanides).

Es handelt sich bei der frontalen Ataxie aller Wahrscheinlichkeit nach nicht um eine eigentliche Ataxie, sondern um eine Parese
der für die Bewegungen des Rumpfes in Betracht kommenden
Muskeln. Es ist ohne weiteres klar, dass eine solche Parese wohl

im Stande ist, das Gehen und Stehen in erheblicher Weise durch
Hin- und Herschwanken des Rumpfes und die damit verbundene
Unmöglichkeit, das Gleichgewicht zu erhalten, zu stören. Nun
hat Munk schon vor langen Jahren 'das Centrum der Rumpfmusculatur in das Stirnhirn verlegt, 'ebenso wie Meynert die
grosse Ausdehnung dieser Hirntheile beim Menschen mit dem aufrechten Gange derselben in Verbindung brachte. Schon lange weiss
man auch, dass beim Affen im Fusse der zweiten Stirnwindung
Centren für die Bewegung des Kopfes und der Augen nach der entgegengesetzten Seite existiren — die Hals- und Nackenmusculatur ist
ja aber nur ein Theil der Rumpfmusculatur. Schliesslich haben neuerdings Horsley und Schäfer nachgewiesen, dass auch die Centren
für die übrige Rumpfmusculatur beim Affen sich im Stirnhirne befinden. Also Anhaltspunkte für diese Deutung der frontalen Ataxie
haben wir zur Genüge. Für die Zukunft wird es vor allem darauf ankommen, diese Rumpfmuskelschwäche direct nachzuweisen; darauf
hin ist bis jetzt wenig untersucht; in einem von mir neuerdings beobachteten Falle von Ataxie bei Stirnhirntumor konnte ich sie
nicht nachweisen. Da die corticalen Centren der Rumpfmusculatur
sich nach Horsley und Schäfer im gyrus marginalis, also an der
Mittellinie befinden, so erklärt sich leicht, dass auch bei einseitigem Tumor die „Ataxie" eine doppelseitige ist — eine Geschwulst, die das an der Falx cerebri liegende einseitige Centrum
dieser Musculatur lädirt, wird leicht auch dasselbe Centrum
der anderen Seite beeinträchtigen können. Bei einer Erweichung kann das nicht ohne weiteres passiren, und das erklärt wohl, dass die Stirnhirnataxie bisher hauptsächlich nur
bei Tumoren beobachtet wurde; doch kommt dafür auch noch
in Betracht, dass gerade die Rumpfmuskelcentren die betreffenden
Muskeln beider Seiten versorgen. Da die betreffenden Centren
und ihre Bahnen nur einen kleinen Theil der grossen Frontallappen einnehmen, so ist es auch wieder erklärlich, dass nicht
jede Läsion und auch nicht einmal jeder Tumor im Stirnhirn
zur Ataxie führt, doch hat Flechsig neuerdings angegeben,
dass die Stabkranzbahnen für die Rumpfmuskulatur einen bis
nahe an den Stirnpol reichenden, nach vorn convexen Bogen
beschreiben, ehe sie in die innere Kapsel eintreten, und so doch
grosse Gebiete des Stirnhirnmarkes direkt berühren. Ich will
übrigens schon hier hervorheben, dass nach neueren Anschauungen
auch die Kleinhirnataxie, wenigstens eine Form derselben, auf
einer Rumpfmuskelschwäche beruht. Da nun zwischen dem
Kleinhirn und dem Rumpfmuskelcentrum im Stirnhirn durch
Vermittelung der Stirnhirnbrückenbahnen enge anatomische Beziehungen bestehen, könnte man vielleicht einen Theil der
frontalen Ataxie auf eine Unterbrechung dieser Verbindungs-
bahnen beziehen. Ausgeschlossen ist auch nicht, dass bei
Stirnhirntumoren besonders leicht eine Fernwirkung auf das
Kleinhirn stattfindet — ich habe im Kapitel 3 erwähnt, dass
ich mehrmals ganz besondere Compression des Inhaltes der

hinteren Schädelgrube bei Stirnhirntumoren gefunden habe. Dass die frontale Ataxie nicht einfach eine Folge der Benommenheit ist, wie Oppenheim zuerst annahm, hat die klinische Erfahrung zur Genüge bewiesen: gerade in allerletzter Zeit sah ich einen Fall von Sarkom der Häute über dem rechten Stirnhirn, mit erheblicher Ataxie, bei dem überhaupt keine Benommenheit vorhanden war.

Eine wesentliche Stütze hat die Lehre von dem Vorhandensein von Rumpfmuskelcentren im Stirnhirn dadurch erfahren, dass bei Tumoren des Stirnhirnes auch krampfartige Erscheinungen in der Rumpfmusculatur zur Beobachtung gekommen sind. Oppenheim hat die betreffenden Daten zusammengestellt. Es sind tonische Krämpfe der Rumpf- und Hals- und Nackenmusculatur sowohl mit Emprosthotonus wie mit Opisthotonus beobachtet worden, in einem Oppenheim'schen Falle auch andauernde Nackenstarre. Ich selbst sah vor kurzem in einem Falle von Zerstörung der vorderen und medianen Theile beider Stirnwindungen andauernde tonische Krämpfe speciell des Rumpfes, die sehr an hysterische erinnerten; ferner bei einem Kranken, bei dem sich eine riesige Tuberkelmasse vom rechten Stirnhirn durch die Hirnschenkel bis in den Pons erstreckte, eine dauernde tonische Krümmung der Wirbelsäule concav nach links. Ebenso ist auch, z. B. in dem Falle von Hitzig-Bramann, eine dauernde Drehung des Kopfes nach der dem Tumor abgewandten Seite beobachtet worden, und die epileptischen Anfälle haben in diesen Fällen öfters mit Drehung des Kopfes und der Augen vom Tumor weg begonnen. Man könnte den letzteren Umstand auf das Kopf-Augencentrum im Stirnhirn beziehen und ihn localisatorisch verwerthen, wenn nicht, worauf Wernicke und Gowers hinweisen, fast alle epileptischen Anfälle mit dieser Drehung des Kopfes und der Augen einsetzten. Eine Blicklähmung nach der vom erkrankten Stirnhirn abgewandten Seite kommt bei einseitigen Tumoren dieser Gegend nicht vor. möglich wäre bei Tumoren in beiden Stirnlappen eine Lähmung des Blickes nach beiden Seiten — beobachtet ist das aber bisher nicht.

Die übrigen, bei Stirnhirntumoren, abgesehen von den Allgemeinsymptomen, beobachteten Symptome sind Nachbarschaftssymptome, sie besitzen aber deshalb doch ein grosses localdiagnostisches Interesse. Wächst der Tumor nach den Centralwindungen zu, so macht er Hemiplegien und zuerst auch Monoplegien — aus den letzteren kann man unter Umständen sogar schliessen, in welcher der drei Stirnwindungen der Tumor seinen Sitz hat. Ebenso kann es zu Jackson'schen Anfällen oder zu hemiplegischen Krämpfen kommen. Hat der Tumor specifische Züge des Stirnhirntumors nicht, so können diese Lähmungen und Anfälle die einzig localistisch zu verwerthenden Symptome sein, dann wird man natürlich leicht die falsche Diagnose eines Tumors der Centralwindungen machen. Wichtig

für die Diagnose sind auch die Symptome, die entstehen, wenn
der Stirnhirntumor nach der Basis zu wächst. Hier kann es zu
Druck auf den Sehnerven und das Chiasma kommen. Manchmal
tritt zunächst einseitige Stauungspapille mit consecutiver einseitiger Atrophie und Erblindung ein — in anderen Fällen
wurden auch hemianopische Störungen beobachtet. Auch einseitige
Lähmung der Augenmuskelnerven, besonders Abducenslähmung
ist nicht selten. Ebenso kann einseitige Anosmie entstehen, oder
der Tumor dringt in die Orbita ein und macht Exophthalmus.

In Bezug auf die Allgemeinsymptome ist zu sagen, dass
die Stauungspapille beim Stirnhirntumor nicht zu den Früh-
symptomen gehört. Der Kopfschmerz kann in der Stirn, aber
auch im Hinterkopfe sitzen, im letzteren Falle sich sogar mit
Nackenstarre verbinden.

Umschriebene percutorische Empfindlichkeit und Tympanie
mit oder ohne Scheppern ist bei Stirnhirntumoren besonders
häufig . und beides kann zur Localdiagnose viel beitragen
(s. Fall Hitzig-Bramann).

Die Differentialdiagnose zwischen Geschwülsten des Stirnhirnes und des Kleinhirnes kann, da das Hauptsymptom beider,
die Ataxie, in beiden Fällen ganz den gleichen Charakter haben
kann, eine sehr schwierige sein, wie auch noch in der neuesten
Zeit veröffentlichte Fehldiagnosen bewiesen haben. Sie gründet
sich im wesentlichen auf die genaue Berücksichtigung der Nachbarschaftssymptome und kann sehr erleichtert werden, wenn
sich localdiagnostisch verwerthbare Knochensymptome finden.
In den meisten Fällen ist sie doch wohl, bei Berücksichtigung aller
Umstände richtig zu machen. Ich stelle in einer Tabelle zusammen,
was für frontale, was für cerebellare Ataxie spricht. Diejenigen
Symptome, die ausser der Ataxie selbst in beiden Fällen ganz
gleichartig vorkommen, habe ich durch besonderen Druck hervorgehoben — man wird daraus ersehen, wie ähnlich manchmal
die Symptomatologie der Tumoren beiden Sitzes sein kann.

Frontale Ataxie	Cerebellare Ataxie
zeigt als Begleitsymptome:	
1. Hemiparesen oder Mono- paresen eventl. motorische Aphasie. **Rumpfmuskel- schwäche?**	1. Keine Lähmungen oder paraplegische Symptome; nicht selten auch Hemiple- gia alternans: wenn über- haupt, dann dysarthrische Sprachstörungen; ev. auch hier **Rumpfmuskel- schwäche.**
2. Jackson'sche oder allgemeine corticale Krämpfe; **manch- mal auch tonische Krämpfe der Rumpf- musculatur oder toni- sche Verdrehungen des**	2. Keine corticalen Krämpfe; **wohl aber ebenfalls manchmal tonische Con- vulsionen der Rumpf- und Nackenmuskeln mit Nackenstarre.**

Kopfes nach einer Seite
mit eventueller Nacken-
starre.

3. Eventuell krampfhafte Ab-
lenkung der Augen vom
Tumor weg. Bei einseitigem
Tumor keine Blicklähmung.

4. Bei Durchbruch oder Druck
nach der Basis Läsionen des
Opticus mit einseitiger Stauungspapille — einseitiger Erblindung oder Hemianopsie;
manchmal einseitiger Abdu-
cens- und Oculomotorius-
lähmung oder Anosmie.
Stauungspapille sonst meist
ein Spätsymptom.

5. Manchmal umschriebene percutorische Empfindlichkeit
und Tympanie.

6. Im Anfang manchmal ge-
ringer Kopfschmerz. Sitz
desselben meist im
Vorderkopf; manchmal
auch im Hinterkopfe,
sogar mit Nackenstarre.

7. Benommenheit oft stark.
Witzelsucht.

3. Bei Betheiligung des Pons
öfters Blicklähmung nach
der Seite des Tumors, allein
oder mit alternirender Hemiplegie der Extremitäten.

4. Häufig früh doppelseitige
Erblindung infolge schwerer
Stauungspapille, nie Hemianopsie; nucleare Augen-
muskellähmungen: auch
Lähmung anderer Hirn-
nerven.

5. Nie umschriebene, nicht
selten allgemeine percutorische Symptome.

6. Von Anfang an starker
Kopfschmerz mit Er-
brechen. Pulsverlangsamung
und Schwindel. Kopf-
schmerz meist im Hin-
terkopf mit Nacken-
starre, manchmal aber
auch in der Stirn.

7. Benommenheit erst im Ter-
minalstadium.

Centralwindungen.

Die localdiagnostischen Symptome, wie sie bei Geschwülsten
der sogenannten Centralwindungen — ihrer Rinde und ihres
Stabkranzes vorkommen, sind sowohl in theoretischer wie in
practischer Beziehung von besonderer Bedeutung. In theoretischer Hinsicht deshalb, weil das, was über die Functionen
gerade dieser Hirnparthieen feststeht, an Genauigkeit und Sicherheit bei Weitem alles übertrifft, was wir auf diesem Gebiete von
anderen Hirnparthieen wissen; in practischer, weil einestheils
gerade wegen der grossen Sicherheit der Diagnose und in zweiter
Linie wegen der leichten Zugänglichkeit des ganzen Gebietes die
Geschwülste der Centralwindungen die besten Objecte für unsere
chirurgisch-therapeutischen Bestrebungen bilden und wohl immer
bilden werden. Das in Betracht kommende Gebiet — das Rindencentrum für alle willkürlichen Bewegungen des Körpers — umfasst zunächst beide Centralwindungen — den lobe frontale und

parietale ascendante der Franzosen — auch ihre mediane Fläche, den Gyrus paracentralis. Nach vorn dehnt es sich auch auf die Stirnwindungen aus, von denen es beiderseits den Fuss der beiden ersten Windungen — und die mediane Fläche — den Gyrus marginalis — bei den meisten Menschen nur links, auch dem Fuss der dritten Stirnwindung betheiligt. Nach hinten hin wird auch der vordere Theil der oberen Scheitelwindung noch mit in das motorische Gebiet hineingezogen. Sicher steht fest, dass das obere Drittel dieses Gebietes — also vor allem der Centralwindungen selbst — auch ihre mediane Fläche — der sogenannte Gyrus paracentralis — ferner hinterste Theile der ersten Stirnwindung und vorderste der oberen Scheitelwindung das Centrum für die Beinbewegungen bildet; dass ferner im mittleren Drittel der beiden Centralwindungen die Bewegungen des Armes, im unteren die des Gesichtes und der Zunge repräsentirt sind. Sicher ist auch die Localisation der der Sprachfunction dienenden Muskeln im Fuss der dritten, meist linken Stirnwindung. Nicht so absolut sicher, aber doch jedenfalls sehr wahrscheinlich ist, wie wir gesehen haben, der Gyrus marginalis das Centrum für die Rumpfmusculatur und der Fuss der zweiten Stirnwindung ein Centrum für die Bewegung der Augen und des Kopfes nach der entgegengesetzten Seite. Denselben Grad von Sicherheit, wie diese letzten Centren, hat die Localisation der Bewegung der Stimmbänder und der Kiefermuskeln ganz in der Nähe der Facialis- und Hypoglossuscentren, vielleicht am unteren Ende der beiden oder nur der vorderen Centralwindung. Ich sah ganz vor kurzem noch einen Fall von Jackson'scher Epilepsie, wo die bei vollem Bewusstsein verlaufenden Krämpfe bald nur die rechte Gesichtshälfte, bald nur die beiderseitige Kiefermusculatur betrafen, am häufigsten allerdings beide Muskelgebiete in Mitleidenschaft zogen. Dass die Centren für seitliche Bewegungen der Augen und des Kopfes nahe bei einander liegen werden, ist a priori wahrscheinlich, und ich habe eine Stütze dafür auch immer darin gesehen, dass beim sogenannten Tic rotatoire der, meist rachitischen, Kinder, wo es sich wohl sicher um corticale Reizungen handelt, die Drehkrämpfe des Kopfes fast immer mit solchen der Augen verbunden sind. Dass wieder dieses KopfAugenbewegungscentrum in der Nähe des Armcentrums und zwar hier wieder in der Höhe des der Schultermuskulatur zukommenden Antheiles liegt, schliesse ich aus einem anderen Falle meiner Beobachtung, bei dem eine wahrscheinlich syphilitische Erkrankung der Meningen zu andauernden Zuckungen der rechten Schultermuskulatur und zu Drehungen des Kopfes nach derselben Seite geführt hatte. Dass schliesslich das Centrum für die Rumpfmuskulatur nahe dem Beincentrum liegen muss, beweist ein von mir beobachteter Fall von Angiom im obersten Theile der vorderen Centralwindung, bei dem, wenn die Krämpfe, die im Beine begannen, überhaupt sich weiter ausdehnten, sie dann erst den Rumpf concav nach der Seite des krampfenden Beines beugten und erst darauf auf den betreffenden Arm und das Gesicht übergingen. Ganz entsprechend dem Verlauf der Anfälle in diesem Falle liegen nach Horsley und Schäfer im Gyrus marginalis von vorn nach hinten erst Centren für die Bein- dann für die Rumpf- dann erst für die Arm- und Kopfmuskulatur.

Mit dieser Umgrenzung der einzelnen Muskelgebiete im Groben ist aber wenigstens für die Muskulatur der Beine, Arme und des Gesichtes längst nicht alles, was wir wissen, erschöpft — wir kennen hier auch wieder für die einzelnen functionell zusammenhängenden Gruppen der betreffenden Muskulatur und manchmal sogar für die einzelnen Muskeln ihre specielle Localisation innerhalb der gemeinsamen Centren für die betreffende Extremität, resp. die betreffende Gesichtshälfte etc. Am meisten sind unsere Specialkenntnisse in dieser Beziehung durch die genauen physiologischen Untersuchungen von Horsley und Schäfer am Affen erweitert, und dass die hier gewonnenen Angaben auch für den Menschen so ziemlich stimmen, zeigen uns erstens immer genauere und schon durch ihre immer mehr anwachsende Zahl gesicherte klinische Beobachtungen und pathologisch-anatomische Befunde; ferner auch, und nicht am wenigsten, direkte physiologische Untersuchungen, die an der Hirnrinde des Menschen bei Gelegenheit von Operationen mit dem elektrischen Strome vorgenommen sind.

Alle diese Erfahrungen führen nun zu folgenden speciellen Resultaten. Am obersten Rande des Beincentrums, also dicht an der Mittellinie und wahrscheinlich etwas mehr in der hinteren als in der vorderen Centralwindung liegt beim Menschen ein Centrum für den Extensor hallucis; etwas weiter nach abwärts, ebenfalls hauptsächlich in der hinteren Centralwindung sind Fuss- und Zehenbewegungen, und in der vorderen Centralwindung nahe an der Grenze zwischen Bein- und Armcentrum Hüft- und Kniebewegungen repräsentirt. Der Paracentrallappen beherbergt Centren für Oberschenkel-, Becken- und Gesässmuskulatur. Im Armcentrum folgen von oben nach unten auf einander die Gebiete für Schulter-, Ellenbogen-, Hand- und Fingerbewegungen. Ellenbogen-, Hand- und Fingerbewegungen haben ihre Centren jedenfalls mehr in den vorderen Centralwindungen; die Schulterbewegungen sind in der vorderen und hinteren repräsentirt; dagegen findet sich ein besonderes Centrum für den Daumen am untersten Ende des Armcentrums, nahe am Gesichtscentrum, nur in der hinteren Centralwindung. Im Facialiscentrum liegt die Stirnaugenregion am höchsten, am tiefsten die Centren für Mund und Lippen — dazwischen der mittlere Theil des Gesichts; dicht an das Facialiscentrum nach unten schliessen sich dann Zungen-, Kiefer-, Schlund- und Larynxcentren an. — Diese letzten Centren besetzen wieder beide Centralwindungen; — ein Centrum für das Platysma — das ich übrigens bei ausgebildeten corticalen Facialiskrämpfen immer habe mitkrampfen sehen, soll sich am untersten Ende der hinteren Centralwindung befinden. An der nebenstehenden Fig. 9, die Charles K. Mills entlehnt ist, wird man sich leicht über alle diese Dinge orientiren; es muss nur nochmal gesagt sein, dass die im Schema angegebenen Localisationen nicht alle in der gleichen Weise sicher sind und dass vielleicht auch manchmal individuelle Abweichungen vorkommen.

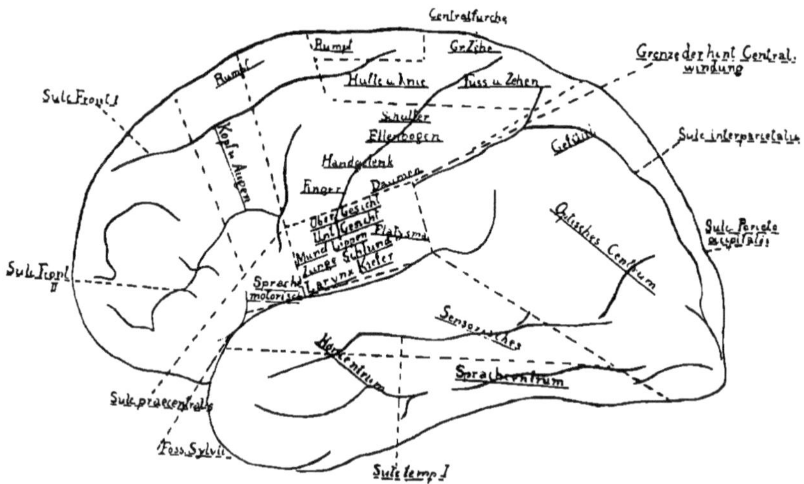

Fig. 9. Linke Hemisphäre von aussen. Corticale Centren: speciell die motorischen. Nach Charles K. Mills.

Ausserdem muss man sich nicht denken, dass die Grenzen der einzelnen Centren nun haarscharf von einander abgegrenzt sind. Das ist schon für die grossen Gebiete für Bein, Arm, Gesicht etc. nicht der Fall. So greift z. B. die Beinregion jedenfalls noch in das Gebiet der Armregion und umgekehrt diese wieder in die Beinregion hinein, beide decken sich also in gewissen Parthieen, wenn man so sagen darf. Auch hier mögen individuelle Unterschiede vorkommen. So konnte ich z. B. in einem Falle bei Faradisation der vorderen Centralwindung dicht an der Medianfurche noch Schulterbewegungen auslösen; erst als ich die Electroden in derselben Höhe auf die hintere Centralwindung setzte, traten Fussbewegungen auf. Noch viel weniger scharf als diese allgemeinen werden die erwähnten speciellen Centren für die Bewegung der einzelnen Gliedabschnitte von einander getrennt sein.

Wichtig ist es, sich noch Folgendes genau zu merken: Die meisten der oben angegebenen Centren stehen nur mit der betreffenden Muskulatur der entgegengesetzten Körperhälfte in Verbindung, so dass bei ihrer Reizung nur diese in Action geräth. Dahin gehören vor allem die Centren für die oberen und unteren Extremitäten, dann die für die unteren Theile des Gesichtes und für die Zunge. Es sind das Muskelgebiete, die bei willkürlichen Bewegungen meist einseitig gebraucht werden; ganz besonders trifft das für den Arm zu. Andere Centren, die mit Muskelgebieten in Verbindung stehen, die meist nur gemeinsam auf beiden Seiten in Action gesetzt werden, wirken auch auf die gleichen Muskeln beider Seiten, wenn auch meist etwas mehr auf die gekreuzten als die gleichseitigen; dahin gehören die Centren für Kiefer-, Schlund-, Larynx- und Rumpfmuskulatur, nach Gowers auch die des Mundes oder wenigstens der Lippe und sicher auch die Centren für den Stirnaugentheil der Facialis. Diese Muskelgruppen haben also eine doppelseitige corticale Innervation. Eine besondere Stellung unter diesen auf beiden Körperhälften Muskelbewegungen auslösenden Centren nimmt noch das Centrum für die Seitwärtsbewegungen des Kopfes und des Auges ein. Es innervirt zwar Muskeln beider Körperhälften, aber nicht die gleichen auf beiden Seiten — so z. B. das linke Rindencentrum den linken Sternocleidomastoideus und Rectus internus und den rechten Rectus externus. Da aber jedes dieser beiden Centren nicht nur eine Bewegung des Kopfes und der Augen nach der entgegengesetzten Seite — wenn auch diese zumeist — sondern auch nach der gleichen auslösen kann — so muss im geringen Maasse das linke Centrum auch mit dem gleichseitigen Rectus externus und dem gekreuzten Rectus internus und Sternocleidomastoideus in Verbindung stehen.

Die doppelseitige corticale Innervation der erwähnten Muskelgruppe hat nun zwei sehr charakteristische Folgen. Erstens gerathen, wenn es bei Tumoren, die in den betreffenden Centren gelagert sind, zu Convulsionen kommt, die von ihnen abhängigen Muskelgruppen auf beiden Seiten in Zuckungen, so z. B. die Kaumuskeln, die Schlundmuskulatur, die Kehlkopf- resp. Stimmbandmuskeln und auch die Rumpfmuskeln. Im letzteren Falle überwiegt zwar immerhin, wie oben schon angedeutet, die Zuckung auf der gekreuzten Seite die auf der gleichnamigen erheblich, so dass wenigstens im tonischen Stadium des Krampfes die Wirbelsäule concav nach der gekreuzten Seite gebogen ist. Auch im Stirnaugenast der Facialis treten die Convulsionen bei einseitigem Sitze des Tumors immer doppelseitig auf — ich habe mehrmals, ebenso wie Oppenheim, bei Geschwülsten im Facialiscentrum diese doppelseitigen Zuckungen im Frontalis und Orbicularis oculi gesehen, während der untere Antheil des Gesichtes nur auf der gekreuzten Seite zuckte. Auf den nach Gowers ebenfalls doppelseitig innervirten Orbicularis oris habe ich dabei allerdings nicht geachtet. Die zweite Folge dieser doppelseitigen Innervation, die wir auch schon aus der Pathologie vasculärer Erkrankungen des Gehirnes kennen, ist die, dass die doppelseitig innervirten Muskeln, wenn der einseitige Tumor zur Zerstörung ihrer Centren auf dieser Seite geführt hat, auf der gelähmten Körperseite nicht mitgelähmt sind — abgesehen von

ganz leichten und vorübergehenden Störungen — z. B. rasch
vorübergehender Deviation der Augen von der gelähmten Seite
weg nach einem Krampfanfalle oder aber ganz geringem Zurückbleiben der Athemmuskulatur auf der gelähmten Seite. Bekannt
ist ja namentlich das Freibleiben des oberen Facialisastes bei
allen cerebralen Hemiplegieen.

Berücksichtigen wir diese unsere Kenntnisse von der anatomischen Verbindung und der Topographie der einzelnen Hirn-
rindencentren, namentlich ihre gegenseitige Lage zu einander,
rufen wir uns ins Gedächtniss zurück, in welcher Weise electrische Reize bei Thieren und Menschen in den motorischen
Zonen zu wirken pflegen, — die Folgen der reizenden Wirkungen
der Geschwülste äussern sich in ganz derselben Weise, wie die
der electrischen Reize, — und nehmen wir schliesslich unsere
klinischen Erfahrungen über die Folgen zerstörenden Läsionen
der betreffenden Gebiete zu Hülfe. so können wir uns die Erscheinungen, die bei Tumoren der einzelnen Theile der motorischen Centren entstehen müssen, eigentlich a priori construiren.
Der Typus der Symptome ist der locale Krampf und
die locale Lähmung, die Monospasmen und die Monoplegieen. Meist ist das erste der Krampf, die Lähmung folgt
auf ihn, zuerst nur vorübergehend. später setzt sie sich dauernd
an seine Stelle. In seltenen Fällen tritt sofort mit dem ersten
Krampfe auch dauernde Lähmung ein. manchmal beruht das
darauf, dass sowohl der erste Krampf wie die dauernde Lähmung
nicht eigentlich durch den Tumor, sondern durch eine Blutung
in die Umgebung des Tumors, die zur Zerstörung des betreffenden Centrums führte. bedingt waren. Vereinzelt sind auch
Fälle mit paroxysmal auftretenden Lähmungen ohne Convulsionen
beschrieben worden, hier handelt es sich offenbar um sogenannte
epileptische Aequivalente (Higier).

Die Krämpfe sind die echten sogenannten Jackson'schen
Krämpfe: Beginn und Verlauf sind in gesetzmässiger Weise abhängig vom Sitze der Geschwulst und von der Topographie der
Rindencentren. Sitzt der Tumor z. B. in dem Centrum für die
Bewegungen des Fusses, so beginnt der Krampf immer in dem
betreffenden Fusse oder in den Zehen. in manchen Fällen stets
mit einer Streckung der grossen Zehe: er kann sich ganz auf
diese Gebiete beschränken, schreitet er aber fort, so ergreift er
nach dem Fusse zuerst das Knie, dann die Hüfte, den Rumpf,
die Arme, wo er im Schultergelenk beginnt und allmählig nach
den Fingern zu sich ausdehnt, dann Gesicht und Zunge derselben Seite, und erst dann geht er, wenn überhaupt, auf die
andere Seite über. Sitzt der Tumor im Armcentrum, so beginnt
der Krampf recht häufig mit einer Streckung der Hand und der
Finger, kann sich ganz auf diese beschränken oder dehnt sich
in anderen Fällen gleichzeitig auf Gesicht und Zunge und auf
Ellenbogen. Schulter, Rumpf. Hüfte. Knie und Fuss aus, um
erst dann auf die andere Seite überzugehen. Sitzt er schliess-

lich im Facialis-Hypoglossuscentrum, so kann der Krampf auch hier isolirt ablaufen, oder aber er läuft in umgekehrter Weise, wie bei Tumoren im Beincentrum. über Hand, Ellenbogen, Schulter, Rumpf, allmählig zur Hüfte, Knie und Fuss. Bei linksseitigem Sitze des Tumors und also rechtsseitigen Krämpfen pflegt fast immer während des Anfalls auch motorische Aphasie zu bestehen. So verschieden im Einzelnen also auch Einsetzen und Verlauf der Krämpfe sein kann, stets ist soviel gesetzmässig, dass der Krampf immer beginnt in dem Gebiete, in dessen Centrum der Tumor sitzt. solange dies überhaupt noch erregbar und nicht ganz zerstört ist, und dass die Reihenfolge, in der die einzelnen Muskelgebiete ergriffen werden, sich genau nach der topographischen Anordnung der Rindencentren richtet; so kommt es z. B. nie vor, dass ein im Beine beginnender Krampf in zweiter Linie das Gesicht und dann erst den Arm ergreift — stets ist die Reihenfolge: Bein, Arm, Gesicht. Die bei den einzelnen Sitzen der Geschwülste in der motorischen Region also überhaupt möglichen Ablaufsarten der Convulsionen kann man sich ohne weiteres aus dem Schema Figur 9 construiren.

Sind also auch Beginn und Verlauf des Anfalles eigentlich nur von dem Sitze des Tumors abhängig und für ihn gesetzmässig, so lehrt die klinische Erfahrung doch, dass namentlich für das Einsetzen des Anfalles gewisse Prädilectionsmuskelgebiete bestehen, was wir uns freilich nicht anders erklären können. als dadurch, dass die Tumoren besonders häufig gerade in den Centren dieser Muskeln sich entwickeln. So ist es sehr richtig, was Oppenheim hervorhebt, dass besonders häufig die Jackson'schen Convulsionen mit einer Streckung der Hand oder der Finger, oder aber mit Gesichts- und Zungenbewegungen beginnen. Auch das Vorkommen eines Beginnes des Krampfes im Platysma oder mit Streckung der grossen Zehe ist schon hervorgehoben. Dass die Masseteren und Temporalmuskeln, die Rumpfmuskulatur, der Stirnfacialis, der Schlund fast immer doppelseitig krampfen, ist auch schon erwähnt — in einem Falle von Erb verrieth sich das Krampfen der Stimmbänder durch schluchzende Töne.

Die Schnelligkeit des Verlaufes des Krampfes und speciell des Ueberganges von einem Muskelgebiete auf ein anderes kann eine sehr verschiedene sein; oft ist sie so rasch, dass es sehr schwer ist, die einzelnen Phasen zu verfolgen, und immer gehört dazu ein ziemlich geübtes Auge. das auch im Voraus schon einigermassen darüber orientirt ist. in welcher Reihenfolge die einzelnen Muskeln von Convulsionen ergriffen zu werden pflegen. Namentlich geschieht es meist, dass wenn der Krampf auf die andere Seite übergeht, diese sofort im Ganzen ergriffen wird. und es ist deshalb auch nicht ganz sicher zu sagen, in welchen Muskeln bei bestimmtem Sitze des Tumors der Krampf auf der zweiten Körperhälfte beginnt; am wahrscheinlichsten ist es aber, da die Ueberleitung doch wohl durch die Balkenfaserung geschieht, dass er auch hier in denselben Muskeln wie auf der primär krampfenden Seite beginnt, also dass bei Beginn der Krämpfe z. B. im linken Facialis der rechtsseitige Krampf auch im Facialisgebiete einsetzt.

Wie jeder epileptische, so beginnt auch der locale Krampf mit einem Tonus der betreffenden Muskulatur, der sich in allmählich immer ausgiebigere und immer langsamer auf einander folgende clonische Zuckungen löst; so kann beim Weiterschreiten des Krampfes z. B. im Bein schon Clonus bestehen, während Rumpf und Arm noch tonisch gespannt sind. Der Krampf erlischt nicht, wie man vielleicht a priori meinen sollte, am frühesten in der zuerst krampfenden Partie, sondern in der beim Weiterschreiten zuletzt ergriffenen, also oft zuerst in der zweitergriffenen Körperhälfte und auch sonst in umgekehrter Reihenfolge, als wie er einsetzt; das erklärt sich leicht daraus, dass der Tumor eben im Centrum des zuerst krampfenden Muskelgebietes sitzt und hier der Reiz natürlich am stärksten ist.

Sehr häufig gehen dem localen Krampfe sensible Erscheinungen vorher, die man wohl auch als sensible Aura bezeichnet. Meist handelt es sich um sogenannte Paraesthesien. Sie haben ihren Sitz genau an denjenigen Theilen der Extremitäten oder des Rumpfes, an dem auch die motorischen Krämpfe einsetzen. Häufig wird über das Gefühl von Kriebeln, auch über Ameisenkriechen, ferner über die eigenthümliche Empfindung, die man als Eingeschlafensein der Glieder bezeichnet, geklagt. In andern Fällen klagen die Kranken über die Empfindung, als wenn ihnen ein heisser Wasserstrom über die betreffende Extremität liefe. Schliesslich habe ich mehrmals auch eine sehr heftige Schmerzempfindung dem motorischen Krampfe vorhergehen sehen. Während in den meisten Fällen auf diese sensiblen Vorboten der eigentliche motorische Anfall folgt, kann doch manchmal auch diese Aura isolirt bleiben; über diejenigen Fälle, bei denen der ganze Anfall sich stets nur auf sensiblem Gebiete abspielt — sensible Epilepsie — soll weiter unten ausführlich gesprochen werden. In seltenen Fällen tritt an die Stelle dieser sensiblen Aura eine psychische, ein Gefühl grosser Angst oder die Furcht vor einer nahenden Ohnmacht. Ob an Stelle der Jackson'schen Anfälle auch echte psychische Aequivalente auftreten können, ist noch zweifelhaft.

Sehr verschieden ist das Verhalten des Bewusstseins bei den localisirten Krampfanfällen. Man kann im Allgemeinen wohl sagen, dass, wenn der Anfall auf das Einfallsgebiet beschränkt bleibt, das Bewusstsein nicht getrübt ist; der Kranke kann dann also seinen Anfall genau beobachten. Breitet sich der Anfall weiter aus, so tritt allerdings wohl meist wenigstens eine Umdämmerung des Bewusstseins auf. Nach meiner Erfahrung kommt es zur vollen Bewusstlosigkeit immer, wenn der Anfall von der primär krampfenden auf die andere Seite übergeht, während mir die Patienten in mehreren Fällen — z. B. bei Tumor im Arm- und im Beincentrum — versicherten, dass sie die Ausbreitung vom primären Sitz über die ganze eine Körperhälfte noch hätten verfolgen können. Viele Kranken geben auch bestimmt an, dass die Bewusstlosigkeit dann eintritt, wenn die Krämpfe das Facialisgebiet oder aber die Kopfbewegungsmusculatur ergreifen. Uebrigens gelten auch die hier gegebenen Regeln nur im Allgemeinen und nicht ausnahmslos; namentlich können sich auch sehr umschriebene Anfälle mit Bewusstlosigkeit verbinden, oder bei ein und demselben Individuum kann das eine Mal Bewusstlosigkeit eintreten, bei einem anderen Anfalle nicht.

Die Dauer eines Anfalles kann natürlich eine sehr verschiedene sein, je nachdem es sich nur um einen sehr umschriebenen Krampf oder um eine Ausdehnung auf die gesammte Muskulatur handelt. Aber gerade die kleinen, umschriebenen Anfälle können dadurch wieder zu langdauernden Störungen führen, dass es hier sehr oft nicht bei einem einzelnen Anfalle bleibt, sondern eine Serie derselben bis zu sehr vielen rasch auf einander, manchmal fast ohne Pausen, folgen kann (Status epilepticus). So sah ich einen Fall, in dem die Anfälle, die sich auf's linke Bein beschränkten, durch mehrere Wochen hindurch, Tag und Nacht, alle 6 bis 10 Minuten auftraten. Gowers berichtet sogar von einem Falle, bei dem in 11 Monaten 1700 Convulsionen gezählt wurden. In anderen Fällen wieder sind sie sehr selten — es liegen Pausen von Tagen, Wochen oder Monaten zwischen ihnen — ja Oppenheim erwähnt sogar Fälle, wo nach dem ersten Anfalle Jahre vergingen, ehe wieder solche eintraten. Auch bei diesem seltenen Auftreten der Anfälle handelt es sich oft um ein Auftreten in Anfallsserien.

Was die Extensität der einzelnen Anfälle anbetrifft, so lässt sich im Allgemeinen wohl sagen, dass die ersten Anfälle meistens beschränkt und umschrieben sind und dass erst allmählich eine Ausdehnung derselben auf weitere Gebiete stattfindet. Doch kommt es manchmal auch vor, und ich habe das z. B in einem Falle von Angiom im linken Fusscentrum erlebt, dass gerade der erste Anfall ein ausgebreiteter ist, ja dass er alle Charactere des classischen epileptischen Anfalles hat, während die später folgenden den Typus der Jackson'schen Epilepsie zeigen. Im späteren Verlaufe des Leidens kommt es oft in regellosem Wechsel, entweder zu ganz umschriebenen oder zu mehr ausgedehnten oder schliesslich zu allgemeinen epileptischen Convulsionen. Namentlich ist auch oft im Verlaufe einer Anfallsserie eine allmähliche Zunahme der Extensität der Krämpfe zu constatiren.

Von grossem theoretischen Interesse ist es noch, dass in nicht so seltenen Fällen, auch zwischen den einzelnen Anfällen, continuirliche, mehr fibrilläre oder fasciculäre Zuckungen in denjenigen Muskeln zur Beobachtung kommen, deren corticales Centrum den Tumor beherbergt. Daraus geht hervor, dass dieses Centrum sich beständig in einer gewissen Erregung befindet, die aber nur von Zeit zu Zeit sich so steigert, dass es zu einem eigentlichen Anfalle kommt. Ganz Aehnliches kommt übrigens auch bei der gewöhnlichen Epilepsie vor — Epilepsia continua — und ist in der neueren Zeit namentlich von russischen Autoren beschrieben.

Sehr characteristisch ist nun das zeitliche und ätiologische Verhältniss des localen Krampfes zur localen Lähmung. Im Anfang kommt es nur nach den Anfällen, namentlich wenn dieselben schwer waren, oder wenn ihrer viele auf einander folgten, zu einer vorübergehenden Schwäche in dem vom Krampfe ergriffenen Muskelgebiete. Namentlich vergeht bei linksseitigem Tumor in den Centralwindungen meist nach den Krämpfen auch einige Zeit, bis die Fähigkeit zu sprechen sich wieder hergestellt hat. Uebrigens kann bei ganz flach über den Centralwindungen sich ausdehnenden Tumoren der Häute, die zu einer eigentlichen Läsion der Centren garnicht führen, auch diese postparoxysmelle Lähmung durch lange Zeit vollständig fehlen oder nur nach ganz besonders starken und ausgedehnten Krämpfen zu Tage treten. Man nimmt an, das diese postparoxysmellen Lähmungen auf einer Erschöpfung der betreffenden vom Krampf ergriffenen Muskelcentren beruhen — doch spricht dagegen etwas, dass sie gerade bei den so besonders intensiven Krämpfen der classischen Epilepsie fehlen und nach ganz leichten umschriebenen Anfällen vorhanden sein können — deshalb hat man auch von hemmendem Einflusse der Krämpfe gesprochen.

Zu unterscheiden sind diese vorübergehenden Lähmungen und Paresen nach den Anfällen von denjenigen Lähmungen, die sich bei weiterem Wachsthum der Geschwulst allmählich einstellen und ausdehnen und dann auch zwischen den Anfällen dauernd bestehen bleiben. Diese beruhen auf einer nach und nach eintretenden wirklich zerstörenden Wirkung der Geschwulst auf die corticalen Centren und werden natürlich zuerst in den Muskelgebieten eintreten, in deren Centren sich der Tumor primär entwickelt. Hier wird es zunächst also zu einer Parese, später zu einer wirklichen Paralyse kommen: je nach dem primären Sitze also zu cruralen, brachialen oder facialen Monoplegieen. Ist das betreffende primäre Centrum ganz zerstört und also das zugehörige Muskelgebiet vollkommen gelähmt, dann beginnen etwa auftretende Krämpfe nicht mehr im primär erkrankten Gebiete, sondern in seiner Nachbarschaft — also z. B. bei Sitz des Tumors, im Beincentrum, im Rumpfe oder im Arme — doch genügt offenbar eine geringe Menge erhaltener Rindensubstanz, um Anfälle auslösen zu können, so dass diese auch noch in stark gelähmten Muskeln auftreten. Breitet sich der Tumor nun noch weiter aus und führt er zur Zerstörung immer weiterer

Rindencentren, dann wird aus der corticalen Monoplegie eine Combination von zwei Monoplegien und schliesslich eine Hemiplegie. Auch hier kann die weitere Ausbreitung und der schliessliche Gesammtzustand einer Lähmung nur nach den Gesetzen der Topographie der einzelnen Rindencentren erfolgen: wir haben also von combinirten Monoplegien brachiocrurale oder brachiofaciale, aber nie faciocrurale Lähmungen, wenn es sich um einen Tumor handelt. Ist schliesslich eine totale Hemiplegie eingetreten, so können die Krämpfe auch ganz aufhören, oder aber der Tumor greift in seiner Reizwirknng auch auf die andere Seite über und ruft von da, seinem Sitze gleichseitige Convulsionen hervor; selten wohl kommt es sogar zu paraplegischen Erscheinungen.

Die monoplegischen und hemiplegischen Lähmungen beim Tumor unterscheiden sich in ihrer Art nicht von den sonst bei Hirnleiden bekannten. Sie verbinden sich mit Contractur und erhöhten Sehnenreflexen und lassen sowohl am Arme wie am Beine bestimmte Muskelgruppen frei, während sie andere stark befallen (Wernicke, Mann). Relativ häufig und früh kommt es gerade in den durch Tumor gelähmten Gliedern zu einer Muskelatrophie, die auch eine qnantitative Herabsetzung der elektrischen Erregbarkeit bedingen kann.

Die meisten Physiologen, wie Munk, Horsley, dann Flechsig und Hoesel, legen den sogenannten motorischen Centren sensorische Functionen bei — Munk spricht von der Fühlsphäre, Flechsig von der Körperfühlsphäre, nnd anch Hitzig steht dieser Anschauung jedenfalls nahe. Man sollte danach meinen, dass Geschwülste dieser Regionen. wenn sie Lähmungen veranlassen, auch regelmässig zu Gefühlsstörungen führen müssten, wie ja, wie wir gesehen haben, sensible Reizerscheinungen den umschriebenen Krampfanfall sehr oft begleiten. Das ist nun aber keineswegs so. Die vorübergehenden Lähmungen, die nach den Anfällen auftreten, zeigen auch bei sorgfältigster Untersuchung höchstens einmal eine ganz geringe Abstnmpfnng des Gefühles an dem betreffenden Hautgebiete, in den meisten Fällen auch diese nicht. Aber auch bei den dauernden Lähmungen kommt es garnicht so selten vor, dass man selbst mit dem besten Willen irgend eine Störung der Sensibilität nicht ausfindig machen kann, und ich selber habe sogar nach einer Operation im Fusscentrum, wo die Markmassen erheblich lädirt waren, nicht die geringste Spur von Störung irgend einer Qualität der Sensibilität gefunden. Ich war deshalb früher entschieden der Ansicht. dass bei reinen Läsionen der motorischen Centren Gefühlsstörungen im Sinne von Ausfallserscheinungen fehlten, eine Annahme, die besonders scharf auch von Charcot nnd Pitres vertreten ist. Eine grosse Anzahl von Beobachtungen der letzten Jahre haben mich aber eines besseren belehrt. Es handelte sich in diesen Fällen um solche von Jackson'scher Epilepsie mit

langsam eintretenden Monoplegieen — besonders der Arme —
bei denen allen also eine organische Läsion der motorischen
Centren sicher war, wo aber bei Fehlen sämmtlicher Allgemeinerscheinungen des Hirntumors, die Diagnose einer Geschwulst
nicht sicher gestellt werden konnte. In zwei derselben handelte
es sich wohl um Gummata der Rinde. Die Fälle sind auch
noch alle am Leben, was auch wohl beweist, dass es sich
wenigstens um ausgedehnte und rasch wachsende Geschwülste
nicht gehandelt haben kann. In allen diesen Fällen kam es
nun zu deutlichen Erscheinungen von Gefühlsstörungen und
zwar in allen zu Störungen der gleichen Gefühlsqualitäten.
Die Schmerz- und die Temperaturempfindung war immer ungestört — auch Tastreize wurden empfunden, aber nicht immer
richtig localisirt. Ganz verloren war stets der stereognostische
Sinn —. in die afficirte Hand gegebene Gegenstände wurden
niemals erkannt. Feinere Handarbeiten, wie z. B. das Auf-
und Zuknöpfen der Hemdsärmel und -Kragen. waren immer
unmöglich — eine deutliche Ataxie oder eine deutliche Störung
des Lagegefühles habe ich nicht beobachtet. Meist treten diese
Gefühlsstörungen zugleich mit den monoplegischen Läsionen
ein und halten mit ihnen an Intensität gleichen Schritt — doch
habe ich auch zwei Fälle beobachtet, wo die Gefühlsstörung mit und ohne Convulsionen das Primäre war
und die Lähmung erst hinterher kam; in einzelnen.
von Anderen beobachteten Fällen ist es sogar bis zum Tode bei
Anaesthesieen geblieben.

Ich muss nach diesen Erfahrungen mich denjenigen
Autoren — es sind wohl die meisten und unter ihnen auch
Oppenheim und vor allen Horsley — anschliessen, die die
Möglichkeit der erwähnten Gefühlsstörungen und wohl auch
einer Ataxie und Lagegefühlsstörung bei Laesionen, die nur
die Centralwindungen treffen, zugeben. Ist die Gefühlsstörung
das Primäre, so sprechen neuere Erfahrungen dafür (Wernicke,
Riegner), dass der Tumor in den hinteren Centralwindungen
sitzt. Bestehen ausgesprochene halbseitige Schmerz- und Tempe-
ratursinnstörungen, so ist wohl immer entweder die hintere Partie
der inneren Kapsel betheiligt, oder aber es besteht eine Combination mit Hysterie.

Weshalb in dem einen Falle solche Gefühlsstörungen bei
Centralwindungstumoren vorhanden sind. bei anderen nicht,
vermag ich nicht zu erklären. Wahrscheinlich haben die sensiblen Gebiete in der Rinde eine viel grössere Ausbreitung als
die motorischen, und braucht es deshalb zum Auftreten von
Anästhesien grösserer Zerstörungen als zu dem von Lähmungen.
Auch wissen wir aus der Gesammtpathologie der peripheren
Nerven, des Rückenmarks und des Gehirnes, dass offenbar die
Verhältnisse für ein Freibleiben der sensiblen Leitung bei irgend
welchen Läsionen viel günstiger liegen, als es für die motorischen
der Fall ist; vielleicht können für die Gefühlsnerven in der

Hirnrinde auch leichter Functionsvertretungen eintreten. Schliesslich liegt die Möglichkeit individueller Verschiedenheiten der Localisation der Füllsphären vor. Aus allem Angeführten aber ergiebt sich jedenfalls, dass die sensiblen Ausfallserscheinungen für die Localdiagnose von viel geringerem Werthe sind als die motorischen.

Ich habe oben Fälle erwähnt, bei denen die dem motorischen Anfalle vorhergehende sensible Aura unter Umständen für sich allein vorkam, ein motorischer Anfall auf sie nicht immer folgte. Es giebt nun auch Fälle, bei denen niemals motorische Erscheinungen — Krämpfe — eintreten, sondern wo die Anfälle ganz auf sensiblem Gebiete verlaufen, sogenannte sensible Epilepsie. Diese Anfälle bestehen dann in den oben beschriebenen Parästhesien und Schmerzen, und ihre Ausbreitung über die einzelnen Theile der Körperoberfläche erfolgt genau in derselben Weise, wie die der motorischen Erscheinungen, der Lage der Centren in der Hirnrinde entsprechend. An die Anfälle können sich auch dauernde sensible Ausfallserscheinungen anschliessen. In einem dieser Fälle, den ich beobachtete, bestand neben den Anfällen, die im rechten Arme begannen, Clonus der rechten Achillessehne und Verlust des stereognostischen Sinnes der rechten Hand — sensible Anfälle und objective Ausfalls-Symptome gingen nach längerem Jodkaligebrauche des früher syphilitischen Patienten zurück; — in einem zweiten Falle waren nur die sensiblen Anfälle vorhanden, sie hörten in kurzer Zeit ohne jede Medication auf. Es scheint sich in diesen Fällen immer um in pathologisch-anatomischem Sinne leichte, oberflächliche Affectionen zu handeln.

Damit wären die für die Krankheitsbilder, die bei Tumoren der einzelnen Theile der Centralwindungen auftreten, charakteristischen Symptome erschöpft. Ich fasse sie noch einmal kurz zusammen: Die Krankheit beginnt mit localen, erst tonischen, dann clonischen Krämpfen, denen meist sensible Erscheinungen vorangehen; die Krämpfe beschränken sich zuerst auf das primär krampfende Gebiet, später aber schreiten sie nach den Regeln der topographischen Localisation in der Hirnrinde von einem Centrum zu andern. Dann folgen Lähmungserscheinungen, zunächst nur als Erschöpfungssymptom nach den Krämpfen, in den von dem Krampfe betroffenen Muskelgebieten; später, wenn die betreffenden Centren vom Tumor wirklich zerstört sind, bestehen dauernde Lähmungen zuerst in monoplegischer Form, aus der bei weiterer Ausdehnung der Zerstörung zuerst eine combinirte Monoplegie, dann eine Hemiplegie wird. Auch das Fortschreiten der Lähmung erfolgt nach der Topographie der Centren in der Hirnrinde. Sind die primär afficirten Centren ganz zerstört, so beginnen etwaige Convulsionen nicht mehr in den von den zerstörten Centren abhängigen Muskeln, sondern in denen, deren Centrum benachbart liegt. In seltenen Fällen ist gerade die erste Convulsion eine allgemeinepileptische, später erst kommen locale, meist dann im weiteren Verlaufe wechselnd mehr locale und allgemeine Convulsionen vor. Sehr selten tritt, etwa durch eine Blutung in die Geschwulst, gleich mit dem ersten Anfalle eine dauernde Lähmung ein. Nicht selten bestehen auch zwischen den Anfällen continuirliche Zuckungen in den Muskeln, in deren Centrum der Tumor sitzt — Epilepsia continua. Im gelähmten Gebiete können alle objectiven Störungen des Gefühles fehlen — in anderen Fällen aber sind solche vorhanden und können sogar den Lähmungserscheinungen vorangehen. Sie beschränken sich meist auf Störungen der Tastlocalisation und auf solche des stereognostischen Sinnes — auch Ataxie und Lagefühlsstörung kann vorkommen. Schmerz- und Temperatursinnsstörungen fehlen in incomplicirten Fällen.

Ich füge hier zunächst noch einige Einzelheiten an, die besonders in practisch-diagnostischer Hinsicht von grosser Wichtigkeit sind und die ich zumeist dem Lehrbuche von Gowers entnehme. Der locale Krampf ist für den Sitz der Läsion nicht so beweisend, wie die locale Lähmung. Denn der Krampf kann auch in der Nachbarschaft eines Tumors beginnen und wird dies, wie wir gesehen haben, sogar immer dann thun, wenn der Tumor das Centrum seines primären Sitzes ganz zerstört hat, so dass er von hier keine Krämpfe mehr auslösen kann: während, wenn eine Rindenerkrankung ganz allmählich zur Lähmung eines gewissen Centrums geführt hat, die Erkrankung auch in diesem Centrum selbst sitzen muss. Am sichersten ist die Localdiagnose, wenn der locale Krampf allmählich in locale Lähmung übergeht. Manchmal genügt es sogar, dass ein Tumor eine besondere Wachsthumstendenz nach einer Richtung hat, damit er Krämpfe nicht an seinem Sitze, sondern in der Nachbarschaft auslöst; und der incomplicirte locale Krampf verliert auch dadurch an Werth als Stütze für eine Localdiagnose, dass solche Monospasmen auch wohl einmal weit entfernt vom Tumor ausgelöst werden können, nach Gowers durch meningitische Processe, manchmal auch wohl durch an umscriebener Stelle besonders reizend wirkenden Hirndruck. (s. Seite 73.) Dann werden die Krämpfe allerdings wohl selten stets in denselben Muskeln beginnen. Ja, unter gewissen Umständen kann, wenn sonst Allgemeinsymptome des Tumors fehlen, die Art des Einsetzens der ersten Krämpfe sogar die Natur des Leidens höchst zweifelhaft erscheinen lassen

— z. B. wenn bei Blutungen in die Umgebung der Geschwulst
primär eintretende allgemeine Krämpfe sofort von dauernder
Lähmung gefolgt sind, was ja z. B. auch bei Embolien des Oefteren
vorkommt. Noch schwieriger wird natürlich die Sache, wenn
eine solche Blutung in der Nähe eines kleinen, bisher nicht erkennbaren Tumors Lähmungen hervorruft, ohne dass jemals
Convulsionen bestanden haben — in solchen Fällen kann erst
später die Progressivität des Leidens die Diagnose entscheiden.

Es giebt Fälle, wo die den eigentlichen Krampfanfall ein-
leitenden localen Parästhesien für die locale Diagnose wichtiger
sind, als der später einsetzende Krampf. Beginnt ein Anfall
z. B. mit Parästhesien in einem Beine, z. B. am Fusse, die
von da auf Unterschenkel, Oberschenkel und dann auf die
Schulter übergehen, und setzt nun hier ein motorischer Krampf
ein, so muss man den Tumor nicht im Arm-, sondern im Beincentrum suchen. Hier setzte der Reiz zuerst ein, war aber erst,
als er das Armcentrum erreichte, stark genug, um motorische
Erscheinungen auszulösen. Die absolute Beschränkung eines
Krampfes auf ein umschriebenes Muskelgebiet oder der stete
Beginn hier mit Uebergang auf andere Gebiete haben natürlich
denselben Werth für die Localdiagnose; in beiden Fällen wird
der Tumor an derselben Stelle sitzen. Manche Centren scheinen
besonders leicht für eine Reizung zu convulsivischen Zuckungen
ihrer Muskeln zugänglich zu sein — so beginnen auch allgemeine
epileptische Krämpfe ohne jede deutliche locale Affection sehr
häufig mit Drehung des Kopfes und der Augen nach einer Seite
— ein solches Einsetzen des Krampfes ist also keineswegs immer
oder auch nur häufig beweisend für den Sitz des Tumors im
Centrum der Kopf- und Augenbewegung im Fusse der zweiten
Stirnwindung. Ich halte es nicht für unmöglich, dass ähnliche
Umstände auch für das so häufige Einsetzen der Jackson'schen
Anfälle mit Streckung der Hand oder mit Extension der grossen
Zehe in Betracht kommen; die Hyperextensionsstellung der
grossen Zehen ist namentlich bei Kindern nicht selten eine Ge-
wohnheitsstellung. Wäre das richtig, so dürfte man aus dem
Beginne der Krämpfe in diesen Gebieten wenigstens keine all-
zuspecielle Localdiagnose stellen. Endlich darf man aus dem
Vorwiegen der Lähmung an den Enden der Extremitäten, also
an Hand und Fuss, bei geringerer Betheiligung der ganzen
Extremität, nicht immer ohne weiteres den Schluss machen,
dass der Tumor nun im Hand- oder Fusscentrum sitzt: bei
organischen Mono- oder Hemiplegien sind die Extremitäten-
enden immer am meisten gelähmt, namentlich gilt das für
die Hand.

Hat man auf diese ja jedenfalls eine locale Diagnose etwas
erschwerenden Umstände gebührend Rücksicht genommen, und
entsprechen die Symptome in ihrer Art und in der Reihenfolge
ihres Auftretens im Uebrigen den oben gegebenen Thesen, so
kann man gerade in den Fällen von Tumoren der Central-

windungen eine sehr sichere und eine sehr scharfe Localdiagnose stellen, ohne befürchten zu müssen, durch die Thatsachen desavouirt zu werden. Eines kommt freilich noch in Betracht: gerade die Hauptsymptome der Centralwindungstumoren, die Monopasmen und Monoplegieen, können manchmal auch durch Tumoren in der Nachbarschaft der Centralwindungen bedingt sein. Dass das bei Stirnhirntumoren nicht so selten ist, haben wir schon besprochen; Aehnliches kann aber auch bei Geschwülsten der Parietallappen oder Schläfenlappen vorkommen. Fehlen dann die für diese Hirnrindentheile specifischen Localsymptome, was, namentlich beim rechten Scheitel- und Schläfenlappen, da wir für diese überhaupt solche kaum kennen, noch eher vorkommen kann, als beim Stirnhirn, so kann es in solchem Falle sehr schwierig sein, den Sitz des Tumors sicher zu erkennen. Wichtig ist aber, dass Gechwülste der Nachbarschaft der Centralwindungen, wenn sie die für die letzteren characteristischen Symptome hervorrufen sollen, doch immer schon eine gewisse Ausdehnung haben müssen; hier kommt es zu Monospasmen oder zu Monoplegieen also erst, wenn die Allgemeinsymptome eine ziemliche Stärke erreicht haben und die Diagnose des Tumors eine sichere ist, bei Tumoren des Centralhirnes dagegen bilden die Krämpfe meist das Initialsymptom. Leichter wird die Sache natürlich, wenn die für die betreffenden, den Centralwindungen benachbarten Hirnbezirke specifischen Symptome im Krankheitsbilde eher vertreten waren, als die für die Centralwindungen charakteristischen, oder wenn deutliche percutorische Symptome uns den Sitz des Tumors direct erkennen lassen.

Selbstverständlich kann auch der Tumor der Centralwindungen, wenn er grösser wird, Nachbarschaftssymtome hervorrufen. So bestehen bei linksseitigem Centraltumor häufig aphatische Störungen — so sah ich selbst in einem Falle zu Jackson'scher Epilepsie im linken Arme frontale Ataxie hinzutreten. Greift der Tumor mehr nach hinten, so werden wahrscheinlich die Sensibilitätsstörungen deutlicher; greift er über die Mittellinie, so können dem Tumor gleichseitige Krämpfe und Lähmungen eintreten.

Die Allgemeinsymptome, speciell der Kopfschmerz und die Stauungspapille sind natürlich bei grösseren Geschwülsten der Centralwindungen in derselben Weise vorhanden, wie bei allen anderen Hirntumoren. Da aber gerade hier schon kleine Geschwülste höchst charakteristische Symptome machen können, die eine scharfe Localdiagnose gestatten, und da gerade diese Fälle dann auch besonders günstig für eine operative Entfernung liegen, so werden wir bei den Geschwülsten der Centralwindungen besonders häufig vor die Frage nach der Natur des Leidens gestellt — ehe diese Natur sich durch Allgemeinsymptome, speciell Stauungspapille, deutlich documentirt. In einzelnen Fällen kann eine solche Beschränkung des Centralhirntumors auf Localsymptome durch Jahre bestehen. Eine ganz sichere Diagnose auf die Natur der Läsion ist natürlich unter solchen

Umständen nicht möglich — aber es ist doch ein Satz von höchster Wichtigkeit, dass wenn eine Affection der Centralwindungen in charakteristischer Weise langsam progressiv zu umschriebenen Krämpfen und dann Lähmungen geführt hat, es sich in den meisten Fällen um Tumor handelt, auch wenn Allgemeinsymptome fehlen. Dass die Localdiagnose gerade bei Fehlen der Allgemeinsymptome von besonderer Schärfe sein kann, habe ich oben schon erwähnt.

In den meisten Fällen wird es nicht möglich sein, bei Tumoren der Centralwindungen mit Bestimmtheit zu sagen, ob es sich um corticale oder subcorticale Geschwülste handelt. In der Nähe der Rinde, im Stabkranz der Centralwindungen sitzende Tumoren können genau dieselben Symptome darbieten, wie die Rindentumoren. Namentlich ist es falsch, dass, wie man öfters behauptet hat, bei subcorticalen Tumoren nur tonische Krämpfe vorkämen. Eine sehr deutliche percutorische Schmerzhaftigkeit oder eine Tympanie mit Scheppern über dem Sitz des Tumors wird jedenfalls aber für den Sitz in der Nähe der Häute oder des Schädelknochens sprechen.

Es ist schon seit langer Zeit bekannt, dass, wenn im Allgemeinen auch die Anfälle Jackson'scher Epilepsie von selbst, d. h. ohne uns bekannte Ursachen, entstehen und vergehen, man dennoch unter Umständen im Stande ist, einen Einfluss auf sie auszuüben. Am häufigsten kommt es vor, dass man das Fortschreiten eines Krampfes unterdrücken kann, wenn man die Extremität oberhalb, resp. unterhalb des schon von der Aura oder vom Krampfe ergriffenen Abschnittes stark umschnürt. So musste bei einem meiner Patienten, bei dem die Krämpfe stets in der rechten Hand begannen, die Frau das rechte Handgelenk umfassen und stark comprimiren, manchmal gelang dem Patienten derselbe Erfolg, wenn er die Hand krampfhaft zur Faust ballte. Dieselbe Unterdrückung der Anfälle ist z. B. durch elektrische und andere Hauptreize Oppenheim und Remak und Loewenfeld gelungen. Andererseits kann man manchmal auch Anfälle auslösen, wenn man die Haut über den krampfenden Parthieen oder die Muskeln selbst reizt. So gelang es mir mehrmals bei einem Tuberkel im Facialiscentrum (Klinische Diagnose) durch leichte Nadelstiche und Beklopfen der betreffenden Gesichtshälfte Krämpfe im Facialisgebiete auszulösen. Aehnliches haben Oppenheim und Bremer und Carson beobachtet.

Parietalwindungen.

Bei der Beschreibung etwaiger Localsymptome der Tumoren der Scheitellappen — dahin gehören der sogenannte obere Scheitellappen, der Gyrus supramarginalis und der Gyrus angularis — nach vorn stösst dieses Gebiet an die Central-, nach hinten an die Occipital-, nach unten an die Schläfenwindungen — müssen wir zwischen der rechten und linken

Hemisphäre unterscheiden. Sitzt links ein Tumor in diesem Gebiete und betrifft er namentlich den Gyrus angularis — wahrscheinlich muss allerdings immer das tiefe Mark dieses Lappens betheiligt sein, das Associationsbahnen von beiden Occipital- zum linken Schläfenlappen enthält — so entstehen Sprachstörungen, speciell eine ziemlich incomplicirte Alexie — von dieser soll unten bei den Tumoren der Hinterhauptslappen die Rede sein. Tumoren aber, die im rechten Parietalhirn sitzen, und solche in der Markmasse des linken mehr nach vorn zu, können jedenfalls nicht so selten ohne jedes auf ihren Sitz hinweisendes Symptom verlaufen. Namentlich ist auch die oft, besonders auch von Nothnagel behauptete sensible Function dieser Rindengebiete keineswegs über allem Zweifel erhaben, wenn auch vieles dafür spricht, dass wenigstens das Muskelgefühl eine bestimmte Beziehung zu denselben hat — vor allem auch eine Beobachtung von Allen Starr, wo deutliche contralaterale Ataxie nach Exstirpation einer oberflächlich über dem Parietalhirne liegenden Gefässgeschwulst auftrat. Da der Markmasse der Parietalwindungen entsprechend die hinteren Theile der inneren Kapsel liegen, so werden ins Mark gehende Geschwülste dieses Sitzes leicht auch Hemianästhesieen in allen Qualitäten des Gefühles hervorrufen, ohne dass zugleich Lähmungen zu bestehen brauchen, wie ich es vor kurzem bei einem Sarkome sah, das das rechte Parietal- und Schläfenhirn betraf. Aber auch der motorische Theil der inneren Kapsel wird in solchen Fällen leicht lädirt werden. Es werden deshalb gerade Tumoren dieses Gebietes — besonders in der rechten Hemisphäre — wohl öfters die Diagnose der erkrankten Hemisphäre, aber nicht mehr gestatten, und nur wenn Heminästhesie und vor allem Hemiataxie als ziemlich isolirtes und frühes Symptom neben Allgemeinerscheinungen des Tumors hervortreten, ist vielleicht einmal die Wahrscheinlichkeits-Diagnose einer Geschwulst dieser Region möglich. Das ist aber auch alles. Fraglich ist es ja auch, ob Theile der Parietalwindungen. namentlich der Gyrus angularis, zu den optischen Rindenfeldern zu zählen sind. Während bis vor kurzem manches für diese Möglichkeit sprach und damit zugleich für die Möglichkeit, dass ein reiner Parietalhirntumor wenigstens eine sectorenförmige Hemianopsie bedingen könnte, machen neuere Untersuchungen, speciell von Déjerine, Vialet und Henschen das doch sehr unwahrscheinlich. Tumoren dieses Gebietes sind natürlich vollständig ungeeignet in dieser Frage entscheidend mitzuwirken. sie können ja immer auf die benachbarten sicheren Sehcentren lädirend wirken und so Gesichtsfeldstörungen bedingen. Ebenso fraglich ist das von Wernicke in die Scheitellappen verlegte Centrum für die Bewegung der Augen; nach Ansicht der meisten Physiologen lassen sich zwar in dieser Gegend Augenbewegungen durch elektrische Reize auslösen, aber sie sind reflectorisch durch Reizung der optischen Rinde bedingt, ausserdem würden diese

Bewegungen, da diese Centren doch wohl bilateral wirken würden, durch einseitige Tumoren nicht gelähmt werden, und dass die krampfhaften Seitwärts-Bewegungen des Kopfes und der Augen localisatorisch wenig zu verwerthen sind, habe ich schon mehrfach erwähnt. Es bleibt also bei den oben gegebenen, natürlich sehr zweifelhaften Anhaltspunkten für eine Localdiagnose der Geschwülste dieser Region.

Von möglichen Nachbarschaftssymptomen der Parietalhirntumoren habe ich die von Seiten der Centralwindungen schon dort besprochen, habe erwähnt, dass wenn sie allein vorhanden sind, eine Differentialdiagnose zwischen Geschwülsten beider Regionen sehr schwierig ist, und was vielleicht für sie in Betracht kommt; bei Druck auf die Occipitallappen kommt vor allen Dingen homonyme Hemianopsie als Nachbarschaftssymptom vor. Bei linksseitigem Sitze kann ein Druck auf die Schläfenwindungen auch sensorische Aphasie erzeugen, davon später.

Ueber die Stauungspapille, das Vorkommen und den Werth localer Knochensymptome ist hier nichts Besonderes zu sagen; sie verhalten sich wie bei den Centralwindungstumoren; die umschriebenen Knochensymptome können ja, wenn sie deutlich sind, eine genaue Localdiagnose ermöglichen, während ohne sie vielleicht nur eine Diagnose der Hemisphäre möglich wäre.

Schläfenlappen.

Auch in Bezug auf die Möglichkeit der Localdiagnose der Schläfenlappengeschwülste ist es wichtig, zwischen der rechten und der linken Seite zu unterscheiden. Für die Affectionen des linken Schläfenlappens, speciell der hinteren Theile der ersten Windung, haben wir ein sehr charakteristisches und sehr sicheres Localsymptom — die sensorische Aphasie. Uebrigens sind gerade in der Tumor-Litteratur mehrere Fälle mitgetheilt, wo bei Linkshändern dasselbe Symptom bei Affection des rechten Schläfenlappens eintrat (Oppenheim, Westphal), während ähnliche Beobachtungen bei Rechtshändern, z. B. ein ebenfalls von Oppenheim mitgetheilter Fall, vielleicht darauf beruhen, dass trotz rechtsseitigem Sitz des Tumors, vielleicht durch starken Hydrocephalus internus auch die linke Hirnseite schwer geschädigt war. Rechtsseitige Schläfenlappentumoren sind am allerhäufigsten solche, bei denen Localsymptome vollständig fehlen oder wo, durch Betheiligung der langen Leitungsbahnen im Marke, nur die Diagnose der erkrankten Hemisphäre möglich ist. Es ist ja allerdings wohl ziemlich sicher, dass beide Schläfenwindungen Gehörcentren für alle Gehöreindrücke sind. Jedes dieser Centren steht aber mit beiden Ohren in Verbindung, wenn auch vielleicht mehr mit dem gekreuzten. Für das letztere Verhalten spricht von klinischen Gründen besonders, dass einige Fälle von acuter Zerstörung eines Schläfenlappens durch Blutung eine vorübergehende gekreuzte Taubheit aufwiesen, so lange bis der gleichseitige Schläfenlappen die Function des zerstörten voll übernommen

hatte. Bei Tumoren wird bei ihrem langsameren Wachsthum
eine solche Vertretung Schritt für Schritt eintreten, und man
wird deshalb meist gekreuzte Hörschwäche vermissen. Doch
hat Westphal einen Fall von Tumor im rechten Schläfenlappen
beschrieben, bei dem, wohl in Folge einer rasch eintretenden
Erweichung in der Umgebung, sich linksseitige Taubheit constatiren liess, und Aehnliches hat auch Lührmann in einem nur
klinisch beobachteten Falle gefunden. Dass doppelseitige
Schläfenlappen-Geschwülste doppelseitige Taubheit bedingen
können, beweist der schöne Fall von Wernicke-Friedländer.
Wichtig können unter Umständen Aurasymptome oder überhaupt
sensible Anfälle für die Diagnose eines Schläfenlappen-Tumors
sein. So erwähnt Gowers einen sehr interessanten Fall, bei
dem, bei einem Tumor im rechten Schläfenlappen, einem linksseitigen Krampfanfalle immer ein heftiges Sausen und Pfeifen
im linken Ohre vorherging. Aehnliches berichten Westphal,
Wilson und Ormerod. Immerhin kann man aus den Gründen,
die ich oben (Seite 111) in Bezug auf die bei aller Wichtigkeit einigermassen eingeschränkte Verwerthung sensibel-sensorischer Reizsymptome zu localdiagnostischen Zwecken entwickelt habe, in
solchen Fällen höchstens eine Wahrscheinlichkeitsdiagnose des
Sitzes stellen.

Nach den Angaben, speciell von Ferrier, soll der Gyrus
hippocampi und speciell sein vorderes Ende, der Uncus, ein
corticales Centrum für Geruchs- und Geschmacksempfindungen
sein. Auch hier ist jedes Centrum wohl mit beiden Körperhälften verbunden. Hughlings-Jackson verdanken wir die
Mittheilung eines sehr interessanten Falles von Tumor in dieser
Gegend, bei dem Anfälle eines traumhaften Zustandes — drea-
ming state — verbunden mit einer unbeschreiblichen ab-
scheulichen Geruchsempfindung bestanden. Aehnliche Geruchs-
und Geschmacksillusionen beobachtete Oppenheim bei einem
Tumor im rechten Schläfenlappen.

Als Nachbarschaftssymptome rufen Tumoren der Schläfenlappen, wenn sie mehr vorn sitzen, eventuell Jackson'sche
Anfälle hervor — bei Sitz mehr hinten vor allen Dingen Hemianopsie.

Occipitallappen.

Das characteristische Localsymptom für Erkrankungen der
Hinterhauptslappen ist die gekreuzte homonyme Hemianopsie. Für einigermaassen grosse Tumoren ist es wohl gleich-
giltig, ob diejenigen Autoren, wie Ferrier und Munk, Recht
haben, die die Rinde des ganzen Occipitallappens als optisches
Rindencentrum bezeichnen, oder diejenigen, die, wie Henschen,
es nur auf die Rinde der Fissura calcarina oder, wie Monakow,
Déjérine und Vialet — die eine Art Mittelstellung einnehmen, für die heute wohl am meisten spricht, — auf die mediane Fläche der Occipitallappen beschränken wollen; ein Tumor

von einiger Grösse wird, wenn er im Occipitallappen sitzt,
immer eine homonyme Hemianopsie bedingen. Die homonyme
Hemianopsie ist ja aber, wie sattsam bekannt, kein Symptom,
das nur bei Erkrankungen der Hinterhauptslappen vorkommt,
sondern das, an und für sich, bei Laesion irgend welchen Sitzes
an der ganzen optischen Leitungsbahn vom Chiasma bis zur
Occipitalhirnrinde entstehen kann. Ob der Sitz der Erkrankung
bei bestehender homonymer Hemianopsie im Occipitallappen
oder in irgend einem anderen Theile der optischen Leitungsbahn
ist, das zu entscheiden, müssen wir die neben der Hemianopsie noch bestehenden anderen Symptome, soweit solche vorhanden sind, in Betracht ziehen, ebenso auch den ganzen Verlauf der Erkrankung. Diese Symptome zerfallen in positive,
deren Vorhandensein, und negative, deren Fehlen für den Sitz der
die Hemianopsie bedingenden Erkrankung im Hinterhauptslappen
spricht. Eine ziemlich entscheidende Bedeutung unter den
positiven Symptomen nehmen für den Sitz des Leidens im
Hinterhauptslappen und vielleicht sogar in der Rinde desselben
optische Reizerscheinungen ein, die neben der Hemianopsie bestehen oder noch häufiger ihr vorangehen. Es kann sich hier
um einfaches Funkensehen handeln, wie bei einer von mir beobachteten Patientin oder wie in einem Falle von Gowers, den
Wernicke citirt, um Anfälle, die vollständig dem sogenannten
Flimmerkotom gleichen. Dass dabei, ebenso wie beim Flimmerkotom, noch ehe eine dauernde Hemianopsie vorhanden ist, vorübergehende halbseitige oder doppelseitige Erblindung eintreten
kann, habe ich oben schon erwähnt. Wieder in anderen Fällen
dieser Art kommt es zu wirklichen Hallucinationen des Ge-
sichtssinnes.

Während im rechten Hinterhauptslappen eine Läsion des
Markes und der Rinde eine einfache Hemianopsie hervorruft,
kommt unter Umständen bei einer Läsion des Markes des
linken Hinterhauptslappens noch ein besonders wichtiges localdiagnostisches Symptom zur Hemianopsie hinzu — ich meine
die Alexie und optische Aphasie. Dieser Symptomencomplex
kommt nämlich durch eine Läsion der von beiden Occipitalwindungen durch das Mark des linken zur linken oberen Schläfenwindung verlaufenden Associationsbahnen der Sprache zu Stande
und beweist deshalb wohl stets eine Läsion derselben im Marke
der linken Occipitalwindung selbst, weil an dieser Stelle beide
Associationsbahnen dicht zusammenliegen. Die betreffenden Symptome bestehen in Folgendem: Der Kranke kennt alle Gegenstände,
vermag aber einfach gesehene oft nicht richtig zu benennen,
während er in typischen, bei Tumoren seltenen Fällen, die Bezeichnung findet, wenn er den Gegenstand befühlt, hört, riecht
oder schmeckt. Er kann Worte nicht lesen — Buchstaben kennt
er entweder nicht oder er kann sie wenigstens nicht lautlich
bezeichnen; er kann auf Diktat und spontan schreiben, aber
nicht abschreiben. Wenn auch natürlich gerade bei Geschwülsten

der Occipitallappen dieser Symptomencomplex meist nicht in ganz reiner Form vorkommt. so ist er doch genügend typisch in mehreren Fällen beobachtet, und ich selber habe auf ihn hin in meinem ersten Operationsfalle mit Sicherheit die Diagnose eines Occipitallappen-Tumors gestellt. Auch das Vorkommen von Seelenblindheit, die andeutungsweise übrigens auch in den Fällen von optischer Aphasie vorkam. spricht wohl mit Sicherheit für den occipitalen Sitz des Leidens; deutlich ist diese aber wohl nur, wenn der Tumor beide Occipitalwindungen lädirt.

In negativer Beziehung spricht bei vorhandener Hemianopsie für die Localisation des Leidens im Hinterhauptslappen das Fehlen aller Symptome, die characteristisch für eine Läsion der Sehbahnen im Tractus opticus und am Corpus geniculatum laterale sind. So fehlt bei rein occipitaler Läsion die hemianopische Pupillenstarre, die bei Sitz des Leidens, peripher vom Reflexbogen für die Pupillenbewegung, vorhanden sein muss — leider aber ist dieses Symptom, auch wenn es vorhanden ist, oft schwer zu constatiren. So fehlen ebenso die bei Tractushemianopsie in Folge von Tumoren meist vorhandenen Läsionen basaler Hirnnerven — vor allem die der Augenmuskelnerven und des Trigeminus — ferner auch die bei Läsion des Corpus geniculatum externum durch Tumoren wohl stets vorhandenen Erscheinungen von Seiten des Thalamus und der hinteren Parthien der inneren Kapsel — Hemianaesthesie, Hemiathetose, Chorea oder mimische Facialislähmung. Diese Umstände bedingen es auch, dass gerade das längere isolirte Vorhandensein einer homolateralen Hemianopsie, bei sonst nur allgemeinen Tumorsymptomen ziemlich sicher für den Sitz der Geschwulst im Occipitallappen spricht; ja, in manchen dieser Fälle trat die Hemianopsie noch früher auf, als die Stauungspapille. Allerdings können andererseits wieder Tumoren der Occipitallappen sehr gross werden und schliesslich auch auf die subcorticalen optischen Centren und Bahnen, auf die Basis und auf die innere Kapsel übergreifen; dann müssen sich natürlich alle diese diagnostischen Unterschiede verwischen.

Fassen wir noch einmal kurz zusammen: Ein Tumor eines Occipitallappens wird sich, neben Allgemeinerscheinungen. durch eine oft lange Zeit isolirt bestehende incomplicirte gekreuzte homonyme Hemianopsie documentiren können. Hemianopische Pupillenstarre fehlt bei ihm. Besonders sicher wird die Zurückführung einer homonymen Hemianopsie auf Occipitallapppen-Erkrankungen, wenn neben ihr optische Reizerscheinungen oder Seelenblindheit bestehen; für den linken Occipitallappen und zwar für das Mark desselben, spricht vor allem und sehr sicher die Combination von Hemianopsie, Alexie und optischer Aphasie.

Die bei occipitalen Tumoren vorkommenden Nachbarschaftssymptome habe ich oben zum Theil schon gestreift — Vieles kann man sich selbst construiren. Jackson'sche Anfälle fehlen hier wohl meist. In einem Falle eines linksseitigen Tumors sah ich schliesslich sensorische Aphasie eintreten. Auch cerebellare Ataxie durch Druck auf das Kleinhirn ist beobachtet — doch ist sie wohl sehr selten — da das Tentorium cerebelli das Kleinhirn schützt.

Balken.

Specifische Localsymptome bei Läsionen des Balkens giebt es, wie einzelne Fälle von Blutungen und Erweichungen dieses Hirntheiles lehren, nicht. Auch die Tumoren des Balkens rufen für die Diagnose am besten zu verwerthende Symptome nur durch eine Läsion der dem Balken benachbarten Gebiete hervor, und auch diese pflegen wenig charakteristisch zu sein. Immerhin ist es bisher zwei Mal gelungen, eine richtige Allgemein- und Localdiagnose einer Balkengeschwulst zu stellen, einmal Bristowe und einmal Hitzig, in dem von Giese publicirten Falle. Die Balkengeschwülste sind im Ganzen selten. Giese hat aus der Litteratur 16 zusammengestellt, dazu kommt neuerdings ein 17. von Ransom mitgetheilter — viele davon, unter anderen auch die von mir 1886 publicirten, sind keine reinen Balkengeschwülste. Bristowe hat zuerst an der Hand mehrerer Fälle die diagnostischen Kriterien der Balkentumoren zusammengestellt. Er glaubt einen solchen Tumor diagnosticiren zu können, wenn folgende positiven und negativen Symptome bestehen:

1. die allen Tumoren zukommende allmähliche Steigerung aller Krankheitssymptome,
2. Mangel oder Geringfügigkeit der allgemeinen Tumorsymptome, wie Kopfschmerz, Erbrechen, apoplektische oder epileptische Anfälle und Stauungspapille.
3. tiefe Störungen der Intelligenz, Stupidität, Sopor, sowie nichtaphatische Sprachstörungen,
4. hemiparetische Erscheinungen, die sich häufig mit einer weniger ausgesprochenen Parese auf der anderen Seite verbinden,
5. Keine Erscheinungen von Seiten der Hirnnerven.

Auf Grund dreier eigner Beobachtungen von Tumoren des Balkens — bei denen namentlich die Intelligenzstörungen sehr auffällig waren — alle drei Kranke waren in die Hallenser Irrenklinik aufgenommen — während zum Theil wohl aus diesem Grunde die Allgemeinsymptome des Tumors, aber auch die Stauungspapille zurücktraten — habe ich mich im Allgemeinen für die Richtigkeit der Bristoweschen diagnostischen Kriterien ausgesprochen und zugegeben, dass man bei ihrem Vorhandensein die Wahrscheinlichkeitsdiagnose eines Balkentumors stellen könnte. Für die wichtigsten Symptome halte ich die nicht ganz symmetrische Paraparese, die durch ein Hineinreichen des Tumors in die neben dem Balken liegenden motorischen Centren oder wenigstens durch eine Compression derselben bedingt wird, und die Intelligenzstörung, die wohl auf der Unterbrechung der wichtigsten Associationsbahn zwischen beiden Hemisphären beruht. Die Paraparese wäre dann ein, allerdings sehr wichtiges Nachbarschaftssymptom, die Intelligenzstörung ein directes Herdsymptom, mit dem aber, wie leicht ersichtlich, nicht viel anzufangen ist. Im übrigen habe ich mich über die Möglichkeit der Diagnose eines Balkentumors sehr reservirt ausgesprochen und auf die Vieldeutigkeit und Zweifelhaftigkeit einzelner der Bristowe'schen Anhaltspunkte hingewiesen, vor allem auf die geringe Verwerthbarkeit der negativen Symptome, wie des Fehlens der Allgemeinerscheinungen. Es ist ja natürlich selbstverständlich, dass bei grossen Balkentumoren auch Kopfschmerz und Stauungspapille vorkommen wird (s. z. B. den Fall Giese) — ebenso können natürlich, wenn der Balkentumor die motorischen Centren reizt, Krampfanfälle einer oder beider Seiten vorkommen. Am ersten wird wohl noch das Fehlen von Hirnnervenlähmungen stimmen. Ich habe schliesslich ganz bestimmt, als die Verwerthbarkeit der diagnostischen Kriterien Bristowe's einschränkend, und scharf hervorgehoben, dass erstens auch Affectionen anderer Hirntheile (Tumoren des Stirnhirnes, multiple Tumoren) dieselben Symptome hervorrufen, zweitens Balkentumoren je nach den (übrigen) Hirnparthieen, die sie betheiligen, auch ganz andere Symptome machen könnten. Mit dem letzteren Satze meinte ich, dass ein Balkentumor ganz vorn vielleicht Symptome von Seiten des Stirnhirnes — z. B. frontale Ataxie ohne Parese der Extremitäten bedingen könnte — ganz hinten vielleicht Anästhesieen oder Hemianopsie oder Amaurose. Die Berechtigung dieses einschränkenden Satzes beweist übrigens der Fall von Giese, bei dem ein ganz hinten sitzender Balkentumor cerebellare Erscheinungen hervorrief. Ich habe also schon 1886 mein Möglichstes gethan, um auf die Schwierigkeiten der Diagnose eines Balkentumors hinzuweisen; übrigens verstehe ich Ransom nicht, der ungefähr dieselben diagnostischen Anhaltspunkte aufzählt, dann aber behauptet, die meinigen -- besser die Bristowe'schen — seien selten gut entwickelt.

Nach allem, was wir heute wissen, kann ich folgendermaassen kurz resumiren: Es wird nur in sehr seltenen Fällen möglich sein, mit einiger Sicherheit die Diagnose eines Balkentumors zu stellen. Daran denken kann man, wenn bei einem langsam progressiven Hirnleiden von Anfang an doppelseitige, wenn auch nicht ganz symmetrische Lähmungssymptome bestehen und zu gleicher Zeit schwere Intelligenzstörungen. Verlangt muss dann nur werden, dass man speciell die Paraparesen nicht besser auf einen anderen Sitz des Tumors, etwa im Hirnstamm oder auf multiple Tumoren beziehen kann. Fehlen oder Geringfügigkeit der Allgemeinsymptome kann die Diagnose unterstützen, das Umgekehrte braucht sie aber nicht zu erschüttern. Fehlen von Hirnnervenlähmung ist vielleicht ein wichtiges negatives Symptom.

Tumoren der Sprachregionen.

Störungen der Sprache in irgend einer der verschiedenen Formen des aphatischen Symptomencomplexes sind bei Tumoren der linken Grosshirnhemisphäre keineswegs selten. Es ist das auch bei der grossen Ausdehnung der zur Sprache in Beziehung stehenden Hirnbezirke der linken Hemisphäre, — es gehören dahin die linke dritte Stirnwindung, das Gebiet der Insel, das hintere Ende der ersten Schläfenwindung, angrenzende Theile des Gyrus angularis und Occipitalis sinister, sowie auch grosse, subcortical verlaufende, zum Theil auch aus der rechten Hemisphäre stammende Associationsbahnen, — eigentlich selbstverständlich, und ich habe in den vorigen Abschnitten, die die Geschwülste der einzelnen Theile des Grosshirnes behandeln, fast in jedem auch die Möglichkeit des Vorkommens aphatischer Symptome hervorheben müssen. Tumoren der rechten Hemisphäre können dieselben Störungen natürlich bei Linkshändern hervorrufen, und zwar, wie es scheint, nicht nur bei von Geburt an Linkshändigen, sondern auch bei erworbener Linkshändigkeit. Wenn vereinzelt auch bei Rechtshändern und bei rechtsseitigem Tumor Aphasie beobachtet ist, so erklärt sich dies in einigen Fällen daraus, dass recht grosse Tumoren der rechten Seite, besonders des rechten Stirnhirnes auch nach links hin stark comprimirend wirken können; vielleicht manchmal auch dadurch, dass unter Umständen, wie der Fall Dinkler's lehrt, der Seitenventrikel der dem Tumor contralateralen Hemisphäre in der erheblichsten Weise ausgedehnt wird; in anderen Fällen nach Oppenheim schliesslich dadurch, dass die Beschränkung der Sprachfunctionen auf die linke Hemisphäre doch wohl nicht eine so absolute ist, wie man oft angenommen hat, sondern dass auch die rechte Hirnhälfte in beschränkter Weise an der Sprachfunction theilnimmt.

Ich kann hier natürlich nicht bis ins Einzelste die so ungemein complicirte Lehre von den einzelnen Formen der Aphasie und von den Beziehungen dieser Formen zu den einzelnen für die Sprache in Betracht kommenden Hirnparthieen abhandeln; in dieser Beziehung muss ich auf die Monographieen über die Aphasie verweisen. Im Allgemeinen rufen Tumoren an den einzelnen Theilen der Sprachregion natürlich dieselben Symptome hervor, wie Blutungen und Erweichungen. Wir haben also bei Tumor in der dritten Stirnwindung eine motorische Aphasie — Unfähigkeit zu sprechen bei erhaltenem Sprachverständniss,

bei Geschwulst in der ersten Schläfenwindung eine sensorische
Aphasie. Unfähigkeit die Sprache zu verstehen mit grösserer
oder geringerer Schädigung auch des motorischen Antheiles der
derselben. Geschwülste in der Inselgegend haben keine ganz besondere Characteristica, meist zeigen sie motorische und sensorische Störungen gemischt. Bei Tumorläsion des Gyrus angularis, speciell seines Markes, können, wie wir gesehen, ziemlich
isolirte Lesestörungen, bei Betheiligung des linken occipitalen
Marklagers Alexie und optische Aphasie, meist mit rechtsseitiger
Hemianopsie auftreten. Es ist wohl selbstverständlich, dass die
verschiedenen Unterformen der Aphasie, die wir von der motorischen und sensorischen als sogenannte corticale, subcorticale
und transcorticale kennen, bei der Tumoraphasie, wenigstens in
reiner Form, noch seltener sind, als sie sich schon bei Blutungen
und Erweichungen finden. Ja, selbst die gröbere Trennung
zwischen der sensorischen und motorischen Aphasie ist bei
Tumoren seltener möglich, als bei der vasculären Erkrankung,
da ein Tumor der linken Stirnwindung natürlich leicht auch die
Schläfenwindung in Mitleidenschaft ziehen kann und umgekehrt.
Dennoch können, wenn auch nicht scharf begrenzt, die verschiedenen einzelnen Symptomencomplexe der Aphasie in ver-
wischterer Form auch bei Tumoren auftreten und sich dann,
wie bei Blutungen, mit den verschiedensten Störungen des
Lesens und Schreibens verbinden. Noch mehr als für die
Aphasie bei Blutungen und Erweichungen, wo das ja allerdings
auch im hohen Grade vorkommt, ist für die apathischen Symptome bei Tumoren der starke Wechsel in den Erscheinungen
charakteristisch: namentlich in einem Falle von Tumor, der von
den Häuten über der Sprachregion ausging und das Gehirn nur comprimirte, habe ich es beobachtet, dass an einem Tage schwerste
und complicirte Sprachstörungen, am nächsten kaum die geringste Functionshemmung zu bemerken war. In dieser Ausdehnung kommt der Wechsel wohl bei durch vasculäre Läsion
bedingter Aphasie nicht vor: am ersten noch bei ausgebreiteter
Arteriosklerose ohne grobe Erweichungen, wie ich selbst es gesehen habe.

Für eine Localdiagnose des Tumors in den Sprachregionen
selbstkann man die Sprachstörungen natürlich dann am besten
verwerthen, wenn sie primär als erstes locales oder überhaupt als
erstes Symptom in die Erscheinung treten, und man kann, wenn
man den Fall von Anfang an verfolgt hat, oft auch aus der Art der
ersten Symptome und aus der Reihenfolge ihres Auftretens eine
specielle Diagnose stellen, in welchem Theile der ausgedehnten
Sprachregion der Tumor sitzen muss. Unter diesen Umständen
kann die Localdiagnose sogar eine grosse Sicherheit gewinnen, eine
Sicherheit, die der bei Tumoren der Centralwindungen erreichbaren
nahe kommt. Doch muss hier erstens erwähnt werden, dass auch bei
Tumoren, die direct in den eigentlichen Sprachcentren darin
sitzen, und zwar bei Rechtshändern links, unter Umständen jede

Sprachstörung fehlen kann. Das kann leicht gerade bei Affection der Sprachcentren dann geschehen, wenn der Tumor sehr langsam wächst, weil er dann den weniger ausgebildeten Sprachregionen der anderen Hemisphäre Zeit zur functionellen Entwickelung und zur Vertretung des linken Centrums lässt. Ferner können grosse Tumoren, wie wir ja gesehen haben, fast bei jedem Sitze in Rinde und Mark der linken Hemisphäre auch Sprachstörungen durch Mitaffection der ihnen benachbarten Sprachgebiete hervorrufen, je nach ihrem Sitze dann mehr sensorischer oder motorischer Form und am ersten natürlich, wenn sie nahe Nachbarn der Sprachcentren sind. Der ganze Verlauf und die Nebensymptome können dann manchmal die Diagnose erlauben, dass hier die Aphasie ein Nachbarschaftssymptom ist. Vor allem werden in diesen Fällen die Tumoren schon grösser sein und schon Allgemeinsymptome bestehen, wenn die aphatische Störung eintritt; hat der betreffende primär afficirte Hirntheil Localsymptome, so müssen sie vor der Aphasie dagewesen sein. So müssen z. B. die Geschwülste der ersten und zweiten linken Stirnwindung schon eine beträchtliche Grösse erlangt haben, ehe sie motorische Aphasie bedingen, im Anfang kann diese ganz fehlen — namentlich fehlt sie oft dauernd nach Oppenheim, wenn Tumoren vom Orbitaldach gegen die Stirnlappen vorrücken. Ferner kommen hier etwaige Localsymptome der Stirnlappen, vor allem die Ataxie in Betracht. Bei Geschwülsten der Centralwindungen, namentlich solchen in den unteren Theilen derselben, dem Facialis-Hypoglossuscentrum, tritt Aphasie recht häufig während und schon im Beginne der Krämpfe — vielleicht als Hemmungssymptom auf; bleibt dann auch wohl, namentlich nach Krampfserien als Erschöpfungssymptom eine Zeit lang bestehen. Sowohl bei Tumoren der Central-, wie bei solchen der Stirnwindungen und der vorderen Parthie der Schläfenwindungen links kommt es, wenn sie allmählich auf das motorische Sprachcentrum zurücken, oft zuerst nicht zu eigentlicher Aphasie, sondern zu Symptomen, die eine partielle Läsion einzelner zur Sprache nöthigen Muskelgebiete verrathen. Auf diese sehr charakteristischen Symptome hat vor allen Dingen Oppenheim hingewiesen. Es kann sich um eine Bradyphasie oder Unlust zum Sprechen handeln; in anderen Fällen wird es dem Patienten schwer, den Beginn des Wortes auszusprechen, oder nur besondere Laute, wie Lippenlaute; oder er spricht nur mit Flüsterstimme (Stimmbandlähmung). Erst allmählich gehen diese partiellen Störungen in totale motorische Aphasie über. Ich sah dasselbe übrigens in einem Falle langsam fortschreitender arteriosklerotischer Erweichung der dritten linken Stirnwindung; — die Patientin bekam zunächst nur den Anfang der Worte nicht heraus — sprach ohne Ton; manchmal war es auch so, als ob sie die zum Sprechen nöthige Luftmenge nicht reguliren könnte, wie das so häufig bei Stotternden ist. Gerade diese Beobachtungen lehren übrigens doch wohl, dass das motorische Sprachcentrum nichts anderes ist, als ein Knotenpunkt für alle Centren und Bahnen, die für den sprachlichen Ausdruck in Betracht kommen, aber dann auch für alle Functionen der hier in Betracht kommenden Muskeln, und dass es nicht etwa ganz allein ein Centrum für die Articulation der Buchstaben und Worte darstellt.

Geschwülste des linken Occipitallappens rufen die für sie charakteristische Alexie mit optischer Aphasie und Hemianopsie hervor — bewirken sie Aphasie als Nachbarschaftssymptom, so ist es wohl stets sensorische Aphasie. Auf einen Sitz des Tumors in der zweiten und dritten linken Schläfenwindung habe ich einmal aus folgenden Symptomen geschlossen: Es bestand Worttaubheit, aber so wechselnd, dass man einen Sitz der Geschwulst direkt in der ersten linken Schläfenwindung nicht annehmen konnte, sondern höchstens in der Nähe. Der benachbarte Gyrus angularis kam nicht in Betracht, da Alexie und rechte Hemianopsie fehlten, während allerdings Agraphie bestand. Es blieben also nur die zweite und dritte Schläfenwindung über, mit Druck auf die erste. An entsprechender Stelle war der Schädel auf Percussion sehr empfindlich, und hier fand sich bei der Operation der Tumor. Uebrigens wird natürlich eine deutliche percutorische Schmerzhaftigkeit oder eine umschriebene Tympanie bei aphatischen Symptomen manchmal mit aller Bestimmtheit entscheiden lassen, ob die Aphasie im bestimmten Falle ein Herd- oder ein Nachbarschaftssymptom ist; möglicher Weise wird gerade in Fällen von Aphasie dieser glückliche Umstand besonders häufig sich ereignen, da es sich in den meisten derselben wohl um corticale Tumoren handeln wird. Machen im Centrum semiovale liegende Tumoren Aphasie, so handelt es sich stets wohl um unbestimmte Formen, die jede genauere Ortsdiagnose, als die der Hemisphäre verbieten.

Dass Tumoren der Sprachregionen selbst ebenfalls, wenn sie grösser werden, Nachbarschaftssymptome machen können, habe ich zum Theil schon hervorgehoben. Dann wird aber die Sprachstörung das Primäre sein. Namentlich führen natürlich Tumoren der dritten l. Stirnwindung oft zu Jackson'schen Krämpfen, speciell zu solchen im Gesicht, Zunge, Kiefer, Larynx, oder wenigstens zu dort beginnenden. Ob auch eigentliche Sprachconvulsionen bei Läsion des Sprachcentrums durch Tumoren entstehen können, ist mir zweifelhaft: bei allgemeiner Paralyse ist es nicht so ganz selten, dass Patienten durch Stunden und Tage fortwährend dieselben Worte oder Wortcombinationen, oft ganz unsinnige, explosiv ausstossen, ein Verhalten, das man wohl durch einen Krampf der Sprachcentren erklären könnte. Fraglich wäre es nur noch, ob der Krampf in diesen Fällen im motorischen oder sensorischen Sprachcentrum entsteht: geringe Reize des sensorischen Centrums könnten wohl zu Gehörs- speciell zu Worthallucinationen führen; um zu krampfhaftem Ausstossen

von Worten zu führen, müsste hier der Reiz aber so stark sein,
dass er auf das motorische Centrum überspränge.

Kleinhirn.

Kleinhirntumoren sind so häufig, dass man diese Hirnstelle
bis zu einem gewissen Grade als Prädilectionsort für Geschwülste
ansehen kann. Namentlich gilt das für das Kindesalter und in
diesem wieder für den Tuberkel. Aber auch Sarkome, sowie
cystöse Geschwülste sind hier recht häufig. Ich selber habe
unter 80 Fällen mit der Diagnose Hirntumor vierzehn Mal die
Diagnose Kleinhirntumor gestellt; unter 31 zur Section gekommenen Fällen war der Kleinhirntumor vier Mal vertreten.
Auch bei den nur klinisch beobachteten war zum Theil die
Diagnose ganz sicher. Freilich rechne ich dazu auch Tumoren
der Basis oder des vierten Ventrikels, wie sie Figur 2 und
Figur 7 zeigen, die in der Hauptsache Kleinhirnsymptome gemacht hatten. Einen schönen von mir beobachteten Fall von
ganz im Unterwurm entwickeltem Sarkom zeigt die nebenstehende Figur 10.

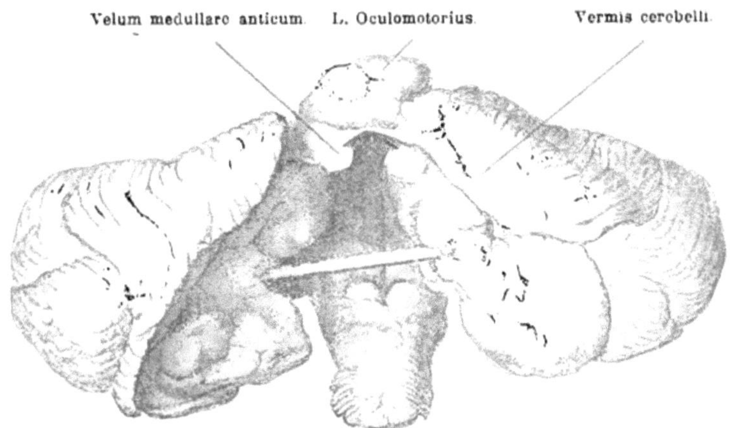

Fig 10. Tumor — Sarkom — im Unterwurm des Kleinhirns. Von einem
Knaben. Eigene Beobachtung.

Das wichtigste localdiagnostische Symptom für die Tumoren
des Kleinhirnes ist die sogenannte cerebellare Ataxie. Ich habe
an anderer Stelle — (Klinische Erfahrungen über die Functionen
des Kleinhirnes. Wiener klin. Rundschau, 1896, No. 49 bis 52),
übrigens im Anschluss an schon vor Jahren von Nothnagel
gemachte Angaben — mich bemüht, auseinanderzusetzen, dass
diese cerebellare Ataxie in zwei verschiedenen, manchmal allerdings mit einander gemischten Formen vorkommt, die vielleicht
auch eine verschiedene physiologische und anatomische Bedeutung
haben. Die erste Form ist die cerebellare Ataxie s. s., der

„démarche de l'ivresse" Duchenne's. Hier geräth der Kranke beim Stehen und Gehen, wenn er dazu überhaupt noch im Stande ist, in ein immer stärkeres Schwanken und Taumeln, und zwar nehmen an demselben der Kopf, vor allem aber Rumpf und Beine Theil. Es besteht dabei schon beim Stehen nicht selten die Gefahr, nach einer Seite oder nach vorn oder hinten umzufallen — dabei ist es nicht gerade häufig, dass dieses Umfallen immer nach derselben Richtung geschieht. Allen Starr, der in der Richtung des Fallens ein für die Diagnose der Seite, in welcher der Tumor sitzt, zu verwerthendes Symptom erblickt, giebt doch wieder an, dass es sich hier um ein Reiz- oder ein Lähmungssymptom handeln könne und dass im letzteren Falle der Kranke nach der Seite falle, wo der Tumor sitze, im ersteren nach der entgegengesetzten Seite. Nun ist aber klinisch natürlich nicht zu unterscheiden, ob es sich im gegebenen Falle um Reizung oder Lähmung handelt, und damit fällt die Bedeutung dieses Symptomes für die Localdiagnose in sich zusammen. In ganz schweren Fällen vermag der Kranke allein überhaupt nicht mehr zu stehen — richtet man ihn dann an den Armen auf, so steht er nicht selten in starker Lordosestellung, den Kopf und Rücken hinten übergebeugt, so dass er losgelassen, sofort hintenüber fällt. Kann der Kranke noch gehen, so geschieht das ebenfalls unter starkem Schwanken, wie bei Betrunkenen — häufig macht der Kranke Bogen, auch Zickzackwege — in seltenen Fällen ist auch ein mehr zwangsweises Vor- und Rückwärtslaufen beobachtet. In reinen Fällen dieser Art nimmt das Schwanken beim Augenschlusse nicht zu — es besteht kein Romberg'sches Symptom, auch im Liegen bei Bewegungen der Beine keine Ataxie, wohl aber manchmal Hin- und Herschwanken durch Parese der Beine. Die zweite, viel seltenere Form der cerebellaren Ataxie gleicht viel mehr der tabischen Ataxie. Hier kommt beim Gehen tabischer Hahnentritt vor — die Ataxie wird bei Schliessen der Augen schlimmer — es besteht Romberg'sches Symptom und auch im Liegen, z. B. beim Versuch, das eine Knie mit dem anderen Hacken zu berühren, deutliche Ataxie mit Hinausschiessen über das Ziel. In den Armen fehlt die Ataxie auch in diesen Fällen meist — über einen hier manchmal vorkommenden Tremor soll weiter unten gehandelt werden. Zum Unterschiede von Tabes fehlt übrigens auch in diesen Fällen jede Störung des Gefühles — abgesehen von solchen Fällen, wo die Gefühlsbahnen im Hirnstamm mitlädirt sind — und vor allem auch des Lagegefühles. In einer dritten Reihe von Fällen ist die cerebellare Ataxie aus diesen beiden Formen gemischt.

Dazu kommt als zweitwichtigstes Symptom, wenn es auch lange nicht die Bedeutung der Ataxie hat, der Schwindel. Wenn Schwindel auch ein sehr häufiges Symptom bei Hirntumoren jeden Sitzes ist, so ist er doch bei keinem Sitze so intensiv und tritt oft so früh auf, wie bei Cerebellargeschwülsten.

Freilich muss man nicht alles als Schwindel auffassen, was die Kranken als solchen bezeichnen; meist handelt es sich bei Kleinhirngeschwülsten um echten Drehschwindel, bei dem die Kranken entweder das Gefühl haben, als ob sich alles um sie drehe oder als ob sie selbst im Raume gedreht würden. Eine Drehbewegung immer nach einer Richtung ist dabei sehr selten. Der Schwindel kann andauernd bestehen oder anfallsweise eintreten; oft findet er sich bei jedem Lagewechsel, Aufrichten oder Niederlegen ein oder verstärkt sich dabei wenigstens. Manchmal kommt es beim Gehen auch zu plötzlichen schweren Schwindelattaken, in denen der Kranke niederstürzt. Wenn auch in ausgebildeten Fällen Schwindel und Ataxie meist zusammen vorkommen, und dann der Schwindel natürlich die Ataxie verstärkt, so sind beide Symptome doch unabhängig von einander; Ataxie kann ohne jeden Schwindel sehr erheblich sein und Schwindelanfälle können ohne Ataxie bestehen.

Es ist fraglich, ob es neben diesen beiden Symptomen noch echte Localsymptome für den Tumor des Kleinhirnes giebt. Neuere physiologische Experimente besonders von Luciani und Turner machen es wahrscheinlich, dass auch eine gewisse Parese der der verletzten Kleinhirnhemisphäre gleichseitigen Extremitäten eintreten kann (Luciani's Asthenie und Atonie). In den meisten Fällen sind die in der menschlichen Pathologie bei Kleinhirntumoren beobachteten Paresen der Extremitäten durch Druck der Geschwulst auf den Hirnstamm zu erklären gewesen, davon weiter unten; doch hat Turner z. B. einen Fall von Abscess einer Kleinhirnhemisphäre mit gleichseitigen Paresen mitgetheilt, bei dem eine ebenfalls vorhandene Blicklähmung nach derselben Seite die Erklärung der Extremitäten-Lähmung durch Druck auf den Hirnstamm unmöglich erscheinen liess, da diese ja dann gekreuzt hätte sitzen müssen. In neuerer Zeit (Huglhings-Jackson) hat man auch die ganze Kleinhirnataxie, speciell ihre erste Form, auf eine Parese der Rumpfmuskeln und der Beine beim Gehen und Stehen zurückzuführen gesucht, ja man hat die Parese der Rumpfmuskeln auch mehrfach objectiv nachgewiesen. Mir ist das letztere in dem zuletzt von mir beobachteten Falle von Kleinhirntumor, wo ich darauf untersucht habe, nicht gelungen, doch hat diese Erklärung der ersten Form der cerebellaren Ataxie viel für sich, da das Kleinhirn ganz sicher nahe Beziehungen zur Rumpfmuskulatur hat, wie wir noch genauer sehen werden, und die Kleinhirnataxie dann sich ebenso erklären lassen würde, wie die Stirnhirnataxie, der sie ja ganz gleicht.

In nicht so ganz seltenen Fällen ist, wie oben schon erwähnt, bei Kleinhirntumoren ein Tremor der oberen Extremitäten beobachtet worden, der meistens dem Intentionstremor glich — so in zwei Fällen, die von mir beobachtet wurden — der von anderen Autoren aber auch als Ataxie beschrieben ist. Man ist neuerdings ja überhaupt geneigt, die scharfe Unterscheidung zwischen Ataxie und Intentionstremor aufzugeben. Wahrscheinlich handelt es sich auch hier in den meisten Fällen um ein Nachbarschaftssymptom, in Folge von Druck auf die sensiblen oder motorischen Bahnen des Hirnstammes; dieser Ansicht ist auch Oppenheim, obwohl er selbst den Tremor auch bei arteriosklerotischer Kleinhirnschrumpfung gesehen hat.

Es dürfte praktisch sein, schon hier die Frage aufzuwerfen, ob Ataxie und Sehwindel bei jedem Sitze des Tumors im Kleinhirn vorkommen können, oder ob man dafür bestimmte Bahnen und Centren desselben verantwortlich machen kann. Was zunächst die Ataxie betrifft, so kommt diese wohl mit Sicherheit zu Stande zunächst durch Läsionen von Bahnen, die vom Rückenmark zum Kleinhirn und von da zum Grosshirn gehen — es sind meist centripetal leitenden Bahnen: dahin gehören vor Allem Bahnen aus den Hintersträngen, dann die Kleinhirnseitenstränge, die besonders nahe Beziehungen zum Rumpfgebiete haben, und die Gowers'sche Bahn, sowie ferner die vom Corpus dentatum zum gekreuzten rothen Kerne und von da ins Grosshirn gehende Bahn; ferner in zweiter Linie durch Läsion centrifugaler Bahnen, die vom Grosshirn durch die cerebrale Kleinhirnbrückenbahn ins Kleinhirn und vom Kleinhirn durch die spinale Kleinhirnbrückenbahn ins Rückenmark verlaufen. (Genaueres hierüber siehe in meinem oben citirten Referate.) Es ist nicht unmöglich, dass durch die Läsion eines Theiles der ersteren centripetalen Bahnen mehr die der tabischen gleichende cerebellare Ataxie, durch die der letzteren, centrifugalen Bahnen der eigentliche Démarche de l'ivresse hervorgerufen wird. Alle diese Bahnen nun verlaufen zwar auch in den Hemisphären des Kleinhirnes, aber sie gelangen doch alle dicht an den Wurm heran und zum grossen Theile kreuzen sie sich in diesem sogar beim Ein- und Austritt. Schon aus diesen anatomischen Gründen ist zu schliessen, dass die cerebellare Ataxie bei Geschwülsten des Wurmes sehr viel häufiger sein wird, als bei solchen der Hemisphären, denn sie trifft hier Bahnen beider Hemisphären — dass es aber nicht einzusehen ist, weshalb sie nicht auch bei reinen, nicht auf den Wurm drückenden Hemisphärengeschwülsten vorkommen solle. In letzterer Beziehung haben denn auch neuere Erfahrungen die früher allzu schroff hingestellte Theorie Nothnagel's, dass nur Wurmtumoren oder solche, die den Wurm in Mitleidenschaft ziehen, Ataxie hervorrufen sollten, etwas modificirt; es sind auch ganz kleine, sicher den Wurm nicht betheiligende Hemisphärentumoren mit Ataxie beobachtet worden. Zu Recht bestehen bleibt aber die ja auch, wie gezeigt, leicht verständliche Thatsache, dass bei Tumoren des Wurmes die Ataxie viel constanter vorhanden ist, resp. viel seltener fehlt, als bei Hemisphärentumoren: nach Bohm wurde sie bei Hemisphärentumoren in ca. 49 pCt., bei Wurmtumoren in ca. 89 pCt. beobachtet.

Auch die früher vielfach geäusserte Ansicht, an der übrigens Nothnagel unschuldig ist, dass Wurmtumoren **immer**

von Ataxie begleitet sind, kann in dieser Form nach
neueren Erfahrungen nicht mehr aufrecht erhalten werden. Es
sind eine ganze Anzahl auch gut beobachteter Fälle von Tumoren
des Wurmes mitgetheilt worden, bei denen keine Spur von
Ataxie vorhanden war (Becker, Schomerus, Leimbach.
Harricks, Raymond), nicht in allen den hierher gerechneten Fällen genügt allerdings die klinische Beobachtung. Das
Fehlen der Ataxie in diesen Fällen kann man sich in zweierlei
Weisen erklären. Erstens in einer localistischen. Es lehren
nämlich namentlich Zusammenstellungen von Wetzel und
Bohm, dass, wenn bei Wurmtumoren die Ataxie fehlte, der
Tumor immer in dem vorderen Theile des Wurmes seinen Sitz
hatte, während in den Fällen, wo hintere Theile desselben von
ihm ergriffen wurden, stets Ataxie vorhanden war: auch in dem
Falle von Figur 10, wo der Tumor eigentlich nur den Unterwurm in seinen hinteren Theilen lädirte, war sie stark vorhanden. Man könnte daraus schliessen, dass nur für die Läsion
der hinteren Theile des Wurmes die Ataxie ein directes Herdsymptom sei und dass sie in diesen Fällen immer vorhanden sein
müsse; sonst nur, wenn der anders sitzende Tumor diese Gegend
functionell schädige. Anatomisch lässt sich das freilich nicht
recht erklären. Vielleicht hat deshalb die andere Erklärung mehr
für sich, die schon Nothnagel aufgestellt hat, dass nämlich im
Wurm ebenso wie an anderen Orten sehr langsam wachsende
Tumoren ohne locale Symptome verlaufen können, weil die betreffenden Hirntheile sich an sehr langsam wachsenden Druck
gewöhnen können. Dass in solchen Fällen auch die Allgemeinsymptome des Tumors fehlen können, und dann das Leiden
überhaupt keine Erscheinungen macht, ist allerdings gerade bei
Kleinhirntumoren sehr selten und schwer zu erklären — die Fälle
von Kleinhirntumoren ohne jedes Symptom sind
deshalb neuerdings, wie überhaupt symptomenlose
Hirntumoren, in der Litteratur sehr selten geworden: — meist handelt es sich um nicht ganz genügende
Beobachtungen, so in den Fällen von Macdonald und Leimbach. Jedenfalls ist der ganz latente Verlauf eines Kleinhirntumors eine sehr grosse Seltenheit. Aus allem Vorstehenden
geht aber hervor, dass die Ataxie an sich, wenn sie
überhaupt auf das Kleinhirn zu beziehen ist, stets
nur die Diagnose eines Kleinhirntumors an sich erlaubt — ob er in den Hemisphären oder im Wurm
oder gar in besonderen Theilen des Wurmes sitzt,
kann man daraus allein nie schliessen.

Der Zwischensatz „wenn sie, scilicet die Ataxie, überhaupt
auf das Kleinhirn zu beziehen ist" führt nun noch zu einigen
anderen, namentlich differential-diagnostisch sehr wichtigen Bemerkungen. Ich habe oben kurz erwähnt, dass die cerebellare
Ataxie bedingt sei durch die Läsion von ins Kleinhirn ein- und
aus ihm austretenden centripetal oder centrifugal verlaufenden

Bahnen. Diese Bahnen steigen zum Theil schon vom Rückenmark durch den Hirnstamm und dann durch die unteren und
auch oberen Kleinhirnschenkel zum Kleinhirn auf, theils kommen
sie erst im Hirnstamme selber zu diesen ersten Bahnen hinzu
und benutzen ebenfalls hauptsächlich das corpus restiforme zum
Eintritt ins Kleinhirn; andere gehen wieder vom Kleinhirn durch
die oberen Schenkel zum gekreuzten rothen Kern und von da
ins Grosshirn; centrifugale Bahnen verbinden schliesslich das
Stirnhirn durch den Fuss der Hirnschenkel mit den Kernen des
Pons und den Kleinhirnhemisphären; schliesslich gehen nach
B e c h t e r e w solche motorische Bahnen in der spinalen Kleinhirnbrückenbahn vom Kleinhirn in den Hirnstamm und von da
ins Rückenmark. Es ist nun selbstverständlich, dass die Läsion
aller dieser Bahnen in ihrer ganzen Länge dieselben Folgen
haben muss, d. h. wenn bei ihrer Affection Ataxie eintritt, muss
dieselbe gerade so eintreten, ob die Läsion derselben im Kleinhirn selbst oder auf ihrem Wege dahin oder daher, im Rückenmarke. Hirnstamm, Vierhügel oder schliesslich im Stirnhirn einsetzt. Nur wird, da im Kleinhirn alle diese Bahnen schliesslich
zusammentreffen, hier das Eintreten einer Ataxie besonders leicht,
früh und intensiv erfolgen können. Es sind nun thatsächlich
sowohl bei Erkrankungen des Rückenmarks, wie bei denen des
Hirnstammes, dann bei solchen der Vierhügel und schliesslich
bei Stirnhirnerkrankungen Störungen des Gleichgewichtes beobachtet worden, die ganz vollständig einer der beiden Formen
der bei Kleinhirnerkrankungen beobachteten Ataxie glichen
und an sich eine Bestimmung nicht erlaubten, an welchem
der verschiedenen in Betracht kommenden Orte die Läsion
sitzen musste; d i e c e r e b e l l a r e A t a x i e i s t a l s o
e i n L o c a l s y m p t o m d e s K l e i n h i r n t u m o r s, a b e r k e i n
s p e c i f i s c h e s S y m p t o m f ü r d i e s e n O r t. Differential-
diagnostisch gegenüber dem Kleinhirntumor kommen die Rücken-
markserkrankungen — es handelt sich um Tabes dorsalis und
F r i e d r e i c h 'sche Ataxie — kaum in Betracht, wohl aber die
bei Tumoren des Hirnstammes, der Vierhügel oder des Stirnhirnes eintretende Ataxie. Die differentialdiagnostischen Momente
zwischen der frontalen und der cerebellaren Ataxie habe ich
oben unter „Stirnhirn“ zusammengestellt, die zwischen Kleinhirn-
und Vierhügelataxie in Betracht kommenden werde ich ausführlich bei den Vierhügeltumoren geben. E s b l e i b t h i e r a l s o
n u r d i e U n t e r s c h e i d u n g e i n e r d u r c h T u m o r e n b e-
d i n g t e n b u l b ä r e n v o n e i n e r c e r e b e l l a r e n A t a x i e
ü b r i g. Diese Diagnose gründet sich auf den Verlauf der
Krankheit, das Auftreten der einzelnen Symptome und auf diese
Symptome selbst. In letzterer Beziehung ist deshalb aber die
Schwierigkeit hier gross, weil erstens ein primärer Tumor des
Kleinhirnes später auf den Bulbus übergreifen und hier die
langen Leitungsbahnen und die Bulbuskerne lädiren kann, und
umgekehrt ein primärer Tumor des Hirnstammes schliesslich

auch das Cerebellum in Mitleidenschaft ziehen kann. Wird man vor einen solchen ausgebildeten Fall mit Symptomen von Seiten des Hirnstammes und zugleich solchen des Kleinhirnes gestellt und weiss man nichts von dem Verlaufe und der Reihenfolge des Einsetzens der Symptome, so kann es ganz unmöglich sein, zu entscheiden, ob es sich um einen primären Kleinhirn- oder etwa Ponstumor handelt, und für die Ataxie kann es geradezu willkürlich erscheinen, ob man sie mehr auf die cerebellare oder bulbäre Läsion beziehen will. Entscheidend ist aber der Verlauf der Erkrankung. Beginnt ein Tumor zuerst mit Symptomen von Seiten der bulbären Hirnnerven und der hier verlaufenden langen Bahnen und kommt eine Ataxie erst später hinzu, so wird es sich wohl um einen primären Tumor des Hirnstammes handeln, wobei die später eintretende Ataxie entweder ebenfalls eine bulbäre ist oder aber durch secundäre Betheiligung des Kleinhirnes entstanden ist; sind im Anfang Ataxie und Schwindel allein vorhanden, kommen später die bulbären Kern- und Leitungsbahnläsionen hinzu, so kann man annehmen, dass die Ataxie einen cerebellaren Ursprung hat. Jedenfalls ist man aber nicht berechtigt, aus dem Vorkommen einer bulbären Ataxie zu schliessen, dass etwa jede Ataxie bei Cerebellartumor eine durch Druck auf den Bulbus bedingte sei, eine Meinung, die auch ich früher für discutabel hielt. Cerebellare Ataxie kommt auch bei Tumoren ohne jeden Druck auf den Bulbus vor, und nach den ganzen anatomischen Anordnungen muss sie bei Läsion des Kleinhirnes, wie gesagt, viel leichter eintreten, als bei Läsion der in Betracht kommenden Bahnen im extracerebellaren Theile ihres Verlaufes. Schliesslich lehrt die Erfahrung, dass in den meisten Fällen, wenn Ataxie besteht und die Läsion aus anderen Gründen in der hinteren Schädelgrube gesucht werden muss, nicht der Hirnstamm, sondern das Kleinhirn der Sitz der Erkrankung ist.

Der von Kleinhirnläsionen selbst abhängige Schwindel, der ja ganz dem Ménière'schen gleicht, beruht wohl auf einer Läsion der von den Vestibularnerven ausgehenden Bahnen; diese endigen zunächst im dorsalen Acusticuskern, gehen aber von da durch das Corpus restiforme ins Kleinhirn. Auch hier kommt es natürlich darauf an, durch andere klinische Momente zu entscheiden, dass im betreffenden Falle der Schwindel durch ein cerebellares Leiden oder durch eine Läsion des Nervus VIII an der Basis bedingt ist, und nicht etwa eine Begleiterscheinung eines Leidens des Labyrinthes ist. Das ist ebenfalls oft sehr schwierig: denn der bei Affectionen des inneren Ohres auftretende sogenannte Ménière'sche Symptomencomplex verbindet sich bei typischer Ausbildung der Anfälle mit Ohnmacht und Erbrechen und kann deshalb leicht an ein cerebellares Leiden denken lassen.

Die Ataxie und der Schwindel sind die eigentlichen Localsymptome der Tumoren des Kleinhirnes, wenn sie auch, wie wir gesehen haben, nicht specifische in dem

Sinne sind, dass sie nur bei Tumoren an dieser Stelle vorkommen. Aber damit sind die bei Tumoren des Kleinhirnes vorkommenden und für sie bis zu einem gewissen Grade charakteristischen Symptome keineswegs erschöpft. Gerade beim Kleinhirntumor nehmen bei dem engen Raume unterhalb des Tentorium cerebelli die Nachbarschaftssymptome, die durch Mitläsion speciell des Hirnstammes und der Hirnnerven bedingt werden, oft eine grosse Intensität an, und diese Symptome erlauben oft erst eine besonders sichere und präcise Diagnosenstellung speciell der erkrankten Kleinhirnhälfte. Auch die Allgemeinsymptome zeichnen sich bei Kleinhirntumoren durch Besonderheiten, namentlich oft durch ganz besondere Intensität aus, und schliesslich kommen auch gewisse Fernsymptome bei Kleinhirntumoren auffallend häufig vor. Wir müssen aber alle diese Umstände bei unserer Localdiagnose „Kleinhirntumor" sorgfältig mit berücksichtigen, da sie, wie gesagt, in vielen Fällen fast die sicherste Grundlage derselben bilden.

Nehmen wir zuerst die Nachbarschaftssymptome. Dass ein Tumor des Kleinhirnes auf das Occipitalhirn comprimirend wirkt, ist besonders bei Hemisphärentumoren nicht unmöglich, kommt aber jedenfalls selten vor, da das straff gespannte Tentorium cerebelli hier schützend einwirkt. Dagegen habe ich es selbst einmal gesehen, dass ein Tumor des Occipitallappens in den letzten Stadien cerebellare Ataxie hervorrief.

Am nächsten liegt dem Kleinhirn der gesammte Hirnstamm von den Vierhügeln bis zur Pyramidenkreuzung, und dieser Hirntheil wird deshalb am häufigsten von den Tumoren des Cerebellum in Mitleidenschaft gezogen. Häufig wird er in erheblichster Weise comprimirt; wie sehr z. B. die Medulla oblongata abgeplattet und der vierte Ventrikel verbreitert werden kann, ohne dass eine eigentliche Erweichung dieser Theile eintritt, zeigt am besten Figur 7. Geht der Tumor von einer Kleinhirnhemisphäre aus, so kann auch eine seitliche erhebliche Compression des Hirnstammes und speciell des Pons eintreten, in der Weise ungefähr wie es Figur 2 zeigt. Klinisch wird übrigens in diesen Fällen nie zu entscheiden sein, ob der Kleinhirntumor den Hirnstamm nur comprimirt hat oder ob er in ihn hineingewuchert ist. Von den einzelnen Theilen des Hirnstammes können in bestimmten Fällen entweder mehr die Kleinhirnschenkel, speciell die mittleren, oder die Vierhügel, oder der Pons und die Medulla oblongata betheiligt werden. Ob die Läsion der mittleren Kleinhirnschenkel besondere Symptome hervorzurufen im Stande ist, ist deshalb a priori etwas zweifelhaft, weil diese ja eigentlich nur aus dem Kleinhirn aus- oder in dasselbe eintretende Bahnen enthalten, deren Läsion im Kleinhirn selbst natürlich dieselben Symptome hervorrufen muss, wie im mittleren Kleinhirnschenkel. Dennoch ist ein Symptom, auch bei Tumoren, die diese crura cerebelli ad pontem ziemlich isolirt betrafen — es sind das übrigens sehr seltene Fälle —

besonders oft beobachtet worden, das sind die hauptsächlieh von den Physiologen hervorgehobenen Rollbewegungen um die Längsaxe des Körpers. Nach Russel erfolgen diese Bewegungen beim Sitze in einem der beiden Kleinhirnschenkel immer in gesetzmässiger Weise; bei rechtsseitiger Affection in der Richtung eines in den Kork hinein-, bei linksseitiger aus dem Kork herausgedrehten Korkziehers. Die frühere Bezeichnung: Drehbewegung vom Herde weg oder nach dem Herde zu ist besser aufzugeben, da sie leicht zu Missverständnissen führen kann. Sind solche Rollbewegungen also in ausgeprägter und charakteristischer Weise vorhanden, so kann man wohl aus ihnen auf die vom Tumor ergriffene Seite schliessen; um einen auf die mittleren Kleinhirnschenkel beschränkten Tumor wird es sich aber sehr selten handeln. Für die Corpora restiformia charakteristische Merkmale sind bei Tumoren dieser Gegend nicht bekannt; was in einzelnen Fällen beschrieben ist, kann jedenfalls gerade so gut bei Tumoren, die an der Basis entstehen und gegen das Kleinhirn vorrücken, eintreten (s. z. B. den Fall Meige und Vivier, citirt von Oppenheim).

Findet die Druckwirkung eines Kleinhirntumors besonders in der Richtung auf die Vierhügel statt — das kommt am leichtesten bei in der Mittellinie, im Wurme, sitzenden Tumoren vor — so mischen sich dem Krankheitsbilde des Kleinhirntumors vor allen Dingen Augenmuskellähmungen hinzu und zwar Lähmungen, die den sogenannten nuclearen Charakter tragen, indem sie stets eine ganze Anzahl von Augenmuskeln auf beiden Seiten, wenn auch nicht in voller Symmetrie ergreifen. Am häufigsten fehlt in diesen Fällen die Betheiligung des Abducens, meist sind auch Pupille und Accommodationsmuskel nicht mit betheiligt. Ehe es zur vollen Lähmung kommt — also im Stadium der Parese — zeigen die betreffenden Augenmuskeln nicht selten einen sehr ausgeprägten paretischen Nystagmus, und ich bin der Ansicht, dass es sich in vielen Fällen von Nystagmus, speciell bei Kleinhirntumoren, um solche paretische Zustände der Augenmuskeln gehandelt hat. Ich will aber keineswegs behaupten, dass der Nystagmus bei Kleinhirnerkrankungen immer diese Aetiologie hat; er kann unter Umständen auch wohl ein directes Kleinhirnsymptom sein, vielleicht hängt er dann oft mit den Schwindelerscheinungen zusammen. Ich will übrigens noch erwähnen, dass ich die „nuclearen" Augenmuskellähmungen bei Kleinhirntumoren so oft beobachtet habe, dass ich sie wenigstens bei grossen Tumoren dieses Ortes fast als ein constantes Symptom bezeichnen möchte.

Bei der Läsion des Pons und der Medulla oblongata infolge von Geschwülsten des Kleinhirnes kommt zunächst die Affection der langen motorischen und sensiblen Leitungsbahnen in Betracht. Die erste zeigt sich entweder durch Paraplegieen, entweder nur der Beine oder aber aller vier Extremitäten, dann aber nicht selten auch durch Hemiplegieen. Diese Hemiplegieen sind in

den meisten Fällen wohl gekreuzt mit dem Sitze des Kleinhirntumors, da der Druck desselben auf die Pyramidenbahnen oberhalb der Kreuzung derselben einsetzt. Aber, und das hindert
ihre Verwendung zur Stellung einer Hemisphärendiagnose der
Kleinhirngeschwulst, es giebt hier auch Ausnahmen, also gleichseitige Hemiplegieen. Diese kommen entweder dadurch zu
Stande, dass der Tumor des Kleinhirnes soweit nach unten
reicht, dass er die Pyramidenbahn unterhalb der Kreuzung noch
zu fassen bekommt, oder aber dadurch, dass ein Tumor infolge
seiner Wachsthumsrichtung die entgegengesetzte Pyramide scharf
gegen den Knochen andrückt und sie dadurch lädirt. Im
übrigen haben diese paraplegischen oder hemiplegischen
Lähmungen fast immer die Charaktere einer Lähmung durch
Läsion der Pyramidenbahnen, sie verbinden sich also mit Contracturen und erhöhten Sehnenreflexen; Ausnahmen in letzterer
Beziehung sollen weiter unten besprochen werden. Auch motorische Reizerscheinungen durch Läsion der Pyramidenbahnen
können bei Kleinhirntumoren eintreten. Oppenheim rechnet dahin
einen Theil der bei Kleinhirntumoren so häufigen Nackenstarre, die
dann wohl durch Läsion der Stabkranzfasern zu den
Kernen der Nackenmuskelnerven bedingt wäre; in anderen
Fällen, besonders wenn der Kleinhirntumor an die Meningen
hinanreicht, ist diese Nackenstarre wohl eine durch die Schmerzen
bedingte, der Kranke sucht den Kopf möglichst zu fixiren.
In andern Fällen breitet sich diese tonische Anspannung der
Muskulatur auf die gesammte Muskulatur des Rumpfes aus,
manchmal, wie schon im allgemeinen Theile erwähnt, kommt das
in Form von Anfällen vor, die dann zu starker Arc de cercle-
Bildung führen und dadurch, sowie durch das Erhaltenbleiben
des Bewusstseins zur Diagnose Hysterie verleiten können. Ebenso
wie Oppenheim habe ich es gesehen, dass diese tonische Anspannung der Muskulatur sich mit, über die gesammte Muskulatur
ausgedehntem convulsivischen Zittern verband.

Sensible Störungen an Rumpf und Extremitäten durch
Druck auf den Hirnstamm sind bei Kleinhirntumoren sehr selten.
Das liegt an der bekannten grösseren Widerstandsfähigkeit der
sensiblen Leitungsbahnen gegenüber leitungshemmenden Läsionen
überhaupt. Unmöglich sind sie natürlich nicht und können
dann ebenso wie die Lähmungen in paraplegischer oder hemiplegischer Form eintreten. Für ihre Verwerthung zur genauen
Diagnose des Sitzes eines Kleinhirntumors gilt dasselbe, was
für die motorischen Störungen gesagt ist, nur in noch höherem
Maasse. In einzelnen Fällen von Cerebellartumoren ist, wohl durch
Läsion bestimmter Parthieen der Schleifenbahn, einseitige Bewegungsataxie und Störung des Muskelgefühles beobachtet worden.

Selbstverständlich können auch die im Pons und Medulla
oblongata lagernden Kerne der Hirnnerven durch Druck einer
Kleinhirngeschwulst auf diese Hirntheile in Mitleidenschaft gezogen werden. Es handelt sich da um die Nervi V bis XII incl.
Da aber die etwaigen Ausfallssymptome von Seiten dieser Hirn-

nerven im Ganzen dieselben sind, ob ihre Kerne oder ihre
Wurzeln lädirt werden, so will ich die hier in Betracht kommenden
Erscheinungen bei Anführung der Nachbarschaftssymptome
dritter Kategorie der Kleinhirntumoren, der basalen resp. Wurzelsymptome, besprechen. Im Allgemeinen werden die von Kernläsionen abhängigen Hirnnervenlähmungen bei Kleinhirntumoren
leichter doppelseitig als einseitig vorhanden sein, aber nicht
ausschliesslich, denn z. B. die Fig. 2 zeigt, wie die Compression
des Pons sich auch rein auf eine Seite beschränken kann, und dann
natürlich manchmal auch die von ihr abhängigen Kernlähmungen.
In solchen Fällen können dann bei gleichseitiger Läsion der
Pyramiden und der Hirnnervenkerne auch bei reiner Hirnstamm-
compression allerlei Arten der alternirenden Hemiplegie,
Abducens, Facialis, vielleicht Trigeminus gelähmt auf Seite der
Läsion, die Extremitäten gekreuzt, eintreten. Solche Symptome
erlauben dann wohl eine bestimmte Diagnose auf die erkrankte
Kleinhirnhemisphäre, der Tumor muss dann in der der Hirnnervenlähmung gleichseitigen Hemisphäre sitzen; dagegen wird
die Beschränkung der Compression auf den Hirnstamm und ein
Freibleiben der Hirnnervenwurzeln in solchen Fällen wohl kaum
zu diagnosticiren und auch selten rein vorhanden sein.

Andere Nachbarschaftssymptome bei Kleinhirntumoren weisen
dagegen mit Bestimmtheit auf die Läsion des Hirnstammes
selbst, vor allem speciell auf Pons und Medulla oblongata hin.
Dahin gehört zunächst die sogenannte associirte Blicklähmung nach rechts oder links, die dann eintritt, wenn die
Region eines Abducenskernes in Mitleidenschaft gezogen wird.
Ich habe sie selbst bei Kleinhirntumoren 2 Mal deutlich constatiren können. Sie besteht in einer der mit dem Tumor
gleichseitigem Abducenslähmung coordinirten Lähmung des
contralateralen Rectus internus nur für die seitliche Blick-
richtung — bei linksseitiger Läsion kann nicht nach links, bei
rechtsseitiger nicht nach rechts gesehen werden. Die Convergenz ist erhalten. Diese Blicklähmung erlaubt in
einem Falle von Kleinhirntumor eine ganz bestimmte
Diagnose der erkrankten Hemisphäre — noch bestimmter wird das, wenn sie sich wie öfters mit gekreuzter Hemiplegie durch gleichseitige Läsion der
Pyramiden oberhalb der Kreuzung verbindet.

Auch Störungen der Sprache bei Mitläsion des Bulbus sind
in solchen Fällen nicht selten. Manchmal handelt es sich um
die bekannte bulbäre Anarthrie oder Dysarthrie; häufiger habe
ich scandirende Sprache oder explosive Sprache beobachtet, die
wohl durch Druck der Läsion auf die Pyramidenfasern der
Sprachmusculatur zu Stande kommt. Dieses Symptom hat dann
also dieselbe Grundlage, wie der Intentionstremor, von dem oben
schon die Rede war.

Im letzten Stadium eines Kleinhirntumors kommt es
durch Druck auf den Hirnstamm häufig zu erheblicher
Dysphagie oder zur vollständigen Unmöglichkeit des

Schluckens. Hierher gehören auch wohl Anfälle von Singultus, von häufigem unwiderstehlichen Gähnen, sowie von Salivation. Auch Erscheinungen von Seiten des Herzens sind sehr gewöhnlich — meist geht die anfängliche Pulsverlangsamung, durch Vagusreizung, sehr rasch in erhebliche Pulsbeschleunigung, durch Vaguslähmung, über. Die Erscheinungen von Seiten der Respiration thun sich sehr oft in dem sogenannten Cheyne-Stoke'schen Athmungstypus, einem sehr ominösen Symptome, kund. Die bedrohliche Nähe der Centren für Athmung und Herzbewegung bedingt es wohl auch, dass in der Symptomatologie der Tumoren des Kleinhirnes, wie schon Bernhardt hervorgehoben hat, ein ganz plötzlicher, im Augenblick unerwarteter Tod nicht so selten beobachtet wird. Dass dieser plötzliche Tod als Nachbarschaftssymptom von Seiten der Medulla oblongata aufgefasst werden muss, dafür spricht, dass er ebenso bei Geschwülsten im IV. Ventrikel vorkommt; zweimal erlebte ich ihn bei Cysticerken im Ventriculus IV. Schliesslich sei hier noch erwähnt, dass einige Male auch Diabetes mellitus bei Kleinhirngeschwülsten beobachtet ist.

Eine dritte, sehr wichtige Kategorie von Nachbarschaftssymptomen wird von Kleinhirntumoren durch eine Läsion der basalen Hirnnerven hervorgerufen; es kommen hier alle Hirnnerven vom 3. bis 12., speciell aber ihrer Lage nach der 5. bis 7. und 8. und der 9., 10. und 11. in Betracht (siehe Figur 2). Eine solche Läsion kann besonders leicht dann eintreten, wenn ein von den Kleinhirnhemisphären ausgehender Tumor nach unten, nach der Basis zu, wächst — ganz ähnliche Symptome entstehen natürlich, wenn ein basaler Tumor zuerst die Nervenwurzeln ergreift und dann auf das Kleinhirn eindringt (Figur 2) — ich habe in der Einleitung dieses Abschnittes schon erwähnt, dass ich diese beiden Dinge nicht scharf von einander trennen will. Die durch Läsion basaler Hirnnerven bedingten Symptome sind im Gegensatze zu den nuclearen Lähmungen meist nur einseitig und deshalb für die Localdiagnose noch werthvoller, meist sitzen sie natürlich auf derselben Seite, wie der Tumor — manchmal kann aber z. B. ein Tumor der linken Kleinhirnhemisphäre durch starke Verschiebung des Hirnstammes auch gerade die entgegengesetzten Hirnnerven stark an den Knochen andrücken und lädiren. Doch ist das selten und gehen in diesen Fällen natürlich Hirnstamm- und Wurzelsymptome untrennbar in einander über.

An den basalen Hirnnerven kann der Tumor des Kleinhirns zu Reiz- und zu Lähmungssymptomen führen. An den Augenmuskelnerven überwiegen wohl die letzteren — auch sind basale Lähmungen einzelner Augenmuskeln wohl seltener als nucleare — seinem Verlaufe nach kann am ersten der Trochlearis extramedullar getroffen werden und ist das auch schon beobachtet. Ich habe im übrigen dem oben, bei den Nachbarschaftssymptomen von Seiten des Hirnstammes Gesagten hier nichts hinzuzufügen.

Was die übrigen bei Kleinhirntumoren in Mitleidenschaft

gezogenen Hirnnerven betrifft, so ist es practisch, zuerst die Reiz-, dann die Lähmungserscheinungen zu betrachten. Schmerzen im Trigeminusgebiete sind häufig; sie können sehr ausgebreitet sein, in anderen Fällen aber sich auch auf kleine Gebiete sehr lange Zeit beschränken. So waren in einem meiner Fälle (ohne Section) einseitige Schmerzen in der Zunge solange Zeit das einzige Symptom, dass ich im Beginne an eine sogenannte Bernhard'sche Zungenneurose glaubte. Im motorischen Gebiete des Trigeminus kommen trismusähnliche Erscheinungen im Ganzen recht selten vor. Clonische Zuckungen sind häufiger im Facialis, einige Male in der Zunge beobachtet worden. Oppenheim hat sie mehrmals, auch bei Kleinhirntumor, im Gebiete des Vagoaccessorins, also an den Kehlkopf-, Gaumensegel- und Pharynxmuskeln gesehen. Er führt, wenigstens das einseitige Vorkommen dieser Zuckungen auf eine directe Reizung der basalen Hirnnerven zurück — manchmal, meint er, handele es sich auch wohl um reflectorische Zuckungen bei Läsion des sensiblen Trigeminus. Bei doppelseitigen Zuckungen in den Muskeln dieser Nerven kann es sich auch um Reizung ihrer Stabkranzfasern in der Medulla oblongata handeln. Was die Lähmungserscheinungen von Seiten der Hirnnervenwurzeln beim Kleinhirntumor anbetrifft, so sind die Anästhesieen im Trigeminusgebiete im Anfange ebenfalls oft auffallend beschränkt, betreffen z. B. nur ein Auge oder auch nur eine Cornea. Auch Keratitis neuroparalytica kann in diesen Fällen vorkommen. Kaumuskellähmung ist selten, doch habe ich sie in dem Falle der Figur 2, der ein basaler Tumor war, aber als Kleinhirntumor imponirte, constatiren können. Der Mund wich hier beim Oeffnen nach der gelähmten Seite ab (Ueberwiegen des nicht gelähmten Pterygoideus externus). In einigen Fällen ist Facialislähmung peripherer Ausbreitung mit Entartungsreaction beobachtet worden. Sehr häufig ist einseitige Acusticuslähmung in der Casuistik der Kleinhirntumoren. Meist handelt es sich hier allerdings um Fälle, bei denen sich der Tumor zunächst im Acusticus selber entwickelt und erst allmählich auf das Kleinhirn übergreift, also um Fälle, die streng genommen nicht hierher gehören, doch kommt auch das Umgekehrte vor. Ist ein Acusticus an der Basis zerstört, so kann durch Läsion der Bahnen des andern im Hirnstamm auch doppelseitige Taubheit eintreten (Fig. 2). Im Anfang kann es bei den Tumoren am Nervus acusticus auch zu typischen Anfällen Menière'schen Schwindels kommen.

Auch ein Theil der Sprach- und speciell der Schlingbeschwerden kann natürlich auf Läsion der betreffenden Nerven an der Basis geschoben werden; doch ist, da zu deutlicher Ausprägung dieser Symptome immer doppelseitige Läsionen gehören, hierfür die Affection des Hirnstammes selber wichtiger. Schliesslich ist noch einseitige Zungenlähmung durch Affection des Hypoglossus beobachtet worden.

Es sei nochmals gesagt, dass die einseitige Hirnnerven-lähmungen für die Diagnose der Seite, in der die Kleinhirn-geschwulst sitzt, von grösster Wichtigkeit sind. Verbinden sie sich mit gekreuzter Extremitätenlähmung zu alternirender Hemiplegie, so ist diese Diagnose noch sicherer. Dann ist freilich kaum zu sagen, ob es sich um eine nucleäre oder radiculäre Hirnnerven-lähmung handelt oder um Beides zusammen. Ebenso ist es in vielen Fällen mit Kleinhirn- und Hirnnervensymptomen, wenn der Fall ausgebildet. nicht möglich, zu sagen, ob der Tumor primär in einer Kleinhirnhemisphäre oder im Hirnstamm oder an der Basis gesessen hat. Andererseits kann, gerade in den Fällen, bei denen zunächst einzelne Hirnnerven afficirt werden und wo später dazu Compression des Hirnstammes und des Kleinhirnes kommt, und bei denen dieser Verlauf genau beob-achtet wurde, die Ortsdiagnose, wie z. B. bei einem schönen von O p p e n h e i m beobachteten Falle, der sehr dem von mir beob-achteten. in Figur 2 abgebildeten glich, eine sehr sichere sein.

Von zu den F e r n w i r k u n g e n zu rechnenden Symptomen bei Kleinhirntumor erwähnt besonders O p p e n h e i m in einzelnen Fällen eine Anosmie durch Abplattung der Nervi olfactorii und eine Erblindung durch directe Compression des Chiasma durch das blasig vorgestülpte Infundibulum. Beides kommt besonders bei starkem Hydrocephalus internus zu Stande, und in solchen Fällen können auch bei Kleinhirntumoren psychische Störungen und besonders Benommenheit sehr deutlich sein. die sonst hier keine grosse Rolle im Krankheitsbilde spielen. Ferner ist es nach den Untersuchungen von M a y e r neuerdings ziemlich sicher ge-worden, dass das bei Kleinhirntumoren ziemlich häufig beobachtete Fehlen der Patellarreflexe ebenfalls meist als eine Fernwirkung aufgefasst werden muss, nämlich als eine durch die Stauung der Ce-rebrospinalflüssigkeit hervorgerufene Läsion hinterer Lendenmarks-wurzeln. D i n k l e r allerdings nimmt für diese Läsion der hinteren Wurzeln eine Toxinwirkung in Anspruch. G o w e r s hatte früher dieses Fehlen der Patellarreflexe direct vom Kleinhirn abhängig sein lassen. welcher Ansicht schon B e c h t e r e w widersprochen hatte. W o l l e n b e r g - O p p e n h e i m fanden in einem ähnlichen Falle neben Tumor der hinteren Schädelgrube eine echte Tabes dorsalis, ich selber bei einem Tuberkel des Vermis cerebelli einen Tuberkelherd in der Lendenwirbelsäule, N o n n e neuerdings neben Kleinhirntumoren eine Rückenmarksgeschwulst. Einen zweiten Fall von sicherem Kleinhirntumor mit W e s t p h a l 'schen Zeichen habe ich nur klinisch beobachtet. Man wird also immer auf Complicationen am Rückenmarke achten müssen, wird in Uebrigen aber wohl die Richtigkeit der M a y e r 'schen Er-klärung für die meisten dieser Fälle zugeben können. Uebrigens kommt das W e s t p h a l 'sche Zeichen auch nicht nur bei Tumoren des Kleinhirnes vor, sondern auch bei anders ge-lagerten grossen Hirntumoren. am häufigsten aber bei solchen der hinteren Schädelgrube, was wohl für die Stauungstheorie M a y e r 's spricht.

Schliesslich sind in seltenen Fällen bei Kleinhirntumoren auch Blasenstörungen beobachtet. In einem meiner Fälle (Fig. 10) mit unwillkürlichem Harnabgang stellte sich später heraus, dass der betreffende Knabe lange an Enuresis nocturna gelitten hatte. Auch zur Erklärung dieser Fälle dürfte es gut sein, mehr wie früher, auch das Rückenmark bei Hirntumoren mit in das Bereich der anatomischen Untersuchung zu ziehen: man wird dann manchmal eine sonst vergeblich gesuchte Erklärung finden. Einen guten Anfang haben in dieser Beziehung Jacobson und Jamane gemacht.

Sehr wichtig für die Diagnose eines Kleinhirntumors sind schliesslich die Allgemeinerscheinungen. Sie zeichnen sich fast alle durch frühes Eintreten und grosse Heftigkeit aus. Ganz enorm ist meist der Kopfschmerz. Meist sitzt er im Hinterkopfe und verbindet sich dann mit Nackensteifigkeit, manchmal wird er aber auch gerade in die Stirn verlegt. Sehr häufig ist er am intensivsten, wenn der Patient einige Stunden geschlafen hat, also Morgens ganz früh. Umschriebene percutorische Empfindlichheit und eben solche Tympanie mit Bruit de pot fêlé findet sich bei Kleinhirntumoren nicht, wohl aber beides in diffuser Weise oft sehr ausgeprägt; mehrmals sah ich bei Kindern auch starke Zunahme des Schädelumfanges. In diesen Fällen besteht dann oft enormer Hydrocephalus internus.

Die Stauungspapille tritt früh ein und wird früh sehr stark. Blutungen und Verfettungen der Retina sind häufig, rasch tritt Amblyopie und Erblindung mit Atrophie ein. Das Erbrechen ist meist von quälender Constanz; es ist vielleicht sogar besser als ein Nachbarschaftssymptom von Seiten der Medulla oblongata aufzufassen und es tritt ebenfalls besonders häufig früh, bei nüchternem Magen ein. Ueber die tonischen Convulsionen habe ich oben schon gesprochen, clonische sind selten, Jackson'sche Anfälle bilden eine Ausnahme. Psychische Störungen fehlen oft bis zuletzt, auch die Benommenheit, doch habe ich oben schon von Ausnahmen gesprochen.

Damit wäre die Symptomatologie der Kleinhirntumoren wohl erschöpft. Fassen wir das für die Diagnose Wichtige noch einmal kurz zusammen: Bilden in einem Falle, der seinem ganzen Verlaufe nach den Verdacht eines Hirntumors nahelegt, Ataxie und Schwindel in ausgeprägter Form die ersten und im Anfang vielleicht ausschliesslichen Symptome, so muss sich schon immer der Verdacht eines Tumors des Kleinhirnes aufdrängen, da, um bei der Ataxie zu bleiben, wegen der anatomischen Verhältnisse in keiner anderen der bei Erkrankungen ebenfalls atactische Erscheinungen darbietenden Hirnparthien diese Ataxie so früh und so intensiv auftreten kann. Kommen dann zu diesen Symptomen die geschilderten, durch ihre Intensität charakteristischen Allgemeinsymptome und die ebenfalls charakteristischen Nachbarschaftssymptome von Seiten des Hirnstammes und der Hirnnerven, so wird die Diagnose schon viel sicherer — eine frontale Ataxie kann man dann schon ausschliessen. Auf die Möglichkeit einer genauen Verfolgung der Reihenfolge des Einsetzens und des Verlaufes der Symptome aber wird es ankommen, ob man es im speciellen Falle wagen darf, die Diagnose eines primären Kleinhirntumors mit späterem Uebergriff auf den Hirnstamm — speciell Vierhügel, Pons, Medulla oblongata — oder die Hirnnerven zu stellen, oder ob man umgekehrt den primären Sitz des Tumors in die letzteren Theile verlegen und eine spätere etwaige Betheiligung des Kleinhirnes annehmen muss. Denn atactische Störungen allein können auch bei primären Läsionen aller dieser erwähnten Hirntheile eintreten. Im Allgemeinen wird das frühe, isolirte und intensive Eintreten der Ataxie aller Erfahrung nach immer mehr für primäre Kleinhirngeschwulst sprechen — diese Geschwülste sind auch häufiger, als die des Hirnstammes. Allzuweit darf man aber nicht der Sicherheit seiner Diagnose trauen, und man rechnet klinisch deshalb auch meist alle die Fälle von Tumoren der hinteren Schädelgrube, die früher oder später das Kleinhirn betheiligen und von ihm Symptome auslösen, mit zu den Kleinhirngeschwülsten.

Obgleich es sicher ist, dass die Ataxia cerebellaris vor allem bei Erkrankungen des Wurmes vorkommt und vielleicht sogar in besonderer Beziehung zu den hinteren Theilen des Wurmes steht, kann man bei Tumoren aus ihr allein nur die allgemeine Diagnose: „Kleinhirntumor" stellen. Auch das an und für sich seltene Fallen der Kranken mit Kleinhirntumor beständig nach einer Seite kann für die Diagnose, in welcher Seite der Tumor sitzt, nicht verwerthet werden. Dagegen erlauben die Nachbarschaftssymptome, wenn sie durch einseitigen Druck auf den Hirnstamm, die Hirnnerven und die mittleren Kleinhirnschenkel hervorgerufen werden, manchmal ganz bestimmt die Diagnose der erkrankten Kleinhirnhemisphäre. Recht sicher sind in dieser Beziehung schon einseitige Hirnnervenlähmungen, seien sie basaler oder nuclearer Natur — sie sitzen an derselben Seite, wie der Kleinhirntumor. Noch sicherer wird die Sache, wenn sich zu ihnen gekreuzte Extremitätenlähmungen gesellen — wenn also eine alternirende Hemiplegie in der oben beschriebenen Weise eintritt. Ganz sicher ist auch für die Seite der Läsion eine Blicklähmung nach derselben Seite zu verwenden, auch sie kann sich mit

gekreuzter Hemiplegie verbinden. Weniger sicher, aber
immerhin zu verwerthen sind Rollbewegungen, wenn sie
immer nach einer Richtung erfolgen. Nur mit Vorsicht sind
dagegen einfache Hemiplegieen zu gebrauchen, da sie zwar meist
gekreuzt mit der erkrankten Hemisphäre sitzen, aber auch auf
derselben Seite vorkommen können.

Geschwülste des Hirnstammes (Vierhügel, Hirnschenkel, Pons, Medulla oblongata).

Ueber die Geschwülste des Hirnstammes — ich rechne dahin
die Vierhügel, die Hirnschenkel, den Pons und die Medulla oblongata — lässt sich einiges Allgemeine sagen. Zunächst haben
bisher und wohl auch für alle Zeiten diese Geschwülste ein
geringes practisch-therapeutisches Interesse, da wir wenigstens
auf chirurgischem Wege ihnen nicht beikommen können. Ihre
Symptome sind, wie das bei der engen Zusammenlagerung der
grossen motorischen und sensiblen Leitungsbahnen, der Kerne
der meisten Hirnnerven und der wichtigsten subcorticalen
Centren auf diesem Gebiete a priori zu erwarten ist, sehr viel-
seitig und sehr charakteristisch. Unsere Kenntnisse über die
Anatomie und Physiologie des Hirnstammes sind ganz besonders
weit vorgeschritten, und daher gelingt es gerade bei Läsionen
an diesen Stellen mit ausnahmsweiser Schärfe, bei gewissen
Functionsstörungen den Sitz der Erkrankung zu erkennen.
Doch gilt das im Allgemeinen nur für die scharf umschriebenen
Blutungen und Erweichungen in diesem Gebiete — hier lässt
sich die Localdiagnose oft einfach durch den Vergleich der uns
bekannten anatomischen und physiologischen Daten mit den
Symptomen des betreffenden Falles machen. Bei den Tumoren
ist das anders; bei der engen Nebeneinanderlagerung aller Hirntheile der hinteren Schädelgrube verlaufen grössere Tumoren
des Hirnstammes selten ohne eine gleichzeitige Schädigung des
Kleinhirnes oder der basalen Nerven — ebenso wie Kleinhirntumoren oft den Hirnstamm oder die basalen Nerven, und Geschwülste der Basis der hinteren Schädelgrube neben den Nerven
den Hirnstamm und das Kleinhirn in Mitleidenschaft ziehen. Infolgedessen sind auf der Höhe der Erkrankung, auch bei verschiedenstem Ausgangspunkte die Symptome der Tumoren der
hinteren Schädelgrube fast immer die gleichen, nur durch den Verlauf und die Aufeinanderfolge der Symptome lassen sie sich oft unterscheiden, und wenn man sich nicht immer wiederholen will, muss
man sich bei der Darstellung ihrer Symptomatologie kurz fassen.
Von Interesse ist auch das Verhalten der Allgemeinsymptome
bei den Geschwülsten des Hirnstammes. Sind sie so gelagert,
dass es bei ihnen zu einer Verschliessung des Aquaeductus Sylvii
und infolgedessen zu starkem Hydrocephalus internus kommt,
so können sowohl Stauungspapille, wie Kopfschmerzen und Benommenheit sehr erheblich sein. Dahin gehören vor allem Ge-

schwülste im vierten Ventrikel. In diesen Fällen entsprechen also die Geschwülste des Hirnstammes ganz den Gesetzen, die wir oben über die Entstehung der Allgemeinsymptome und speciell der Stauungspapille aufgestellt haben. Kommt es dagegen zu einer Stauung des Hirnwassers in den Ventrikeln nicht, so kann vor allen Dingen die Stauungspapille bei den Geschwülsten des Hirnstammes auffallend oft, entweder durch lange Zeit oder auch während der ganzen Dauer der Erkrankung fehlen. Letzteres sah ich selbst bei einem Gliome des Pons, von dem Figur 12 den proximalsten Antheil unter den Vierhügeln darstellt: in einem Falle von Tuberkel der Vierhügel (Figur 11) trat Neuritis optica erst sub finem vitae auf und konnte auch durch eine gleichzeitige basale Meningitis bedingt gewesen sein. Oppenheim hält bei Ponsgeschwülsten die Stauungspapille geradezu für eine Ausnahme, soweit möchte ich nach meinen Erfahrungen nicht gehen: und auch Schlesinger hat neuerdings hintereinander mehrere Fälle von Hirnstammgeschwülsten ohne Papillenschwellung gesehen. Am erklärlichsten ist das Fehlen der Stauungspapille wohl bei den nicht so seltenen Gliomen des Pons, bei dem überhaupt im Beginne alle Symptome fehlen können.

Vierhügel und Zirbeldrüse.

Tumoren, die sich, wenigstens einigermaassen, auf die Vierhügel, ich verstehe darunter die eigentlichen Vierhügelganglien, die Oculomotoriuskernregion und die Gegend des rothen Kernes resp. die der Bindearmkreuzung, beschränken, sind in der letzten Zeit eine ganze Reihe publicirt worden. Die Figur 11 zeigt eine eigene Beobachtung von mir, einen ziemlich scharf auf die Vierhügel beschränkten wallnussgrossen Tuberkelknoten. Auch Gliome, Sarkome und Syphilome sind an diesem Orte nicht selten.

Zu den localdiagnostischen Symptomen der Vierhügelgeschwülste gehören Augenmuskellähmungen, Ataxie und, besonders wenn der hintere Vierhügel betheiligt ist, Hörstörungen. Die Augenmuskellähmungen sind nucleare Lähmungen: sie befallen fast immer gleichzeitig Augenmuskeln beider Seiten, dagegen ist eine vollkommene Symmetrie der Lähmungen auf beiden Seiten eine Seltenheit. Da die Kerne der inneren Augenmuskeln sehr weit nach vorn, in der Seitenwand des Thalamus opticus liegen, so erreichen Tumoren der Vierhügel sie oft nicht, und es ist deshalb in vielen, wenn auch nicht in allen Fällen von Geschwülsten dieser Gegend Mydriasis und Pupillenlähmung vermisst worden. Auffällig selten wird auch reflectorische Pupillenstarre erwähnt. Wie manchmal auch bei anderen nuclearen Augenmuskellähmungen, wird auch der Levator palpebrae nicht selten verschont — über die Lage seiner Kernes wird noch gestritten — und fehlt deshalb die Ptosis: in dem von mir beobachteten Falle (Figur 11) konnte ich dagegen die Entwickelung einer ausgedehnten Augenmuskellähmung allmählich aus erst ein-, dann doppelseitiger Ptosis verfolgen. Da auch der Abducens nicht selten verschont ist und in der Nähe seines Kernes wohl Mechanismen für die Seitwärtsbewegung der Bulbi vorhanden sind (in welcher Art man sich diesen Mechanismus zu denken hat, ist hier gleichgültig), so hat man bei Läsion der Vierhügel im Anfang nicht selten den Eindruck, als sei nur das Heben und Senken des Blickes gestört: diese Beobachtung hat auch z. B. Wernicke und Parinaud zu der Annahme geführt, dass in den Vierhügeln ein specielles Centrum für das Heben und Senken des Blickes läge, zu welcher Annahme nach meiner Ansicht eine Veranlassung nicht vorliegt.

Die Ataxie bei Vierhügeltumoren gleicht vollständig der cerebellaren – und zwar handelt es sich meist um typischen Démarche titubante. Ebenso aber wie beim Kleinhirn kann

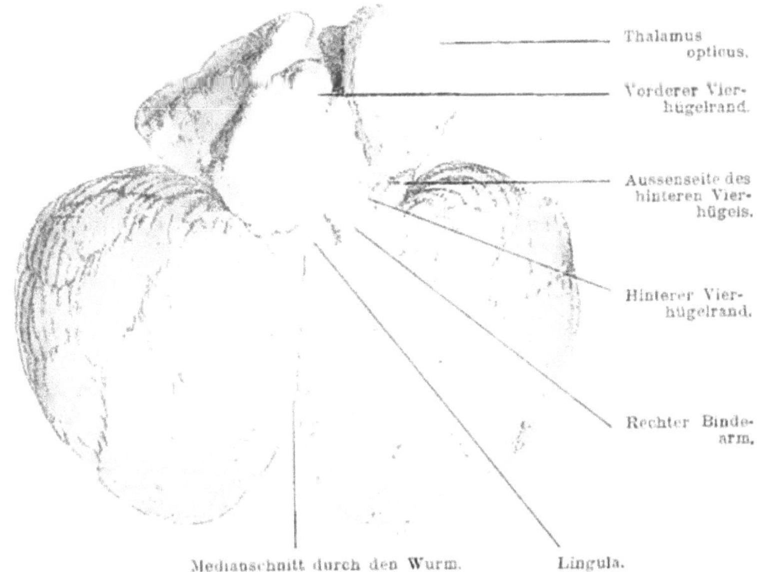

Fig. 11. Tuberkel der Vierhügel. Eigene Beobachtung.

die Gangstörung unter Umständen auch mehr der tabischen gleichen: ich sah in meinem Falle ausgesprochenen tabischen Hahnentritt. Häufiger wohl als bei Kleinhirngeschwülsten kommt es bei solchen der Vierhügel zu einer oft die Mitte zwischen Intentionstremor und Ataxie einnehmenden Störung in der Bewegung der Arme — in einzelnen Fällen sind auch echte choreatische Bewegungen beschrieben worden. In den letzteren Fällen bestanden meist auch Paresen der Extremitäten

Weinland hat das Verdienst, mit Nachdruck und unter Beibringung eines eigenen Falles auf das häufige Vorkommen von Taubheit bei Geschwülsten der Vierhügel hingewiesen zu haben. Bei seinem Falle handelte es sich um eine mit einer einseitigen Läsion der lateralen Schleifen gekreuzte Taubheit.

Für die Augenmuskellähmung und die Taubheit ist es leicht, im Speciellen zu bestimmen, durch die Läsion welcher Gebiete in den Vierhügeln sie hervorgerufen werden müssen. Die Opthalmoplegie hängt natürlich von einer Läsion der Oculomotoriuskernregion ab; die Taubheit wird bedingt dadurch, dass die hinteren Vierhügel durch die laterale Schleife, die obere Olive und das gekreuzte corpus trapezoides mit dem gekreuzten Acusticus in Verbindung stehen. Die Ataxie hat man früher vielfach auf eine bei Vierhügeltumoren ja meist gleichzeitig vorhandene Läsion des Kleinhirnes zurückführen wollen. Das ist jedenfalls nicht richtig; sie beruht wohl sicher auf der Affection der vom Corpus dentatum cerebelli durch die Bindearme zum gekreuzten rothen Kern unter den Vierhügeln, und von da zum Grosshirn führenden Bahn; damit ist zugleich die Streitfrage erledigt, ob sie von der Erkrankung des rothen Kernes, oder der Bindearme vor der Kreuzung, abhängt, sie wird bei Läsion an beiden Orten vorhanden sein. Greift die Geschwulst in den Vierhügeln tiefer, so trifft sie die Schleife und kann eventuell ataktische Bewegungen der Arme und Gefühlsstörungen auslösen; comprimirt sie auch die Pyramiden, so kann sie zu Intentionstremor, vielleicht auch zu choreatischen Bewegungen, schliesslich zu Paresen und Paralysen hemiplegischen oder paraplegischen Charakters mit erhöhten Sehnenreflexen oder Contracturen führen. Auch die in meinem Falle vorhandene scandirende Sprache war wohl auf die Reizung der Pyramidenbahnen zurückzuführen. Das sind also zum Theil schon Nachbarschaftssymptome.

Ein für die Localdiagnose besonders wichtiges Nachbarschaftssymptom entsteht dann, wenn der Tumor nach vorn und seitlich auf das Corpus geniculatum externum übergreift, es kommt dann zu Sehstörungen hemianopischen Charakters, die bei reinen Vierhügelerkrankungen nach den meisten Autoren fehlen, während allerdings Oppenheim die Möglichkeit zugiebt, dass Amblyopie auch als directes Vierhügelsymptom auftreten kann. Selbstverständlich kann Erblindung bei Vierhügelgeschwülsten auch aus der Stauungspapille hervorgehen oder ein starker Hydrocephalus internus kann beide Sehnerven direct zur Atrophie bringen. Greift der Tumor weiter nach hinten auf den Pons über, so kann es zu Lähmung im Trigeminus-, Facialis- und Abducensgebiete kommen, natürlich kann dann auch hier manchmal der Acusticus getroffen werden. Sehr leicht greift ein Vierhügeltumor nach hinten auch die vorderen Parthieen des Wurmes an; besonders neue Symptome wird er dann aber nicht bedingen.

Nothnagel hat zuerst und schon vor langen Jahren die Combination von Augenmuskellähmungen und

Ataxie als Characteristicum für die Läsion der Vierhügel erklärt und daraufhin mehrfach eine richtige Diagnose gestellt. Er legt Werth darauf, dass die Ataxie vor der Opthalmoplegie eintreten soll, und das letztere zwar doppelseitig ist, aber nicht ganz symmetrische Muskeln betrifft. Wie man sieht, hat Nothnagel mit diesem Symptomencomplexe im Wesentlichen das Richtige getroffen, und ich habe selbst auf die Angaben von Nothnagel hin in meinem Falle die richtige Diagnose gestellt. Gleichzeitig aber beobachtete ich ein Sarkom des Kleinhirnwurmes (Fig. 10), bei dem im Wesentlichen derselbe Symptomencomplex — Ataxie und Opthalmoplegie — bestand. Ich glaube also, dass der ausgebildete Symptomencomplex an sich eine Unterscheidung, ob Vierhügel- oder Cerebellartumor, nicht erlaubt. Möglich ist es manchmal, aus der Reihenfolge des Auftretens der Symptome eine differentielle Diagnose zu stellen. Tritt zuerst eine Opthalmoplegie und erst später eine Ataxie ein, so muss man wohl, entgegen Nothnagel, annehmen, dass der primäre Sitz des Tumors in den Vierhügeln ist, und dass dieser zuerst die Oculomotoriuskernregion betroffen hat. Beginn mit Ataxie und spätere Opthalmoplegie kann aber sowohl bei Tumoren des Kleinhirns, wie bei solchen der Vierhügel dann vorkommen, wenn sich im letzteren Falle der Tumor zuerst in der Region der Bindearmkreuzung entwickelt und erst später auf die Augenmuskelkerne übergreift. Dann ist eine sichere Differentialdiagnose nicht möglich — eine Mitaffection des Facialis und Abducens würde dann mehr für einen Sitz im Kleinhirn sprechen — centrale Taubheit, vielleicht eine deutliche Ataxie der Arme und ganz besonders choreatische Bewegungen derselben mehr für den Sitz in den Vierhügeln. Die Nachbarschaftssymptome sind sonst im Allgemeinen die gleichen — nur eine Hemianopsia homolateralis würde schwer für die Vierhügel ins Gewicht fallen. — Ich muss nach alledem gestehen, dass ich mich nach meinen heutigen Erfahrungen in Fällen von Ataxie mit Ophthalmoplegie nicht leicht zu einer sicheren Differentialdiagnose zwischen Vierhügel und Kleinhirntumoren entschliessen würde. Immerhin kann man sich für die Diagnose der Vierhügeltumoren an die folgenden allerdings von mir erheblich modificirten Thesen Nothnagels auch heute noch halten. Sie lauten dann folgendermassen:

„Wenn allgemeine Anhaltspunkte da sind, die an einen Tumor cerebri denken lassen, so kann man den Sitz desselben mit Wahrscheinlichkeit in den Vierhügeln vermuthen, wenn sich folgende Gruppirung der Symptome findet:

1. Eine Ophtalmoplegie, die das ganze Krankheitsbild beherrscht, in den typischen Fällen das erste Symptom bildet und auf der Höhe Augenmuskeln beider Seiten, aber

nicht ganz symmetrische und nicht gleich stark befallen hat. Meist ist der Abducens frei, häufig auch die inneren Augenmuskeln, nicht selten der Levator palpebrae superioris.

2. Dazu eine Ataxie, die ganz der cerebellaren gleicht; meist handelt es sich um ächten démarche titubante, oft aber auch um eine mehr der tabischen gleichende Ataxie. In den Armen besteht oft ein Mittelding von Ataxie und Tremor, selten auch choreatische Bewegungen. Die Ataxie ist für den Sitz des Tumors in den Vierhügeln besonders zu verwenden, wenn sie nach der Ophthalmoplegie eintritt — sie kann aber auch hier erstes Symptom sein.

3. Eine, besonders eine einseitige Taubheit, die für ein Ergriffensein des mit dem tauben Ohre gekreuzten hinteren Vierhügels spricht, wenn eine bulbäre oder basale Acusticus-läsion ausgeschlossen ist.

4. Als Nachbarschaftssymptom besonders eine Hemianopsie nach der einen oder der anderen Seite. Sie kommt durch Läsion des Corpus geniculatum externum oder der Sehstrahlungen zu Stande.

In meinem Falle sah ich auch vasomotorische Störungen, öfters plötzlich eintretende Röthe einer Gesichtshälfte; auch Fieber ohne sonstigen Befund; sub finem vitae trat echtes Blutschwitzen ein. Auch von anderen Autoren ist Aehnliches beobachtet.

An der Glandula pinealis kommen als für diesen Sitz charakteristische Geschwülste vor allen Dingen die echten Psammome vor. Sie brauchen gar keine Symptome zu machen. Thun sie es, so unterscheiden sich dieselben wohl nicht von den durch Tumoren der Vierhügel selbst bedingten. Aus anatomischen Gründen geht hervor, dass diese Geschwülste leicht mit isolirter, erst ein- und dann doppelseitiger Trochlearislähmung beginnen können; dieser Nerv kann hier vor, bei und nach seiner Kreuzung im Velum medullare anticum getroffen werden. Solche Fälle sind von Nieden und, nur klinisch von Remak beschrieben.

Grosshirnschenkel.

Auf die Grosshirnschenkel beschränkte Geschwülste sind recht selten. Am häufigsten sind wohl noch Tuberkel — ich sah einen Fall, bei dem ein sehr grosser Tuberkel vom rechten Stirnhirn sich durch die ganze Grosshirnhemisphäre und durch die Hirnschenkel bis in den Pons erstreckte. Figur 5 zeigt ein Gumma des rechten Hirnschenkels, das sich im Wesentlichen auf den Fuss und die Subtantia nigra beschränkt hat. Das in Betracht kommende Gebiet umfasst den Fuss der Hirnschenkel, die Substantia nigra und die Schleife — nach oben davon liegt das eben beschriebene Gebiet: das des rothen Kernes, die Oculomotoriuskernregion und die eigentlichen Vierhügelganglien. Der Fuss enthält in der Pyramidenbahn die von den motorischen Centren kommenden Stabkranzfasern für die Extremitäten und grösstentheils auch für die Hirnnerven; nach innen und nach aussen davon liegen Bahnen, die theils vom Stirnhirn, theils vom Hinterhauptsschläfenlappen zu den Brückenkernen verlaufen und durch sie indirect mit dem Kleinhirn in Verbindung stehen. Das vom Stirnhirn zur Brücke resp. zum Kleinhirn verlaufende, im Hirnschenkel mediane Bündel habe ich oben im Abschnitte Stirnhirn schon erwähnt; es hat wohl Beziehungen zur Erhaltung des Körpergleichgewichtes — über die Folgen seiner Zerstörung in den Hirnschenkeln wissen wir aber nichts Bestimmtes; für das laterale Bündel ist es sogar noch unsicher, ob es sensible oder motorische Functionen hat. Auch über die Bedeutung der Substantia nigra wissen wir nichts Bestimmtes. Die Schleife enthält jedenfalls wohl sensible Bahnen. Durch das ganze Gebiet verlaufen Wurzelfasern des Oculomotorius vom Austritt aus dem Kerne zum Austritt aus dem Hirnstamme; sie convergieren nach dem Austritte zu sowohl in sagittaler, wie in transversaler Richtung, so dass sie in der Mitte des Hirnschenkels einen viel grösseren Raum einnehmen, als dicht vor ihrem Austritte im Fusse desselben. Der characteristische Symptomencomplex für Tumoren dieser Gegend ist eine alternirende Hemiplegie: die des Oculomotorius auf Seite der Läsion — die des Facialis, Hypoglossus und der Extremitäten auf der anderen Seite. Im Anfang ist der Oculomotorius meist nur partiell betroffen, relativ oft war das erste Zeichen seiner Affection eine Ptosis — bald aber, namentlich wenn der Tumor im Fusse der Hirnschenkel sitzt, wird die Lähmung kompleter. Manchmal kann die Ophthalmoplegie, manchmal die gekreuzte Hemiplegie das erste Symptom sein; ersteres namentlich dann, wenn der Tumor eigentlich ein basaler ist. Bleibt der Tumor auf den Fuss beschränkt, so können diese Symptome die einzigen sein — greift er weiter nach oben auf die Schleife, so können zu der Ophtalmoplegie gekreuzte Sensibilitätsstörungen, auch wohl gekreuzte Ataxie hinzukommen. Ist der primäre Sitz in der Schleife, so kann sich das Krankheitsbild auch aus Ophtalmoplegie und gekreuzter Ataxie ohne Lähmung zusammensetzen, wie in einem Falle Kraft-Ebing's. Oder ein mehr in der Haube sitzender Tumor wirkt nur reizend auf die Pyramidenbahnen und erzeugt neben der Oculomotoriuslähmung einen gekreuzten Tremor, der manchmal mehr dem Intentionstremor der multiplen Sklerose gleicht, manchmal dem der Paralysis agitans (Gowers). Den letzteren Symptomencomplex nennen die Franzosen Syndrome de Bene-

di k t. Die bei Hirnschenkeltumoren ziemlich häufigen vasomotorischen Störungen hängen vielleicht von einer Affection
der Substantia nigra ab.

Die bisher beschriebenen Symptome können alle auch bei
Erweichungen und Blutungen in den Hirnschenkeln vorkommen
und sind dabei bisher öfter beobachtet, als bei Tumoren. Für
die Geschwülste dieser Gegend ist abgesehen von ihrem langsam
progressiven Verlaufe und den sie begleitenden, manchmal geringen Allgemeinerscheinungen zunächst characteristisch d i e
h ä u f i g e A u s d e h n u n g a u f d i e a n d e r e S e i t e. Dabei
kommt es zuerst zu doppelseitiger Oculomotoriuslähmung mit Hemiplegie, später zu paraplegischen Erscheinungen, wenn auch der
andere Hirnschenkel ergriffen wird. Nicht selten sind dann
natürlich auch Symptome der Pseudobulbärparalyse. Manchmal
tritt, ehe es zur dauernden Paraplegie kommt, öfters anfallweise, rasch vorübergehende Lähmung der dem Tumor gleichseitigen Extremitäten zu der dauernden der gekreuzten hinzu.
Auch kann der Tumor dieses Sitzes natürlich leicht auf andere
Gebilde der Basis cerebri in der mittleren Schädelgrube übergreifen — er kann neben dem Oculomotorius dort auch den
Trochlearis, Abducens und Trigeminus treffen — schliesslich
auch den Facialis und leicht auch durch Läsion des gleichseitigen Tractus opticus eine homonyme Hemianopsie erzeugen.
Sehr häufig sind auch Trigeminus-Neuralgieen. Dehnt sich der
Hirnschenkeltumor nach oben aus, so kommen Symptome von
Seiten der Vierhügel dazu.

Eine Beobachtung D u c a m p s, die O p p e n h e i m citirt, zeigt
übrigens, was a priori verständlich, dass die gekreuzte Hemiplegie
des Oculomotorius und der Extremitäten auch durch einen Tumor
der Hemisphären eintreten kann, der nach der Basis zu ge-
wachsen ist und hier den Nerv III trifft. Es wird sich da immer
um sehr grosse Tumoren handeln und die Allgemeinsymptome
werden sicher erheblich sein.

Pons.

Geschwülste des Pons — ich rechne als Grenze gegen die
Medulla oblongata die Striae acusticae; dieses Gebiet enthält
also die Kerne des fünften bis siebenten Hirnnerven, centrale
Bahnen auch für den achten bis zwölften und alle langen
sensiblen und motorischen Leitungsbahnen für den Rumpf und
die Extremitäten — sind ziemlich häufig. Besonders häufig im
Kindesalter sind Tuberkel — siehe Figur 4 — nicht selten sind
auch Gliome (Figur 12a und b). Die Symptome der Geschwülste
dieser Gegend können bei der hier vorhandenen engen Nebeneinanderlagerung der verschiedensten und wichtigsten Centren
und Bahnen sehr wechselvolle und müssen meist auch sehr
charakteristische sein. Die Localsymptome sind hier, ähnlich
wie bei den Tumoren der Centralwindungen, oft schon in einer

für die Ortsdiagnose vollkommen ausreichenden Weise entwickelt, ehe deutliche Allgemeinerscheinungen des Tumors hervortreten; ja, ich habe oben bereits erwähnt. dass z. B. die Stauungspapille bei Tumoren des Pons relativ lange fehlen kann.

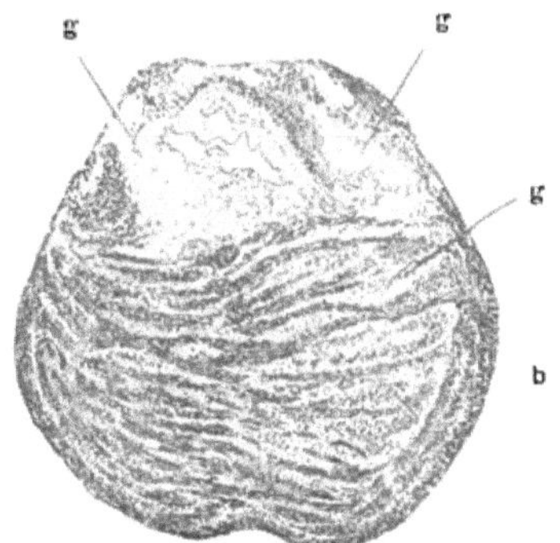

Natürliche Grösse.

Fig. 12a. Glioma pontis mit Höhlenbildung. Von einem Kinde. Schnitt am hinteren Rande der Vierhügel. Eigene Beobachtung. Präparat von Ströbe.

g Gliomgewebe. b Eigentlicher Brückentheil.

Für einseitige Geschwülste des Pons sind die charakteristischen Symptome die verschiedenen Formen der sogenannten alternirenden Hemiplegie und die associirte Blicklähmung nach einer Seite. Unter alternirender Hemiplegie

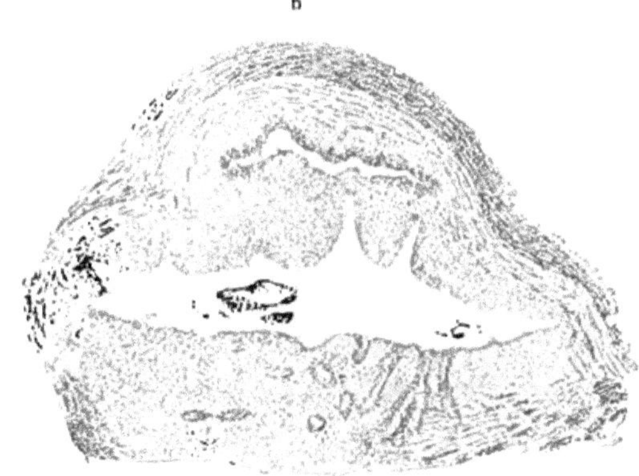

Lupe 1—10.

Fig 12b. Vergrösserte Darstellung der Höhle und des Gliomgewebes von 12a.

verstehen wir die Lähmung eines oder mehrerer im Pons entspringender Hirnnerven auf der Seite der Läsion und die der Extremitäten und der unterhalb des Pons entspringenden Hirnnerven, speciell des Hypoglossus auf der gekreuzten Seite. Diese

Form der Lähmung kommt bekanntlich dadurch zu Stande, dass im Gebiete der pontinen Hirnnervenkerne die Pyramidenbahn, speciell für die Extremitäten noch auf der Seite der Hemisphäre liegt, von der sie entspringt und sich erst später durch die Pyramidenkreuzung auf die andere Seite begiebt; Pyramidenbahn und Nervenkerne müssen bei alternirender Lähmung auf derselben Seite des Pons betroffen werden. Die bekannteste Form der alternirenden Hemiplegie ist die Gubler'sche, bei der der Facialis auf Seite des Tumors, Hypoglossus und Extremitäten auf der anderen Seite gelähmt sind. Entwickelt sich der Tumor zunächst nur in der Region des ziemlich weit von der Pyramidenbahn entfernt liegenden langgestreckten Facialiskernes, so kann zuerst nur Lähmung im Facialis entstehen, vielleicht im Anfang sogar nur in einzelnen seiner Aeste — erst später kommt dann die gekreuzte Extremitätenlähmung hinzu. Sitzt der Tumor mehr in der Gegend der Pyramidenbahnen, so kann die gekreuzte Hemiplegie das erste Symptom sein und eine Lähmung des Facialis erst später dazu kommen — schliesslich kann Beides sich gleichzeitig entwickeln, wenn Pyramidenbahn und austretende Facialiswurzel zu gleicher Zeit ergriffen werden. Im letzteren Falle ist wohl stets der ganze Facialis, auch der Stirnaugenast gelähmt — meist findet sich dann auch complete Entartungsreaction —; bei Kernläsionen ist vielleicht partielle häufiger; in manchen Fällen, z. B. in einem Falle von Oppenheim, ist die electrische Reaction im gelähmten Nerven eine normale geblieben.

Was die dem Tumor contralaterale Lähmung der Extremitäten und der Hirnnerven anbetrifft, so ist es wie gesagt, die Regel, dass sich an ihr von den letzteren nur der Hypoglossus betheiligt. Doch erwähnt wieder Oppenheim einen Fall, wo ein im Anfang cerebralwärts von der Kreuzung der Stabkranzfasern für den Facialis sitzender Tumor zunächst eine rein cerebrale Hemiplegie — Facialis ohne Stirnaugenast, Hypoglossus und Extremitäten auf der gekreuzten Seite — hervorrief; und erst später auch auf seiner Seite den Facialis lädirte. Die Lähmung der Extremitäten verbindet sich immer mit Contractur und erhöhten Sehnenreflexen. Sie setzt meist in beiden Extremitäten einer Seite gleichmässig ein, selten beginnt sie zuerst im Arme und geht erst später auf das Bein über.

Sehr verwickelt sind die Sensibilitätsstörungen an den Extremitäten, wie sie bei einseitigen Tumoren der Brücke vorkommen können. Sie sollen hier gleich zu Ende besprochen werden, da sie bei den verschiedenen Unterarten der alternirenden Hemiplegie im Grunde die gleichen sind. Im Ganzen sind hier, wie überhaupt bei Hirnläsionen die sensiblen Störungen seltener als die motorischen. Zunächst können einfache Anästhesien an den Extremitäten der dem Tumor gekreuzten Seite vorkommen — das ist wohl das Häufigste — und zwar können diese Anästhesien zu gleicher Zeit mit der Lähmung eintreten, oder vor dieser isolirt bestehen oder sich später zu der Lähmung hinzugesellen. Es sind aber auch einige Fälle von einseitigem (?) Tumor beschrieben, wo Lähmung und Anästhesie der Extremitäten nicht auf einer Seite zusammenlagen, sondern die Lähmung dem Tumor contralateral, die Anästhesie gleichseitig lag.

In verschiedenen Fällen war nicht eine Störung der Hautsensibilität, sondern solche des Muskelsinnes und des Lagegefühles an den Extremitäten vorhanden. Eigentliche Bewegungsataxie ist, wie Oppenheim speciell hervorhebt, recht selten. Auch diese Störungen des Muskelsinnes finden sich wohl meist auf der dem Tumor contralateralen Seite.

Schliesslich sind recht häufig — meist auch auf der gekreuzten Seite — sensible Reizerscheinungen an den Extremitäten beobachtet worden, die von einfachen Parästhesien bis zu heftigen Schmerzen wechselten.

Die Sensibilitätsstörungen der Extremitäten sind wohl stets bedingt durch eine Läsion der langen sensiblen Leitungsbahnen in der Brücke, die vor allem wohl im Gebiete der Schleife verlaufen. Die Bahnen für Hautsensibilität und für die verschiedenen Arten des sogenannten Muskelsinnes sind wohl nicht vollkommen mit einander vermischt, sondern sie verlaufen getrennt, da sie isolirt lädirt werden können, ganz Bestimmtes über ihre besondere Lage im Gebiete der Brücke lässt sich aber nicht sagen.

Die Gubler'sche Form der Hemiplegia alternans ist nicht die einzige bei einseitigen Geschwülsten der Brücke vorkommende. In zweiter Linie, der Häufigkeit nach gerechnet, kommt eine der Seite des Tumors entsprechende Abducens- mit gekreuzter Extremitätenlähmung zur Beobachtung. Diese Form kann namentlich dann entstehen, wenn die Geschwulst an derjenigen Stelle der Pyramidenbahn sich entwickelt, durch die die Wurzeln des Abducens zu ihrem Austritte aus der Brücke hindurchtreten. Sitzt der Tumor in der Gegend des Abducenskernes, so kommt die für einseitige Geschwülste des Pons im höchsten Grade charakteristische Lähmung des Blickes nach der Seite des Tumors zu Stande. Beide Bulbi gemeinsam sind nicht im Stande, in der Richtung nach der Seite des Tumors, die Mittellinie zu überschreiten. Jedenfalls muss auf irgend eine Weise in der Gegend des Abducenskernes ein Mechanismus für die seitliche Bewegung der Bulbi gebildet sein. In ganz reinen Fällen dieser Art, wie auch ich sie mehrfach beobachtet habe, ist der contralaterale Rectus internus nur für die associirte Seitwärtsbewegung der Bulbi gelähmt — nicht für die Convergenz — in anderen aber auch hierfür. Die associirte Lähmung des Blickes kann allein oder mit gekreuzter Lähmung des Hypoglossus und der Extremitäten mit oder ohne Sensibilitätsstörung bestehen, also dann eine echte alternirende Lähmung darstellen. Sie ist besonders deshalb charakteristisch, weil sie, wenigstens bei kleinen Geschwülsten, stets beweist, dass der Tumor wirklich im Marke der Brücke sitzt, während die einfache

Abducens- mit gekreuzter Extremitätenlähmung natürlich auch bei einem Tumor der Basis, der den betreffenden Hirnnerven und die langen motorischen Bahnen lädirt, vorkommen kann.

Die dritte Form der Hemiplegia cruciata, wohl die seltenste, ist eine Läsion des Trigeminus auf der Seite des Tumors mit gekreuzter Hemiplegie. Meist sind nicht sensible und motorische Theile des Quintus zu gleicher Zeit betroffen, sondern entweder der eine oder der andere. Die Lähmung des motorischen Theiles zeigt sich durch Lähmung der Kaumuskeln mit Atrophie und EA-Reaction auf Seite des Tumors. Die Läsion des sensiblen Theiles wird sich meist durch den Tumor gleichseitige Neuralgieen einleiten, die zuerst wohl nur einzelne Theile des Trigeminusgebietes betreffen. Später kommt es dann zur mehr oder weniger vollständigen Anaesthesie im gleichseitigen Gebiete des Quintus, auch diese kann zunächst sehr umschrieben sein, sie beschränkte sich z. B. in einem Falle von Ponstuberkel, den ich beobachtete, auf Conjunctiva und Cornea. Ist in diesen Fällen neben den sensiblen Trigeminuswurzeln nicht das Gebiet der gleichseitig gelagerten Pyramiden, sondern allein das der Schleife lädirt, so entstehen Fälle sogenannter gekreuzter Hemianästhesie: im Gesicht wird auf der Seite des Tumors, an den Extremitäten an der gekreuzten Seite nicht gefühlt. Natürlich kann sich, wenn später auch die Pyramidenbahnen ergriffen werden, auch hier auf der gekreuzten Seite mit der Anästhesie Lähmung, oder unter Umständen auch Muskelsinnstörung verbinden und so im einzelnen Falle das Krankheitsbild erheblich variiren.

Auch trophische Störungen im Gebiete des Trigeminus, besonders Keratitis neuroparalytica, sind möglich, scheinen aber bei basaler Läsion des Quintus häufiger zu sein, als bei pontiner. Natürlich kann auch bei den zwei letzterwähnten Unterarten der Hemiplegia alternans zuerst die gleichseitige Hirnnerven- oder die gekreuzte Extremitätenlähmung bestehen oder beide können zugleich eintreten.

In vielen Fällen von einseitigen Ponstumoren wird nicht eine der verschiedenen beschriebenen Formen von Hemiplegia alternans bestehen, sondern es sind auf der Seite des Tumors mehrere bis alle der drei erwähnten Hirnnerven lädirt, besonders oft kommt Facialis-Abducenslähmung oder Facialis-Blicklähmung combinirt vor, auf der anderen Seite die Extremitäten mit oder ohne Sensibilitätsstörung.

In anderen Fällen, die im Ganzen sehr selten sind, kann sich auch bei einseitigen Ponstumoren der alternirende Charakter der Lähmung ganz verwischen. So kann eine Geschwulst (siehe Bernhardt) in den proximalsten Theilen der Brücke zwischen dem Gebiete des Oculomotorius- und dem des Abducenskernes zunächst überhaupt keine Hirnnervenkerne lädiren, sie kann dann eine reine gekreuzte Hemiplegie des Facialis in cerebraler Form, des Hypoglossus und der Extremitäten hervorrufen und braucht nicht von einer Läsion des Grosshirnes oder bei deutlicher Betheiligung der Sensibilität von einer der hinteren Parthien der inneren Kapsel zu unterscheiden zu sein. In den letzteren Fällen können auch das Gesicht und die Extremitäten auf der gleichen gelähmten Seite anästhetisch sein.

In einer zweiten Reihe von Fällen verwischt sich der alternirende Charakter der Lähmung bei einseitigen Ponstumoren dadurch, dass die Läsion sich auf die Nervenkerne des Pons beschränkt und also einzeln oder in Combination Facialis, Abducens, Blick- oder Trigeminuslähmungen bedingt, ohne gekreuzte Hemiplegie hervorzurufen. Da die Läsion dann meist im Kerngebiete der betreffenden Hirnnerven selbst liegt, so kann unter diesen Umständen entsprechend der Lage der sensiblen Bahnen wohl auch einmal Hirnnervenlähmung mit gekreuzter Anästhesie oder Ataxie ohne Lähmung eintreten, oder durch Reizung der Pyramidenbahnen auf der gekreuzten Seite Intentionstremor.

Hörstörungen können bei eigentlichen Brückengeschwülsten durch Läsion der intrapontinen Leitungsbahnen des Hörnerven zu Stande kommen; dass sie nicht öfter erwähnt werden, kommt wohl daher, dass die Untersuchung des Gehöres besonders oft versäumt wird. In diesem Falle müssen sie mit dem einseitigen Tumor gekreuzt sitzen; um eine volle Taubheit wird es sich nie handeln. Ausserdem liegen ja aber die austretenden Hörnerven der Brücke so nahe — die Trennung zwischen dem Gebiete der Brücke und der Medulla oblongata ist überhaupt eine künstliche — dass ein Tumor der Brücke auch leicht die Acusticuswurzeln seiner Seite lädiren kann. Dann kann volle einseitige Taubheit eintreten, und diese gekreuzt mit der Extremitätenlähmung eine vierte Form alternirender Hemiplegie bedingen.

Alles bisher Gesagte bezog sich auf Brückengeschwülste, die streng einseitig sitzen. Das wird meist nur kurze Zeit der Fall sein; erreichen die Geschwülste einige Grösse, so überschreiten sie die Mittellinie. Dann kann die Gruppirung der Symptome natürlich eine sehr complicirte und wechselvolle werden. Im Allgemeinen lässt sich Folgendes sagen: Erstens können die einseitigen Hirnnervenlähmungen doppelseitige werden — also kann eine doppelseitige Facialis-, Trigeminus- und Abducenslähmung eintreten. Zur Blicklähmung nach einer Seite gesellt sich auch die nach der anderen, so dass die Bulbi — abgesehen von etwa erhaltener Convergenz — starr in der Mittellinie feststehen, während sie vollkommen gehoben und gesenkt werden können. In zweiter Linie werden auch die langen Leitungsbahnen ergriffen; zur gekreuzten Hemiplegie kann sich die der gleichen Seite gesellen, so dass eine cerebrale Lähmung aller vier Extremitäten und beider Hypoglossi eintritt. In sehr wechselvoller Weise können auch doppelseitige Störungen der Hautsensibilität, des Muskelgefühles und etwaige Bewegungsataxie hinzutreten — relativ häufig besteht zunächst doppelseitige Anästhesie im

Trigeminusgebiete, blos einseitige an den Extremitäten. Alle
möglichen Variationen können hier natürlich nicht erörtert
werden. Bei doppelseitigen Affectionen des Pons treten natürlich,
da ihre beiderseitigen Stabkranzfasern ergriffen sind, auch
Störungen in den von beiden Grosshirnhemisphären abhängigen,
in der Medulla oblongata entspringenden Hirnnerven, dem
Glossopharyngeus, Vagus und Accessorius ein — Störungen,
die man gewöhnlich unter dem Namen einer Pseudobulbärparalyse zusammenfasst — also erhebliche Schlingstörungen,
eine dysarthrische Sprachstörung, Lähmungen am Gaumensegel und Pharynx, sowie endlich Störungen der Pho-
nation. Den letzteren Lähmungen können auch durch Reizung
der Pyramidenbahnen der betreffenden Kerne, meist doppelseitige
rhythmische Zuckungen, also im Gaumen, Pharynx oder in den
Kehlkopfmuskeln vorhergehen; seltener sind solche Reizerscheinungen als Trismus in den Masseteren und Temporalmuskeln
— ebenso selten, dann meist in ticartiger Form und zuerst einseitig, im Facialisgebiete. Häufiger kommt dagegen, wenn die
Pyramidenbahnen für die Extremitäten direct nicht durch
den Ponstumor getroffen sind, durch eine Reizung derselben ein Tremor, speciell der Arme vor, der meist dem
Intentionstremor gleicht und der deshalb, zusammengehalten mit
den anderen Herderscheinungen — ich habe in diesen Fällen
auch scandirende Sprache gesehen — wohl mal die irrthümliche
Diagnose einer multiplen Sklerose aufkommen lassen kann.

Echte, den epileptischen gleichende Convulsionen sind jedenfalls bei Brückengeschwülsten selten, wenn sie auch hier, wie
bei jedem Sitze der Hirngeschwulst vorkommen können. Häufiger
sind die bei Tumoren der hinteren Schädelgrube vorkommenden
tonischen Krämpfe, speciell der Rumpf- und Nackenmuskulatur.
Rollbewegungen werden dann eintreten, wenn die Kleinhirnarme
der Brücke betheiligt sind. Störungen des Körpergleichgewichtes
können, wie wir oben beim Kleinhirn gesehen haben, durch
Läsion bestimmter Bahnen im Pons allein bedingt sein, doch
wird es immer, wenn man das annehmen will, nöthig sein, den
Druck des Ponstumors auf das Kleinhirn auszuschliessen.

Von seltenen Erscheinungen der Ponstumoren müssen auch
noch Albuminurie, Melliturie und Polyurie, sowie das Vorkommen
sonst unerklärlicher, sehr erheblicher Steigerungen der Körper-
temperatur, die auch ich beobachtete, erwähnt werden.

Im Allgemeinen werden die Tumoren des Pons durch die
Prägnanz ihrer Localsymptome leicht zu diagnosticiren sein.
Einige Ausnahmen habe ich oben erwähnt. Dass sie gar keine
Symptome machen, wird sehr selten sein und ist meist bei
Kindern beobachtet, wo die Untersuchung selten eine vollkommene
sein kann. Im Einzelnen kann die Symptomengruppirung, wie
wir gesehen, eine sehr variable sein und manchmal ganz specielle
Schlüsse auf den Sitz der Läsion gestatten.

Nachbarschaftssymptome des Ponstumors finden zunächst
auf die basalen Hirnnerven ein- oder doppelseitig statt. Neue

Symptome werden dadurch meist nicht entstehen, eine deutliche einseitige Taubheit oder eine neuroparalytische Keratitis wird vielleicht, wenigstens für ein Mitergriffensein der basalen Hirnnerven sprechen. Wirkt der Tumor des Pons stark nach vorn, so kann, wie mehrfach beobachtet, auch der Oculomotorius mitergriffen werden; wirkt er mehr nach hinten, so kommen unter Umständen auch die Hirnnervenkerne der Medulla oblongata mit in sein Bereich. Nach oben hin kann das Kleinhirn betheiligt werden.

Medulla oblongata.

Das Gebiet der Medulla oblongata rechne ich von der Striae acusticae bis zur Pyramidenkreuzung. Es enthält also die Kerne des 9., resp. 8. bis 12. Hirnnerven und die motorischen und sensiblen Leitungsbahnen für die Extremitäten. Namentlich die sensiblen sind hier wieder anders gelagert als wie im Pons; z. B. sind die Bahnen für den Schmerz- und Temperatursinn schon im Rückenmarke gekreuzt: die für Tastsinn und Lagegefühl kreuzen sich wohl erst in der Schleifenkreuzung, also in der Medulla oblongata selbst. Ausserdem enthält die Medulla oblongata noch bestimmte Centren für die Herz- und Athmungsthätigkeit, sowie vasomotorische Leitungen. Ob es sich bei diesen Centren um bestimmte, gesonderte Anhäufungen grauer Massen und von ihnen ausgehenden Leitungsbahnen handelt, oder ob dazu die vorhandenen Kernmassen, speciell des Vagus, genügen, möchte ich dahin gestellt sein lassen.

Die für die Localdiagnose des Tumors der Medulla oblongata wichtigen Symptome werden also erstens die einer Lähmung der 8. bis 12. Hirnnerven, also Taubheit oder Schwerhörigkeit, Lähmung und Atrophie des Gaumensegels und des Pharynx mit Dysphagie, Lähmung der Stimmbänder, Störungen der Herzthätigkeit und der Athmung und schliesslich Lähmung und Atrophie der Zunge mit Dysarthrie sein, und zweitens werden dazu Lähmungen und Sensibilitätsstörungen der Extremitäten durch Läsion der betreffenden langen Leitungsbahnen kommen. Da die Kerne der von der Medulla oblongata ausgehenden Hirnnerven grösstentheils in der Mittellinie nahe bei einander liegen, da die Geschwülste dieser Gegend auch die Mittellinie fast nie respectiren, so wird es nur selten und meist nur auf kurze Zeit zu einseitigen Lähmungen der betreffenden Hirnnerven kommen und noch seltener zum Auftreten von Hemiplegia alternans, obgleich Oppenheim bei einem Gliom dieser Gegend auf Seite der Geschwulst Hypoglossuslähmung mit Atrophie, auf der gekreuzten cerebrale Extremitätenlähmung beobachtet hat. Lange bestehende einseitige Lähmungen der betreffenden Nerven werden immer eher den Gedanken eines Tumors der Basis der hinteren Schädelgrube nahelegen. In den meisten Fällen bei doppelseitiger Erkrankung werden je nach dem speciellen Sitze und der Ausdehnung der Geschwulst in buntem Wechsel ein- oder doppelseitig Lähmungen und Atrophieen in den betreffenden Hirnnerven unter dem Bilde also einer Bulbarpäralyse, und Lähmungen der Extremitäten mit Contractur und erhöhten Sehnenreflexen mit oder ohne Sensibilitätsstörungen — häufig auch mit statischer oder Bewegungsataxie oder mit Lagegefühlsstörungen — meist in beiden Körperhälften, wenn auch in verschiedener Stärke vorhanden sein. In einzelnen Fällen ist auch das Fehlen der Patellarreflexe beobachtet. Oppenheim erwähnt auch einen Fall von Schultz, wo der Tumor rückenmarkswärts vom Hypoglossus sass und nur spastische Lähmung aller vier Extremitäten verursacht hatte. Jede einzelne mögliche Symptomengruppirung kann hier natürlich nicht erörtert werden — im Speciellen muss die Diagnose der Analyse des einzelnen Falles überlassen bleiben — immer wird es aber nöthig sein, dass, wenn man die Diagnose eines Tumors der Medulla oblongata stellen will, sich die Symptome möglichst auf die von ihr entspringenden Hirnnerven und ihre langen Leitungsbahnen beschränken.

Schwere Erscheinungen von Seiten der Athmung und der Herzthätigkeit sind ebenfalls, wie wohl selbstverständlich, oft bei Tumoren der Medulla oblongata beobachtet — im Ganzen sind die Herzstörungen seltener als die von Seiten der Respiration. Bei den Affectionen des Herzens handelte es sich um Erscheinungen der Vagusreizung, auf die rasch Vaguslähmung folgte; bei den Respirationsstörungen um Dyspnoe, um Cheyne-Stokes'sches Athmen; manchmal um einen plötzlichen Tod an Aphyxie. Sub finem vitae ist Singultus recht häufig — ebenso kommen auch hier manchmal unerklärliche, sehr erhebliche Temperatursteigerungen vor. Ausgebreitete vasomotorische Störungen bei Erkrankungen der Medulla oblongata hat neuerdings Reinhold beschrieben und das hier gelegene vasomotorische Centrum genauer präzisirt. Dass der Diabetes mellitus unter Umständen zur Symptomatologie der Erkrankungen des verlängerten Markes gehört, ist bekannt; er kann denn natürlich die Localdiagnose sehr stützen. Weniger ist mit der Polyurie anzufangen.

Auch auf das verlängerte Mark beschränkte Tumoren können, wahrscheinlich durch Läsion der Kleinhirnseitenstränge und vielleicht auch der Kleinhirnolivenbahn eine der cerebellaren, speciell der ersten Form derselben — ganz gleichende Ataxie bedingen. Wird auch der Nervus vestibularis betheiligt, so kommt auch Schwindel hinzu. Bei grossen Tumoren dieser Art kann man natürlich schwer eine Mitbetheiligung des Kleinhirnes ausschliessen.

Es ist gerade bei den Tumoren der Medulla oblongata wegen der physiologischen Dignität dieses Hirntheiles und seiner mannigfaltigen Functionen sehr schwer verständlich, dass auch hier unter Umständen die Symptome sehr vage und unbestimmte sein können. Dennoch ist das manchmal so. Bernhardt hält das sogar für häufig und aus diesen Gründen die Geschwülste dieser Gegend meist nicht für diagnosticirbar, und auch Oppenheim hebt die Schwierigkeiten stark hervor. Da, wie wir gesehen haben, Tumoren der Medulla oblongata nicht selten die Stauungspapille vermissen lassen — sehr selten dürfte das Erbrechen fehlen — so kann unter Umständen sogar einmal die Diagnose eines Hirntumors an sich unmöglich sein und wird dann je nach den Symptomen eine Diagnose wie Cephalagie, Vertigo, progressive Paralyse, Hysterie gestellt. Wenn man in einzelnen dieser Fälle auch annehmen kann, dass entweder die Medulla oblongata sich dem Tumor adaptirt habe — wie es z. B. bei cystischen Tumoren möglich ist — oder bei anderen der Tod bei der Gefährlichkeit dieser Gegend eher eingetreten ist, als sich deutliche Symptome einstellten — so ist für eine Anzahl anderer — z. B. bei Tumoren, die die Medulla oblongata stark durchsetzt haben, oder in Fällen, die jahrelang beobachtet sind, eine dieser beiden Erklärungen wohl nicht möglich; dass auch in diesen Fällen die Symptome für eine Tumordiagnose zu vage sein können, ist überhaupt bisher unerklärlich. Dass übrigens auch die Medulla oblongata eine erhebliche Compression vertragen kann, ohne in ihren Functionen ganz zu versagen, zeigt am besten Figur 8.

In einer anderen Reihe von Fällen ist es zwar möglich, die Diagnose Hirntumor zu stellen, aber entweder, weil nur Allgemeinerscheinungen da sind, nur diese, ohne die Möglichkeit einer bestimmten Angabe über den Sitz; oder die Symptome erlauben zwar die Diagnose: Tumor der hinteren Schädelgrube, aber in localisticher Hinsicht nicht mehr als das. In manchen der letzteren Fälle können beim Zurücktreten der specifisch bulbären Symptome auch Erscheinungen von Seiten der Kerne des Pons — Dysphagie, Anarthrie und Aphonie kann ja auch bei reinen Ponstumoren in der Form der Pseudobulbäparalyse vorkommen —, mit alternirender Hemiplegie, oder von Seiten des Kleinhirnes, so in den Vordergrund treten, dass die falsche Diagnose Pons- oder Kleinhirntumor gestellt wird. Seltener wird man, wie angegeben, in die Lage kommen, statt des vorhandenen Marktumors einen der Basis der hinteren Schädelgrube zu vermuthen, da im letzteren Falle meist, im Gegensatze zu den Bulbustumoren, im Anfang einseitige Hirnnervenlähmungen vorhanden sind.

Tumoren der Medulla oblongata können den Boden der Rautengrube durchbrechen und frei in den vierten Ventrikel ragen. Sie können z. B. als gestielte Fibrome sich im Ventrikelboden selbst entwickeln, wie ich einmal sah, oder aber als Gliome vom Ependym des vierten Ventrikels ausgehen, wie in Figur 8. Ganz frei im vierten Ventrikel kommen nicht so selten Cysticerkusblasen vor. Gerade Geschwülste dieser Gegend machen oft sehr unbestimmte und bis zum Tode zweifelhafte Symptome; so sah ich in einem Falle von freiem Cysticerkus ventriculi quarti Anfälle von Schwindel und Ohnmachten, Kopfschmerzen, Erbrechen und den hysterischen sehr ähnlichen tonischen Convulsionen mit ganz freien Zeiten abwechseln. Stauungspapille fehlte und die Symptome schienen sogar psychisch beeinflussbar zu sein. Ich hatte die Diagnose auf Hysterie gestellt und erst der plötzliche Tod und der Sectionsbefund klärte die Sache auf. In einem zweiten Falle, in dem es sich ebenfalls, aber um einen im Boden des Ventrikels festsitzenden Cysticerkus handelte, waren ähnliche Anfälle vorhanden und wurde die Diagnose, da leichte cerebellare Ataxie nachweisbar war, zunächst auf Tumor in der Nähe des Kleinhirnes gestellt. Stauungspapille fehlte auch hier stets. Später traten auch hier alle Symptome des Tumors zurück und es bildete sich eine Psychose mit Erregung, Grössenwahn und schweren Störungen des Gedächtnisses aus, so dass ich an progressive Paralyse dachte. Auch hier trat ganz plötzlicher Exitus ein.

Tumoren der Basis cranii.

Die Geschwülste an der Schädelbasis entstehen entweder an oder in den Häuten, in seltenen Fällen auch in den Umhüllungen der Hirnnerven selbst, oder sie entwickeln sich primär in den knöchernen Hüllen des Gehirns. Sie können kuglich und scharf umschrieben sein, oder aber sich flächenhaft ausbreiten. Das letztere thun speciell gewisse Sarkomformen; ferner gehört hierher die basale Meningoencephilitis gummosa. Meist sind die basalen Tumoren solitär, in manchen Fällen entstehen aber gleichzeitig eine Anzahl bis zu sehr vielen. Die im Knochen entstehenden Geschwülste sind vor allem Sarkome, speciell auch Osteosarkome und metastatische Carcinome; in oder an den Häuten selbst sitzen ebenfalls Sarkome, dann gummöse Geschwülste, Tuberkel, Psammome und Cholesteatome, ferner freie Cysticerken, auch der Cysticercus racemosus und Echinokokkusblasen; schliesslich auch noch die basalen Aneurysmen des Carotis- und Basilaris-Gebietes, die aber wegen der ihnen eigenthümlichen Symptome an anderer Stelle besonders besprochen werden sollen, obgleich sich ihre Localsymptome nicht von denen anderer basaler Tumoren unterscheiden. Von den Häuten der basalen Nerven gehen ebenfalls besonders Sarkome und Syphilome aus; von den Nerven selbst eventuell Gliome und Neurome. Ausserdem gehören zu den basalen Geschwülsten noch die der Hypophysis cerebri.

Bei den nahen Beziehungen zu den so sehr empfindlichen Häuten und speciell zur Dura mater, die an der Basis ja fest mit dem Knochen verwachsen ist und schliesslich zu diesen Knochen selbst, erreichen die Schmerzen bei den basalen Tumoren manchmal eine solche Heftigkeit, wie sie bei anderem Sitze der Geschwülste nur selten vorkommt. Es handelt sich meist um sehr heftige und vom Kranken manchmal scharf localisirte, brennende und bohrende Schmerzen, nicht um den allgemeinen tiefen, dumpfen Druck, wie er sonst wohl für Tumorschmerzen characteristisch ist. Auch kann hier selbst bei der

höchsten Exacerbation der Schmerzen die sonst meist vorhandene
wohlthätige Benommenheit fehlen. Sitzt der Tumor in der
mittleren Schädelgrube, so kann man durch Druck auf das Rachendach die enorme Empfindlichkeit der Hirnbasis manchmal direct
nachweisen. Ich sehe natürlich an dieser Stelle von den
Schmerzen ganz ab, die ein basaler Tumor durch directe Läsion
eines Trigeminus hervorruft. Manche Tumoren der Basis, speciell
solche, die sich direct im Schädelknochen entwickeln wie gewisse
Sarkome, ferner vor Allem Echinokokken und Aneurysmen,
brechen auch wohl durch die Schädelbasis hindurch und können
sich dann, wenn sie in der mittleren Schädelgrube sitzen, vor
Allem durch die Nase entleeren; bei Aneurysmen ist das natürlich sehr gefährlich; bei den Echinokokken und auch wohl bei
den Sarkomen kann durch Entleerung der Massen auf diesem
Wege eine Heilung oder wenigstens eine vorübergehende
Besserung eintreten. Westphal hat das bei einem Echinococcus
der Basis cranii gesehen, der sich durch die Nase entleerte: ich
selber sah bei einem Tumor der mittleren Schädelgrube, der
schon zu voller Erblindung geführt hatte, einen lange dauernden
Nachlass aller schweren Allgemeinsymptome, nachdem sich aus
der Nase nekrotische stinkende Massen entleert hatten, die ich
leider nicht untersuchen konnte. In anderen Fällen kann sich
ein Tumor erst ausserhalb der Schädelhöhle, z. B. in der Nase
oder im Mittelohr entwickeln und nach Durchbruch der Schädelbasis ein basaler werden; ich selber sah ein Aneurysma der
linken Arteria occipitalis in die Schädelhöhle nach dem Kleinhirne durchbrechen, nachdem es ausserhalb des Schädels schon
den Nervus facialis und hypoglossus dicht nach ihrem Austritte
aus der Basis cranii, resp. im Canalis facialis zerstört hatte.

Die Tumoren der Schädelbasis theilen wir ein in solche
der vorderen, mittleren und hinteren Schädelgrube. Freilich
respectiren auch die basalen Tumoren nicht immer die Grenzen
der einzelnen Gruben, so dass Uebergänge von einer zur andern
und damit natürlich Uebergänge in den Symptomen vorkommen.
Im Uebrigen characterisiren sich die Geschwülste der Basis
dadurch, dass sie zunächst die Gebilde der eigentlichen
Basis, speciell die Hirnnervenwurzeln, später die in den
einzelnen Gruben liegenden Hirntheile selbst in ihr Bereich
ziehen. Die von letzteren ausgehenden Symptome sind also
eigentlich Nachbarschaftssymptome. Da nun die in der vorderen und mittleren Grube liegenden Hirnnerven, wie die Olfactorii, die Optici mit Chiasma und Tractus, ferner die Augenmuskelnerven und die Trigemini keine anatomischen Beziehungen
zu den direct über ihnen liegenden Hirntheilen haben, so muss
hier — wenn von den betreffenden Marktheilen selbst bei ihrer
Läsion überhaupt characteristische Functionsstörungen ausgehen
— das Krankheitsbild gerade in seiner Combination aus den
Nervenwurzel- und den Hirnsymptomen sowohl in seiner vollen
Ausbildung, wie in der Reihenfolge seiner Entstehung ein sehr

charactcristisches für den Sitz der Erkrankung an der Basis
sein. Namentlich lassen sich dann immer genau die Symptome
unterscheiden, die durch die Läsion der basalen Hirnnerven
und die durch die der darüberliegenden Hirntheile bedingt sind.

Weniger characteristisch wird die Combination der Symptome aus basalen und medullaren in der hinteren Schädelgrube
sein. Denn da hier die basal verlaufenden Hirnnerven grösstentheils in directer Nähe ihrer intramedullaren Kerne liegen, so
kann, soweit es sich um die von der Läsion der Nervenwurzeln
der hinteren Schädelgrube abhängigen Symptome handelt, die
spätere Läsion des Markes im Allgemeinen dem Krankheitsbilde
nichts Neues mehr hinzufügen. Neue Züge kommen aber bei
primär basalen Tumoren der hinteren Schädelgrube, wenn später
der Hirnstamm untergriffen wird, zum Krankheitsbilde hinzu,
durch eine Läsion der langen, im Hirnstamm liegenden motorischen und sensiblen Leitungsbahnen für die Extremitäten, und
auch eine secundäre Betheiligung des Kleinhirnes wird sich
meist deutlich documentiren; während andererseits Tumoren des
Hirnstammes selber, die Nervenkerne und lange Bahnen zerstört
haben, ihr späteres Uebergreifen auf die basalen Hirnnerven
überhaupt durch kein neues Symptom verrathen. Sind also Erscheinungen von Seiten der Hirnnerven und des Hirnstammes
in voller Ausbildung vorhanden, und weiss man nichts von
der Aufeinanderfolge der Symptome, so wird sich oft nur die
Diagnose eines Tumors der hinteren Schädelgrube stellen lassen,
während eine genaue Anamnese oder eigene Beobachtnng des
Falles von Anfang an vielleicht eine speciellere Diagnose erlaubt hätte.

Geschwülste, die sich streng auf die vordere Schädelgrube
beschränken — also die fissura orbitalis superior nach hinten
nicht überschreiten — sind jedenfalls ausserordentlich selten.
Am ersten könnte es wohl vorkommen, dass ein Tumor der
Orbita das Dach derselben durchbricht und so zum Tumor des
vordersten Theiles der Schädelbasis wird — ob das beobachtet
ist, weiss ich nicht. Umgekehrt kann dagegen der Tumor von
der Schädelbasis aus die obere Orbitalwand durchbrechen und
in den hinteren Theil der Augenhöhle eindringen. Er kann
dann zu einseitiger Amaurose, zu Augenmuskellähmung und
zu Neuralgieen im Supraorbitalast des Trigeminus führen, also
zu Symptomen, die ein primärer Orbitaltumor schon vor dem
Eindringen in die Schädelhöhle verursacht haben kann. In
einem Oppenheim'schen Falle rief ein Tumor der vorderen
Schädelgrube ähnliche Symptome hervor, als er sich wohl über
den Rand der Fissura orbitalis superior hinweg in die Augenhöhle erstreckte, ohne das Orbitaldach zu zerstören. Von Hirnnerven würde, wenn der Tumor in der Schädelhöhle bleibt,
nur der Olfactorius betroffen; gerade die Läsion dieses Nerven
spielt aber, da offenbar nur selten auf den Geruch untersucht
wird, in der Symptomatologie der Hirntumoren überhaupt eine

sehr geringe Rolle. Später würde der Tumor die vorderen basalen Theile des Stirnhirnes comprimiren oder in sie hineinwachsen. In den meisten Fällen wird er auch dann keine für die Localisation bestimmt zu verwerthenden Symptome hervorrufen. Denn die für die Rumpfmusculatur in Betracht kommenden Centren und Bahnen, die im Gyrus marginalis sitzen, resp. von ihm ausgehen und deren Läsion die frontale Ataxie bedingt, sind dann noch ziemlich weit von Tumor entfernt. Und dass bei Tumoren, die von der Basis der linken vorderen Schädelgrube gegen das Stirnhirn zu wachsen, auch Sprachstörungen merkwürdigerweise oft ganz fehlen können, hebt Oppenheim speciell hervor. Treten sie ein, so handelt es sich natürlich um motorische Aphasie, und gerade in diesen Fällen, bei denen der Tumor zuerst nur von aussen gegen das Sprachcentrum andrängt, dürften der eigentlichen Aphasie wohl die oben beschriebenen Articulationsstörungen vorhergehen. Auch die vieldeutigen psychischen Störungen sind in solchen Fällen beobachtet (Oppenheim). In vielen Fällen wird also der Uebergang eines Tumors der vorderen Schädelgrube auf das Stirnhirn ausser der Zunahme der Allgemeinsymptome keine neuen Erscheinungen hervorrufen — oder nur solche, die im Allgemeinen auf die von ihm ergriffene Hemisphäre hindeuten.

Sehr viel characteristischer und in vielen Fällen für eine ganz genaue Localdiagnose zu verwenden sind die Symptome der Geschwülste der mittleren Schädelgrube. Diese nimmt in der Mitte das Gebiet der Sella turcica ein — seitwärts wird sie hinten von den Pyramiden des Felsenbeines, vorn von dem oberen Rande der Fissura orbitalis superior begrenzt. Von basalen Elementen kommen hier die Nervi optici, das Chiasma und der Tractus opticus, ferner die Augenmuskelnerven und schliesslich der Trigeminus in seinen motorischen und sensiblen Antheilen in Betracht. Es wird practisch sein, die Symptomatologie der direct in der Mitte, in der Sella turcica sich entwickelnden Tumoren — zunächst abgesehen von denen, die aus der Hypophysis selbst hervorgehen — und die der primär mehr in den lateralen Theilen der mittleren Schädelgrube sich entwickelnden Geschwülste getrennt zu betrachten, da ihre Symptome wenigstens in Bezug auf Verlauf und Aufeinanderfolge sich von einander unterscheiden. Die Symptomatologie der Tumoren der Sella turcica wird beherrscht durch die von ihnen hervorgerufene Läsion der Sehnerven, des Chiasma und der Tractus optici mit ihren Folgen für das Sehen und speciell das Gesichtsfeld. Vor allen die verschiedenen Arten der Gesichtsfeldeinengung und ihre allmählige Entwickelung zu einer schliesslich fast immer doppelseitigen Erblindung sind oft so characteristisch, dass sie selbst auf diesem so kleinen Gebiete manchmal noch eine ganz bestimmte Diagnose des Ausgangspunktes der Geschwulst gestatten. Sitzen Geschwülste genau in der Mittellinie, so ist der für sie charakteristische Befund der einer bitemporalen Hemianopsie. Mitchell hat sogar einen interessanten Fall publicirt, bei dem ein Aneurysma das Chiasma in der Mitte schliesslich ganz durchschnitten hatte und bitemporale Hemianopsie bestand. Es ist gleichgültig, ob der Tumor von vorn oder von hinten, von oben oder von unten das Chiasma angreift, die bitemporale Hemianopsie ist immer dieselbe. Kann man den Fall von Anfang an genau beobachten, so wird man auch wohl die bitemporale Blindheit aus einer zunächst nur bestehenden Amblyopie hervorgehen sehen, und für gewisse gummöse Processe in dieser Gegend ist es im höchsten Grade charakteristisch, dass diese Hemianopsie oft plötzlich eintritt und dann wieder verschwindet (Hemianopsia bitemporalis fugax — Oppenheim). Sitzt die Geschwulst zunächst weiter nach vorn an einem Sehnerven, so kann als erstes Symptom einseitige Amblyopie und dann Erblindung eintreten — später kann dann der Tumor nach hinten auf das Chiasma übergreifen, und es tritt zur einseitigen Erblindung temporale Hemianopsie der anderen Seite — erst zuletzt, wenn auch der Sehnerv oder Tractus dieser zweiten Seite ergriffen wird, erlischt die Lichtempfindung auch im nasalen Gesichtsfelde dieser Seite. So war der Verlauf in dem Tumor des Infundibulum, den Figur 8 darstellt — hier war linksseitige Amblyopie den übrigen Symptomen 10 Jahre vorangegangen — in der kurzen Zeit von einigen Wochen trat dann links Amaurose und rechts temporale Hemianopsie auf, während sich das rechte nasale Gesichtsfeld noch ein paar Tage länger hielt. Sitzt die Geschwulst zunächst hinter dem Chiasma an einem Tractus opticus, so haben wir im Anfang homonyme Hemianopsie nach der gekreuzten Seite — wird später das Chiasma und der Nervus opticus derselben Seite ergriffen, so fällt hier das temporale Gesichtsfeld aus — auch in diesem Falle erlischt zuletzt das Sehen auf der nasalen Gesichtsfeldhälfte des gekreuzten Auges. Ich will aber zu erwähnen nicht unterlassen, dass nicht in allen Fällen die typischen verschiedenartigen hemianopischen Defecte des Gesichtsfeldes vorkommen; in einzelnen schwer zu erklärenden Fällen kommt es z. B. auch bei medianem Sitze des Tumors am Chiasma sofort zu beiderseitiger Amblyopie ohne jeden Gesichtsfelddefect.

Selten nur beschränkt sich der Tumor, der zuerst in der Sella turcica sitzt, längere Zeit auf dieses Gebiet; wird er irgend grösser, so greift er auch nach der Seite, in die lateralen Theile der mittleren Schädelgrube über. Hier kommt es dann zu Störungen im Gebiete der Augenmuskelnerven und des Trigeminus, und zwar bei primärer Entwickelung des Tumors im Türkensattel wohl zuerst zu Augenmuskel-, dann zu Quintussymptomen. Welcher Bewegungsnerv oder gar Muskel des Auges zuerst gelähmt wird, das ist im einzelnen Falle sehr verschieden, geradezu willkürlich; häufig ist Ptosis das erste Zeichen, was von Interesse ist, da die Ptosis bei nuclearer Lähmung oft lange fehlt. Meist sind innere und äussere Augenmuskeln in gleicher Weise betheiligt — aber auch bei peripherer Erkrankung der Augenbewegungsnerven kann eine Ophthalmoplegia externa auftreten oder die Bewegungsstörung sich auf gewisse Blickrichtungen — Heben und Senken — wie z. B. in einem Falle von Thomsen, beschränken.

Im Trigeminusgebiete kommt es natürlich zunächst zu Neuralgieen — sie können jahrelang allen übrigen Symptomen vorangehen — später aber zu Anästhesieen oder zu Anaesthesia dolorosa führen. Von trophischen Störungen ist am häufigsten die Keratitis neuroparalytica, doch wissen wir jetzt nach den Untersuchungen von Krause mit Bestimmtheit, dass die totale Zerstörung eines Trigeminus eine neuroparalytische Keratitis nicht hervorzurufen braucht. Das beweist auch ein Tumorfall von Oppenheim. Vielleicht thut es eher die entzündliche Reizung des Quintus. Auch in der Haut des Gesichtes können bei Trigeminusaffection manchmal trophische Störungen, schlecht heilende Geschwüre, eintreten. Häufig kommt es auch bei Geschwülsten dieses Sitzes zu Geschmacksverlust auf der vorderen Zungenhälfte, ob immer durch Läsion des Trigeminus selbst oder durch eine solche gewisser Associationen des Quintus mit anderen Nerven, ist jedenfalls noch fraglich. Auch Lähmungen des motorischen Theiles des Trigeminus kommen in diesen Fällen vor, also eine atrophische Lähmung des Musculus temporalis, masseter und der Pterygoidei. In den ersteren beiden ist dann wol auch Entartungsreaction nachweisbar, bei Lähmung des Pterygoideus externus weicht der Kiefer beim Oeffnen des Mundes nach der gelähmten Seite ab.

Charakteristisch ist bei Entwicklung des Tumors im Türkensattel, dass zwar die Symptome von Seiten der Augenmuskeln und des Quintus an einer Seite beginnen können, — oft beginnen sie aber sofort doppelseitig, — dass aber später fast immer doppelseitige Affectionen dieser Nerven eintreten, wenn auch nicht auf beiden Seiten in ganz gleicher Vollkommenheit und Einzelgruppirung.

Auch wenn die Geschwülste der mittleren Schädelgrube ihren Ursprung nicht von der Sella turcica, sondern von den seitlichen Theilen nehmen, sie gehen dann z. B. von der Vorderfläche der Felsenbeinpyramiden aus, so können sie im Allgemeinen doch nur dieselben Gebilde treffen, wie die median entstandenen. Aber erstens wird hier oft die Reihenfolge eine andere sein. So beginnen die Symptome mit Erscheinungen von Seiten des Trigeminus, wie sie oben beschrieben sind, dann kommen die Ophthalmoplegieen und erst zuletzt die Gesichtsfeldeinengungen. Da in diesen Fällen meist zuerst der Tractus opticus ergriffen wird, so entsteht zuerst contralaterale homonyme Hemianopsie, später können natürlich auch diese Tumoren den Opticus derselben Seite und das Chiasma ergreifen und zuerst zu gleichseitiger Erblindung mit temporaler Hemianopsie der anderen Seite, schliesslich zu voller Erblindung führen. Zweitens bleiben, abgesehen vom Türkensattel, die primär in den Seitentheilen der hinteren Schädelgrube sitzenden Tumoren öfter auf die eine Seite beschränkt, aber keineswegs immer, so dass schliesslich meist auch doppelseitige Erscheinungen von Seiten der Augenmuskeln und des Trigeminus eintreten können.

Wie man sieht, sind die Symptomengruppirungen der Tumoren der mittleren Schädelgrube so charakteristische, dass man, namentlich wenn man die Reihenfolge, mit der die einzelnen Symptome auftraten, kennt, oft eine ganz genaue Localdiagnose des Ausgangspunktes des Tumors machen kann. Am leichtesten gelingt das bei Tumoren, die mehr seitlich in einer mittleren Schädelgrube sich entwickeln. Aber auch bei medianem Sitze des Tumors kann man aus dem oben beschriebenen, allmäligem Entstehen einer totalen beiderseitigen Amaurose aus primärer bitemporaler Hemianopsie, homonymer Hemianopsie oder einseitiger Blindheit, über das Mittelglied einer einseitigen Blindheit mit temporaler Hemianopsie des anderen Auges, noch erkennen, ob der Tumor zuerst am Chiasma oder an einem Tractus, resp. einem Sehnerven begonnen hat. Aber selbst wenn man, wie so oft, von der Anamnese im Stich gelassen wird, kann man hier oft noch mit grosser Sicherheit die Localdiagnose machen. Eine bitemporale Hemianopsie weist unter allen Umständen auf den Sitz der Erkrankung am Chiasma hin, ebenso natürlich die Combination einer einseitigen Blindheit mit temporaler Hemianopsie der anderen Seite. Die homonyme Hemianopsie wird ihren Ursprung aus einer Tractusläsion durch die sie begleitenden einseitigen Augenmuskellähmungen und Trigeminusläsionen beweisen, ebenso auch, wenn dies Symptom nachweisbar ist, durch eine hemianopische Pupillenstarre, während eine corticale Hemianopsie incomplicirt und allein bestehen kann, eine durch Läsion der Sehstrahlungen oder des Corpus geniculatum externum bedingte andere, oben (Abschnitt: Occipitallappen) beschriebene Begleitsymptome hat.

Die beschriebenen sind die typischen und charakteristischen Localsymptome eines Tumors der mittleren Schädelgrube bei medianem oder auch lateralem Sitze. Nachbarschaftssymptome können diese Tumoren zunächst von den in der Nähe liegenden, nicht direct der mittleren Schädelgrube angehörigen Hirnnerven und zweitens von den über ihnen liegenden Hirntheilen auslösen. Der Olfactorius gehört mit seinem hintersten Ende ja noch der mittleren Schädelgrube an — er ist bei Tumoren dieser Gegend häufig mitlädirt, und eine Untersuchung des Geruchssinnes dürfte in diesen Fällen wohl oft ein positives Resultat geben. Tumoren der seitlichen Parthien der mittleren Schädelgrube, die weit nach hinten greifen, lädiren hier auch wohl mal den Facialis oder Acusticus, manchmal nach Zerstörung des Felsenbeines. Schliesslich können die Geschwülste dieser Gegend leicht durch die Fissura orbitalis superior in die Orbita hineinwuchern — es kommt dann zur Protrusio bulbi und wenn nicht vorher schon Ophthalmoplegie bestand, tritt sie dann meist sehr vollkommen

ein, da hier die Augenmuskelnerven sehr nahe bei einander
liegen.

Von Nachbarschaftswirkungen auf die Grosshirntheile kommen
am häufigsten solche auf die Hirnschenkel vor. So zeigt z. B.
Figur 8, wie der Tumor diese weit auseinander gedrängt hat,
und in diesem Falle kam es sehr häufig zu plötzlich eintretenden
rasch vorübergehenden Lähmungen aller vier Extremitäten ohne
Bewustseinsverlust, so dass die Patientin einfach zusammenbrach.
In anderen Fällen derart kann natürlich auch eine dauernde
Paraplegie oder Hemiplegie, vielleicht mit gekreuzter Ophthalmoplegie eintreten. In demselben Falle der Figur 8 bestand eine
Zeit lang häufiges Zwangslachen, welches Oppenheim, der
den Fall vor mir untersucht hatte, auf eine Thalamusläsion
bezog — eine Ansicht, die deshalb richtig sein kann, weil die
Geschwulst im Infundibulum lag und beide Thalami optici in
ihren vorderen Theilen comprimirte. Im übrigen werden diese
Geschwülste sehr deutliche Störungen durch Betheiligung der
sie überlagernden Hirntheile nicht bedingen — in Betracht
käme motorische Aphasie durch Läsion der linken 3. Stirnwindung,
sensorische durch die der linken 1. Schläfenwindung — eventuell
subjective Geruchs- und Geschmacksempfindungen durch Druck
auf den Uncus.

Von den Allgemeinerscheinungen verdient besonders die
Stauungspapille einige Worte. Ich habe z. B. im Falle der Figur 8
schwere doppelseitige Stauungspapille, auch mit Blutungen in die
Netzhaut gesehen, die später in Atrophie überging, und das ist in
vielen dieser Fälle beobachtet. Selbstverständlich lassen sich auch
in solchen Fällen die meist vorhandenen Gesichtsfeldeinengungen
nachweisen. Aber es ist immerhin für Tumoren dieser Gegend
und ganz besonders für die mit medianem Sitze charakteristisch,
dass sehr oft die Stauungspapille im ganzen Verlaufe der Erkrankung fehlt. Es kommt dann entweder, und zwar meist im
Beginn, zu Hemianopsien oder zu ein- und doppelseitigen
Amblyopien oder Amaurosen ohne jeden ophthalmoskopi-
schen Befund, oder es tritt später Sehnervenatrophie
ein, die im Anfang auch nur einzelne Theile der Sehnervenscheibe,
meist die mediane Hälfte, befallen kann. In seltenen Fällen
tritt auch zur vorhandenen Atrophie ganz spät noch eine, dann
ganz leichte, Stauung hinzu. Es ist wahrscheinlich, dass dies
häufige Fehlen der Stauungspapille in diesen Fällen dadurch
bedingt ist, dass diese Tumoren direkt die Lymphwege zum
Scheidenraum der Sehnerven verlegen. (Oppenheim.)

Von den Kopfschmerzen bei basalen Geschwülsten ist oben
schon die Rede gewesen. Benommenheit fehlt bei den Tumoren
der Basis oft lange. Von den Convulsionen kommen die oben
(Seite 75) beschriebenen tonischen mit Zittern der Gesammtmus-
kulatur vor, wie z. B. in dem Falle der Figur 8, natürlich auch
wohl einmal allgemeine epileptische. Erbrechen war in demselben

Falle sehr häufig mit starker Zunahme des Kopfschmerzes verbunden, wohl bedingt durch rasch wachsenden Hydrocephalus internus.

Schliesslich kommt bei Geschwülsten am Chiasma, besonders bei gummösen, nicht so selten Polyurie und Polydipsie, manchmal Diabetes mellitus vor; sehr selten ist Albuminurie. Eine Erklärung dieser Symptome kann ich nicht geben.

Es ist noch nöthig, mit einigen Worten auf die Symptomatologie derjenigen Geschwülste einzugehen, die in der Hypophysis cerebri entstehen. Es kommen hier heterogene Geschwülste, wie Sarkome, Carcinome, Adenome und Teratome vor; ferner einfache Hyperplasien, die Weigert als Struma der Hypophysis bezeichnet hat. Die Symptomatologie der heterogenen Geschwülste unterscheidet sich natürlich nicht wesentlich von der der anderen am Türkensattel sitzenden Tumoren — nur besteht bei dem streng medianen Sitze des Tumors wohl immer zunächst bitemporale Hemianopsie oder beiderseitige Amblyopie, später doppelseitige Erblindung. Gerade in diesen Fällen fehlt wieder die Stauungspapille sehr häufig — im Anfang ist das ophthalmoskopische Bild ganz negativ, später kommt es zu partieller oder totaler Atrophie der Papille. Werden diese Geschwülste grösser, so ergreifen sie, meist beiderseits gleichzeitig die Augenmuskelnerven — häufig kommt es zuerst zur Ptosis — und dann die Trigemini. Ihre Symptome sind dann dieselben, wie sie oben für die übrigen Geschwülste am Türkensattel beschrieben sind. Für die eigentlichen Hyperplasieen der Hypophysis ist es charakteristisch, dass sie sehr langsam wachsen und meist eine allzu grosse Ausdehnung nicht erreichen. Gerade bei dieser Art der Geschwulstbildung der Hypophysis, wenn auch nicht ausschliesslich, da das seltener auch bei heterogenen Geschwülsten vorkommt, kennen wir nun seit neuerer Zeit auch ein auf den Hirnanhang selbst zu beziehendes Krankheitsbild, die Akromegalie. Es ist hier nicht der Ort, genau auf die Symptomatologie dieser eigenthümlichen Erkrankung einzugehen — im Allgemeinen handelt es sich um eine allmähliche Zunahme des Umfanges, speciell der Enden der Extremitäten, also der Hände und der Füsse — dann aber auch gewisser Theile des Gesichtes, so des Kinnes, der Nase, der Lippen und der Zunge. An der Vergrösserung nehmen sowohl die Knochen als auch die Weichtheile theil — manchmal letztere in noch erheblicherem Grade als erstere. Es kann schliesslich zu riesenhafter Ausdehnung der betreffenden Gliedmassen kommen, die manchmal mehr in die Länge — meist mehr in die Breite geht. Häufig ist die Grössenzunahme mit eigenthümlichen Parästhesien und Schmerzen in den Gliedern verbunden. Da die Struma der Hypophysis meist nicht allzu gross wird, können bei der Akromegalie sonstige Hirnsymptome lange vollständig fehlen, oft aber ist es auch hier zu bitemporaler Hemianopsie oder beiderseitiger Amblyopie gekommen — meist ohne Stauungspapille — und später zu partieller oder totaler Sehnervenatrophie. Seltener werden schon die Augenmuskeln ergriffen, es kommt zur Ophthalmoplegie, am allerseltensten der Trigeminus. Kopfschmerz, wohl durch Hydrocephalus bedingt, ist häufig — in einem von mir beobachteten Falle von Akromegalie, bei dem drei Jahre lang alle Hirnsymptome fehlten, ist es in der letzten Zeit zu Anfällen rasch vorübergehender, aber wüthender Kopfschmerzen gekommen. Auch Diabetes mellitus ist mehrfach bei Akromegalie beobachtet. Ob die von einigen Autoren, als zur Symptomatologie der Hypophysistumoren gehörend, erwähnten psychischen Störungen — wie Apathie, kindisches Wesen, Gefrässigkeit — wirklich eine solche Bedeutung haben, erscheint zum mindesten zweifelhaft.

Was schliesslich die Tumoren der Basis in der hinteren Schädelgrube anbetrifft, so habe ich oben schon in der Abtheilung Kleinhirn und Pons-Medulla oblongata zur Genüge hervorgehoben, dass bei allen Tumoren, die in der hinteren Schädelgrube sich entwickeln, sich schliesslich die Erscheinungen aus solchen von Seiten des Kleinhirnes, des Hirnstammes und der basalen Nerven mischen, und dass dann ohne weiters eine bestimmte Diagnose über ihren Ausgangspunkt nicht möglich ist. Etwas mehr, und unter Umständen sehr viel, kann hier ein genaue Beobachtung des Falles von Anfang an leisten. Sind die ersten Symptome — abgesehen von den allgemeinen oder sogar vor diesen — lange Zeit hindurch und isolirt einseitige Hirnnervenlähmungen — wie z. B. in einem meiner Fälle Trigeminus- und Acusticuslähmung — in Betracht kommen hier alle Nerven von 4 bis 12, manchmal ist auch noch der dritte theilweise betheiligt — und kommt es erst später zu Erscheinungen, die auf eine Betheiligung des Hirnstammes oder des Kleinhirnes deuten, so kann man wohl vermuthen, dass es sich um einen primären, basalen Tumor handelt. Es kommen zwar auch bei pontinen oder cerebellaren Geschwülsten einseitige Hirnnervenlähmungen vor, aber in diesen Fällen wird entweder die cerebellare Ataxie das erste Symptom sein, oder die Hirnnervenlähmungen verbinden sich von Anfang an mit den für die Läsion der langen Leitungsbahnen im Hirnstamme charakteristischen Erscheinungen. Kommt es zu doppelseitigen Hirnnervenlähmungen, so ist eine Läsion des Hirnstammes häufiger die Ursache — sei es, dass der Tumor hier direct entstanden ist, oder dass ein basaler Tumor die doppelseitigen Lähmungen durch Druck auf den Pons hervorruft — immerhin kann auch einmal ein basaler Tumor direct von der einen auf die andere Seite der Basis übergehen. Auch alternirende Hemiplegien kann ein Tumor der Basis der hinteren Schädelgrube natürlich hervorrufen, wenn er dort einseitige Hirnnervenlähmungen und zugleich durch Druck auf den Hirnstamm eine Läsion der ungekreuzten Pyramidenbahnen hervorruft — so die Gubler'sche Form, ferner auch gekreuzte Abducens-Extremitätenlähmung. Nur wenn die Symptome mit der charakteristischen, isolirten Blicklähmung nach einer Seite **beginnen**, wie wir sie oben beschrieben haben, kann man wohl mit Bestimmtheit einen intramedullaren Sitz vermuthen — in späteren Stadien kann zwar auch ein Tumor der Basis dieses Symptom durch Druck auf die Brücke bedingen, aber wohl nie isolirt, ohne gekreuzte Extremitätenlähmung und andere Bulbussymptome. Durch eine doppelseitige Compression der Hirnnerven oder auch der Brücke können basale Tumoren der hinteren Schädelgrube auch das typische Bild der classischen Bulbärparalyse hervorrufen, also eine Compressions-Bulbärparalyse; doch sind die Fälle meist nicht rein und verrathen ihren Ursprung durch sensible Störungen im Trigeminusgebiete oder durch Zeichen einer Acusticusläsion oder schliesslich dadurch, dass isolirte einseitige Hirnnervenlähmungen den doppelseitigen bulbären Symptomen lange vorhergingen; auch cerebellare Erscheinungen werden in diesen Fällen meist vorhanden sein. In einzelnen Fällen, bei ganz tief, direct am Foramen occipitale magnum sitzenden Tumoren der hinteren Schädelgrube sind auch die Hirnnerven ganz verschont geblieben und ist es nur zu einer Paralyse aller vier Extremitäten gekommen.

Alles in Allem ist jedenfalls die genaue Bestimmung eines Tumors der hinteren Schädelgrube auf seinen primären Entstehungsort oft eine sehr schwierige Sache. Einige für den basalen Ursprungsort sicher sprechende Symptome — resp. Symptomencomplexe — führe ich noch besonders nach Gowers an. Nicht so selten sind primär in den Hüllen des Acusticus entstehende Geschwülste (Fibrome, Sarkome, Neurofibrome). Sie rufen zunächst, oft lange Zeit isolirt, Schwerhörigkeit oder Taubheit oder auch wohl Schwindel hervor, erst später lädiren sie dann Kleinhirn oder die Medulla oblongata. Charakteristisch sind auch wohl einige Combinationen von Hirnnervenlähmungen, wenn sie primär entstehen, für den basalen Sitz der Geschwulst. Dahin gehören gemeinsame Lähmung des Facialis und Acusticus am Porus acusticus internus, oder dieser beiden Nerven mit dem Trigeminus; vor Allem auch combinirte Läsionen des Accessorius oder Vago-accessorius mit dem Hypoglossus, die zu halbseitiger Zungenatrophie, Gaumen- und Stimmbandlähmung führen. Ob die Angabe von Gowers richtig ist, dass Keratitis neuroparalytica bei Läsion des Quintus in der hinteren Schädelgrube viel seltener sei, als bei der in der mittleren, soll dahingestellt bleiben. Nach demselben Autor sollen intramedullare Läsionen der Trigeminus nie zur Keratitis führen. Natürlich können die erwähnten combinirten Hirnnervenlähmungen ebenso auch vorkommen, wenn ein Tumor des Hirnstammes allmählich auf die Basis übergreift. Oppenheim hebt noch mit Recht hervor, dass bei Symptomen eines Tumors der hinteren Schädelgrube der basale Ursprung sicher ist, wenn man die Diagnose eines Aneurysma der Basilaris oder eines der Vertebralis stellen kann. Genaueres über die Symptomatologie der basalen Aneurysmen, speciell die hierfür specifischen Symptome, will ich an anderer Stelle geben: für ein solches in der hinteren Schädelgrube spricht ein, besonders am Hinterkopfe hörbares Geräusch, ferner doppelseitige unsymmetrische Hirnnervenlähmungen mit Zuckungen in den von ihnen abhängigen Muskeln und Symptome der Compressionsbulbärparalyse.

In Bezug auf die Allgemeinsymptome der basalen Tumoren der hinteren Schädelgrube soll hier nur gesagt sein, dass die Kopfschmerzen meist heftig sind und dass die Stauungspapille meist ebenso intensiv und früh auftritt, wie bei Kleinhirntumoren. Letzteres steht im Gegensatze zu den Tumoren der mittleren Schädelgrube und auch etwas zu denen des Hirnstammes selbst.

Die Tumoren der Basis cranii sind manchmal multipel. Eine besondere Abart derselben bilden ausserordentlich zahlreiche kleine Sarkome, die an der ganzen Basis vertheilt sitzen und die einzelnen Hirnnerven nach einander zerstören. Es kommt dann zum Bilde der ein- oder doppelseitigen progressiven Hirnnervenlähmung, bei der schliesslich der grösste Theil der Hirnnerven in die Zerstörung mit hineingezogen werden kann, da diese Tumoren sich nicht an die einzelnen Schädelgruben halten. Allgemeinerscheinungen des Tumors können hier ganz fehlen und werden sich überhaupt diese durch echte Tumoren bedingten progressiven Hirnnervenlähmungen nicht ohne weiteres von denen bei basaler Syphilis unterscheiden lassen. Unverricht beschreibt einen sehr interessanten Fall, wo die betreffenden Geschwülste subdural sassen und mit Ausnahme eines Opticus alle Hirnnerven beim Durchtritte durch den Schädel umstrickten und functionell schädigten. In anderen Fällen waren diese Geschwülste so weich, dass sie trotz Umscheidung der Nervenwurzeln zu einer Läsion derselben nicht führten. Manchmal durchbohren auch diese basalen Tumoren die Schädelbasis; ich sah einen Fall, bei dem dieselbe dadurch siebartig durchbrochen war. Uebrigens kann das Krankheitsbild der multiplen basalen Hirnnervenlähmung nicht nur durch multiple, von einander getrennte Hirngeschwülste, sondern auch durch continuirliche, diffuse, in den weichen Häuten sitzende Sarkommassen bedingt werden. In letzteren Fällen besteht auch oft Sarkomatose der Häute des Rückenmarks.

Multiple Hirngeschwülste.

Es ist nur in den seltensten Fällen möglich, die Multiplicität von Hirntumoren mit Sicherheit zu diagnosticiren — ebenso wie es oft schwer ist sie auszuschliessen. Multiple Tumoren können oft zusammen nur die Allgemeinsymptome eines Tumors oder ganz unbestimmte Localsymptome hervorrufen. Sitzen mehrere derselben an einem Orte nahe zusammen, dessen Läsion bestimmte locale Hirnerscheinungen hervorruft, so werden sie meist nur als ein einziger grosser Tumor dieses Ortes imponiren. In einer dritten Reihe von Fällen mit mehr von einander entferntem Sitze der verschiedenen Geschwülste kann die eine derselben deutliche localdiagnostische Schlüsse erlauben, während die anderen nur zur Verstärkung der Allgemeinsymptome beitragen, da ihre etwaigen Localsymptome durch den einen, am deutlichsten sich local charakterisirenden Tumor verschleiert werden. Nur in sehr seltenen Fällen, wenn z. B. zwei Geschwülste in zwei weit von einander entfernten und in ihren Localsymptomen sehr differenten Hirnprovinzen sitzen und von Anfang an oder auf einanderfolgend diese scharf umschriebenen Localsymptome beider erkrankten Hirntheile bestehen, ist es wohl möglich, die Diagnose auf zwei Geschwülste zu machen. So gelang es Oppenheim in einem Falle, wo zuerst Erscheinungen von Seiten des Kleinhirnes bestanden, später sensorische Aphasie hinzutrat, die richtige Diagnose eines Tumors im Kleinhirn und eines im linken Schläfenlappen zu machen. Ein dritter Tumor sass dann noch in der linken Insel. In einem meiner Fälle, in dem zuerst rechts Hemianopsie, Alexie und optische Aphasie bestand, später auch sensorische Aphasie hinzutrat, fand sich ein Tumor im linken Hinterhauptslappen und einer auf dem hinteren Theile der ersten linken Schläfenwindung. Hier konnte natürlich die Diagnose: multiple Tumoren nicht gemacht werden, da auch bei Ausdehnung des primären Tumors im Occipitallappen diese Symptomenfolge möglich gewesen wäre. Möglich ist es auch etwas über die Zahl der Tumoren auszusagen, wenn man ihre Natur kennt — Tuberkel und Cysticerken und metastatische Geschwülste sind meist multipel; Sarkome und Gliome solitär.

Fünftes Capitel.

Allgemeines über Verlauf und Prognose der Hirntumoren.

Im allgemeinen sind charakteristisch für den Hirntumor der schleichende Beginn, der langsame, aber continuirliche und sichere Fortschritt des Leidens und aller seiner Symptome. Meist gehen die Allgemeinsymptome den Localsymptomen voraus. Anders ist das nur bei Geschwülsten derjenigen Regionen, die sehr bestimmte und dazu vielleicht auch sehr vielseitige Localerscheinungen hervorrufen. So können bei Tumoren der Centralwindungen die Jackson'schen Krämpfe monate-, ja jahrelang den dauernden Lähmungen und vor allem dem Kopfschmerz und der Stauungspapille vorangehen — in sehr vielen Fällen dieser Art ist man durch lange Zeit nur im Stande, die umschriebene Läsion der Hirnrinde, nicht aber ihre Geschwulstnatur zu diagnosticiren. So beginnen basale Tumoren oft mit einfachen Hirnnervenlähmungen, Tumoren des Hirnstammes mit Functionsstörungen in den langen Leitungsbahnen oder mit alternirender Hemiplegie. Von den Allgemeinerscheinungen ist der Kopfschmerz meist das Erste; die Stauungspapille lässt

länger auf sich warten; sehr früh und intensiv tritt sie bei
Tumoren des Kleinhirnes und bei solchen der Basis der hinteren
Schädelgrube ein; erst bei grösseren Tumoren bei Sitz derselben
im Stirnhirn, in den Centralwindungen, im Balken. Bei Tumoren
der mittleren Schädelgrube und bei solchen der optischen Bahnen
selbst kann sie oft vollständig und während des ganzen Verlaufes
fehlen, manchmal ist sie aber auch hier sehr stark vorhanden. Merkwürdig lange kann sie auch bei Tumoren des Pons und der
Medulla oblongata vermisst werden, speciell bei Gliomen. Häufig
ist auch ein allgemeiner epileptischer Anfall das erste Krank-
heitssymptom des Hirntumors.

Eine ziemlich häufige Abweichung von dem gewöhnlichen
Verlaufe der Hirntumoren ist der, dass die Krankheit nicht
langsam, aber dabei continuirlich progressiv, sondern sozusagen in
Schüben verläuft. Es folgen auf Zeiten schwerster Allgemein-
und zunehmender Localsymptome solche mit relativ sehr gutem
Allgemeinbefinden und stillstehenden, oder sogar rückgängig
werdenden Localsymptomen. In den meisten Fällen sind diese
Pausen im Verlaufe nur kurz, manchmal aber können sie Wochen
und Monate dauern. Namentlich der Kopfschmerz verschwindet
manchmal auf lange Zeit ganz vollkommen, um dann plötzlich
mit aller Intensität und vielleicht verbunden mit Erbrechen und
schwerer Benommenheit wieder einzusetzen. So habe ich in
dem Falle, den Figur 8 illustrirt, in der dreijährigen letzten
Krankheitsperiode mehrfach mehrmonatliche Pausen eines vollkommen guten Allgemeinbefindens mit solchen allerschwersten
Kopfschmerzes, Erbrechens und Benommenheit abwechseln sehen.
Noch viel eigenthümlicher ist der Verlauf in denjenigen Fällen,
wo zwischen den ersten Symptomen eines Hirntumors und der
schliesslich lethal verlaufenden letzten Krankheitsperiode Jahre
einer vollständigen oder mit unbestimmten Symptomen aus-
gefüllten Latenz liegen. Eine meiner Patientinnen hatte in den
70er Jahren mehrmals an Epilepsia nocturna gelitten; 1886
machte sie im Anschluss an die Geburt ihres letzten Kindes
einen schweren Status epilepticus durch; dann war sie wieder,
abgesehen von ganz vereinzelten epileptischen Anfällen frei
bis 1892; jetzt nahm ihre „Migräne" sehr zu. April 1892
fand ich Stauungspapille. Im October 1892 starb sie — im
rechten Stirnhirn fand sich ein alter, ganz verkalkter und ein
frischer Sarkomknoten. Es war also hier wohl sicher, dass
auch die ersten, Jahre zurückliegenden epileptischen Anfälle
durch den Tumor bedingt waren. Im Uebrigen würde man in
solchen Fällen leicht glauben, dass die fast 20 Jahre früher
einsetzenden Krämpfe unabhängig von dem späteren Tumor
gewesen seien, wie auch ich und Oppenheim, der mit mir
den Fall untersuchte, in vivo der Patientin annahmen. Sehr
ähnlich war der Verlauf in einem zweiten, von mir beobachteten
Falle — auch hier setzte die Krankheit mit allgemeinen und
Jackson'schen Krämpfen ohne Tumorsymptome ein — dann

war der Patient durch Jahre vollkommen gesund; erst vier Jahre später traten Kopfschmerz, Erbrechen, Stauungspapille und frontale Ataxie ein — die Section ergab ein Sarkom der Häute über dem rechten Stirn- und Centralhirn. In dem Falle der Figur 8 bestand zwischen ersten Symptomen und Beginn der lethalen Krankheit eine Pause vollkommener Gesundheit von 10 Jahren. 1884 war die sechsjährige Patientin mit linker Amblyopie und Augenmuskellähmung erkrankt; 1894 trat rasch der Symptomencomplex eines Tumors der mittleren Schädelgrube auf, der zur Erblindung führte, dann aber lebte die Patientin noch fast drei Jahre — der Verlauf dieser letzten Periode ist oben geschildert.

Die Ursachen dieser Remissionen und Intermissionen im Verlaufe, die speciell die Allgemeinsymptome betreffen, sind natürlich sehr verschieden. Die kurzen Besserungen und Verschlimmerungen können durch wechselnde Blutfülle des Tumors, durch rasch entstehendes und wieder vergehendes Oedem in seiner Umgebung, durch kleine Blutungen oder thrombotische Erweichungen, durch wechselnden Hydrocephalus internus bedingt sein. So kann z. B. ein Cysticerkus des vierten Ventrikels den Aquaeductus Sylvii bald verlegen, bald wieder frei lassen — das bedeutet rasche Zu- und Wiederabnahme des Hydrocephalus. Auch eine gewisse suggestive Einwirkung bei Wahl einer neuen Behandlungsmethode oder eines neuen Arztes kommt selbst bei diesem schweren Leiden für vorübergehende Besserungen in Betracht. Schliesslich kommt auch eine medicamentöse Behandlung in Betracht — namentlich bei Gummen die Jod- und Hg-Behandlung. Ich werde übrigens weiter unten zeigen, dass wenigstens das Jod auch bei nicht syphilitischen Prozessen, wenn auch meist nur vorübergehend, von günstiger Wirkung sein kann. Bei den langjährigen Remissionen und Intermissionen muss man wohl regressive Processe oder Stillstände im Wachsthum der Geschwülste annehmen, wofür ich ja oben ein anatomisch beglaubigtes Beispiel beigebracht habe.

Die zweite Ausnahme von der gewöhnlichen Regel des Verlaufes beim Hirntumor ist die, dass die Symptome nicht schleichend, sondern plötzlich und apoplectiform einsetzen. Meist sind allerdings vorher, wenigstens bei genauer Beobachtung, schon einige Symptome vorhanden; das plötzliche Einsetzen aus scheinbar voller Gesundheit zu schweren Local- und Allgemeinsymptomen ist hauptsächlich bei Kindern beobachtet, wo vorher die Beobachtung vielleicht nicht immer eine genügende war. So war es z. B. wohl bei einem Knaben meiner Beobachtung (Figur 10), wo die Symptome eines Kleinhirntumors nach Fall mit dem Hinterkopfe auf das Eis rapide eintraten und rasch zum Tode führten. Manchmal mag übrigens wirklich vorher kein Symptom bestanden haben, so in einem anderen Falle von Glioma pontis bei einem Kinde (Figur 12), das ich beobachtete und wo nach Aufschlagen des Kopfes auf eine Tischkante

schwere Localsymptome einer Ponsaffection zu Tage traten und
rasch zum Tode führten; oder in einem ebenfalls von mir beobachteten Falle, wo die schwersten Erscheinungen einer localen
Läsion der Centralwindungen nach Thrombose in ein kleines
cavernöses Angiom dieser Gegend eintraten. Ueberhaupt sind
es meist Blutergüsse in und um die Geschwulst, die dieses acute
Einsetzen oder die acuten Verschlimmerungen bedingen; dass
in solchen Fällen die ersten Symptome apoplectiform aus
voller Gesundheit einsetzen können, ist, wie im anatomischen
Theile ausführlich begründet, von den eigentlichen Geschwülsten in Folge ihrer Bauart besonders bei den
Gliomen möglich.

Nach dem acuten Einsetzen ist der Verlauf oft ein rapider,
rasch zum Tode führender. Sehr oft aber kommt es, wohl unter
Resorption des Blutergusses, zu einer erheblichen Remission der
allgemeinen und der localen Symptome: in diesen Fällen kann
dann bei wiederholten kleinen Blutungen, speciell bei Aneurysmen,
bei Gliomen und in die erweichte Umgebung der Sarkome ein,
wie oben schon ausgeführt, häufiger Wechsel der Intensität der
Symptome auftreten.

Noch Einiges mag hier über Abweichungen im Verlauf
einiger sehr wichtiger Symptome gesagt und zum Theil wieder-
holt werden. Meist sind bei Tumoren der Centralwindungen die
ersten Krampfanfälle sehr umschriebene; erst später werden sie
ausgedehnter, schliesslich allgemein. Manchmal, z. B. in dem
von mir erwähnten Falle von cavernösem Angiom, sind aber
gerade die ersten Krämpfe allgemeine epileptische, erst später
kommt es zu localisirten. Die nach schweren Anfällen eintretenden Lähmungen gehen zunächst meist mehr oder weniger
rasch wieder zurück, und eine dauernde Lähmung tritt erst ein,
wenn der Tumor das betreffende Centrum zerstört hat oder erheblich comprimirt. Doch sah ich einen Fall, wo bei Krämpfen
als initialem Symptom nach den ersten beiden Anfällen die
Lähmung der rechten Seite und die Aphasie zurückgingen, nach
dem dritten, sofort folgenden, aber für die Dauer bestehen
blieben. Wahrscheinlich war es im dritten Krampfe zu einer
grösseren Blutung in die Umgebung des Tumors gekommen.

In den weitaus meisten Fällen ist der Hirntumor
eine unabweislich zum Tode führende Krankheit.
Ueber seine Prognose ist darnach kaum mehr etwas
zu sagen. — Ich sehe hier zunächst von der Möglichkeit einer
operativen Heilung ab und ebenso von den durch antisyphilitische Behandlung bewirkten Heilungen syphilitischer Tumoren.
In letzterer Beziehung muss ich übrigens sagen, dass die
dauernde Heilung gummöser Hirnprocesse durch Quecksilber
und Jod nach meiner und z. B. auch nach Horsley's Erfahrung
doch wohl seltener ist, als die Lehrbücher angeben; meist sind
die Besserungen nur vorübergehend. Die Dauer, in der ein
Hirntumor bestehen kann, ehe er zum Tode führt, ist eine sehr

verschiedene — Allgemeines lässt sich darüber nicht angeben; oben habe ich an Beispielen gezeigt, wie lange das Leiden, speciell bei Eintritt von Remissionen währen kann. Viel kommt für die Prognose der Dauer auf Sitz und Natur des Tumors an. Tumoren der hinteren Schädelgrube führen rascher zum Tode, da sie bald die lebenswichtigen Centren der Medulla oblongata angreifen; Geschwülste der Grosshirnhemisphären und speciell solche des Stirnhirnes können schon sehr gross werden, ehe sie das thun — doch giebt es nach beiden Richtungen viele Ausnahmen. Bei Aneurysmen ist stets die Gefahr einer lebensgefährlichen Blutung eine sehr grosse; in geringerem Grade auch bei Gliomen. Weiche Sarkome wachsen im Allgemeinen rascher als wie harte, oder als Fibrome, Enchondrome, Osteome. Sehr lange kann das Leiden bei den sehr langsam wachsenden und meist nicht sehr gross werdenden Psammomen und Cholesteatomen währen. Für die Prognose lassen sich diese Dinge aber kaum verwerthen, da man in vivo gewöhnlich sehr wenig über die Natur des Tumors weiss. Bei Tuberkeln kommt die Complication mit rasch tödtender Meningitis tuberculosa oder allgemeiner Miliartuberkulose in Betracht — bei Gummen andere Localisationen der Syphilis, speciell auch die Gefässerkrankungen und ihre Folgen, die Blutungen.

Der Tod selber kann ein eigentlicher Gehirntod sein oder an Complicationen eintreten — häufig kommt auch Beides zusammen vor. Am häufigsten kommt er im ersten Falle in tiefem Coma an Herz- und Lungenlähmung zu Stande. Bei Geschwülsten in der Nähe der Rautengrube — z. B. bei Kleinhirntumoren oder bei Cysticerken im Ventriculus IV tritt der Tod oft sehr plötzlich ein. Manchmal soll er auch auf der Höhe der Kopfschmerzattaken, vielleicht bei enormem Hydrocephalus internus, eintreten. Auch der Status epilepticus kann ihn herbeiführen. Ist er kein eigentlicher Hirntod, so kann er die Folge eines allgemeinen Marasmus, z. B. bei fortwährendem Erbrechen, oder wirklicher Complicationen sein, deren häufigste die Pneumonie, nicht selten die Schluckpneumonie ist.

So unabweislich übrigens — abgesehen von chirurgischen Eingriffen und Heilung syphilitischer Processe — der Tod in den meisten Fällen ist — immer ist er nicht die nothwendige Folge des Leidens. Es ist wichtig, das zu wissen, damit man in seiner ungünstigen Prognose nicht zu absolut ist und den Angehörigen des Patienten mit einer gewissen Berechtigung einen Hoffnungsschimmer lassen kann, der ihnen die Pflege des Kranken so sehr erleichtert. Einiges Hierhergehörige haben wir schon im anatomischen Theile und anderswo erwähnt. Tuberkel, selten Sarkome, am häufigsten Cysticerken und Echinokokken können absterben und verkalken und dann nicht mehr weiter wachsen — oft handelt es sich dann nur um eine Heilung mit Defect. Aneurysmen können sich mit Fibrin ausfüllen und consolidiren. Schliesslich kommt die Antotrepanation in

Betracht, durch die besonders Echinokokken sich nach aussen
entleert haben, wenn auch bisher in keinem dieser Fälle eine
dauernde Heilung eingetreten ist (Westphal, Reeb). Manchmal ist auch eine bedeutende Besserung erreicht worden, wenn
zwar nicht der Tumor, aber angestautes Hirnwasser sich durch
die Nase entleerte (Magendie, Leber, Nothnagel). Schliesslich kann bei Kindern die Auseinanderdrängung des Schädels
durch den wachsenden Tumor den Eintritt sehr schwerer Allgemeinsymptome lange Zeit hindern; in solchen Fällen kann
z. B. auch eine schon vorhandene Stauungspapille wieder zurückgehen (Jacobson).

<hr>

Sechstes Kapitel.

Allgemeine, die Diagnose der Hirntumoren betreffende Fragen und specielle differentielle Diagnostik. Besondere diagnostische Fragen.

Berücksichtigt man genau alle die in den Abschnitten über
Allgemeinsymptome, Localsymptome und Localdiagnose angegebenen Dinge, hat man dabei einige Kenntniss vom Verlaufe
der Erkrankung, und hat dieselbe eine gewisse Höhe erreicht,
dann kann die Diagnose eines Hirntumors — ich sehe hier zunächst von der Localdiagnose ganz ab — in den weitaus meisten
Fällen eine schwierige nicht sein. Dass das im einzelnen Falle
anders ist, dass unter Umständen die Hirngeschwulst eines der
schwierigsten und manchmal unüberwindlichen diagnostischen
Probleme bildet — ja, dass fast in jedem Theile des Gehirnes
Geschwülste sogar ohne irgendwelche Krankheitssymptome
vorkommen können, so selten das auch ist, habe ich wohl genügend hervorgehoben.

Es lohnt sich wohl, gewissermaassen in historischer Art,
im Allgemeinen einen Umriss davon zu geben, wie man im
einzelnen Falle auf die Diagnose eines Hirntumors kommt —
bei dieser Art der Darstellung kommen wir auf eine Anzahl
wichtiger, bisher noch nicht hervorgehobener Momente, andere
schon erwähnte werden in eine andere Beleuchtung gerückt.
Natürlich braucht der Weg der diagnostischen Erwägungen
nicht immer der zu sein, wie er hier gegeben ist; ich gehe hier,
wie es meist in Wirklichkeit zutreffen wird, von den Allgemeinsymptomen aus — manchmal werden wir auch zuerst auf Localsymptome treffen und die Allgemeinsymptome erst aufsuchen
oder auf sie warten müssen.

In den meisten Fällen kommen die Kranken zunächst mit
Klagen über Kopfschmerzen zum Arzte, und es ist eine
nicht genügend einzuschärfende Regel, in jedem Falle von einiger-

maassen starkem und hartnäckigem, ja besser noch in jedem Falle von Kopfschmerz eine Augenspiegel-Untersuchung vorzunehmen. Findet man dann eine Stauungspapille, so spricht das schon mit grosser Wahrscheinlichkeit für Tumor, da von 100 Stauungspapillen nach Oppenheim sicher 90 auf Hirngeschwülste zurückzuführen sind Der Kopfschmerz ist also das häufigste, die Stauungspapille das wichtigste, weil sicherste Symptom für die Hirngeschwulst. Sicher ausgeschlossen sind bei ihrem Vorhandensein alle functionellen Krankheiten und von organischen solche, bei denen Stauungspapille stets fehlt, wie die einfache Epilepsie und die progressive Paralyse. Eine Anzahl organischer Erkrankungen, bei denen in seltenen Fällen Neuritis optica gefunden wird, unterscheiden sich ferner in ihren übrigen Symptomen so sehr von denen des Hirntumors, dass der Gedanke an ihn kaum aufkommen kann. Dahin gehören z. B. die seltenen Fälle von multipler Neuritis, speciell von Alkohol-Neuritis mit Papillitis; dann die Myelitis, besonders die in mehreren Herden, die sich manchmal mit Entzündungen des Opticus verbindet (Hoffmann), ferner solche von Diabetes mellitus oder Fälle von allgemeiner Kachexie, speciell Krebskachexie, bei der trotz vorhandener Neuritisoptica eigentliche Metastasen im Gehirne fehlen können. Dazu rechnen auch Fälle von Neuritis optica nach Infectionskrankheiten; unter Umständen kann hier die Influenza, da bei ihr die Kopfschmerzen sehr stark sein können, Schwierigkeiten machen. Diese Fälle bilden dann schon Uebergänge zu einer zweiten Kategorie von organischen Krankheiten, bei denen die Stauungspapille sich mit mehreren, auch bei Tumoren vorkommenden Symptomen verbindet, bei denen aber immer noch mit einiger Aufmerksamkeit dieses Leiden leicht ausgeschlossen werden kann. So kommen bei Encephalitis saturnina Stauungspapille, Kopfschmerzen und Convulsionen vor; die Diagnose aber ermöglichen ausser den übrigen Hirnsymptomen die Anamnese, der Bleisaum des Zahnfleisches, die Koliken und vor Allem, wenn sie vorhanden sind, die charakteristischen atrophischen Lähmungen. Wichtig ist es, zu wissen, dass unter Umständen, speciell bei jungen Mädchen, auch bei schwerer Anämie, bei der Kopfschmerzen ja etwas Gewöhnliches sind, Stauungspapille vorkommen kann, und dass alle diese Erscheinungen bei Bettruhe, guter Ernährung, Eisenpräparaten und später eventuell Landaufenthalt rasch verschwinden können (Gowers). Uebrigens haben uns Erfahrungen in der neueren Zeit gezeigt, dass die cerebralen Symptome der Anämie nicht immer so harmlos sind; mehrmals ist das Auftreten authochtoner Thrombosen der Sinus bei Blutarmuth beobachtet, und in diesen Fällen findet, besonders beim Sitze des Thrombus in dem Sinus cavernosus, eine einseitige Stauungspapille ja eine vollständige Erklärung. Dass auch die perniciöse Anämie nicht selten sich mit Neuritis optica, Retinalblutungen, Kopfschmerz und Delirien verbindet, will ich nur erwähnen.

In einer dritten Reihe schliesslich von organischen, diffe-
rentialdiagnostisch gegenüber dem Hirntumor in Betracht kommenden Krankheiten finden sich neben der Stauungspapille eine
ganze Anzahl von Allgemein- und speciell auch von Localsymptomen, wie sie ebenso bei der Hirngeschwulst vorkommen
können. Hier muss natürlich die Differentialdiagnose im Einzelnen
besprochen werden, was weiter unten geschehen soll — ich will
hier nur erwähnen, dass hier sowohl Gehirn- wie sonstige
organische Erkrankungen in Betracht kommen — als Beispiele
nenne ich den Hirnabscess und die Nephritis mit Urämie.

Wir haben gesehen, dass in manchen Fällen lange oder für
die ganze Krankheitsdauer, in manchen Fällen im Beginne der
Erkrankung beim Hirntumor die Stauungspapille fehlen kann
— im Ganzen hängt das von Grösse und Sitz des Tumors ab;
für Einzelnes muss ich auf die vorhergehenden Kapitel verweisen. Jedenfalls aber ist das Fehlen der Stauungspapille kein
Grund, um in Fällen, die sonst den Gedanken an einen Hirntumor nahelegen, auf diese Diagnose zu verzichten. Wir sind
dann im Beginn und oft für lange Zeit auf das zweitwichtigste,
wenn auch viel weniger sichere Symptom des Hirntumors, den
K o p f s c h m e r z , angewiesen. Ich habe den T u m o r - K o p f -
s c h m e r z oben genau geschildert und habe dieser Schilderung
nichts hinzuzufügen — charakteristisch ist seine Dauer, Intensität,
die häufige Nutzlosigkeit selbst starker Narcotica, vor allem die
bei starkem Kopfschmerz fast stets vorhandene B e n o m m e n h e i t
und das E r b r e c h e n . Oft genug ist bei diesem Kopfschmerz
der ganze Habitus des Kranken ein so charakteristischer — so
die ängstlichen Bemühungen, immer die einmal eingenommene
Lage festzuhalten etc. — dass man daraus zum Mindesten auf
ein schweres intracranielles Leiden schliessen kann. Doch ist
auch hier Vorsicht nöthig. So räth O p p e n h e i m , bei Fällen
schwerer Cephalie, natürlich wenn sonstige Hirnsymptome fehlen,
auch die Möglichkeit gewisser chronischer Vergiftungen in Betracht zu ziehen — es sollen hier vor allem Hg, As, Pb. Cu,
Morphium und Nicotin in Betracht kommen. Im Ganzen sind
aber diese Fälle jedenfalls selten. Schwieriger ist es manchmal,
die senile A r t e r i o s k l e r o s e des Gehirnes und ihre Folgen
von dem Hirntumor zu unterscheiden. Kopfschmerzen sind hier,
auch ohne begleitende Albuminurie sehr häufig; in einem Falle
meiner Beobachtung sah ich sie anfallsweise in enormer Heftigkeit mit Benommenheit und Erbrechen, ähnlich wie beim Tumor,
auftreten; wie die Section des später an einer grösseren Blutung
in den Hirnstamm sterbenden Patienten erwies, hatte es sich
jedesmal um kleine bulbäre Blutungen gehandelt. In vielen
Fällen von Arteriosklerose kommt zum Kopfschmerz auch noch
Schwindel und Pulsverlangsamung — ja, um diese Krankheit
gleich hier zu Ende zu besprechen — auch die Herdsymptome
brauchen, wie ich selbst erlebt habe, bei der Arteriosklerose
nicht apoplectiform einzutreten, sondern dadurch, dass einzelne

Gefässgebiete in ihren kleinsten Aesten ganz nach und nach sich verstopfen und zur Erweichung ihres Ernährungsgebietes führen, wodurch dann eine, von acuten Schüben nicht unterbrochene, langsam progressive Zunahme dieser Erweichung und der von ihr abhängigen Symptome verursacht wird. In anderen Fällen kommen bei der Arteriosklerose Herderscheinungen auch ohne Erweichung auf Grund der allgemeinen Ernährungsstörung des Hirngewebes oder vielleicht perivasculärer Sklerose vor. Selbst eine Neuritis optica kann in seltenen Fällen von Arteriosklerose der Arterien des Sehnervenstammes zu Stande kommen. Man sieht, wie schwierig unter diesen Umständen die Differentialdiagnose sein kann — doch treffen alle Schwierigkeiten wohl selten zusammen — am seltensten ist die Neuritis optica. Auch das hohe Alter der arteriosklerotischen Patienten spricht im Allgemeinen sehr gegen eine Hirngeschwulst.

Auch bei Herzleidenden kann unter Umständen ein beständiger wohl auf Stauung beruhender Kopfschmerz vorkommen — hier können auch die Retinalvenen geschwollen und geschlängelt sein: in manchen Fällen kommen auch epileptische Convulsionen vor. Eine genaue körperliche Untersuchung schützt leicht vor Verwechslungen. Ebenso in den Fällen, wo der Kopfschmerz durch Obstipation oder durch vom Darme oder Magen, speciell bei Magenektasie, aufgenommene Toxine bedingt ist. Sollte in diesen Fällen nicht direct die Untersuchung Klarheit über die Ursache des Kopfschmerzes ergeben, so bringt doch meist die Therapie mit ihren günstigen Folgen Aufklärung oder der Kopfschmerz schwindet einfach bei Fernhalten der ihn bedingenden Schädlichkeiten.

Am häufigsten kommt in der Praxis wohl der Fehler vor, dass der Tumor-Kopfschmerz als einfache Migräne aufgefasst wird und der Kranke mit dieser harmlosen Diagnose solange vertröstet wird, bis die Qualen seines Leidens ihn in die Sprechstunde des Nervenarztes treiben. Natürlich ist dieser Irrthum meist ein unverzeihlicher. da eine einmalige Augenspiegel-Untersuchung genügt haben würde, ihn zu vermeiden. Zur Entschuldigung kann nur angeführt werden, dass einerseits, wie wir gesehen, auch beim Hirntumor, genau wie bei der Migräne, der Kopfschmerz in Attaken mit ganz freien Intervallen auftreten kann — das Erbrechen ist beiden Erkrankungen gemeinsam — und dass andererseits bei der Migräne die einzelnen Anfälle so nahe aneinanderrücken können. dass der Kopfschmerz durch Wochen und Monate continuirlich wird. Ja, es sind neuerdings mehrfach Fälle von einfacher Migräne beschrieben, — s. z. B. Möbius: „die Migräne" in Nothnagel's Handbuch — bei denen es nach langer Dauer dieses Leidens schliesslich, wohl infolge von Blutungen nach Gefässrupturen zu dauernden Heerdsymptomen, resp. zu Hirnlähmungen kam. Diese Fälle werden dann umgekehrt wohl manchmal den Verdacht des Tumors aufkommen lassen, und es kann bei ihnen die Differentialdiagnose zwischen Tumor ohne Stauungspapille und Migräne jedenfalls schwierig sein.

Der bei Neurasthenie, Hypochondrie und Hysterie vorkommende Kopfschmerz ist in den meisten Fällen leicht von dem des Tumors zu unterscheiden. In allen diesen Fällen, ganz besonders aber bei der Hysterie, ist er von äusseren, speciell von psychischen Einflüssen abhängig — vergeht und kommt unter Wirkung derselben oft im schnellen Wechsel. Was zunächst den neurasthenisch-hypochondrischen Kopfschmerz anbetrifft, so ist er meist auch nur mässig — die Kranken beschreiben ihn als Druck über den Augen oder im Hinterkopfe — er ist vor allem Morgens, in seltenen Fällen nur Abends vorhanden, verstärkt sich bei geistiger Arbeit, verschwindet bei voller Ruhe. Fast nie ist dem Patienten die Schwere des Leidens so auf's Gesicht geschrieben, wie es oft beim Tumor der Fall ist. Nur einmal sah ich das bei einer schwer hypochondrischen Kranken, der Schwester einer von mir zur Operation gebrachten Tumorkranken, die diese während ihres Leidens lange gepflegt hatte. Hier schien bei oberflächlicher Betrachtung sogar Benommenheit vorhanden zu sein. Doch ist der neurasthenische Kopfschmerz nicht immer leicht; ich selber kenne seit Jahren Fälle von andauernden sehr heftigen Kopfschmerzen, bei denen mir während des Verlaufes immer wieder der Zweifel auftauchte, ob nicht ein ernstliches, organisches Leiden, speciell Tumor bestehen könnte, bei denen ich aber immer wieder zu der Ueberzeugung kam, dass es sich um eine schwere hypochondrische Neurasthenie handelte. Oppenheim erwähnt, dass besonders ein erblicher Kopfschmerz manchmal diese Intensität erreiche.

Schliesslich kann bei der Häufigkeit der Neurasthenie natürlich auch mal ein Neurastheniker einen Tumor bekommen; man verlasse sich also nicht allzu sehr und ohne wiederholte Untersuchung auf die einfach „nervöse" Natur des Kopfschmerzes, wenn man den Kranken seit länger als Neurastheniker kennt.

Bei Hysterischen — Specielles soll über die Differentialdiagnose der Hysterie und des Tumors noch weiter unten gesagt werden — ist der Kopfschmerz im Gegensatz zur Neurasthenie oft ein sehr heftiger und kann manchmal schon durch die Heftigkeit der Schmerzäusserungen den Verdacht auf Hysterie nahelegen. In den meisten Fällen trägt er auch einen mehr neuralgischen Character oder zeigt sich in der bekannten Clavusform.

Wichtig ist bei jedem andauernden Kopfschmerz auch an die Möglichkeit eines Empyems der Nebenhöhlen der Nase, speciell der Kiefer- und der Stirnhöhlen zu denken. Der Schmerz ist in diesen Fällen merkwürdigerweise manchmal in seiner Art ein neuralgischer — relativ oft sah ich bei Kieferhöhlenerkrankung eine Supraorbitalneuralgie — in anderen Fällen hat er aber auch den dumpfen continuirlichen Character des Tumor-Kopfschmerzes. In allen irgendwie zweifelhaften Fällen soll man deshalb auch eine Untersuchung dieser Höhlen vornehmen lassen. In einem Falle meiner Beobachtung, der mir sehr zweifelhaft erschien — Stauungspapille bestand natürlich nicht — trat nach der Entleerung von Eiter aus der Stirnhöhle erst Besserung ein, der weitere Verlauf aber bewies, dass es sich daneben doch um einen Tumor gehandelt hatte.

Im Ganzen — das zeigen auch schon die vorstehenden Erwägungen — ist man doch wohl in den Fällen von Tumor ohne Stauungspapille selten allein auf den Kopfschmerz angewiesen. Meist finden sich doch auch noch einige andere dem Tumor zukommende Allgemeinsymptome, und dann ist natürlich die Diagnose schon sicherer. Ein fast beständiger Begleiter des schweren Kopfschmerzes bei Tumor ist die Benommenheit — bei einiger Erfahrung ist unter diesen Umständen oft der Gesichtsausdruck des Kranken, wenn er auch schwer zu schildern ist, ein sehr characteristischer. Manchmal ist er ähnlich dem beim Stupor oder bei Melancholia attonita — auch in dieser Beziehung sind schon Verwechslungen vorgekommen und Tumorkranke in die Irrenanstalten geschickt worden. Häufig verbindet sich der Kopfschmerz beim Tumor auch mit Schwindel, besonders bei Sitz der Geschwulst in der hinteren Schädelgrube. Der Schwindel allein ist ein sehr unsicheres Symptom; freilich ist der neurasthenische Schwindel wohl kaum mit dem durch Hirntumor erzeugten zu verwechseln. Dagegen kann der Meniérische Symptomencomplex bei Ohrleiden, bei dem sich heftiger Drehschwindel mit schlagähnlichem Niederstürzen und Erbrechen und mit zunehmender Schwerhörigkeit verbindet, wohl einmal den Gedanken an Tumor aufkommen lassen, speciell deshalb, weil die nicht so ganz selten primär am Acusticus entstehenden Geschwülste natürlich längere Zeit ganz dieselben Symptome bedingen können.

Ueber den Beginn der Erscheinungen eines Hirntumors mit allgemeiner Epilepsie ist oben schon Manches abgehandelt worden, specielle differentielldiagnostische Erwägungen werde ich weiter unten noch anstellen. Im Kapitel IV b. Allgemeinsymptome, habe ich auch alle Characteristica des cerebralen Erbrechens hervorgehoben; erwähnen will ich nach Oppenheim noch, dass es nach seiner Erfahrung einzelne Individuen, besonders Frauen, mit sehr reizbarem Brechcentrum giebt. Meist ist in diesen Fällen auch das vasomotorische Centrum sehr erregbar. So kommt es besonders in der Frühe nach dem Aufstehen oft zu Anfällen von Erbrechen mit labilem Pulse, Angst und Schwindel. Auch andere bulbäre Symptome, Zähneknirschen im Schlafe, Dysarthrie können hinzukommen. Bei längerer Beobachtung dieser Patienten ist natürlich eine Verwechslung mit Hirntumor ausgeschlossen.

Dass die Herdsymptome, wenn sie langsam progressiv eintreten. den Verdacht auf Tumor sehr nahe legen, habe ich besonders im vorigen Kapitel erwähnt. Aber wir werden unten noch eine Reihe anderer Krankheiten kennen lernen, wo das auch der Fall sein kann, und wir haben schon erwähnt, dass unter Umständen auch ein apoplectiformes Einsetzen der Erscheinungen beim Tumor vorkommt. Dass die Herdsymptome an sich natürlich eine Tumornatur der Erkrankung nicht beweisen, ist ja klar, dazu genügt erst ihre Verbindung mit den Allgemeinsymptomen. Aber es ist ja practisch von grösster Bedeutung, dass gerade die allercharakteristischsten Herdsymptome, die umschriebenen Krämpfe und Lähmungen, die bei Erkrankungen der Centralwindungen eintreten. in den weitaus meisten Fällen auf Tumoren beruhen; dass also das gerade hier sehr häufige Fehlen oder späte Eintreten von Allgemeinsymptomen gegen die Diagnose Tumor nicht so sehr in's Gewicht fällt, wie an anderen Hirnstellen. Ganz sicher sind natürlich diese Diagnosen niemals, und eine Verwechslung mit Epilepsie, Paralyse, Hysterie, encephalitischer Narbe ist immer möglich.

Im Vorstehenden habe ich den Versuch gemacht, aus der Art einzelner Symptome. speciell des Kopfschmerzes, und ihrer genauen Beobachtung schon gewichtige, den Verdacht auf Tumor nahelegende Schlüsse zu ziehen und die hier differentielldiagnostisch in Betracht kommenden Krankheiten hervorzuheben. Natürlich konnte ich mich dabei nicht immer auf ein Symptom beschränken, musste auch schon gewisse Symptomencomplexe, wie sie beim Tumor vorkommen, differentielldiagnostisch berücksichtigen, und in dem, was ich über gewisse Formen schwerer Anämie, über Arteriosklerose und Migräne gesagt habe. bin ich auch über das hinausgegangen und habe Krankheitsbilder in Betracht gezogen, die durch eine Häufung von für den Tumor charakteristischen Allgemeinerscheinungen in Verbindung mit Herderscheinungen eine ganz besondere Aehnlichkeit mit dem Hirntumor gewinnen. Im Folgenden sollen noch möglichst eingehend und genau eine Anzahl von Krankheitsbildern dieser letzten Kategorie vorgeführt und ihre diagnostischen Kriterien gegenüber dem Hirntumor erwogen werden. In vielen derselben können nach zwei Seiten hin Irrthümer in der Diagnose entstehen, so kann z. B. eine multiple Sklerose an Tumor denken lassen und umgekehrt ein Tumor das klassische Bild der multiplen Sklerose zeigen; in andern ist ein Irrthum nur nach einer dieser beiden Richtungen möglich.

Ich komme zunächst zum Hirnabscess. Schon diese Krankheit kann Fehler der Diagnose nach den beiden erwähnten Richtungen veranlassen; also ein Abscess kann für einen Tumor, ein Tumor für einen Abscess angesehen werden. Nun sind Tumoren sehr viel häufiger als Abscesse, und es kann — siehe z. B. Bergmann — jedenfalls leichter der Irrthum vorkommen, dass man einen Abscess vermuthet und einen Tumor findet, als das Umgekehrte. Uebrigens wäre der letztere Irrthum bei einer Operation höchstens im Stande eine freudige Ueberraschung hervorzurufen, während der erstere doch recht unangenehme Consequenzen haben könnte.

Die allgemeinen (Kopfschmerz, Stauungspapille, Erbrechen, Benommenheit) und localen Symptome können beim Hirntumor und beim Hirnabscess ganz dieselben sein. Allerdings sind die allgemeinen Druckwirkungen, weil der Abscess Hirngewebe direkt zerstört, bei ihm meist nicht so stark, wie beim Tumor; die Stauungspapille ist meist geringer, häufiger einseitig. Sie fehlt öfters als beim Tumor, aber nicht so oft, als man früher annahm. Nebenbei gesagt, spricht dieses öftere Fehlen der „Neuritis optica" beim Abscess doch recht sehr gegen die Toxintheorie der Stauungspapille. Der Kopfschmerz ist in beiden Fällen gleich heftig.

Gowers ist der Ansicht, dass beim Abscess deutliche Herderscheinungen seltener sind, als beim Tumor. Das ist bis zu einem gewissen Grade richtig und leicht zu verstehen. Ihrer noch speciell zu erörternden Aetiologie entsprechend sitzen gerade die Abscesse recht häufig in localdiagnostisch indifferenten Hirntheilen: so im rechten Schläfenlappen, in vorderen Theilen des linken, oder in einer Kleinhirnhemisphäre bei Ohreiterungen; im Stirnhirn oder Parietalhirn bei Verletzungen. Dann machen sie natürlich öfters keine Localsymptome, und dieser Umstand ist diagnostisch von um so grösserer Bedeutung, als auch die Druckwirkung auf die Umgebung beim Abscess gering ist; haben wir also z. B. bei einer Ohreiterung, bei der Abscesse im Schläfenlappen oder im Kleinhirne die Regel sind, Symptome von Seiten der Centralwindungen, so würde das direkt gegen einen Abscess sprechen. Sitzt der Abscess dagegen in localdiagnostisch specifischen Hirntheilen, dann macht auch er deutliche Localsymptome; besonders bei vom linken Ohr ausgehenden Abscessen sind in der letzten Zeit, speciell von Oppenheim sensorische Sprachstörungen und Hemianopsie beobachtet — bei traumatischen sind Erscheinungen von Seiten der Centralwindungen am häufigsten.

Früher hat man das Fieber als das wichtigste für den Abscess gegen den Tumor sprechende Symptom bezeichnet. Kommt es häufiger — vor allem auch mit Frösten verbunden — vor, so ist es natürlich zu differentielldiagnostischen Zwecken als für den Abscess sprechend sehr wichtig, wenn es auch beim Tuberkel, speciell wenn er sich mit Meningitis verbindet, ebenfalls eintreten kann; aber die neuere Zeit hat gelehrt, wie häufig es beim Abscesse fehlt — ja, nach den Erfahrungen von Macewen sind sogar subnormale Temperaturen für den Hirnabscess geradezu charakteristisch.

Sind einmal deutliche Erscheinungen beim Abscesse vorhanden. so verläuft die Krankheit meist sehr rapide, doch kann auch das einmal beim Tumor vorkommen. Remissionen kommen beim Abscess sehr selten vor, öfter beim Tumor. Beim Abscess folgt auf initiale, das erste Uebergreifen der Eiterung auf das Gehirn begleitende Erscheinungen oft eine lange, manchmal Jahre währende Latenz, dann ein rapides Fortschreiten; aber wir haben gesehen, dass in selteneren Fällen auch beim Tumor zwischen Initialsymptomen und letzter Krankheit Jahre einer meist freilich nicht vollkommenen Latenz liegen können. Das wichtigste differentiell-diagnostische Moment zwischen Abscess und Tumor — dasjenige, das trotz aller Schwierigkeiten doch meist zur richtigen Diagnose führt — ist die Aetiologie, auf die ich oben schon mehrfach hingedeutet habe. Eiterherde im Gehirn entstehen nie von selbst, sondern secundär von anderen Eiterherden aus. Am wichtigsten sind in dieser Beziehung langjährige Ohreiterungen und Traumen des Schädels mit nachfolgender Infection. Meist entstehen die Eiterherde im Gehirn in der Nachbarschaft der primären Eiterherde und in continuirlichen Beziehungen zu ihnen, oft durch die Vermittelung einer extraduralen Eiterung — so im Schläfenlappen und im Kleinhirn bei Ohreiterungen, im Stirn- oder Parietalhirn bei Traumen — im Stirnhirn seltener auch bei Eiterungen in den Nebenhöhlen der Nase oder in der Orbita (Dreifuss). Auch in diesen Fällen kann übrigens die Eiterung als Metastase auf dem Umwege über eine eitrige Sinusthrombose eintreten. Echt metastatisch kommen Hirnabscesse bei allgemeiner Pyämie und speciell bei Lungengangrän und -abscess vor. Das Vorhandensein eines solchen primären Eiterherdes würde also in Fällen, wo die Diagnose zwischen Abscess und Tumor schwankt, immer für den Abscess in die Wagschale fallen. Erwogen werden muss aber noch, dass Traumen des Kopfes und seltener Ohreiterungen lange ausgeheilt sein können, ehe die ersten Erscheinungen eines Abscesses des Gehirnes auftreten, und dass speciell auf Traumen manchmal auch die Anamnese nicht mehr hinweist; dass ferner bestimmt nach Traumen auch Tumoren entstehen können; und dass schliesslich unter den vielen Tausenden von Patienten mit chronischen Ohreiterungen auch mal einige an Hirntumor erkranken können.

Die eitrige — speciell die epidemische und die tuberkulöse Meningitis mit Tumor zu verwechseln wird man wohl selten in der Lage sein. Bei beiden Krankheiten können zwar die Allgemeinsymptome des Tumors in grosser Vollzähligkeit vorhanden sein — die Neuritis optica ist bei beiden Formen der Meningitis der Basis sogar häufig; Kopfschmerzen, Erbrechen, Pulsverlangsamung, Benommenheit und allgemeine Convulsionen

gehören zu den fast regelmässig vorhandenen Symptomen. Auch
den Herdsymptomen entsprechende Erscheinungen, spec. Jackson'sche Convulsionen oder umschriebene Lähmungen, kommen
vor allem bei der eitrigen Meningitis, bei der kleine Abscesse
in der Hirnsubstanz nicht selten sind, vor. Entscheidend wird
in fast allen Fällen erstens der rasche Verlauf, das acute Einsetzen der Erscheinungen, das Fieber wirken; unter Umständen
bei der epidemischen Meningitis das Auftreten in gehäuften
Fällen zusammen mit Pneumonie; zweitens die Betheiligung des
Rückenmarkes an der Erkrankung, die zu den cerebralen
Symptomen die Nacken- und Rückenstarre, die ausstrahlenden
Schmerzen in Rumpf und Extremitäten, das kahnförmige Ein-
gezogensein des Bauches hinzufügt. Eine Spinalpunction, die
eine eitrige oder trübe Flüssigkeit oder Tuberkelbacillen zu Tage
fördert, wird in diesen Fällen natürlich immer die Diagnose
sichern. Nur auf zwei Umstände will ich hier etwas genauer
hinweisen, da sie doch mal Schwierigkeiten in der Diagnose
machen könnten. Bei der eitrigen Meningitis kann es vorkommen, dass es nach stürmischen und typischen Eingangs-
erscheinungen, die mit Tumor nicht zu verwechseln sind, zur
partiellen Heilung kommt. Die dann rückständigen Symptome
können ohne genaue Kenntniss der Anamnese wohl einmal den
Gedanken an einen Tumor aufkommen lassen. So bei einem
Patienten, den ich seit Jahren beobachte, wo nach einer basalen
eitrigen Meningitis mit allerschwersten Symptomen eine partielle
Atrophie beider Sehnerven, Sprachstörungen, eine Parese der
linken Hand mit Athetose und Lagegefühlsstörung und epileptische
Krämpfe zurückgeblieben sind. Jetzt spricht in diesem Falle,
ausser dem acuten Beginne der Erkrankung, gegen Tumor
natürlich auch, dass die Symptome nicht progressiv sind und
dass der Patient überhaupt noch lebt. Bei der basalen tuberkulösen Meningitis andererseits ist es oft recht schwer, mit
Sicherheit zu entscheiden, ob nur sie allein oder sie combinirt
mit einem oder mehreren Solitärtuberkeln besteht. Die basale
Miliartuberkulose der Häute bildet meist das Endstadium auch
der solitären Tuberkel des Gehirns. Hat man also früher schon
die Diagnose eines Solitärtuberkels, etwa des Pons oder der
Vierhügel gestellt, und treten sub finem vitae unter Fieber Erscheinungen auf, die sich nur durch basale Meningitis erklären
lassen, so wird man in den meisten Fällen wohl richtig urtheilen,
wenn man diese Complication annimmt. Haben aber bis dahin
Symptome einer localen Tuberkulose des Hirnes selbst gefehlt
und treten sie auch jetzt nicht mit aller Bestimmtheit neben den
meningealen Symptomen auf, so kann man dennoch, selbst wenn die
Allgemeinsymptome des Tumors und speciell auch die Stauungspapille alle vorhanden sind, nicht mit Bestimmtheit sagen, ob ein
Solitärtuberkel mit Meningitis oder diese letztere allein besteht.
Denn das muss ich entgegen Gowers noch einmal hervorheben,
dass die Stauungspapille auch bei incomplicirter käsiger Meningitis,

die oft am Chiasma besonders stark ist, nicht so selten vorkommt. In solchen Fällen wird man neben der diagnosticirten Meningitis oft noch einen oder mehrere nicht diagnosticirte Solitärtuberkel finden; eine reichliche Erfahrung der letzten Jahre in meiner Kinderabtheilung lehrt mich, dass die reine Tuberkulose der Häute des Gehirnes sogar seltener ist, wie die mit oft vielen, allerdings meist kleinen. käsigen Herden im Gehirn und besonders mit Herden umschriebener Meningoencephalitis tuberculosa.

Wenn die **gummöse Meningitis** zu Bildung directer Gummaknoten an Rinde der Convexität oder an der Basis führt, dann handelt es sich um echte Tumoren. Die mehr **flache basale Meningitis** kann ebenso wie gewisse Sarkome das Bild der ein- oder doppelseitigen progressiven Hirnnervenlähmung bedingen. Meist ist auch in diesen Fällen das Rückenmark betheiligt oder das Gehirn ausserdem noch in Form von Blutungen oder Erweichungen. Das und die Anamnese sichern die Diagnose.

Das umschriebene **Hämatom der Dura** rechnet klinisch ganz zu den Tumoren. Es hat am häufigsten ganz directe Beziehungen zu Traumen. Das **diffuse Hämatom** der harten Haut habe ich einmal ganz unter dem Bilde der progressiven Paralyse verlaufen sehen. In andern Fällen können natürlich auch einmal Allgemeinerscheinungen der Hirngeschwulst, Neuritis optica, Kopfschmerz. Benommenheit, Erbrechen — nach **Gowers** selten Convulsionen — hier vorkommen und an Tumor denken lassen.

Die reinen Fälle von **Jackson**'scher Epilepsie ohne jede anderen, speciell ohne Allgemeinsymptome, kommen, wenigstens als chronische Krankheitsbilder, **am häufigsten bei kleinen Tumoren der Centralwindungen**, ferner bei Verletzungen dieser Gegend mit Narbenbildung, — Fälle, die dann ätiologisch natürlich ohne weiteres klar sind, — und schliesslich als Folgen umschriebener encephalitischer Processe der motorischen Region vor. Am häufigsten ist diese umschriebene Encephalitis — die **Poliencephalitis acuta Strümpell's** — wohl bei **Kindern**; bei Erwachsenen ist sie öfters nach Influenza beobachtet. Sie ist, wie heute wohl anerkannt werden dürfte, eine häufige, wenn auch nicht die alleinige Ursache der cerebralen Kinderlähmung mit oder ohne Krämpfe und führt selber noch später zu Cysten- oder Narbenbildung in der Rinde — nach **Oppenheim** auch manchmal zur Bildung echter Tumoren, speciell Osteomen. In **den meisten Fällen und bei einigermassen typischem Verlaufe der beiden Erkrankungen kann von Verwechslung zwischen Hirntumor und Poliencephalitis der Centralregion wohl keine Rede sein.** Die Encephalitis der Centralregion setzt stürmisch, meist unter Fieber, mit Benommenheit, Erbrechen, mehr allgemeinen Convulsionen und schweren Lähmungserscheinungen ein — die Stauungspapille fehlt meist —; bleiben die Kranken am Leben, so bilden sich entweder alle Symptome zurück oder nur die schweren Allgemeinerscheinungen und es bleibt bei Hemiplegien und Monoplegien mit mehr oder weniger umschriebenen Convulsionen. Beim Tumor kommt es zunächst ganz schleichend zu ganz umschriebenen Krampfanfällen mit vorübergehenden postparoxysmellen Lähmungen in denselben Gebieten; später erst werden diese Lähmungen dauernd; Krämpfe und Paralysen dehnen sich immer mehr aus; Allgemeinerscheinungen können erst später kommen — dann aber besteht meist auch Stauungspapille als deutliches Tumorsymptom. Das sind der Unterscheidungen genug. Aber alle diese Unterscheidungsmomente können im Stich lassen. So können unter Umständen die Symptome auch bei Tumoren in den Centralwindungen plötzlich einsetzen, sofort zu Lähmungen führen und dann auch später zum Theil rückgängig werden. So ist nicht selten in diesen Fällen gerade der erste Krampfanfall ein allgemein epileptischer oder wenigstens ein sehr verbreiteter: erst später kommt es zu wirklich localisirten Krämpfen. Andererseits haben, speciell nach den Angaben von Marie auch die Fälle von Encephalitis, wenigsten die des Kindesalters, eine gewisse Neigung zum Fortschreiten — es kommen manchmal noch im späteren Alter neue Symptome hinzu — namentlich treten epileptische Anfälle erst spät auf. Man sieht also, dass manchmal doch die umschriebene Encephalitis der motorischen Region oder ein hier sitzender Tumor in ihrer Unterscheidung Schwierigkeiten machen können, ganz besonders auch dann, wenn man vom Beginn und Verlaufe der Krankheit nichts weiss. Es ist unter diesen Umständen praktisch von grosser Bedeutung, zu wissen, dass doch die meisten Fälle hartnäckiger umschriebener Jackson'scher Epilepsie auf Tumoren beruhen, und dass die Wahrscheinlichkeit für diese anatomische Grundlage noch sehr viel grösser wird, wenn sich aus den umschriebenen Krampfanfällen allmählich umschriebene Lähmungen herausbilden. Allgemeinsymptome, speciell auch die Stauungspapille, können in diesen Fällen lange, oft durch Jahre fehlen, ohne dass dieser Umstand im Stande ist, die Diagnose Tumor zu erschüttern. Es ist das praktisch um so wichtiger, weil gerade die Tumoren dieser Gegend, auch wenn sie noch ganz klein sind, durch ihre Symptome schon sehr sichere localdiagnostische Schlüsse gestatten, und weil zweitens die Centralregion operativen Eingriffen am leichtesten zugänglich ist. Gerade hier wird es also in vielen Fällen möglich sein, eine Operation schon vor dem Eintreten schwerer allgemeiner Erscheinungen zu machen, ein Ziel, das für Tumor-Operationen immer erstrebenswerth ist. Auch sind gerade in diesen Fällen die Anfälle manchmal, wenn auch selten, von solcher Häufigkeit und lassen den Patienten kaum freie Augenblicke, dass diese selbst zur Operation drängen, auch wenn man ihnen die Zweifelhaftigkeit der Diagnose und damit auch der Chancen der Operation auseinandergesetzt hat. Ich selber habe in einem solchen Falle, bei dem die Anfälle zuerst mit schweren allgemeinen Krämpfen einsetzten und eine spastische Parese des rechten Unterschenkels mit leichter Atrophie der Muskeln zurückliessen, bei dem dann später abwechselnd umschriebene Anfälle des rechten Beines, die stets im rechten Fusse begannen und mehr allgemeine Krämpfe eintraten, obgleich Allgemeinsymptome vollständig fehlten und auch die Lähmung nicht fortschritt, zur Operation gerathen. Es fand sich ein kleines cavernöses Angiom im linken Fusscentrum — der erste schwere Anfall war wohl durch eine Thrombose in demselben hervorgerufen. Man wird natürlich niemals vergessen dürfen, dass in solchen Fällen die Tumordiagnose immer nur eine Wahrscheinlichkeitsdiagnose ist; dass man statt des Tumors eine eneephalitische Narbe, eine Cyste oder auch einmal garkeinen gröberen anatomischen Befund antreffen kann.

Die Encephalitis braucht natürlich nicht immer in der motorischen Region des Grosshirnes zu sitzen, wenn sie das auch mit Vorliebe thut. Bei anderem Sitze sind bei ihr z. B. Aphasieen, zumeist ebenfalls motorische, oder auch Hemianopsieen beobachtet. Von einer gewissen Häufigkeit sind auch ihre Localisationen im Hirnstamm. Dahin gehört zunächst die diffuse Encephalitis pontis, von der Oppenheim mehrere Fälle beobachtet hat, und von der ich selber ein typisches Beispiel sah. Ich selber dachte in meinem Falle, wo die Krankheit nach einem Trauma ziemlich rapide zu schweren, für den Pons characteristischen Symptomen, speciell auch zu alternirenden Hemiplegieen geführt hatte, zunächst daran, dass das Trauma vielleicht durch Blutung, einen bis dahin occulten Tumor manifest gemacht habe. Dieser Irrthum ist noch leichter dann möglich, wenn bei solchen Fällen sich auch Kopfschmerz und Neuritis optica einfindet; andererseits fehlt die Stauungspapille gerade bei Ponstumoren häufig. Immerhin wird der Verlauf in diesen Fällen bald aufklären, besonders, wenn es, was, wie es scheint, dabei nicht selten ist und was auch in meinem Falle zutraf, zur vollen Heilung kommt. Auch bei der Poliencephalitis acuta superior Wernicke's, bei der sich die Symptome aus Ophthalmoplegie, Ataxie und Schlafsucht zusammensetzen, kann manchmal Neuritis optica vorkommen; hier ist vor allen Dingen die Aetiologie — meist handelt es sich um chronischen Alkoholismus — und die Schnelligkeit des meist zum Tode. nur sehr selten zur Genesung führenden Verlaufes von Bedeutung. Schwierigkeiten der Diagnose gegenüber dem Tumor dürften selten vorkommen, doch hat F. Schultze neuerdings einen Fall veröffentlicht, der offenbar hierhergehört, bei dem aber alles für Tumor der Vierhügel sprach, welche Diagnose auch gestellt wurde. Hier trat Heilung ein.

Um eine sehr ausgedehnte, manchmal eine ganze Hemisphäre oder gar beide ergreifende, dann aber meist langsam verlaufende und schliesslich zur Schrumpfung führende Encephalitis handelt es sich wohl in den seltenen und auch noch recht dunklen Fällen, die speciell in der englischen Litteratur als **chronische Encephalitis** oder **Cerebritis** beschrieben wurden. Die Allgemeinsymptome sind hier dieselben wie beim Tumor; namentlich bestehen Kopfschmerzen, Erbrechen, Neuritis optica und Convulsionen; die Localsymptome nehmen langsam und allmählich zu, entsprechen natürlich dem Sitze der Entzündung und sind, wie sie, mehr oder weniger ausgebreitet. Eine Unterscheidung von einem ausgedehnten Tumor, z. B. des Centrum semiovale, ist wohl kaum möglich — vielleicht könnte das Fieber von Bedeutung sein, dann würde man aber wieder leicht an einen Abscess denken. In einem Falle, den ich sah und der nach dem, allerdings nicht von mir gemachten Sectionsbefunde vielleicht hierhergehört, hatte ich die Diagnose eitrige Meningitis gestellt. Er verlief subacut. Unmöglich wäre es ja nicht, dass der Erreger der Cerebrospinalmeningitis statt einer meningealen einmal eine Entzündung in der Hirnsubstanz selbst hervorriefe.

Sehr viel leichter vom Tumor zu unterscheiden sind diejenigen Fälle einer chronischen Hirnerkrankung, die man als **primäre, nicht von Gefässerkrankung abhängige chronische Gehirnerweichung** bezeichnet. Ihre eigentliche Aetiologie und Histologie ist ebenfalls noch sehr dunkel. Ich selber habe klinisch drei derartige Fälle beobachtet. Es handelte sich in allen drei Fällen um Frauen in den 40er Jahren, bei denen ganz langsam und allmählich, ohne jeden apoplectischen oder epileptischen Anfall, erst Monoplegien, dann Hemiplegien von typisch cerebralem Charakter eingetreten waren. In einem der Fälle bestand die Krankheit langsam zunehmend 10 Jahre, in den beiden anderen mehrere Jahre. Aeussere Zeichen von Arteriosklerose fehlten. Diese Fälle haben also mit dem Tumor die langsame Progressivität des Leidens gemein, sie unterscheiden sich aber von ihm dadurch, dass alle Allgemeinerscheinungen der Geschwulst dauernd bei ihnen fehlen. Nach Oppenheim sollen manchmal leichte convulsivische Erscheinungen in einzelnen Muskeln den Lähmungen vorangehen. Anatomisch ist dabei unter Umständen eine ganze Hemisphäre erweicht. Ich will übrigens nochmals darauf hinweisen, dass ich selber einen Fall, schliesslich ausgedehnter arteriosklerotischer Erweichung des Gehirnes gesehen habe, wo die langsame Zunahme der Krankheitssymptome nie durch apoplectische Attaken unterbrochen wurde.

Einfache Blutungen im Gehirne können wohl kaum zu Verwechslungen mit Tumor führen; bei **Embolien** kann zwar initial ein Krampfanfall eintreten, aber er ist meist doch ein sehr ausgedehnter. Langsam eintretende Thrombosen der Hirnarterien können im Anfang Jackson'sche Krämpfe bedingen, meist aber folgt doch rasch dauernde Lähmung in den vom Herd abhängigen Theilen. Hat ein Aneurysma, speciell z. B. der Art.

fossae Sylvii vorher Erscheinungen nicht gemacht und tritt eine apoplectische Blutung aus ihm auf, so soll es nach Gowers manchmal selbst bei der Autopsie sehr schwer sein in dem massenweis ausgetretenen Blute das ausgedehnte Gefäss zu finden

Vor Allem Untersuchungen und Beobachtungen von Oppenheim, ferner solchen von Kupferberg, Annuske und Quincke verdanken wir die Kenntniss, dass auch der erworbene chronische Hydrocephalus in seinen Symptomen nicht selten eine äusserst weitgehende Aehnlichkeit mit dem Hirntumor erkennen lässt. Er kommt häufiger im späteren Kindesalter vor, seltener auch bei Erwachsenen. Seine Allgemein- und seine scheinbaren Localsymptome können ganz denen der Hirngeschwulst gleichen; nach Oppenheim's Beschreibung müssen sie besonders leicht den Gedanken an einen Tumor cerebelli nahe legen, bei dem ja übrigens der begleitende Hydrocephalus internus meist besonders gross ist. Oppenheim erwähnt Kopfschmerz, Stauungspapille, Erbrechen, Pulsverlangsamung, manchmal Exophthalmus, Schwindel und allgemeine Convulsionen und von scheinbar localen Symptomen, Lähmungen von Seiten der Hirnnerven, speciell Ophthalmoplegien, Facialis- und Acusticuslähmungen, Vagussymptome. Durch blasige Ausstülpung des Infundibulum kann es zu Atrophie der Sehnerven und zur Erblindung, manchmal mit dem Vorstadium der bitemporalen Hemianopsie kommen. Häufig ist auch eine Paraparese der Beine oder cerebellar-atactischer Gang; nie vermisst hat Oppenheim einen schnellschlägigen Tremor der Hände, der ja aber auch bei Tumoren der hinteren Schädelgrube, speciell des Kleinhirnes nicht selten ist. Bei Kindern kommt es in diesen Fällen fast immer zu einer Ausdehnung des Schädels und zu einer Diastase der noch nicht fest verwachsenen Nähte, das kann aber natürlich ebenso bei einem Tumor vorkommen, der sich mit Hydrocephalus internus verbindet; auch der erhöhte Druck der Cerebrospinalflüssigkeit wird ja in beiden Fällen vorhanden sein. Die allgemeine Tympanie und das bruit de pot fêlé habe ich ganz besonders ausgeprägt gefunden in einem Falle, den ich hierher rechnen möchte.

Oppenheim betont auch in seiner neuesten Tumorarbeit, dass die Differentialdiagnose zwischen Tumor und Hydrocephalus acquisitus fast niemals mit Sicherheit möglich sei; in allen den hierhergehörigen Fällen von erworbenem Hydrocephalus bei Erwachsenen ist denn auch die falsche Diagnose Tumor cerebri gestellt worden. Oppenheim hat sich besondere Mühe gegeben, einige Differenzpunkte aufzufinden, die sich kurz folgendermaassen wiedergeben lassen. Auch bei dem erworbenen Hydrocephalus der Erwachsenen, bei denen natürlich eine eigentliche Ausdehnung des Schädels jedenfalls nur in äusserst seltenen Fällen stattfindet, kann man häufig Schädelveränderungen finden, wie sie für den angeborenen Hydrocephalus charakteristisch sind: also grossen Umfang des Schädels, starkes Vordrängen der Tubera frontalia etc.; es legt das den Gedanken nahe, als handele es sich auch bei den Erwachsenen um eine congenitale Anlage oder, was meiner Ansicht nach auch möglich ist, um ein Wiederaufflackern eines im Kindesalter zum Stillstand gekommenen congenitalen Hydrocephalus. In zweiter Linie kommt der Verlauf in Betracht. Er ist meist beim Hydrocephalus ein äusserst langwieriger und sehr wechselnder, relativ normale Zeiten finden sich nach und vor Perioden äusserst intensiver Krankheitszustände; manchmal kommt es zu andauernden Stillständen. Auch die einzelnen Symptome können an Intensität sehr wechseln. So beobachtete Oppenheim einen Fall bei einem Erwachsenen, wo das Leiden mit diesem Wechsel zwischen schlechten und guten Zeiten über neun Jahre dauerte; es waren hier Remissionen von über eines Jahres Länge vorhanden. In einem anderen ähnlichen seiner Fälle ist von schweren Erscheinungen jetzt seit drei Jahren nichts übrig geblieben als eine Erblindung. Ich selber sah einen Fall bei einem Knaben, den ich grade auch wegen der langen Dauer und der Remissionen hierher rechnen möchte. Ich hatte hier zuerst die Wahrscheinlichkeitsdiagnose eines Kleinhirntumors gestellt; nach einem halben Jahre trat eine sehr erhebliche Besserung ein, die nach zwei Jahren noch anhielt, später habe ich von dem Falle nichts mehr gehört. In einem anderen, ebenfalls sehr lange dauernden Falle, bei dem die Ausdehnung des Schädels eine sehr erhebliche wurde, bei dem aber Remissionen ausblieben, hatte ich auch an einen Hydrocephalus gedacht, die Section ergab aber doch einen Tumor, das Gliom im vierten Ventrikel, das Figur 7 darstellt. Abgesehen übrigens davon, dass, wie wir gesehen haben, auf der einen Seite auch der Tumor cerebri oft eine sehr lange währende Krankheit ist, dass auch bei ihm Remissionen und Intermissionen von langer Dauer eintreten können, kommt nun andererseits auch beim Hydrocephalus aquisitus manchmal ein stürmischer Beginn in der Form einer sogenannten Meningitis serosa (Quinke) vor. Ein diagnostisch sicher für den Hydrocephalus zu verwerthendes Symptom ist also die lange Dauer und der Wechsel in der Intensität der Symptome nicht.

Richtig ist drittens, dass beim Hydrocephalus die Allgemeinsymptome im Krankheitsbilde die grösste Rolle spielen — namentlich sichere Hirnherdsymptome, also Aphasie, Jackson'sche Krämpfe, Hemianopsie, sind nach Oppenheim beim Hydrocephalus sehr selten. Auch die Erscheinungen von Seiten der Hirnnerven — z. B. die Augenmuskellähmungen — sind beim Hydrocephalus keine Localsymptome — sie hängen vom allgemeinen Hirndrucke ab — aber das kann man in vivo des Patienten natürlich meist nicht wissen, und diese Symptome werden deshalb klinisch leicht als Herdsymptome imponiren und dadurch diagnostisch irreführen. Wichtig zur Unterscheidung ist wohl schliesslich noch, dass die meisten Fälle von Hydrocephalus aquisitus schon im späteren Kindesalter eintreten — die Fälle bei Erwachsenen

sind doch recht selten. Ich schliesse mit den Angaben Oppenheim's, dass wir zwar in manchen Fällen feststellen
können, dass neben einem Tumor Hydrocephalus vorliegt, dass wir vielleicht auch manchmal berechtigt
sind, die Wahrscheinlichkeitsdiagnose eines reinen
chronischen Hydrocephalus zu stellen, dass aber
eine sichere Unterscheidung des Hydrocephalus
aquisitus vom Tumor fast nie möglich ist.

Dass auch die Unterscheidung des Hirntumors von einer
multiplen Sklerose unter Umständen ihre Schwierigkeiten hat,
ist practisch bei den bedeutenden Unterschieden in der Prognose
beider Krankheiten von erheblicher Bedeutung. Auch hier kann
es vorkommen, dass man einen Fall von Tumor für eine multiple
Sklerose hält, oder umgekehrt in einem Falle von multipler Sklerose
die falsche Diagnose eines Hirntumors macht. Der erstere Irrthum
ist leichter möglich und ist auch schon sehr competenten Beobachtern. z. B. Westphal, passirt. A priori sollte man diese
Verwechselung der so sehr verschiedenen Krankheiten kaum für
möglich halten. Da ist nun zuerst zu sagen, dass bei vielen
Tumoren der hinteren Schädelgrube, so bei solchen des Kleinhirnes, der Brücke, der Vierhügel und der Hirnschenkel, wie ich
glaube, stets in Folge von Reizung der Pyramidenbahnen, ein
dem Intentionstremor der multiplen Sklerose sehr ähnlicher
Tremor vorkommen kann. Dazu kommen dann noch gerade bei
diesem Sitze der Geschwülste eine Anzahl anderer, für die
multiple Sklerose charakteristischer Symptome, so Nystagmus,
scandirende oder explosive Sprache, taumelnder Gang und
Schwindel, schliesslich auch spastische Lähmungen der Arme
und speciell der Beine. Die Stauungspapille fehlt bei Tumoren
im Hirnstamme und speciell in der Brücke oft lange. Es
kann übrigens bei der multiplen Sklerose Neuritis optica vorhanden sein; ferner kann die früher vorhandene Stauungspapille im Falle eines Tumors schon in Atrophie übergegangen
sein. Man sieht, das sind schon der Aehnlichkeiten in
der Symptomatologie, die diagnostische Fehler herbeiführen
können, genug. Dazu kommt noch, dass man bei Kindern —
und um diese hat es sich meist in diesen differentielldiagnostisch
schwierigen Fällen gehandelt — über andere Allgemeinsymptome
oft keine Auskunft bekommt, ganz speciell nicht über den
Kopfschmerz. Aus meiner eigenen Erfahrung will ich nur
drei Fälle von Tumor anführen, wo die Möglichkeit einer Verwechslung mit multipler Sklerose vorlag — in allen handelte
es sich um Kinder. Der erste war ein Fall von Kleinhirntumor
ohne Section, der zweite das Glioma pontis, von dem Figur 12
eine Abbildung giebt. In beiden Fällen bestand typischer
Intentionstremor, scandirende Sprache, Nystagmus, Schwindel
und taumelnder Gang; im Falle des Ponsglioms auch spastische
Parese der Beine. Intentionstremor, scandirende Sprache und
taumelnden Gang fand ich auch in dem Falle von Vierhügel-

tuberkel, den Figur 11 darstellt. Hier hatte ein anderer College die Diagnose multiple Sklerose gestellt. In dem Falle von Ponsgliom fehlte übrigens, wie häufig in solchen Fällen, die Stauungspapille bis zum Tode, in dem des Vierhügeltuberkels, bis basale Meningitis eintrat. Im Falle des Kleinhirntumors war sie vorhanden.

Trotz dieser vielen Aehnlichkeiten, die ich bisher geflissentlich hervorgehoben habe, muss ich aber doch sagen, dass man in den meisten Fällen bei genauer Beobachtung im Stande ist, die Verwechslung eines Hirntumors mit einer multiplen Sklerose zu vermeiden, wie auch ich sie vermieden habe. Es kommt zunächst vor Allem darauf an, dass man weiss, dass der Intentionstremor auch bei Tumoren, speciell der hinteren Schädelgrube vorkommt — ja hier nicht einmal selten ist. Dieser Tremor kann ein ganz reiner Intentionstremor sein, oft aber, wie z. B. in meinem Falle von Tuberkel im Vierhügel, mischen sich ihm doch so viele atactische Züge bei, wie das bei multipler Sklerose selten vorkommt. Auch choreatische Bewegungen oder ticartige Zuckungen combiniren sich bei Tumoren oft mit diesem Tremor. Die Einseitigkeit des Tremors wird entgegen Gowers auch bei Tumoren wohl selten sein — Gowers hat das bei einem Tuberkel im Grosshirnschenkel gesehen — andererseits beginnt auch bei multipler Sklerose der Tremor oft auf einer Seite. Kommt es natürlich zu erheblichen Allgemeinerscheinungen des Tumors, so ist eine Verwechslung überhaupt nicht mehr möglich — starker andauernder Kopfschmerz, Pulsverlangsamung, Erbrechen und vor allem Benommenheit kommt der multiplen Sklerose nicht zu. Ebenso spricht eine erhebliche Stauungspapille ohne weiteres für die Diagnose Tumor — bei multipler Sklerose ist die Neuritis optica ein so flüchtiges Symptom, dass man sie sehr selten zu Gesicht bekommt. Findet man schon totale oder partielle Atrophie, so ist diese bei Tumor immer mit Erblindung oder Gesichtsfeldeinengung verbunden, während es gerade für die multiple Sklerose charakteristisch ist, dass bei ophthalmoskopisch deutlicher Atrophie normale Sehschärfe und normales Gesichtsfeld bestehen kann. Eine Betheiligung des Rückenmarkes spricht natürlich immer für Sklerose — aber dieses Merkmal bietet die Schwierigkeit, dass die spastische Parese, die sowohl z. B. bei Ponserkrankungen wie bei multipler Sklerose vorkommt, ganz dieselbe ist, ob sie von einer Hirnstamm- oder Rückenmarkskrankheit abhängt. Die bei multipler Sklerose nicht so seltenen Blasenstörungen würden dagegen schwer für diese Krankheit ins Gewicht fallen. Andererseits glaube ich, dass man in zweifelhaften Fällen eine deutliche alternirende Hemiplegie für die Diagnose Tumor verwerthen dürfte, da sie bisher wenigstens bei multipler Sklerose nicht beobachtet wurde. Der Verlauf der multiplen Sklerose ist entweder ein langsam progressiver und erstreckt sich dann über viele Jahre, oder die Krankheit verläuft in acuten Schüben mit

Remissionen, namentlich ist oft das erste Einsetzen ein acutes; der Hirntumor ist fast immer ein chronisch progressives, nicht allzu lange währendes Leiden. Auf Ausnahmen habe ich wohl genügend hingewiesen; auch der von mir erwähnte Fall von Ponsgliom setzte acut nach leichtem Trauma ein. Schliesslich muss ich noch erwähnen, dass die Fälle, bei denen ein Hirntumor eine multiple Sklerose vortäuschte, bisher nur bei Kindern zur Beobachtung gekommen sind. Es ist deshalb von Wichtigkeit, dass im Kindesalter Tumoren häufig sind, während die multiple Sklerose im früheren Kindesalter von äusserster Seltenheit ist[1]).

Einmal ist es mir passirt, dass ich einen Fall von multipler Sklerose mit Tumor verwechselt habe. Es hatten hier schon lange Zeit Anfälle bestanden, die mit heftigem Schwindel begannen und zu Erbrechen und Bewusstlosigkeit führten. Ich fand Neuritis optica mit streifigen Blutungen und Erscheinungen cerebellarer Ataxie. Ich hielt die Diagnose Tumor für sicher. Nach einiger Zeit ging zunächst die Neuritis optica ganz zurück, auch die Ataxie besserte sich. Patientin schien ganz gesund. Dann aber traten langsam und progressiv die Symptome der multiplen Sklerose auf — ein paretisch-spastisch atactischer Gang, Intentionstremor, Patellar- und Achillesclonus. Jetzt ist die Diagnose Sklerose ganz sicher.

Die Dementia paralytica kann besonders in den Fällen mit einem Tumor verwechselt werden, bei denen sie sich mit sogenannter Jackson'scher Epilepsie einleitet, Fälle, wie sie Mendel besonders beschrieben hat. Verbinden sich diese Fälle, wie es im Vorstadium der Paralyse nicht selten ist, mit einer ausgesprochenen, an Benommenheit grenzenden Depression und mit erheblichen Kopfschmerzen, so liegt eine Verwechselung mit Tumor im Bereiche der Möglichkeit. Ich sah selber einen Fall derart, bei dem ich, da continuirliche rhythmische Zuckungen in den Muskeln des Nackens, die den Kopf nach rechts drehten, und in der rechten Schulter bestanden, und Syphilis vorhergegangen war, eine gummöse Erkrankung über dem linken Stirnhirn und Centralhirn diagnosticirte, obgleich die Art der Krämpfe nicht eigentlich einen corticalen Charakter hatte. Stutzig machte mich nur die vorhandene Myosis und Pupillenstarre. Auf eine Schmierkur hörten die Krämpfe auf, der Kopfschmerz verschwand, ebenso die Depression; einige Zeit schien der Patient ganz gesund — dann trat eine auffällige Euphorie

---

[1]) Gerade beim Niederschreiben dieser Stelle beobachtete ich folgenden Fall: Frau von 39 Jahren. Spastische Lähmung beider Beine. Schwankender Gang. Intentionstremor der Arme. Erschwerung der Sprache, daneben Schwindelanfälle mit Hinstürzen, Ohnmachten und Brechneigung. Dazu häufig Kopfschmerzen, auch neuralgische Schmerzen im Gesicht. Ophthalmoskopisch: zurückgehende Stauungspapille mit Atrophia nervi optici oc. utriusque. Sehr herabgesetzte Sehschärfe. Langsame Zunahme aller Symptome seit mehreren Jahren. Wenn auch hier die Diagnose: „Tumor" sicher war, so konnte man bei oberflächlicher Untersuchung doch leicht auch an multiple Sklerose denken.

ein, die bald in paralytische Tobsucht überging. Selbstverständlich ist es nicht ausgeschlossen, dass in diesem Falle wirklich ein Gumma bestanden hat. In den meisten Fällen dieser Art wird man die richtige Diagnose stellen, wenn man sich an folgende Punkte hält. Stauungspapille fehlt bei Paralyse; ebenso auch die anderen Allgemeinsymptome, mit Ausnahme der Kopfschmerzen; so kommen vor allem Erbrechen und Pulsverlangsamung nicht vor. Die psychische Störung ist bei Paralyse eine zunehmende Demenz, bei Hirntumor eine Benommenheit ohne Intelligenzstörung. Sicher für Paralyse spricht die Pupillenstarre und die charakteristische Sprachstörung. Schliesslich bleiben nach den paralytischen Anfällen keine Lähmungen zurück — nur das Zurückbleiben schwerer aphatischer Störungen habe ich selber oft gesehen; in einem meiner Fälle von Paralyse bestand mehrmals eine Monate lang anhaltende apoplectiform auftretende totale Aphasie, in einem anderen eine sensorische, die nach schweren Anfällen bis zum plötzlich erfolgenden Tode anhielt. Aber auch diese Fälle waren wohl kaum mit Tumor zu verwechseln.

Gowers hält es auch für möglich, in einzelnen Fällen von Tumor, bei denen allgemeine Schwäche, Intelligenzstörungen und Sprachstörungen die hauptsächlichsten Symptome bilden, einmal die falsche Diagnose Paralyse zu stellen. Dass solche Irrthümer in der Diagnose vorgekommen sind, weiss auch ich — meist aber wohl nur, weil die Augenspiegeluntersuchung unterlassen wurde. Immerhin habe ich selber vor kurzem an die Möglichkeit einer progressiven Paralyse gedacht in einem Falle von Cysticerkus im vierten Ventrikel, bei dem mir trotz mangelnder Stauungspapille bei sonst schweren Allgemein- und sehr geringen Localsymptomen zunächst die Diagnose Tumor in der Nähe des Kleinhirnes nahelag, bei dem aber später alle die für diese Diagnose sprechenden Symptome vergingen und ein echt paralytischer Grössenwahn und Schwachsinn auftrat.

Gar nicht so selten ist ein Hirntumor, bei dem es im Anfange nur zu allgemeinen epileptischen Anfällen kam, irrthümlich für einfache Epilepsie gehalten worden. In manchen Fällen — ich erinnere an den mehrfach erwähnten, vo mir selbst beobachteten, wo epileptische Anfälle in mehr oder weniger grosser Häufigkeit mehr als ein Jahrzehnt den typischen Tumorsymptomen oder wenigstens ihrem Nachweise vorhergingen, wird es schwer sein, diesen Irrthum zu vermeiden, und noch schwieriger wird die Sache, wenn Oppenheim mit der Behauptung Recht hat, dass sich auf dem Boden echter Epilepsie häufiger ein Tumor entwickle. Man wird jedenfalls gut thun, in allen Fällen von nach der Pubertät entstandener Epilepsie sich auch die Möglichkeit eines Tumors offen zu halten und den Tumor erst nach längerer Beobachtung bestimmt auszuschliessen. Beobachtungen von Hadden und Sharkey lehren, dass auch postepileptische Psychosen nach Tumorepilepsie vorkommen können. In den meisten Fällen wird allerdings wohl der Augenspiegelbefund die Diagnose klarstellen.

Bei Jackson'scher Epilepsie wird man immer eher geneigt sein, an ein organisches Leiden zu denken. Doch kommen diese Anfälle auch als Ausdruck einer einfachen Epilepsie ohne deutliche organische Läsionen vor. Verbinden sie sich, wie das bei der Epilepsie möglich, mit heftigen, migräneartigen Kopfschmerzen und Erbrechen nach den Anfällen, so liegt hier umgekehrt die Möglichkeit nahe, bei einfacher Epilepsie an Tumor cerebri zu denken. Die Stauungspapille fehlt ja auch bei Tumoren dieser Gegend oft lange; wichtig ist, dass nach rein epileptischen Anfällen fast immer die vorübergehenden Lähmungen fehlen.

Von den Allgemeinerkrankungen ist die wichtigste differentielldiagnostisch gegenüber dem Tumor cerebri in Betracht kommende die Urämie in Folge von Bright'scher Nierenkrankheit und speciell in Folge von Schrumpfniere. Bei der Urämie können alle Allgemeinerscheinungen und viele Localerscheinungen des Tumors im Krankheitsbilde zusammentreffen. Häufig ist die Neuritis optica, und zwar nicht nur in der Form einer einfachen Hyperämie des Sehnerven, sondern auch mit starker Schwellung und mit Retinalblutungen, und nicht selten ohne die für die Nephritis so charakteristischen Verfettungen in der Retina. Daneben kommen vor: Kopfschmerzen, Erbrechen, Pulsverlangsamung, apoplectische und epileptische Anfälle und schwere Bewusstseinsstörungen. Als Localerscheinungen können imponiren: den Jackson'schen ähnliche, umschriebene Convulsionen, Monoplegien und Hemiplegien, die entweder nur nach den Anfällen eintreten oder etwas dauernder bestehen, schliesslich Hemianopsien oder corticale Amaurosen. Also das Krankheitsbild an sich kann jedenfalls dem Hirntumor sehr ähnlich sein. Man mache es sich deshalb zur Pflicht, in jedem Falle, der seinen Symptomen nach den Verdacht auf einen Hirntumor nahelegen könnte, auch den Urin chemisch auf Eiweiss und mikroskopisch auf Nierenbestandtheile zu untersuchen. Findet man letztere, so ist es auch ausgeschlossen, dass es sich um eine einfache Albuminurie handelt, die, allerdings meist nur in geringem Grade, auch bei Tumoren, besonders nach Anfällen vorkommen kann. Sicherer wird die Diagnose Urämie noch, wenn sich auch Herzhypertrophie findet, der Puls ein sehr gespannter ist und Oedeme in den Füssen eintreten. Mir war es immer charakteristisch, dass bei Hirntumoren höchstens ein Mal nach sehr lange dauerndem Erbrechen wirkliche Appetitlosigkeit und belegte Zunge eintrat, dagegen bei der Urämie fast immer die Nahrungsaufnahme durch wirklichen Widerwillen gegen dieselbe gestört und die Zunge meist dick belegt war. Ausgeschlossen ist es ja natürlich nicht, dass auch ein Mal eine Nephritis mit einem Tumor zusammen vorkommt — aber im Allgemeinen wird man richtiger schliessen, wenn man alle Symptome auf eine Ursache zurückführt, also bei nachgewiesener

Nephritis die Hirnsymptome auf Urämie bezieht. In einem Falle von halbseitiger Lähmung und nachgewiesener Nephritis, wo ich nicht so handelte, sondern, weil mir die Patientin fälschlich angegeben hatte, dass die Hemiplegie nach und nach eingetreten sei, die Diagnose Tumor cerebri neben Nephritis stellte, wurde ich durch die Section, die eine einfache apoplectische Cyste ergab, desavouirt. Meist ist übrigens auch der Verlauf des Leidens ein für die Urämie charakteristischer — besonders dann, wenn man, was freilich nicht immer zutrifft, schon lange von der Nephritis des Patienten weiss. Der Ablauf der Krankheit ist ein meist sehr stürmischer: aus voller Gesundheit treten die allerschwersten Erscheinungen blitzartig ein. Die Localsymptome sind sehr flüchtiger, oft ganz passagerer Natur und weisen manchmal zu gleicher Zeit oder rasch nach einander auf mehrere Herde hin. Das genügt wohl, um in den meisten Fällen Irrthümer zu vermeiden.

Ich habe oben im Kapitel Allgemeinerscheinungen darauf hingewiesen, dass das ophthalmoskopische Bild der Retina beim Tumor durch Auftreten von Verfettungen und Blutungen ganz dem gleichen kann, das man als Retinitis albuminurica bezeichnet. Diese Erscheinungen sind prognostisch für das Sehen immer ungünstig — am häufigsten sah ich sie bei Kleinhirntumoren oder bei Geschwülsten, die direkt — z. B. von einem Stirnlappen aus — auf den Sehnerven übergriffen. Ich habe selbst Augenärzte in diesen Fällen die Diagnose einer Retinitis albuminurica stellen sehen, die dann natürlich der negative Urinbefund stets rectificirte.

Von den grossen Neurosen kommen vor allen Dingen bei der Hysterie Verwechslungen mit Hirntumor vor, hier auch wieder nach beiden Richtungen, also so, dass einerseits Fälle von Hysterie als Tumor und umgekehrt solche von Tumor als Hysterie angesehen werden. Wenden wir uns zunächst dem ersten Irrthume zu. Auf die Unterscheidung des hysterischen Kopfschmerzes allein von Tumorkopfschmerz bin ich schon oben zu sprechen gekommen. Meist ist sie sehr leicht — namentlich ist natürlich das Fehlen der Stauungspapille von Bedeutung. Schwieriger wird die Sache schon, wenn sich mit dem Kopfschmerz z. B. Erbrechen oder Convulsionen oder scheinbare Benommenheit verbindet. Aber die grande nevrose simulatrice, die Hysterie, begnügt sich oft nicht mit der Darstellung so einfacher, mit Tumor zu verwechselnder Combinationen, sondern sie fügt, manchmal in vollendeter Meisterschaft der Darstellung, diesen Allgemeinsymptomen auch solche bei, die man als locale Tumorsymptome auffassen könnte. So soll es z. B. nicht selten bei Hysterie zu Krämpfen kommen, die den Jackson'schen ganz gleichen. Nach dem, was ich selbst in dieser Beziehung gesehen habe, war allerdings die hysterische Natur dieser Krämpfe meist leicht zu erkennen; namentlich laufen dieselben niemals ganz nach den Gesetzen der Hirnlocalisation in der motorischen Rinde ab, sondern sind in ihrem Verlaufe ganz willkürlich. Ich glaube, dass ein einigermaassen erfahrener Arzt deshalb, wenn er die Krämpfe selbst gesehen hat, über ihre Natur nicht mehr im Zweifel sein könnte. Freilich darf man sich, was besonders Oppenheim anführt, nicht dadurch beeinflussen lassen, dass auch Patienten mit classischen Jackson'schen Anfällen, wenn sie bei Bewusstsein bleiben, in ihrer Erregung und Angst bei denselben sich in mehr weniger hysterischer Weise benehmen können. Ferner kommen von Dingen, die als scheinbare Localsymptome zur Verwechslung mit Hirntumor führen könnten, bei der Hysterie in Betracht: Lähmungen und Anaesthesieen, scheinbare atactische Erscheinungen, die z. B. sehr an cerebellare Ataxie erinnern können, Contracturen, Störungen des Sehens und Hörens, Sprachstörungen, und alle diese Dinge können, combinirt etwa mit sehr heftigen Kopfschmerzen und scheinbarer Benommenheit, den Verdacht eines Tumors manchmal nahelegen. Bestimmte differentielldiagnostische Momente für alle diese Dinge hier zu geben, dürfte zu weit führen und ausserdem kaum möglich sein — es kommt immer auf ein möglichst eingehendes Studium des einzelnen Falles an. Zweierlei ist aber von solcher Bedeutung, dass ich es hier doch anführen will. Erstens kommt es, um Irrthümer zu vermeiden, auf eine möglichst genaue Kenntniss der Hysterie und ihrer verschiedenen Erscheinungsformen an. Verfügt man darüber, so wird man nach eingehender Untersuchung meist nicht mehr im Zweifel sein, wohin man z. B. eine hysterische Anaesthesie mit den ihr eigenthümlichen Grenzen, einen hysterischen Mutismus oder eine Astasie-Abasie zu rechnen hat. Viele von diesen einzelnen Erscheinungsformen tragen sogar für sich ihr Stigma an der Stirn, so dass sie eine Anblickdiagnose gestatten. Zweitens — im Allgemeinen jedenfalls und abgesehen von sehr seltenen und vielleicht noch nicht ganz sicheren Einzelheiten — kommen bei der Hysterie nur solche Symptome vor, die sich auch willkürlich erzeugen und deshalb auch simuliren lassen. So ist natürlich bei Stauungspapille, bei einer schweren Facialis- oder Hypoglossuslähmung mit Entartungsreaction und Atrophie, bei reflectorischer Pupillenstarre die Annahme einer incomplicirten Hysterie unmöglich; homonyme Hemianopsie schliesst sie auch meistens aus, obgleich diese einige Male bei Hysterie beobachtet sein soll; ebenso dürfte, wenigstens in den meisten Fällen, die Lähmung eines Abducens oder eines der vom Oculomotorius versorgten Muskeln, z. B. eine echte Ptosis die Diagnose einer incomplicirten Hysterie unmöglich machen. Blicklähmungen oder Contractur von Augenmuskeln, Pseudoptosis durch Contractur eines Orbicularis oculi können allerdings bei der Hysterie vorkommen. In's Einzelne kann ich auch hier nicht gehen, das Gesagte dürfte aber zum Verständniss genügen. Fügen wir hinzu, dass die Symptome der Hysterie manchmal im hohen

Grade psychisch beeinflussbar sind, dass sie auf solche psychische Einflüsse hin kommen und gehen — die hysterischen Anfälle zeigen sich auf Wunsch des Arztes fast immer in der Sprechstunde —; dass sie oft sehr wechselnd, manchmal allerdings auch von fataler Dauerhaftigkeit sind; dass ferner, wie Oppenheim sich ausdrückt, die Kranken oft bei scheinbar schwerstem Leiden und, wie ich noch hinzufügen möchte, bei oft übertrieben heftiger und dadurch wieder verdächtiger Reaction gegen dieselben, doch z. B. im Gesichtsausdruck nicht den Stempel dieses Leidens aufgedrückt erhalten haben und auch sonst in ihrem Habitus viel Widersprechendes zeigen — so ist z. B. der Schlaf bei Hysterie meist ein guter —, so ist wohl Alles gesagt, was sich im Allgemeinen sagen lässt. Immer ziehe man, wenn sie nicht durch die oben angegebenen Regeln ausgeschlossen ist, auch die Hysterie mit in das Bereich seiner diagnostischen Erwägungen. Meist wird ja schliesslich auch der Ausgang entscheiden. Aber nicht immer. Ich selber habe es erlebt, dass eine, wie ich bestimmt glaube, nur hysterische Kranke, die an Kopfschmerz und Erbrechen und hartnäckiger Anorexie litt, und bei der ich natürlich zuerst auch an Hirntumor dachte, schliesslich verhungerte, weil die unvernünftigen Eltern sie nicht aus dem Hause geben wollten. Ich weiss jetzt aus der Litteratur, dass das schon öfters vorgekommen ist: der tödtliche Ausgang eines Leidens ist also nicht immer im Stande, die Diagnose Hysterie umzustossen.

Im Allgemeinen kommt es übrigens in der Praxis selten vor, dass bei vorhandener Hysterie die Diagnose eines Hirntumors gestellt wird. Immerhin ist diese Verwechslung doch practisch von Bedeutung, da bei der so verschiedenen Prognose beider Leiden der Arzt durch sie manchmal erheblich blamirt wird, und natürlich auch die für die Hysterie nöthige und, besonders wenn sie früh einsetzt, so wirksame Therapie versäumt wird. Viel häufiger und in seinen Folgen viel tragischer ist der zweite, hier mögliche Irrthum, an Hysterie zu denken, wenn Tumor vorliegt. Diesen Irrthum verzeihen die Angehörigen dem Arzte nie — besonders da leider mit dem Namen Hysterie im Publikum noch immer ein gewisses Odium verbunden ist. Häufig ist dieser Irrthum ein unentschuldbarer — die Kranken sind gar nicht untersucht — sie sind, wie Gowers sagt, einfach weil sie Frauen sind, für hysterisch gehalten. Auch das ist natürlich ein grober Fehler, einer Patientin, die man lange als hysterisch kennt, nun geradezu die Berechtigung abzusprechen, auch einmal ein anderes Leiden zu acquiriren — eventuell also auch einen Hirntumor; doch ist dieser Fehler schon eher zu erklären — man muss sich wirklich bei diesen Patientinnen zu jeder neuen Untersuchung erst einen moralischen Stoss geben. Entschuldbarer ist der Irrthum schon in den Fällen, wo sich die Symptome eines Hirntumors mit hysterischen mischen, wo also etwa der Tumor der agent provocateur der Hysterie gewesen ist; namentlich hysterische Krämpfe kommen in diesen Fällen vor, wovon Schönthal ein belehrendes Beispiel bringt. Es würde natürlich ein grober Irrthum sein, in solchen Fällen aus der hysterischen Natur des einzelnen Symptomes auf die des ganzen Leidens zu schliessen. Nie lasse man sich, um mit Gowers zu sprechen, durch bestehende Erscheinungen von Hysterie soweit beeinflussen, dass man daraus die Diagnose Hysterie allein stellt und das weitere Untersuchen nach organisch bedingten Erscheinungen aufgiebt. „Bei Hirntumor", sagt Gowers, „fehlen solche Erscheinungen nie". So sehr ich nun darauf drängen möchte, sich diese Angaben Gowers recht fest einzuprägen, so kann ich doch aus eigener Erfahrung die absolute Geltung des letzten Satzes nicht anerkennen. Ich selber habe folgenden Fall beobachtet. Ich wurde zu einer Patientin gerufen, die an Anfällen von Kopfschmerzen, Erbrechen und tonischen, zum arc de cercle führenden Convulsionen ohne Bewusstseinsverlust leiden sollte. Ich dachte zuerst an Tumor cerebri, fand aber bei der genauesten Untersuchung nichts — erfuhr dagegen, dass das Leiden nach einem schweren seelischen Shok ausgebrochen sei. Ich gab deshalb die Wachsuggestion, das Leiden sei nicht schlimm, der Magen — die Patientin war vorher auf Magenleiden behandelt — sei gesund, sie könne alles wieder essen. Nach zweimaliger Wiederholung dieser Suggestion, und nachdem ich auch bei einer zweiten Untersuchung nichts gefunden hatte, hörten alle Symptome für Wochen auf; die Patientin hielt sich für gesund und ich die Diagnose Hysterie für sicher. Da starb sie eines Nachts plötzlich, und bei der Section fand sich ein freier Cysticerkus im vierten Ventrikel. Das sind Irrthümer, die auch bei grösster Sorgfalt und Sachkenntniss unvermeidbar sind, und die man vielleicht sogar zum zweiten Male ebenso wieder begehen würde. Hinweisen will ich noch auf die den hysterischen so ähnlichen Convulsionen auch in diesem Falle, — sie haben schon oft zu falschen Diagnosen Anlass gegeben — selber gesehen hatte ich die Krämpfe in diesem Falle nicht.

Natürlich will Gowers mit seinen Lehren auch nicht sagen, dass man nun umgekehrt neben den Tumorsymptomen in diesen Mischfällen die hysterischen übersehen soll. Man kann sich durch ihre Beseitigung doch auch hier manchmal den Dank der Patienten verdienen.

Neurasthenie oder Hypochondrie mit Tumor zu verwechseln dürfte wohl kaum vorkommen. Nur gilt es hier, wie bei der Hysterie, einen Tumor nicht zu übersehen, weil man den Kranken als Neurastheniker oder Hypochonder kennt: namentlich deshalb ist das vielleicht gut zu bemerken, weil, wie bei allen organischen Nervenleiden, auch beim Tumor den deutlichen Symptomen dieses Leidens eine unbestimmte — als Neurasthenie aufzufassende — Krankheitsperiode vorhergehen kann. Sorglosigkeit und mangelhafte Untersuchung können sich auch in diesen Fällen schwer rächen.

Ein Gemisch von schweren functionellen und organischen Störungen stellt wohl das von Friedmann beschriebene, nach Kopftraumen eingetretene, von ihm als sogenannter vasomotorischer Symptomencomplex beschriebene Krankheitsbild dar. Er setzt sich zusammen aus Kopfschmerz, Schwindel und Brechreiz, Intoleranz gegen Strapazen und Gemüthsbewegungen und ganz besonders aus Intoleranz gegen Galvanisirung des Kopfes und gegen eine, auch einseitige, Compression der Carotis am Halse. In einzelnen Fällen bestand auch Augenmuskellähmung und Pupillenerweiterung. Dazu kommen unter Fiebererscheinungen schwere, sicher organisch bedingte Anfälle von Benommenheit und Extremitätenlähmung. Meistens wiederholten sich diese Anfälle mehrmals, bis im letzten der Tod im Koma eintrat. Neuritis optica ist nicht beobachtet — dennoch werden diese Fälle natürlich leicht an Hirntumor, allerdings eher vielleicht noch an Abscess denken lassen. Einmal ist in einem solchen Falle ein vermutheter Abscess gesucht, einmal starb der Patient in der Nacht vor der geplanten Operation (Gussenbauer, v. Beck). Es handelt sich in diesen Fällen mit Wahrscheinlichkeit um schleichende encephalitische Processe mit acuten Schüben.

Damit, glaube ich, habe ich wohl alle gegenüber dem Hirntumor differentielldiagnostisch in Betracht kommenden Krankheiten angeführt, und ich bin gerade in diesem Theile seiner grossen practischen Wichtigkeit wegen möglichst ausführlich gewesen. Nimmt man stets auf alles hier Gesagte die gebührende Rücksicht, so wird man in den meisten Fällen eine vorhandene Hirngeschwulst richtig erkennen und sie andererseits nicht diagnosticiren, wenn es sich um eines der anderen erwähnten, dem Tumor ähnlichen Krankheitsbilder handelt. Dass nicht unter allen Umständen ein Irrthum zu vermeiden ist, habe ich ebenfalls hervorgehoben — in solchen Fällen ist er natürlich entschuldbar. Ich will hier noch einmal kurz den Gedankengang wiederholen, wie wir ihn zunächst bei der allgemeinen Diagnose „Hirngeschwulst" durchzumachen haben. Wir stehen einem Leiden gegenüber, das in seinen Symptomen auch den Gedanken an einen Tumor cerebri aufkommen lässt. Da ist zunächst zu entscheiden — handelt es sich überhaupt um ein Hirnleiden? Es gilt also vor allem die Urämie, ferner einige chronische Vergiftungen, gewisse Stauungserscheinungen bei Herzfehlern und die schwere Anämie auszuschliessen. Ist das geschehen, so fragt es sich, kann es nicht ein functionelles Leiden sein, ist nicht vielleicht die Diagnose „einfache Migräne", „Epilepsie" oder gar „Hysterie" zu stellen? Passen die Symptome auch dafür nicht, so sind wir soweit, dass wir ein organisches Hirnleiden diagnosticiren, und nun gilt es, auch die übrigen, oben angeführten organischen Hirnerkrankungen gegenüber dem

Tumor auszuschliessen, was für manche sehr leicht, für andere sehr schwer sein kann. Sind wir auch damit zu Ende und können uns nicht zur Annahme einer von diesen dem Tumor ähnlichen organischen Hirnerkrankungen entschliessen, so haben wir dann zunächst einmal die allgemeine Diagnose „Hirntumor" gestellt.

Nun aber kommt der zweite Theil unserer diagnostischen Bemühungen, die Frage: wo sitzt der von uns diagnoscirte Hirntumor? Für die einzige, bei echten Tumoren in Betracht kommende durchgreifende Therapie, die chirurgische Entfernung der Geschwulst, ist diese zweite Frage ja von fast ebenso-grosser Wichtigkeit, wie die erste — nur wenn auch die Local-diagnose des Tumors gestellt ist, kann man ja daran denken, ihn mit Aussicht auf Erfolg chirurgisch in Angriff zu nehmen. Alles, was für diese Localdiagnose in Betracht kommt, — sie ist, wie ich ja schon hervorgehoben, im Grunde angewandte Anatomie und Physiologie des Gehirnes bei genauer Rücksicht auf die besonderen Erscheinungen, die die Natur der Erkrankung gerade beim Tumor bedingt, — habe ich im Abschnitte Local-symptome und Localdiagnose gegeben, ich habe dem nichts mehr hinzuzufügen. Ich glaube hier auch an allen Stellen gebührend auf die Schwierigkeiten und die Fallstricke in der Dia-gnose hingewiesen zu haben; ich habe die einzelnen Symptome nach dem verschiedenen Werthe, der verschiedenen Sicherheit, die sie bieten, geordnet und bin überall da, wo es nöthig war, auch auf die differentielle Localdiagnose eingegangen.

Nur noch einige allgemeine Bemerkungen in Bezug auf die Localdiagnose möchte ich hier machen. Ich habe oben schon erwähnt, dass ich glaub', dass bei längerer Beobachtung es in der grösseren Hälfte der Fälle von Hirntumor gelingt neben einer allgemeinen auch, wenigstens mit einiger Wahrscheinlich-keit eine Localdiagnose zu machen, ich habe aber zugleich her-vorgehoben, dass sich die Häufigkeit dieser Möglichkeit be-stimmt in Procenten nicht ausdrücken lässt. Jeder Beobachter wird darin verschiedene Erfahrungen haben, die nicht nur von seinem Geschick und seiner Sorgfalt, sondern auch von der Art des ihm zuströmenden Materiales und der Dauer der ihm gewährten Beobachtungszeit abhängen. Ich habe unter 23 Fällen, bei denen ich eine ganz bestimmte Localdiagnose wagte und bei denen ich mich von ihrer Richtigkeit oder Falschheit über-zeugen konnte, nur einmal eine falsche Diagnose gestellt, und da war überhaupt ein Tumor nicht vorhanden. Vor allem war zu meiner Befriedigung in allen sieben Fällen, bei denen ich mit einer Localdiagnose den Vorschlag zu einer Operation machte, Allgemein- und Localdiagnose richtig. Um diese Resultate zu erreichen, benöthigt es natürlich neben genauester Untersuchung auch einer genauen Kenntniss davon, bis zu welchem Grade die einzelnen Symptome sicheren localdiagnostischen Werth haben und in welcher Reihenfolge in Bezug auf die bei ihnen vorhandene

Sicherheit einer Localdiagnose die einzelnen Hirnpartieen stehen, wenn sie Geschwülste beherbergen. Ich glaube auch in dieser Beziehung im Abschnitte Localsymptome alles Nothwendige gesagt zu haben, will aber noch einmal kurz zusammenfassen, was sich über die grössere oder geringere Sicherheit der Localdiagnose der einzelnen Hirnprovinzen sagen lässt. In erster Reihe der Sicherheit stehen hier und erlauben manchmal eine absolut scharfe Diagnose des Sitzes die Tumoren der Centralwindungen, der Basis der hinteren und mittleren Schädelgrube und des Pons. Eine zweite Gruppe bilden die Geschwülste der Sprachregionen, des Kleinhirnes, namentlich wenn charakteristische Nachbarschaftssymptome von Seiten der Medulla oblongata vorhanden sind, die manchmal sogar eine Hemisphärendiagnose gestatten, der Medulla oblongata, der Vierhügel, des Markes des linken Occipitallappens und bei deutlicher Ausprägung der localen und der Nachbarschaftssymptome des Stirnhirnes. Höchst unsicher und meist unmöglich ist die Localdiagnose bei Tumoren beider Parietal-, der rechten Schläfenwindung, des Balkens und des Centrums semiovale, resp. der grossen Ganglien. In vielen Fällen der dritten Gruppe kann man wenigstens sagen, in welcher Hemisphäre der Tumor sitzt, in manchen auch das nicht einmal. Von den von mir erwähnten 22 eigenen Fällen mit richtiger und ganz bestimmter Localdiagnose fielen denn auch alle in die ersten zwei Gruppen. Es waren vier Geschwülste der Centralwindungen, je eine der mittleren und hinteren Schädelgrube, drei des Pons, drei der Sprachregionen, einschliesslich des linken Occipitallappens, sechs des Stirnhirnes, eine der Vierhügel, drei des Kleinhirnes; während von den mir zur Section gekommenen Tumoren ohne scharfe Localdiagnose je einer im rechten Schläfen- und rechten Occipitallappen sass, einer im Stirnhirn, einer an der Basis der hinteren Schädelgrube, und drei multipel waren. In zwei von diesen Fällen war aber wenigstens noch eine Hemisphärendiagnose möglich. In Bezug auf Einzelheiten muss ich, wie gesagt, auch hier auf das Capitel Localdiagnose verweisen. Aber nimmt man auf alle diese Dinge genügende Rücksicht, so wird man aus ihnen, unklaren Fällen gegenüber, auch den Muth der Bescheidenheit schöpfen, zu sagen: „Hier kann ich eine sichere Localdiagnose nicht stellen." Dann werden die Localdiagnosen, die man stellt, um so sicherer sein, während man, wenn man zu kühn ist, wohl einmal Glück haben kann, aber mehr in der Art des blinden Huhnes, das ein Gerstenkorn findet. Ich glaube auch, dass manche hirnchirurgischen Misserfolge sich vermeiden lassen werden, wenn man nicht zu rasch in seiner Diagnose ist; natürlich nicht alle. Um noch etwas Specielles hervorzuheben, will ich darauf hinweisen, dass wir z. B. in vielen Fällen von Tumoren der hinteren Schädelgrube gut thun werden, nur die mehr allgemeine Diagnose: Tumor der hinteren

Schädelgrube zu stellen und dass wir nur unter besonders
günstigen Beobachtungsbedingungen mit Bestimmtheit die specielle
Diagnose Tumor pontis, cerebelli, der basis cranii oder der corpora
quadrigemina zu stellen im Stande sind.

Gerade diese letzte Bemerkung führt mich dazu, noch
einmal mit allem Nachdruck hervorzuheben, von welcher aus-
schlaggebenden Bedeutung wenigstens für die Localdiagnose
einer Hirngeschwulst die genaue Beobachtung des Falles von Anfang des Leidens an sein kann. Werden wir vor einen in seinen
Symptomen voll ausgebildeten Fall gestellt und können wir nicht
mit Bestimmtheit erfahren, in welcher Reihenfolge die einzelnen
Symptome auf einander gefolgt sind, so können wir oft nur eine ganz
unbestimmte Localdiagnose stellen, während wir bei genauer Anamnese vielleicht im Stande gewesen wären, eine absolut scharfe Diagnose des Sitzes zu machen. Ein lehrreiches Beispiel in dieser
Beziehung war für mich der Fall, den Figur 2 darstellt. Ich sah
diesen Fall in Extremis; die Patientin war schwer benommen, aus ihr
war über den Verlauf nichts mehr herauszubringen, ebensowenig
aus den Angehörigen. Es bestanden Symptome von Seiten des
Kleinhirnes, des Hirnstammes und der Hirnnerven, speciell doppelseitige Taubheit und doppelseitige Facialislähmung und Paraparesen.
Es konnte sich nach diesem status gerade so gut um einen Tumor
des Kleinhirnes, wie des Hirnstammes, wie der Basis mit
secundärer Betheiligung des Hirnstammes und des Kleinhirnes
handeln; auch über die Seite, auf welcher der Tumor sich
entwickelt hatte, wagte ich natürlich nichts zu sagen. Die
Section ergab, wie Figur 2 zeigt, den Tumor in der rechten
hinteren Schädelgrube mit seinem Centrum gerade am rechten
Nervus acusticus und facialis. Es war wohl sicher, dass zuerst
von diesen beiden Nerven auf der rechten Seite Erscheinungen
bestanden hatten, und hätte ich das gewusst, so hätte ich
natürlich eine ganz bestimmte Localdiagnose stellen können,
ähnlich wie es Oppenheim in einem gleich gelagerten schönen
Falle gelang. Jeder Erfahrene wird diesem Falle ganz ähnliche
anreihen können; jedenfalls ersicht man daraus, wie wichtig die
genaue Verfolgung eines jeden Falles von Hirntumor von Anfang
an ist, und wie von ihr in den Fällen, die überhaupt zu operiren
sind, geradezu das Leben der Patienten abhängen
kann. Sollte es deshalb nicht möglich sein, dass
jeder Arzt, wenigstens in all den Fällen, bei denen
die Möglichkeit einer beginnenden schweren Gehirnerkrankung vorliegt, einige Notizen über den Verlauf
und speciell über die ersten Symptome des Falles
machte? Wie sehr würde sich diese kleine Mühe
unter Umständen lohnen!

Noch eins! Will man operieren, so umgrenze man das Gebiet, in das man den Symptomen nach den Tumor verlegt, nicht
zu eng. Man bedenke immer, dass Tumoren der Nachbarschaft
durch Compression oft ähnliche Symptome machen, als die des

betreffenden Centrums selbst, und dass speciell auch in der motorischen Region die Grenzen der einzelnen Muskelgebiete nicht so scharf sind, wie sie nach den Schematen scheinen.

Seitdem wir gelernt haben, dass es möglich ist, unter günstigen Umständen einen Hirntumor mit dauerndem Heilerfolge aus dem Gehirne zu entfernen, sind die diagnostischen Fragen mit der Allgemein- und Localdiagnose des Tumors nicht mehr, wie früher, erschöpft. Bleiben diese beiden Fragen auch immer die wichtigsten, so sind für den Chirurgen doch auch einige andere von grossem Interesse, da wir bei der Möglichkeit ihrer Beantwortung in der Lage sind, schon vor der Operation einigermaassen vorhersagen zu können, ob die Operation vollständig und leicht und mit möglichst geringer Gefahr gelingen wird oder nicht. Diese Fragen sind: Erstens, welcher Natur ist der Tumor? Zweitens, sitzt er cortical oder subcortical? Drittens, wie gross ist er etwa?

Wenden wir uns zuerst der ersten Frage zu: welcher Natur ist der Tumor? Ihre Wichtigkeit wird ohne Weiteres einleuchten, wenn ich nochmals darauf hinweise, dass die Sarkome, die Tuberkel, die Cysticerken und Echinokokken meist durch eine Erweichungszone scharf vom eigentlichen Hirngewebe abgegrenzt sind, während Gliome und Carcinome untrennbar mit der Nachbarschaft verwachsen sind. Erstere haben also viel günstigere Operationschancen als wie letztere. Im Allgemeinen kann man, was die Möglichkeit der klinischen Diagnose ihrer Art anbetrifft, die im Gehirne vorkommenden Geschwülste in zwei Gruppen theilen. In die erste Gruppe, bei der die Artdiagnose häufiger und dann manchmal mit grosser Bestimmtheit gelingt, gehören die parasitären Geschwülste, vor Allem die Cysticerken, dann die Aneurysmen und schliesslich die Gummata. In die zweite Gruppe, bei der eine Artdiagnose nur selten gemacht werden kann und immer unsicher ist, gehören die übrigen Geschwülste, speciell die Sarkome und Gliome. In der Mitte zwischen beiden stehen wohl die Tuberkel.

Was den Cysticerkus cerebri anbetrifft, so ist hier zunächst einmal hervorzuheben, dass er nicht immer die Erscheinungen eines Hirntumors macht. In sehr vielen Fällen bietet er überhaupt einen unerwarteten Sectionsbefund. In anderen kann man nur die ganz unbestimmten Diagnosen Kopfweh, Schwindel, Migräne stellen; auch die Diagnose Neurasthenie und Hypochondrie, oder bei Unfallskranken sogar Simulation, ist gestellt worden. Sehr häufig verlaufen die Hirncysticerken unter dem Bilde einer schweren, auch mit ausgeprägten psychischen Symptomen verbundenen Epilepsie, in anderen kann man wieder eher an Hysterie denken. Auch andere Psychosen, schwere Tobsucht, progressive Demenz kann der Cysticerkus hervorrufen. Den Charakter des Hirntumors nehmen diese letzteren Krankheitsformen dann an, wenn zu ihnen schwerer Kopfschmerz, Erbrechen und eventuell Stauungspapille hinzutritt. Meist wird man dann nur eine Allgemeindiagnose des Hirntumors stellen können. Auf die Art, auf die sich die Cysticerken des vierten Ventrikels kundgeben, namentlich auf den hier sehr häufigen Wechsel zwischen allerschwersten Allgemeinerscheinungen und freien Perioden, ist oben mehrfach hingewiesen worden. Die Stauungspapille und alle Localsymptome können hier dauernd fehlen. Mehrmals, so auch in dem von mir zuletzt beobachteten Falle, war cerebellare Ataxie vorhanden. Schliesslich können isolirte, in den Centralwindungen sitzende Blasen auch ganz scharf umschriebene Jackson'sche Krämpfe hervorrufen und eine ganz bestimmte Localdiagnose gestatten — ein solcher Fall ist vor einigen Jahren in der Breslauer Klinik operirt worden (Troje). Erwähnenswerth ist noch, dass Cysticerken schliesslich verkalken — dass also nach ganz schweren Erscheinungen dauernde Heilung eintreten kann.

Die Cysticerkusnatur eines der oben geschilderten, sich in Tumorsymptomen äussernden Krankheitsbilder ist aber nur dann sicher — dann aber auch wohl ganz sicher — wenn man gleichzeitig an anderen Körperstellen, z. B. unter der Haut, im Auge oder unter der Zunge Cysticerken nachweisen kann. Daran denken könnte man etwa auch ohne diesen Nachweis, wenn sich das Krankheitsbild mit der Invasion der Hirnfinnen in allerstürmischster Weise entwickelt, dann aber wieder zurückgeht, bis auf einzelne, vielleicht scharf umschriebene Symptome und schliesslich nach Jahren ganz zur Heilung kommt, und wenn der Patient, z. B. durch Beherbergung eines Bandwurmes, in der Gefahr der Finneninfection gewesen ist. Doch sind alle diese Momente natürlich sehr unsicher.

Der uniloculare Echinokokkus unterscheidet sich nicht von anderen einfachen oder mehrfachen Hirntumoren. Auch hier ist es aber möglich, die Artdiagnose des Hirntumors zu stellen, wenn sich auch an anderen Körperstellen, z. B. in Leber oder Netz oder in Muskeln Echinokokkusblasen befinden. Dass diese Diagnose auch dann übrigens nicht immer stimmt, habe ich selber erlebt. Bei einer alten Frau war Epilepsie und auch ziemlich rasch Demenz eingetreten. Im Netz fand sich ein Tumor, dessen Natur als Echinokokkus durch Punction sichergestellt wurde. Es wurde die Diagnose Echinokokkus cerebri gestellt; aber die erst nach Jahren erfolgende Section ergab überhaupt einen gröberen Hirnbefund nicht. Sicher kann die Diagnose werden, wenn der Echinokokkus, wozu gerade er besondere Neigung hat, nach aussen durch den Schädel durchbricht und characteristisch geschichtete Membranen oder gar Skolices nach aussen entleert. Der Nachweis, dass der Patient viel mit Hunden umgegangen ist, kann die Diagnose Echinokokkus natürlich nur wenig unterstützen; am gefährlichsten sind wohl die Schoosshündchen.

Für die Aneurysmen — zunächst für ihre Allgemeindiagnose — sind folgende Umstände charakteristisch. Der Kopfschmerz ist fast immer vorhanden — häufig hat er einen pulsirenden

Charakter — und nimmt zu, wenn der Blutdruck im Allgemeinen
erhöht wird, z. B. beim Pressen auf dem Stuhle. Die Stauungspapille fehlt beim Aneurysma häufiger als bei anderen Geschwülsten; Convulsionen und Brechanfälle sind häufig. Das
wichtigste Symptom für das Aneurysma ist die Constatirung
eines deutlichen, dem Herzpuls synchronen Geräusches im Schädel.
Ich habe über Ort und Art dieses Geräusches oben (Kapitel IV c)
alles gesagt, sodass ich hier nichts mehr hinzufügen kann; hervorheben will ich aber noch einmal, dass das Gefässgeräusch
erstens beim Aneurysma fehlen kann und zweitens, was noch
wichtiger ist, vorkommt bei sehr gefässreichen anderen Geschwülsten und solchen, die zur Compression speciell basaler
Gefässe führen, so z. B. im Falle der Figur 8. Auch der Verlauf des Leidens hat beim Aneurysma gewisse Charakteristica.
So kommt es bei ihm entweder durch einfache starke Füllung
der Blutsäcke oder auch durch leichte Rupturen und Blutaus-
tritte zu anfallsweise auftretenden Verschlimmerungen der Local-
und Allgemeinsymptome, die ganz in der Form von Apoplexieen
eintreten und deren Symptome zum Theil auch wieder rückgängig werden. Einer meiner Patienten mit einem Aneurysma
im Gebiete der Carotis interna, das nach Kopftrauma entstanden
war, erlitt solche Anfälle mehrere Male auf dem Closet. Auch
dieser Verlauf in Schüben ist natürlich, wie vielfach hervorgehoben, auch bei anderen Tumoren — z. B. durch wechselnden Hydrocephalus oder Blutungen in und um die Geschwulst
— möglich; er war sehr drastisch auch bei dem Tumor am
Chiasma im Falle der Figur 8. Nicht so selten bleiben besonders
die nicht basalen Aneurysmen der Hirnarterien auch lange latent
und eine Ruptur führt dann ganz plötzlich unter den Erscheinungen einer schweren Blutung, die bei kleinen Rissen
oft sehr langsam fortschreitet, zum Tode. Schliesslich ist auch
die Aetiologie von Wichtigkeit: Trauma, Syphilis, Potus und
Herzklappenfehler mit consecutiver Hirnembolie kommen ätiologisch in Betracht — im Ganzen ist deshalb das Aneurysma
häufiger bei Männern als bei Frauen.

Ich will hier noch Einiges über die Localsymptome der basalen
Aneurysmen hinzufügen. Die bei Aneurysmen im Gebiete der Carotis
interna auftretenden unterscheiden sich in keiner Weise von denen
bei anderen Tumoren der mittleren Schädelgrube. In der hinteren
Schädelgrube kann es bei dem oft geschlängelten Verlaufe der
Basilaris zu dem ziemlich charakteristischen Symptome kommen,
dass einzelne bulbäre Nerven auf der einen, andere auf der anderen
Seite lädirt werden. Auch Krampfsymptome von Seiten der
bulbären Nerven sind nicht selten. Später kommt es hier zur
Compressionsbulbärparalyse, auch zu Hemiplegia alternans, die
im Anfang in Intensität sehr schwanken kann. Ich habe oben
nach Gowers auch einige specielle Angaben darüber gemacht,
welchen einzelnen Hirnnerven und Hirntheilen die einzelnen
Arterienäste der Basis cranii, speciell im Carotisgebiete, gegen-

über liegen. Danach können wohl bei Aneurysmen dieser einzelnen Aeste im Anfange ganz besondere Symptomengruppirungen hervortreten und manchmal die Diagnose gestatten, an welchem Aste der Carotis das Aneurysma sitzt. Doch wird das sehr selten sein — ich muss im Uebrigen auf den anatomischen Theil verweisen.

Für ein Gumma spricht natürlich die syphilitische Anamnese, ferner der Befund sonstiger syphilitischer Erscheinungen am Körper — vor allem auch die Verbindung echter Hirnsyphilis mit Rückenmarkssyphilis, mit Erweichungsheerden im Gehirn oder mit den metasyphilitischen Erkrankungen: der Tabes und der Paralyse. In dem Falle von Gumma des linken Occipitallappens, den Figur 6 darstellt, kamen die Hirnsymptome 40 Jahre nach der Infection. Auch die Diagnose ex juvantibus ist hier gerechtfertigt, wenn es auch sicher ist, dass auch bei anderen Hirngeschwülsten, wenigstens vorübergehende Besserungen auf Jodkali eintreten können, und andererseits die Syphilis des Gehirnes nicht immer auf eine antisyphilitische Behandlung reagirt. Bei der Häufigkeit der Syphilis kommen selbstverständlich auch bei luëtischer Anamnese manchmal andere Hirntumoren vor — nach Oppenheim besonders Sarkome.

Für die übrigen Geschwülste des Gehirnes — in Betracht kommen vor allem die Gliome, Sarkome und die Tuberkel — sind die Anhaltspunkte für die Diagnose ihrer Art recht dürftige. Vieles Hierhergehörige ist schon im anatomischen Theile erwähnt. Im Ganzen halte ich mich hier an die Angaben von Gowers, denen ich nur wenig hinzufügen kann. Am sichersten ist natürlich hier die Diagnose, wenn es sich um metastatische Tumoren handelt und man die Natur des primären kennt, doch sind die metastatischen Geschwülste — auch das Carcinom — im Gehirn selten und praktisch ohne grosse Bedeutung. Wichtiger ist unter Umständen eine gleichzeitige Entwickelung — z. B. von Sarkomen — im Gehirn und an anderen Körperstellen, was auch ich mehrfach erlebt habe. Auch wenn z. B. ein Sarkom der Schädelknochen oder der Basis nach aussen durchbricht, kann natürlich unter Umständen die Artdiagnose mit Sicherheit gestellt werden. Der Nachweis von Tuberkulose anderer Organe spricht selbstverständlich sehr für die tuberkulöse Natur auch der vorhandenen Hirngeschwulst. Bei Erwachsenen findet man in solchen Fällen häufig Lungentuberkulose, bei Kindern häufig tuberkulöse Ohrerkrankungen, oder auch Knochentuberkulose — ferner später Meningitis tuberculosa und allgemeine Miliartuberkulose. Mehrmals habe ich nach Masern erst tuberkulöse Ohrerkrankungen, dann Solitärtuberkel im Gehirn auftreten sehen, z. B. in dem Falle von Tuberkel in den Vierhügeln, den Figur 11 darstellt. Natürlich kommen auch bei Tuberkulose, z. B. der Lungen unter Umständen andere Tumoren vor; meine erste zur Operation gebrachte Patientin hatte eine ausgeheilte Tuberkulose der linken Lungenspitze und ein Gliom im linken Hinterhauptslappen.

Wichtig kann das Alter der Patienten für die Artdiagnose sein — bei Kindern sind sicher Tuberkel am häufigsten, in zweiter Linie die Sarkome. Auch die Dermoidcysten und Teratome machen manchmal schon in früher Jugend Erscheinungen, die dann wieder auf lange Zeit zurücktreten können.

Sitzt der Tumor im Hirnstamm, vor allem im Kleinhirn, und handelt es sich um Kinder, so ist auch hier die Diagnose Tuberkel am wahrscheinlichsten — ist die Diagnose einer basalen Geschwulst sicher, so ist es wahrscheinlich ein Sarkom, wenn nicht ein Aneurysma. Gliome an der Basis kommen nur vor, wenn sie von den Hirnnerven ausgehen.

Die Diagnose multipler Tumoren ist ja sehr schwierig — ausserdem beweist sie nicht viel für die Art der Geschwulst, da vor allem Cysticerken, dann Tuberkel, Carcinome, metastatische Sarkome, Gliome, am seltensten primäre Sarkome multipel vorkommen.

Wichtig ist manchmal der Verlauf. Ganz acutes Einsetzen aus scheinbar voller Gesundheit, etwa nach einem leichten Trauma, spricht, wie wir gesehen, für Gliome. Ebenso spricht der Verlauf in Schüben für diese Geschwulst, wie auch ein rascher Wechsel in der Intensität der Symptome. Doch kommen plötzliche Verschlechterungen auch durch Blutungen in die Umgebung der Sarkome oder durch rasch zunehmende Erweichung dieser Umgebung vor. Für den Tuberkel ist natürlich charakteristisch die Meningitis tuberculosa, die meist das Ende herbeiführt. Sehr stabil in ihren Symptomen sind Osteome und verkalkte Sarkome, resp. Tuberkel — sehr langsam wachsen auch Psammome und Cholesteatome; sie brauchen überhaupt keine Symptome zu machen.

Man sieht, gerade für die häufigsten Geschwülste des Gehirnes, wenigstens im erwachsenen Alter — die Gliome und Sarkome — sind die Unterscheidungsmomente ihrer Art sehr dürftige. Gerade hier wäre eine klinische sichere Entscheidung vor einer Operation sehr erwünscht, um die Prognose der Operation in Bezug auf die Möglichkeit einer Radicalheilung einigermassen zu sichern. Sie ist aber meist nicht möglich. Dass in Bezug auf die Stauungspapille zwischen Gliom und Sarkom wesentliche Differenzen nicht bestehen, habe ich schon im Kapitel Allgemeinsymptome hervorgehoben.

Ist es möglich, klinisch zu unterscheiden, ob ein Tumor in der Rinde der Convexität des Gehirnes sitzt oder im Marke der einzelnen Lappen? Wenn wir uns zunächst auf die eigentlichen Reiz- und Ausfallssymptome der Hirnaffection selber beziehen, so ist das jedenfalls nur sehr selten möglich. Im Allgemeinen sind überall die Symptome dieselben, ob die Rinde oder die von ihr ausgehenden oder zu ihr hinstrebenden Stabkranzfasern betroffen werden. Namentlich können in den Centralwindungen auch subcorticale Tumoren Jackson'sche

Epilepsie bedingen, wenn sie nicht zu weit von der Rinde weg sitzen. Je tiefer die Tumoren im Marke sitzen, desto leichter treffen sie neben den Stabkranzfasern der betreffenden Hirnparthien längere Associationsbahnen und machen durch deren Zerstörung neue Symptome. Durch die Zerstörung der langen Associationsbahnen beider Hinterhauptslappen zum sensorischen Sprachcentrum im linken Schläfenlappen fügen z. B. die Tumoren des Markes des linken Occipitallappens zur Hemianopsie Alexie und optische Aphasie hinzu. Es ist wahrscheinlich, dass man auf diese Weise überhaupt in der Sprachregion manchmal subcorticale von corticalen Geschwülsten unterscheiden kann. Als nicht directe cerebrale Symptome sprechen für den Sitz in der Rinde oder wenigstens in der Nähe derselben umschriebene percutorische Schmerzhaftigkeit, Tympanie und bruit de pot fêlé, wenigstens wenn sie deutlich sind. Ich halte diese Symptome, wenn sie klar ausgesprochen sind. für so werthvoll, dass, wenn ich z. B. aus den Hirnsymptomen eine Geschwulst in den Centralwindungen diagnosticiren würde, die percutorischen Erscheinungen aber auf die Nachbarschaft — Stirn- oder Parietalhirn — hinwiesen, ich den Tumor dort suchen würde. wo die Percussionssymptome sitzen.

Am allerschwierigsten ist die Frage nach der etwaigen Grösse einer Hirngeschwulst zu beantworten. Natürlich ist die Gefahr, speciell des Eintrittes von Hirnoedem oder von starken Nachblutungen sehr viel grösser bei Operation von sehr grossen als bei kleinen Tumoren. Dass aber auch sehr grosse Hirngeschwülste mit Glück und dauerndem Erfolge entfernt werden können, beweist der Fall Hitzig-Bramann. Man kann ja ganz im Allgemeinen wohl sagen, dass je grösser der Tumor ist, desto schwerer die Symptome sein werden, die er macht, speciell die Allgemeinsymptome. Doch ist für viele Allgemeinsymptome speciell für das wichtigste, die Stauungspapille. von ebenso grosser Bedeutung, wie die Grösse, der Sitz der Geschwulst — ein kleiner Tumor im Kleinhirn oder an der Basis der hinteren Schädelgrube kann starke Stauungspapille bedingen, die bei einem viel grösseren der Centralwindungen oder des Stirnhirnes noch fehlt. Auch bei gleichem Sitze können hier Verschiedenheiten vorkommen: ein kleiner Tumor des Stirnhirnes, der der Basis zuwächst und direct den Sehnerven comprimirt, kann schwere Sehstörungen und auch Stauungspapille bedingen, ein grosser im Marke des Stirnlappens vielleicht nicht. Häufig wird man bei der Autopsie sehr überrascht sein, einen viel grösseren oder auch sehr viel kleineren Tumor zu finden, als man erwartet hatte, und ich würde mich niemals, auch nur auf eine Wahrscheinlichkeitsdiagnose über die Grösse einer Hirngeschwulst einlassen.

Siebentes Kapitel.
Behandlung der Hirngeschwülste.

Es sind erst wenige Jahre verflossen seit der Zeit, wo mit der Diagnose des Hirntumors die ärztliche Thätigkeit bei diesem Leiden eigentlich zu Ende war. Abgesehen von den syphilitischen Geschwülsten und einigen anderen sehr seltenen, oben erwähnten und noch zu erwähnenden Ausnahmen, bei denen sich dann häufig noch, wenn auch nicht immer über die Richtigkeit der Diagnose streiten liess, war mit der Diagnose „Hirntumor" zugleich das Todesurtheil des Patienten gesprochen, da die innere Medicin ihm gegenüber meist die Waffen strecken musste; und die Prognose wurde noch schlimmer dadurch, dass das tödtliche Ende manchmal erst nach langen und zu den entsetzlichsten gehörenden Qualen eintrat. Es war deshalb wohl die Begeisterung zu verstehen, mit der man in der ärztlichen Welt die ersten Nachrichten über erfolgreiche operative Behandlungen der Hirngeschwülste begrüsste, und wenn die Erfahrungen der letzten Jahre uns auch gelehrt haben, dass diese erste Begeisterung etwas über das Ziel hinausschoss, und wir genöthigt waren, viel Wasser in unsern Wein zu giessen — das bleibt jedenfalls bestehen, dass die chirurgische Behandlung der Hirngeschwülste, die einzige, die unter günstigen Umständen im Stande ist, bei diesem Leiden eine vollständige und dauernde Heilung herbeizuführen, eine der grössten Errungenschaften der wissenschaftlichen Medicin des letzten Viertels unseres Jahrhunderts ist — eine Errungenschaft, die jedem denkenden Arzte dadurch um so werthvoller sein muss, als sie nicht etwa durch irgend einen glücklichen Zufall, sondern auf dem Wege strenger wissenschaftlicher Arbeit der Vertreter der verschiedensten Gebiete der Medicin — so der Anatomen, Physiologen, der inneren Aerzte und der Chirurgen und nicht zuletzt auch der pathologischen Anatomen — gewonnen ist. Vor allem aber war es auch hier wieder die enge Vereinigung der inneren Medicin mit der ihre Grenzen immer weiter steckenden Chirurgie, die wie so viele andere Erfolge auch die erfolgreiche Behandlung der Hirntumoren gezeitigt hat. Ich habe in der Einleitung schon einen ganz kurzen Abriss über die Geschichte der Hirntumoren und auch über die ihrer chirurgischen Behandlung gegeben und will dem hier nur wenig mehr hinzufügen. Seit die Asepsis in den 70er Jahren so weit vorgeschritten war, dass die Chirurgen sich nicht mehr vor der Eröffnung des Schädels und der Hirnhäute und einer directen Inangriffnahme des Gehirnes zu fürchten brauchten, und auch im Uebrigen die Technik der Trepanationen zu ihrer jetzigen Sicherheit ausgebildet war, war die Chirurgie eigentlich für die Operationen der Hirntumoren gerüstet und musste um so eher geneigt sein, dieselben in Angriff zu nehmen, als sie uns ja gelehrt hatte, dass auch den Geschwülsten anderer Organe des Körpers gegenüber das Messer das einzige Heilmittel ist. Voraussetzung für den chirurgischen Eingriff bei der Hirngeschwulst war nur, dass sowohl die Allgemein-, wie vor allem auch die Localdiagnose eine möglichst sichere war. Beides wurde durch die unablässige Arbeit der letzten Jahrzehnte in einem bis dahin nicht geahnten Maasse erreicht — für die Allgemeindiagnose bot von Gräfe's Entdeckung von der Häufigkeit des Vorkommens der Stauungspapille bei den Hirngeschwülsten die sicherste Stütze — für die Localdiagnose wurden die klinischen Beobachtungen Brokas über die Aphasie und die physiologischen Hitzigs über die motorischen Centren der Hirnrinde bahnbrechend. Mit ihnen war die alte Lehre von der Einheit der Functionen aller Theile, speciell des Grosshirnes, gestürzt und Physiologen, Kliniker und pathologische Anatomen wetteiferten nun darin, diese Lehre von der Localisation der einzelnen Functionen des Gehirnes immer weiter auszubauen. Es ist hier nicht der Ort, die Namen der Einzelnen, die an diesem Werke, das ja noch weit von seiner Vollendung entfernt ist, mitgearbeitet haben, aufzuzählen: mancher Name ist im speciell symptomatologischen Theile genannt, aus dem sich auch ersehen lässt, bis zu welchem Grade diese Localisationslehre jetzt gediehen ist, und dass auch die Tumoren in ihren Symptomen im Allgemeinen den Gesetzen der Localisation unterworfen sind. Jedenfalls lag es, als die örtliche Diagnose der Hirntumoren erst einmal einige Sicherheit gewonnen hatte, geradezu in der Luft, den Versuch einer operativen Entfernung dieser Geschwülste zu machen. Ich habe oben schon erwähnt, dass Wernicke (1881) der Erste gewesen ist, der in bestimmtester Weise die Möglichkeit einer operativen Behandlung der Hirngeschwülste discutirt und auch schon — heute noch gültige — Indicationen für diese Operationen gegeben hat. Er hält eine solche Operation für möglich, entweder, wenn ein Tumor cerebri das Schädeldach perforirt hat, oder aber wenn man ihn bestimmt localisiren kann an einer Stelle, die dem Messer zugänglich ist. Eine Entfernung eines Tumors aus der hinteren Schädelgrube hält er für unmöglich — in die vordere könne man wohl durch die Orbita gelangen. Seien die Bedingungen der sicheren Localdiagnose und der Erreichbarkeit erfüllt, und eine interne Medication erfolglos geblieben, dann könne man kein Bedenken gegen die an sich ungefährliche Trepanation und auch nicht gegen die directe Inangriffnahme der Gehirnes selbst haben. Selbstverständlich sei gewandteste chirurgische Technik und strengste Asepsis. Auch die Punction

des Seitenventrikels zu palliativer Herabsetzung des Hirndruckes
empfiehlt Wernicke schon. Da es sich ausserdem in dem
von Wernicke und Hahn 1882 veröffentlichten, mit der Diagnose „Idiopathischer Hirnabscess des Hinterhauptslappens" zur
Operation gebrachten Falle nach dem Sectionsprotokolle Friedländer's um einen vereiterten Tuberkel gehandelt hat, so sind
diese Autoren und vor allem Wernicke de facto auch die
ersten, denen die Operation eines auf Grund von reinen
Hirnsymptomen localisirten Tumors gelang. Aber freilich hat
es sich hier nicht um die bewusste und überlegte Operation
einer Hirngeschwulst gehandelt. Ein allerdings früher operirter
Fall Macewen's ist von diesem erst sechs Jahre später mitgetheilt worden, und er gehört auch deshalb nicht ganz an diese
Stelle, weil bei ihm, ähnlich wie in einem Falle Durante's,
was ich den Angaben Oppenheim's entnehme, der Hirntumor
sich nach aussen am Schädel bemerkbar machte und hier nur
von den Operationen die Rede sein soll, die rein auf Grund
von Hirnsymptomen diagnosticirt und operirt wurden. Die erste
Operation eines auf diese Weise bestimmt diagnosticirten und
localisirten occulten Hirntumors ist Bennet und Godlee gelungen
— leider aber verstarb ihr Patient an Sepsis. So waren es
erst die mehrfachen glücklichen Erfolge Victor
Horsley's, die dieser ebenso sehr seinen auf eigenen
Forschungen beruhenden sehr verfeinerten Kenntnissen von der Hirnlocalisation, wie seiner ausserordentlichen chirurgischen Technik verdankte, die
mit einem Male überall die grösste Begeisterung
für diese neuen ärztlichen Thaten hervorriefen,
ganz besonders als auch der Nestor der Neurologen
— Charcot — in jugendlichem Enthusiasmus Horsley
zu seinen Erfolgen beglückwünscht hatte. Nach
Horsley waren es zunächst englische und amerikanische
Autoren, die rasch hintereinander eine grössere Anzahl von
mit wechselndem Erfolge operirten Hirngeschwülsten mittheilten;
ich nenne hier neben Macewen und Horsley selbst die
Namen Keen, Weir und Seguin, Birdsall, später Allen
Starr, Bremer und Carson, Byron-Bramwell, Anandale, Nixon; alle kann ich sie nicht anführen. In Deutschland lenkte vor allem 1889 die ausgezeichnete Monographie
von Bergmanns' über die Hirnchirurgie die Blicke auf diese
neuen chirurgischen Maassnahmen, aber eine Folge von
v. Bergmann's grosser Zurückhaltung, speciell den Hirngeschwülsten gegenüber war es wohl, dass die deutschen Aerzte
den Engländern und Amerikanern nur zögernd folgten; so
Oppenheim und Köhler 1890; Erb und Hitzig-Bramann
1892, Bruns und Kredel 1893. Dann wurden aber auch
hier die Operationen häufiger — ich erinnere nur an die Mittheilungen von Czerny und v. Beck 1894, Bruns 1894 und
1895, Riegen 1894. In der allerletzten Zeit sind gerade in

Deutschland wieder mehrere Arbeiten erschienen, die in vorsichtiger
Weise auf die Häufigkeit und zum Theil Unvermeidbarkeit von
Misserfolgen bei der Chirurgie der Hirngeschwülste hinweisen
— ich nenne die Namen Hitzig und F. Schultze, und auch
der Autor hat mit seinen Misserfolgen nicht hinter dem Berge
gehalten. Die übrigen Nationen haben sich — vor Allem den Engländern und Amerikanern, aber auch den deutschen Autoren
gegenüber — nur in bescheidener Weise an dem Ausbau der Lehre
von der Chirurgie der Hirntumoren betheiligt — doch will ich
aus Frankreich Chipault, Péan, Poirer, aus Italien Scia-
manna, Albertoni und Brigatti, aus Holland Hermanides,
aus Schweden Bruzelius und Berg, aus Russland Rossolymo nennen, um zu zeigen, dass der Wettkampf auch auf
diesem Gebiete ein internationaler ist.

Schon im Anfange des Jahres 1893 konnte Allen Starr
eine Zusammenstellung von 87 Fällen operativ in Angriff ge-
nommener Hirntumoren machen: Chipault brachte im Jahre 1895
135 Fälle zusammen, die aber wohl nicht alle hierher gehören;
Oppenheim hat 1896 in der Litteratur 140 Fälle auffinden
können, und seitdem sind mir wieder etwa ein Dutzend neue
bekannt geworden. Manche, die in besonders schwer zugänglichen Zeitschriften, namentlich der englischen Colonien, publicirt
sind, sind auch wohl noch übersehen. Die Zahl ist also schon
gross genug, um aus ihr einige ziemlich stichhaltige Schlüsse
auf die Berechtigung der Operation der Hirntumoren im Allgemeinen und ihre Indicationen und Prognosen im Speciellen
zu ziehen. Man muss aber Oppenheim vollständig Recht
geben, und auch ich habe das schon früher betont, wenn er es
für unthunlich hält, aus einer Zusammenstellung aller dieser
Fälle und den Berichten über die Erfolge und Misserfolge bei
ihnen bindende Schlüsse in den oben erwähnten Richtungen zu
ziehen. Dazu sind die betreffenden Mittheilungen in ihrem
Werthe zu verschieden. Viele sind ausserordentlich kurz und
unbestimmt gehalten, andere sind viel zu früh nach der Operation
veröffentlicht. Auch wird natürlich das Resultat erheblich durch
den Umstand gefälscht, dass jedenfalls die günstig verlaufenen
Fälle alle, von den missglückten nur ein Theil veröffentlicht
sind. Zu welchen falschen Resultaten eine solche einfache Zusammenstellung einer grösseren Anzahl von Fällen der verschiedensten Autoren führt, zeigt für jeden einigermassen Sach-
verständigen die Zusammenstellung von Allen Starr. Von seinen
87 Fällen waren 23 solche, wo der Tumor nicht gefunden wurde,
3 solche, wo er gefunden, aber nicht entfernt wurde; 40, wo er
gefunden, entfernt wurde und der Patient genas, und 21, wo
er unter gleichen Umständen starb. Daraus rechnet Allen
Starr einen Procentsatz der Heilerfolge von 46 pCt. Nun weiss
Jeder, der die Frage der Chirurgie der Hirntumoren kennt und
Jeder, der sich praktisch mit ihr beschäftigt, hat es sozusagen
am eigenen Leibe erfahren, auf ein wie bescheidenes Maass die

nach den ersten glücklichen Erfolgen auf diesem Gebiete hoch
gesteigerten Hoffnungen heute schon herabgedrückt sind: ja,
man kann, wie Oppenheim sagt, die Fälle chirurgisch wirklich
geheilter Hirntumoren an den Fingern herzählen. Sieht man
sich die Tabelle Allen Starr's genauer an, so merkt man
denn auch zunächst einmal, dass von dem Worte „recovered"
in ihr doch ein recht weitgehender Gebrauch gemacht ist. In
vielen Fällen bedeutet es nur, dass der Patient nicht an der
Operation gestorben ist. Selbstverständlich sind in sehr vielen
Fällen die Localsymptome nicht geheilt, auch ist fast nirgends
gesagt, wie lange Heilung und Leben nach der Operation noch
bestanden haben, ob und wann Recidive eingetreten sind etc. etc.
Jedenfalls ist der Procentsatz der Heilerfolge, wie ihn Allen
Starr angiebt, um das Vielfache zu hoch gegriffen. Ich halte
es deshalb, ebenso wie Oppenheim, — will man bestimmte
Schlüsse für die Indicationen und Prognosen der chirurgischen
Behandlung der einzelnen Fälle von Hirntumoren, sowie allgemeine
Resultate über die Berechtigung dieser Operation im Allgemeinen
gewinnen —, für viel richtiger, die in der Litteratur bisher
mitgetheilten Operationsfälle mit Auswahl und Kritik zu verwerthen und, soweit es möglich ist, sich auch an seine eigenen,
jedenfalls unter einander gleichwerthigeren Erfahrungen zu
halten. Das soll im Folgenden geschehen.

Die erste Frage, die sich an dieser Stelle aufdrängt, ist
natürlich die: In welchen Fällen von Hirntumoren können wir
mit Recht zu einer Operation rathen, oder mit anderen Worten:
welche Umstände sind zu fordern, um einen speciellen Fall von
Hirntumor als zur operativen Entfernung geeignet ansehen zu
lassen? Sicher gehört dahin nur ein kleiner Theil aller Hirntumorfälle, und man kann in ihrer Auswahl, wie man v. Bergmann ohne weiteres zugeben muss, nicht streng genug sein.
Wird die Zahl der Misserfolge, die in der Natur der Sache selbst
begründet und die, wie wir sehen werden, zum Theil unvermeidlich sind, noch vermehrt durch ein kritikloses Vorgehen, so
wird das nur der Sache selbst zum Schaden gereichen. Zunächst
ist also zu fordern, dass in allen Fällen von Hirntumor, die man
zur Operation vorschlägt, die Allgemein- und Localdiagnose
denjenigen Grad von Sicherheit besitzt, der heute überhaupt zu
erreichen ist. Gewöhnlich ist ja die Allgemeindiagnose des
Tumors eine ziemlich leichte, wenn es auch, wie oben genau
angeführt, einzelne Krankheiten giebt, wie vor allem den Hydrocephalus, die diffuse Encephalitis oder Cerebritis, manche Fälle
von Urämie, bei denen eine sichere Unterscheidung vom Hirntumor nicht möglich ist. Aber da gerade in diesen Fällen meist
bestimmte Herdsymptome fehlen, so ist schon aus diesem Grunde
die Möglichkeit, bei ihnen irrthümlich zu operiren, eine seltene.
Mitgetheilt sind jedenfalls Fälle, wo auf Grund einer falschen
Allgemeindiagnose eine Operation gemacht wurde, nur in sehr
geringer Zahl, ich will vor allem den Fall Kraske's nennen,

bei dem sich nur eine Hyperostose des Schädels fand, und wo
der Irrthum ein sehr entschuldbarer war. Andere derartige
Fälle sind aber wohl nur nicht mitgetheilt. Auch eine
Localdiagnose ist bei genügend langer Beobachtung des
Falles, wenigstens nach meinen Erfahrungen, in der grossen
Mehrzahl der Fälle mit ziemlicher Sicherheit zu stellen, und es
wird diese Möglichkeit bei unserer immer noch zunehmenden
Erfahrung eine immer häufigere werden. Ich selbst konnte aus
meinen Fällen vor zwei Jahren noch herausrechnen, dass in ca.
30 pCt. der Fälle nur eine Allgemeindiagnose des Tumors möglich
sei, während sich bei Hinzurechnung der in den letzten zwei
Jahren beobachteten Fälle dieser Procentsatz bei mir auf 20 pCt.
vermindert hat, wobei ich aber zu bemerken nicht unterlassen
will, dass ich gerade in den letzten Jahren eine grosse Anzahl
von Fällen ziemlich reiner Jackson'scher Epilepsie gesehen
habe, bei denen die Localdiagnose sicherer war, als die Allgemeindiagnose auf Tumor. Freilich ist hier nochmals daran
zu erinnern, dass man die Fälle, in denen man eine Localdiagnose wagt, mit grosser Kritik aussuchen muss und sich nicht
scheuen soll, in unsicheren Fällen seine Unsicherheit auch zu
bekennen. Fälle mit falscher Localdiagnose sind natürlich häufig
operirt und auch bekannt gegeben. Häufig hat es sich darum
gehandelt, dass ein Tumor in der Nachbarschaft derjenigen Hirnstelle sass, wo er gesucht wurde, z. B. im Stirnlappen statt im
Centralhirn; von Interesse ist, dass zweimal (Hermanides und
Hitzig) ein im Kleinhirn gesuchter Tumor im Stirnhirn sass
und einmal ein ebenfalls im Cerebellum gesuchter Tumor in den
Vierhügeln (Guthrie und Turner) (s. o. specielle Symptomatologie). Dennoch kann man nach allen Auseinandersetzungen
wohl soviel sagen, dass in den meisten Fällen mit ausgesprochenen
Allgemein- und deutlichen Localsymptomen auch die Localdiagnose des Hirntumors eine sichere ist, nach meinen Erfahrungen in ca. 80 pCt., und auch die Statistik der Operationen
lässt diese ziemlich bedeutende Sicherheit in der Localdiagnose
erkennen, da sie zeigt, dass von allen, namentlich von den
dem Hirnschädel anliegenden Hirntheilen schon Tumoren nach
richtiger Diagnose entfernt sind.

Aber — mit der Sicherheit der Allgemein- und Localdiagnose ist für die Frage nach Möglichkeit und Effect einer
Operation beim Hirntumor zwar sehr viel, aber lange nicht alles
gethan. Vor allem fragt es sich natürlich: Ist der richtig, auch
in localer Beziehung diagnosticirte Tumor erstens überhaupt für
das Messer zu erreichen und wenn ja, sitzt er an einer Hirnstelle, wo seine Entfernung ohne unmittelbare Lebensgefahr
möglich ist? Leider müssen gerade aus diesen beiden Gründen
— der Unerreichbarkeit der Geschwulst oder der
directen Lebensgefahr seiner chirurgischen Inangriffnahme — eine grosse Anzahl von Geschwülsten als
für die Operation ungeeignet bezeichnet werden, deren locale

Diagnose meist ganz besonders sicher ist. Ohne Widerspruch dürfte man wohl die Tumoren in der Substanz des Pons und der Medulla oblongata, auch die der Vierhügel, dahin rechnen, ferner auch wohl die meisten Geschwülste der Basis. Zwar kann es einmal (Wernicke) möglich sein, z. B. von der Orbita aus einen Tumor der vorderen Schädelgrube zu exstirpiren, und ich weiss aus persönlicher Mittheilung, dass es Horsley auch gelungen ist, von der Schläfe aus an einen Tuberkel am Chiasma heranzukommen, — auch auf dem Wege F. Krauses bei der intracraniellen Operation der Trigeminusneuralgien kann man in die mittlere Schädelgrube gelangen, — dennoch glaube ich, sind diese Operationen so gewaltige und gefährliche, dass man besser davon absieht. Noch mehr gilt das — s. auch Wernicke — von den Geschwülsten der Basis der hinteren Schädelgrube, deren klinische Abgrenzung von primär im Hirnstamm oder Kleinhirn beginnenden Tumoren ausserdem oft unmöglich ist.

Etwas strittiger ist die Berechtigung zur Vornahme einer Operation bei Kleinhirntumoren. Nach Allen Starr's Zusammenstellung von 1893 war in dreizehn Fällen von Cerebellartumoren die Operation vorgenommen — hinterher sind etwa noch zwei oder drei Fälle veröffentlicht — aber von den dreizehn Fällen Allen Starr's gelang es nur in einem, den Tumor zu entfernen und das Leben zu erhalten, während der Patient blind und taub blieb, was er auch vor der Operation war. Die meisten dieser Fälle sind direct an der Operation gestorben. Allen Starr hebt in seiner Arbeit über Chirurgie der Hirntumoren 1893 schon bestimmt die Gründe für die Gefährlichkeit gerade der Kleinhirntumoren-Operation hervor. Hauptsächlich liegen sie in der Gefahr der Blutung aus den vielen in Betracht kommenden Sinus und aus den dicken Muskelmassen des Hinterkopfes — aus ersterem Grunde kann man auch die Schädelöffnung nur sehr klein machen; ferner muss bei der Lage des Patienten im Bette nach der Operation nothwendig Hirnprolaps eintreten. Dazu kommt, dass die Diagnose eines Kleinhirntumors zwar eine sichere sein kann, aber speciell die Diagnose der erkrankten Hemisphäre nur dann, wenn deutliche Nachbarschaftssymptome von Seiten des Hirnstammes vorhanden sind — dann aber kann man nie wissen, ob der Kleinhirntumor diese Theile nur comprimirt oder in sie hineingewuchert ist — in welch letzterem Falle er natürlich inoperabel wäre. Alles in allem möchte ich deshalb, wie auch Oppenheim, von der Operation der Kleinhirntumoren abrathen.

Als günstige Orte, im rein chirurgischen Sinne, für die Operation einer Hirngeschwulst bleiben also, da, um das nur kurz zu erwähnen, für die Geschwülste des Centrum semiovale, der Centralganglien und des Balkens Unsicherheit der Localdiagnose und Unzugänglichkeit zusammentrifft, die oberen und seitlichen der Schädelkapsel anliegenden Theile der Rinde des Grosshirnes und ihre subcorticalen Markmassen übrig. Bei einem grossen Theile dieser Gebiete besonders in der rechten Hemisphäre — so

vor allem des rechten Schläfen- und Scheitellappens — ist eine
sichere Localdiagnose aber nicht möglich — sie fallen also dadurch
wieder weg. Mit einiger Wahrscheinlichkeit kann man die Tumoren
der Stirnlappen, mit ziemlicher Sicherheit die des linken Occipitallappens diagnosticiren. Aber die letzteren vor allen Dingen nur
dann, wenn sie tief im Marke sitzen und deshalb Alexie zur Hemianopsie fügen: und ausserdem haben sowohl Stirn- wie Hinterhauptslappen grosse mediane und basale Flächen, an die nicht an-
zukommen ist, und deren Tumoren sich kaum in ihren Symptomen
von denen anderer Theile dieser Lappen unterscheiden. Auch
ist bei Operation am Hinterhaupt, wie ich es selber geschen,
die Gefahr des Hirnprolapses sehr in Betracht zu ziehen.
Sehr gut zugänglich ist das ganze Sprachgebiet an
der Convexität der linken Hemisphäre, — während die
übrigen Theile, z. B. der Schläfenlappen, zum Theil wieder an
der Basis liegen — und vor allem auch das Gebiet der
Centralwindungen, das zwar einen kleinen Antheil an der
Falx cerebri hat, in den man aber von oben leicht gelangen
kann. Nach ihrer Zugänglichkeit für das Messer des Chirurgen
würden also die einzelnen Theile des Grosshirnes und speciell
ihrer Rinde in nachstehender Reihenfolge stehen: 1. Centralwindungen, 2. Sprachgebiete, 3. Stirnlappen, 4. Ocipitallappen,
5. Schläfenlappen. Man sieht — und das ist praktisch
natürlich von erheblicher Wichtigkeit — dass das
dieselbe Reihenfolge ist. mit der ich oben die einzelnen Grosshirntheile nach der Prägnanz und
Sicherheit ihrer Herdsymptome geordnet habe —
mit anderen Worten: die Geschwülste derjenigen
Hirntheile, die die früheste und sicherste Localdiagnose gestatten, sind auch einer Operation am
leichtesten zugänglich. Für die in Bezug zur Sprachregion stehenden Hirntheile und auch für den Ocipitallappen
gilt das allerdings nur für die linke Seite; am schärfsten tritt
es für die Tumoren der Centralwindungen hervor. die also auch
vom chirurgischen Standpunkte die günstigsten aller Hirngeschwülste sind. Leider wird dieser günstige Umstand dadurch oft wieder getrübt, dass bei den Tumoren dieser Gegend,
wenn sie noch klein sind und deshalb am günstigsten für die
Operation liegen, die Symptome zwar schon eine sichere All-
gemein- und Localdiagnose gestatten können, dass aber hier bei
dem häufigen Fehlen der quälenden Allgemeinsymptome, wenn
die Localsymptome, speciell die Krämpfe, nicht allzu andauernd
sind, die Patienten häufig so wenig leiden, dass sie sich nicht
zu einer Operation entschliessen können und so die günstigsten
Chancen versäumen.

Es ist sicher nicht ohne Interesse, wenn man sich eine
Vorstellung davon machen kann. wie viele — in Procenten ausgedrückt — sicher local zu diagnosticirende Fälle von Hirntumoren an chirurgisch zugänglichen Hirnparthieen sitzen. Ich
will da zuerst meine eigenen Erfahrungen anführen. Ich habe

in 61 von 76 Fällen, in denen ich überhaupt die Diagnose Hirntumor gestellt habe, ohne [später eines Irrthums überführt zu werden, eine Localdiagnose gewagt — dazu kommen noch 2 Fälle von Cysticerkus im 4. Ventrikel, bei deren einem ich überhaupt nicht, bei deren anderem ich nur sehr unsicher an Tumor gedacht habe. Von den 61 Fällen fallen 8 weg, bei denen zwar bei der langen Dauer ein Tumor wahrscheinlich war, aber nicht sicher, da nur Jackson'sche Epilepsie bestand, dann nooh 2, bei denen ich jetzt nach dem ganzen Verlaufe die Diagnose Hydrocephalus stellen möchte. Es bleiben also 51. Davon kommen auf die Basis cranii 12, auf das Kleinhirn 13, auf den Pons 4, auf die Vierhügel 2, im ganzen 31 — also etwa 60 pCt. wegen ihres Sitzes inoperabeler Fälle, wobei die beiden Cysticerken im 4. Ventrikel noch nicht mitgerechnet sind. Von den übrig bleibenden 20 localdiagnosticirten und erreichbaren Fällen treffen 10 auf die Centralwindungen, 2 auf die Schläfen-, 3 auf die Occipital- und 5 auf die Stirnlappen. Nehme ich nur diejenigen Fälle mit bestimmt gestellter Localdiagnose, bei denen Autopsie oder Operation diese Diagnose sicher stellte — es sind im Ganzen 24 — so sassen 4 davon im Kleinhirn, 3 im Pons, 1 an der Basis, 1 in den Vierhügeln — im Ganzen also 9 an operativ nicht angreifbaren Stellen, wogegen 15, also hier etwa 66 pCt., zu den chirurgisch günstigen in dieser Beziehung gehörten. Für diese letzte Berechnung ist aber zu bemerken, dass natürlich vor allem die Fälle, bei denen sich die Localdiagnose des Tumors an einer chirurgisch angreifbaren Stelle machen liess, und die deshalb zur Operation kamen, eine autoptische Verificirung der Diagnose gestatteten. Der hier gefundene Procentsatz von 66% chirurgisch günstig gelagerter Fälle unter denen, die eine sichere Localdiagnose gestatteten, ist deshalb jedenfalls zu gross: eher wird der aus der Gesammtmasse meiner Fälle berechnete Procentsatz von 40 pCt. solcher günstigen Fälle für die eine Localdiagnose gestattenden Tumoren richtig sein. Die letztere Zahl stimmt auch sehr genau mit den Zahlen, die Allen Starr aus 600 Fällen — 300 Erwachsenen und 300 Kindern — allerdings ohne Rücksicht auf die vorher gestellte oder nicht gestellte Localdiagnose herausrechnet. Unter diesen 600 Fällen sassen 244, also ebenfalls 40 pCt., an chirurgisch erreichbaren Stellen. Grosse Unterschiede bestehen bei Allen Starr zwischen den Tabellen der Kinder und der Erwachsenen — bei den ersteren überwiegen ja, wie wir gesehen, die Geschwülste der hinteren Schädelgrube an Zahl und damit die operativ ungünstigen Fälle, und so kann man bei ihnen allein aus Allen Starr's Tabelle nur etwa 20 pCt., dafür aber bei den Erwachsenen etwa 60 pCt. operativ erreichbarer Fälle herausrechnen. Alles in allem kann man also sagen, etwa 60 pCt. der Hirntumorfälle mit sicherer Localdiagnose fallen für eine chirurgische Behandlung deshalb fort, weil sie operativ nicht zu erreichen sind; da nun von den Gesammtfällen nur etwa 80 pCt., im günstigsten Falle, eine Localdiagnose gestatten, so bleiben von 100 Tumoren im Ganzen nur etwa 32 über, bei denen eine sichere Allgemein- und Localdiagnose möglich ist, und nach der letzteren der Tumor an chirurgisch angreifbarer Stelle sitzt.

Auch mit der sicheren Diagnose eines Tumors an zugänglicher Stelle sind, wenn wir zu einer Operation rathen sollen, noch nicht alle Erwägungen abgeschlossen, die wir vor derselben anzustellen haben. Zunächst ist auch auf das Allgemeinbefinden des Kranken Rücksicht zu nehmen. Befindet sich der Patient in Extremis, besteht tiefe Benommenheit und schwere Störung der Athmungs- und Herzthätigkeit, oder beim Tuberkel z. B. Meningitis resp. allgemeine Miliartuberkulose, so wird man, wenn der Fall auch sonst noch so günstig liegt, wohl von einer Operation abrathen. Es wird immer unser Bestreben sein müssen, die Fälle von Hirntumor möglichst früh, ohne schwere Allgemeinsymptome zur Operation zu bringen, und das höchste Ziel, das wir erreichen könnten, würde das sein, garnicht auf die Allgemeinsymptome, die ja zum Theil direct eine Gefährdung des Lebens bedingen, zu warten, sondern allein auf die localdiagnostischen Momente hin zu operiren. Allein — auch abgesehen von den Fällen, wo die allgemeinen Symptome den Herdsymptomen vorangehen und die die Mehrzahl bilden — wird die Erreichung dieses Zieles wohl immer ein Ideal bleiben. Denn die Diagnose Tumor ist eben erst dann sicher, wenn wenigstens einige der Allgemeinsymptome — am besten auch die Stauungspapille — vorhanden sind. Allein kann dafür die langsame Entwicklung und die Progressivität des Leidens, wie das Kapitel Differentialdiagnose lehrt, nicht ausreichen. Nur von den Centralwindungstumoren wissen wir, dass bei ihnen, während die drastischen Localsymptome schon vorhanden sind, die Allgemeinerscheinungen noch lange fehlen können, und wir sind, besonders wenn diese Localsymptome — vor Allem die Krämpfe — von besonderer und quälender Häufigkeit sind, berechtigt, hier auch ohne Allgemeinsymptome die Operation anzurathen, die dann natürlich, wenn ein Tumor vorhanden ist, wie der erste Fall Horsley's, ein Fall Pels und einer der meinigen lehren, sehr günstige Chancen hat, so dass auch hier wieder die besonders günstige Stellung der Centralwindungstumoren hervortritt. Aber freilich wundern darf man sich nicht, wenn man bei solchen Diagnosen auch einmal bei der Operation nichts findet, und man müsste diese Möglichkeit den Angehörigen wohl vorher auseinandersetzen. Noch eher würde man eine solche Operation anrathen, wenn auch die Fälle einfacher umschriebener Epilepsie günstige Operationsresultate gäben. Man hat vielfach versucht, in solchen Fällen electrisch das Centrum, von dem der Krampf ausging, aufzusuchen und dann zu exstirpiren. Aber es war a priori anzunehmen, dass diese Operationen eigentlich nur Schaden stiften konnten, und die Erfahrung hat diese aprioristische Annahme nur bestätigt.

Eine zweite Frage, die vor einer Operation erwogen werden muss, ist die: Handelt es sich etwa um eine luëtische Geschwulst? Sind aus der Anamnese oder aus dem übrigen Befunde einigermaassen Anhaltspunkte für diese Annahme vorhanden, so wird wohl Niemand eine chirurgische Behandlung vorschlagen, ehe nicht eine gründliche antiluëtische Kur — die am besten aus einer energischen Schmierkur und nachheriger Jodkalibehandlung besteht — vorgenommen ist. Ist das Glück günstig, so wird in vielen dieser Fälle Heilung eintreten. Aber wir wissen ja aus vielfältiger Erfahrung, dass in vielen Fällen, bei denen dennoch Syphilis besteht, weder die Untersuchung, noch, mit oder ohne Schuld des Patienten, die Anamnese bestimmte Anhaltspunkte dafür ergiebt. In praxi wird also die Sache so liegen, dass wir wegen dieser Unsicherheit in den meisten Fällen von Hirntumor vor der Operation eine energische antisyphilitische Kur vornehmen müssen, und da Jodkali glücklicherweise auch in vielen Fällen nicht syphilitischer Tumoren, wenigstens vorübergehend, den Zustand bessert, können wir dieses wenigstens anwenden und werden durch genaue Beobachtung während der Zeit dieser Behandlung unsere Diagnose in jeder Richtung ausbauen und befestigen können. Hilft die antisyphilitische Cur, die wir natürlich auch nicht zu lang, etwa über sechs Wochen, ausdehnen sollen, nichts, dann ist es Zeit, an die Operation zu gehen. Nur wenn aus der Anamnese und der Person des Patienten mit Sicherheit sich eine überstandene Luës ausschliessen lässt — und solche Fälle giebt es doch auch noch — halte man sich, wenn im Uebrigen der Fall für eine Operation günstig liegt, nicht mit einer internen Therapie auf, sondern rathe gleich zur Operation. Erwähnen will ich noch, dass Horsley der Ansicht ist, dass auch Gummata, speciell der Rinde, oft der antisyphilitischen Therapie trotzen oder nach derselben schwielige Narben zurücklassen, bei denen die Tumorsymptome bestehen bleiben; da muss dann natürlich auch operirt werden.

Schliesslich kommt die Frage, was ist bei metastatischen Tumoren zu rathen? Handelt es sich um Carcinome oder Melanosarkome, die fast immer multipel sind und auch noch an anderen Körperstellen sitzen, dann lasse man den Patienten ruhig sterben. Metastatische sonstige Sarkome sind im Hirn selten; ist aber das primäre Sarkom entfernt, und ist das secundäre im Gehirn an chirurgisch günstiger Stelle zu diagnosticiren, so würde ich seine Operation anrathen. Entwickeln sich zugleich im Gehirn und an anderen Stellen Sarkome, so würde ich, auch in günstig gelagerten Fällen in Bezug auf den Hirntumor, die Operation dieses Tumors nur vorschlagen, wenn ich auch die Tumoren an den anderen Körperstellen entfernen kann. Geht das nicht, dann halte ich auch die Hirnoperation für unnütz, und ich habe z. B. den richtig diagnosticirten und günstig gelagerten Tumor der

Figur 3 nicht zur Operation vorgeschlagen, weil hier ein nicht operirbares Sarkom fest verwachsen mit den grossen Gefässen an der rechten Halsseite lag.

Wir wären also nun so weit, einen Fall vor uns zu haben, bei dem die Allgemein- und Localdiagnose Hirntumor sicher ist, bei dem nach dieser Localdiagnose die Geschwulst an einer operativ gut zugänglichen Stelle liegt, wo das Allgemeinbefinden ein gutes ist, und wo Lues entweder ausgeschlossen ist oder aber, wo bei wirklich vorhandener Lues eine energische antisyphilitische Kur ohne Erfolg geblieben ist. Wir werden dann mit gutem Grunde zur Operation rathen, müssen aber nicht glauben, dass wir dann über jeden Berg hinaus sind und dem Patienten nun auch einen erheblichen und dauernden Erfolg von der Operation versprechen können. Denn die Operation selber kann uns noch eine grosse Anzahl von unangenehmen, jeden Erfolg verhindernden Ueberraschungen bieten, die wir vorher, auch nur zu vermuthen, nicht im Stande waren, und die bei ihrer relativen Häufigkeit es gerade sind, die die Zahl der wirklich vollständigen Heilerfolge bei der Operation der Hirntumoren auf eine sehr geringe herabdrücken und fast jeder dieser Operationen sozusagen den Charakter einer Explorativoperation aufdrücken, den ja aber auch manche andere nicht ungefährliche Operationen, z. B. die Laparotomien, nur zu oft haben, die darum doch nicht unterlassen werden. Diese unangenehmen Ueberraschungen hängen zum grossen Theile von Umständen ab, die wir oben bei der Diagnose (Sechstes Capitel), genau erörtert haben und die, wie wir gesehen haben, unserer Diagnose vor der Trepanation nur in sehr geringem Maasse zugänglich sind — also von der Art des Tumors, seiner Grösse, seinem corticalen oder subcorticalen Sitze, seiner etwaigen Multiplicität. Was die Art des Tumors anbetrifft, so sind wir ja nur in wenigen Fällen im Stande, vor der Operation etwas Bestimmtes darüber anzusagen und namentlich die Unterscheidung der wichtigsten und häufigsten Geschwulstformen, die eines Gliomes von einem Sarkome, wird nur sehr selten gelingen. Practisch wäre sie von sehr grosser Bedeutung für die Prognose, da wir beim Sarkom, das lose und scharf abgegrenzt im Gehirne sitzt, unter günstigen Umständen volle Heilung nach totaler Entfernung erwarten können, bei dem das Gehirn infiltrirenden Gliom, das scharfe Grenzen nicht bietet, aber nicht. Jedenfalls wird uns also häufig erst die Eröffnung des Schädels zeigen, dass nicht, wie wir gehofft hatten, eine radicale Entfernung der Geschwulst möglich ist, sondern, dass wir im günstigsten Falle, wenn es sich um ein Gliom handelt, möglichst viel von demselben entfernen können; in denjenigen Fällen von Gliom allerdings, wo überhaupt ein Tumor nicht zu sehen ist und wo die diffuse gliomatose Durchwucherung eines Hirntheiles zu einer scheinbaren Hypertrophie desselben geführt hat, ist auch das nicht einmal möglich, wie ich es selber bei einem diffusen Stirnhirngliom erlebte. Eine Contraindication gegen eine Operation überhaupt würde aber auch die Möglichkeit der klinischen Erkenntniss der Gliomnatur einer Geschwulst nicht geben. da. wie die Beobachtungen von Oppenheim-Köhler und Erb lehren, jedenfalls bedeutende und lange anhaltende Besserungen durch partielle Exstirpationen solcher Gliome zu erreichen sind. Ebensowenig brauchen wir, um das hier noch einmal zu sagen, Tuberkelheerde, selbst wenn wir sie in ihrer Art diagnosticiren. deshalb immer von einer operativen Behandlung auszuschliessen. weil sie so oft multipel sind und häufig bei ihnen auch Tuberculose anderer Organe besteht; denn die Casuistik lehrt uns, dass gerade auch in einigen Fällen von Solitärtuberkeln, die ja recht häufig in der Rinde sitzen, dauernde Erfolge erzielt sind. Ebenso sind eine ganze Anzahl gummöser Wucherungen und syphilitischer Narben des Gehirns mit Erfolg extirpirt, wenn die interne antisyphilitische Therapie ohne Erfolg gewesen war. Dass wir metastatische bösartige Tumoren von der Operation ausschliessen werden. habe ich oben schon gesagt.

Eine sehr unangenehme Ueberraschung ist es auch, wenn die Operation oder in manchen Fällen auch erst die Section zeigt, dass ein Tumor, den wir in der Rinde vermutheten, im Marke liegt und unter Umständen so tief im Marke, dass wir ihn bei der Operation garnicht finden. Das ist vor allen Dingen bei den sehr ausgedehnten Stirn- und Hinterhauptslappen möglich, die auch eine grosse basale Fläche haben, an die nicht heranzukommen ist: machen subcorticale Tumoren der Centralwindungen deutliche convulsivische Erscheinungen. so pflegt der Tumor meist nicht weit von der Rinde zu sitzen und kann dann an seiner Resistenz durch Palpation erkannt werden. Immerhin werden, wie ich unten noch ausführen werde. bei dem subcorticalen Sitze die chirurgischen Gefahren sehr viel grösser.

Auch sehr grosse Tumoren sind manchmal nicht zu exstirpiren, namentlich wenn sie zugleich subcortical sitzen — wenigstens wird das wohl für den von mir zur Operation gebrachten, mehrfach erwähnten Tuberkel gelten. der sich tief im Marke vom r. Stirnhirn continuirlich bis in die Medulla oblongata erstreckte. Ebenso bekamen wir von einem genau diagnosticirten und bei der Trepanation gefundenen extracerebralen Sarkome über dem linken Schläfenlappen nur kleine Theile heraus. weil der Tumor sich auch weit an die Basis des Schläfenlappens erstreckte. Da die Grösse eines Tumors sich vor der Trepanation nur selten einigermassen berechnen lässt, so ist es immerhin erfreulich. dass, wie der Fall Hitzig-Bramann lehrt, doch auch sehr grosse Geschwülste sich manchmal mit dauerndem Heilerfolge exstirpiren lassen.

Ein letzter, den Erfolg der Operation manchmal vereitelnder Umstand klärt sich meist erst bei der Section auf — die etwaige

Multiplicität der Geschwülste. Er tritt besonders unangenehm hervor in den Fällen von multiplem unilocularen Echinokokkus, Geschwülste, die bei isolirtem Vorkommen und bei richtiger Localdiagnose ja sehr günstige Operationsverhältnisse bieten würden. Zu alledem kommen nun noch die Gefahren der Operation selbst. Ich und viele Andere haben dieselben jedenfalls früher unterschätzt — die weitere Erfahrung hat uns hier zu unserm Leidwesen eines Besseren belehrt, und gerade die letzten Mittheilungen über die chirurgischen Misserfolge von Hitzig und besonders von Schultze heben diesen Punkt stark hervor. Oppenheim glaubt, dass ein Viertel bis die Hälfte aller Tumoroperirten an der Operation sterben. Von der Sepsis sehe ich ab — sie hat manchmal früh, manchmal erst spät auch die günstigsten Operationsresultate vernichtet. Vor allem bedenklich sind die oft bedeutenden Blutungen und die Shokwirkung der Operation selbst. Die Blutung ist meist schon aus der Schädelhaut und aus der Diploe eine ganz enorme; sie wird bedenklich, wenn auch die Geschwulst sehr blutreich ist und ganz besonders, wenn man in die Hirnmasse selbst eindringen muss. Hier ist sie auch schwer zu stillen. Der Shok der Operation kann direkt zum Tode führen, und ich kann mich des Eindruckes nicht erwehren, dass das Hämmern am Schädel, das oft sehr lange dauert, in dieser Beziehung von schwerer Bedeutung ist. Die Chirurgie wird ja diese beiden Gefahren allmählich vermeiden lernen. Namentlich würde es wichtig sein, eine geeignete Kreissäge zu erfinden, die rasch und ohne Erschütterung eine genügend grosse Schädelöffnung herzustellen im Stande wäre. Zur Vermeidung eines allzu grossen Shokes und auch Blutverlustes schlägt Horsley vor, die Operation in zwei Abschnitten zu machen, im ersten nur die Schädelöffnung, im zweiten nach voller Erholung des Patienten die Exstirpation der Geschwulst. Das ist für viele Fälle jedenfalls ein sehr beherzigenswerther Vorschlag. Ich will mich im Uebrigen nicht weiter auf diese rein chirurgischen Fragen einlassen, die meinem Verständnisse ferner liegen, muss aber doch noch einige Gefahren der Operation erwähnen, die zwar nicht das Leben bedrohen, aber doch statt der erhofften Besserung des Hirnleidens sogar eine Verschlimmerung desselben herbeiführen können. So kann ein eintretender Hirnprolaps an sich bedenklich sein und durch die Compression des herausgedrängten Hirntheiles zu neuen Störungen, wie in einem meiner Fälle z. B. zu Alexie und Paraphasie, führen. So brauchen beim Gliome seinem Baue nach und bei Erhaltung von reichlicher leitender Nervensubstanz in der Geschwulst die Localsymptome vor der Operation noch mässig zu sein, erst das Manipuliren in der Geschwulstmasse bei der Operation kann dann wesentliche Störungen herbeiführen. Auch die Erweichung der umgebenden Hirnsubstanz kann nach der Operation rasch fortschreiten und so rasches Zunehmen der Ausfallssymptome bedingen.

Eines muss ich hier noch erwähnen, was zwar eigentlich selbstverständlich ist, aber oft genug übersehen wird und was natürlich für die Prognose der Hirntumor-Operation von erheblichster Bedeutung ist. Gelingt es, einen Tumor zu entfernen, so gehen vor allen Dingen die quälenden Allgemeinerscheinungen zurück; ist aber z. B. aus der Stauungspapille schon eine Sehnervenatrophie geworden, so bleibt die Erblindung auch nach der gelungensten Operation. Sehr schwierig ist es, die Wirkung der Operation auf die Localsymptome vorher zu bestimmen; sind diese nur Folgen einer Compression, so können sie sich noch vollständig wieder ausgleichen; beruhen sie auf Erweichung oder sonstiger Zerstörung der Hirnsubstanz, dann sind sie unheilbar. Da aber die anatomische Ursache dieser Symptome sich klinisch meist nicht mit aller Bestimmtheit eruiren lässt, so sei man mit der Prognose in dieser Beziehung immer vorsichtig. Haben Herdsymptome schon lange bestanden, so bleiben sie meist auch nach der erfolgreichsten Operation, und man mache den Angehörigen also in dieser Beziehung nicht zu viel Hoffnung. Natürlich kann man bei kleinen Tumoren in dieser Hinsicht mehr Gutes erwarten, als bei sehr grossen.

Man sieht, der Misserfolge, der mehr oder weniger vermeidbaren und der unvermeidlichen Irrthümer und Unglücksfälle sind bei der Chirurgie der Hirntumoren ausserordentlich viele. Ich selber habe bisher sieben Fälle von Hirntumor mit bestimmter Allgemein- und Localdiagnose zur Operation gebracht, habe aber, trotzdem in jedem Falle die allgemeine und die Localdiagnose richtig war, und ich nur Fälle mit Sitz des Tumors in erreichbaren Theilen des Grosshirnes ausgewählt habe, bisher nur sehr wenig Glück gehabt. Eine Heilung habe ich in keinem dieser Fälle erreicht. Bei vier derselben lag das in den Umständen des Tumors, seiner Art und seines Sitzes, begründet. So war gleich der erste Fall, bei dem ich einen Tumor des linken Occipitallappens diagnosticirt hatte, ein Gliom, das tief im Marke dieses Hirntheiles lag, bei der Operation nicht gefunden wurde und auch nicht rein zu exstirpiren gewesen wäre. Bei einem anderen Falle, bei dem ich einen Tuberkel im rechten Stirn- und Centralhirn diagnosticirt hatte, sass dieser ebenfalls tief im Marke und war ausserdem so gross, dass er sich vom Stirnhirn continuirlich bis zur Medulla oblongata erstreckte; in einem dritten Falle von Sarkom der zweiten und dritten Schläfenwindung links trafen wir auf den extracerebral liegenden Tumor, glaubten ihn aber nicht ganz exstirpiren zu können, da er sich weit an die Basis der mittleren Schädelgrube erstreckte; der vierte Fall war eine gliomatöse Hypertrophie des rechten Stirnlappens, bei der ein deutlich umschriebener Tumor überhaupt nicht vorhanden war. Bei den drei übrigen waren die Misserfolge chirurgischer Natur; es handelte sich jedesmal um Centralwindungstumoren: zwei lagen in der Rinde, ein cavernöses Angiom in linken Fusscentrum dicht an der Mittellinie, ein

Sarkom im linken Armcentrum; ein dritter, ebenfalls ein Sarkom, lag über der Rinde des Armcentrums und über dem Stirnhirn rechts. Die Exstirpation gelang hier jedesmal und war nur im dritten Falle nicht ganz vollständig. Der erste Fall starb an eitriger Meningitis; die beiden anderen an enormem Blutverlust und Shok der Operation. Diese drei letzten Geschwülste wären also mit dauerndem Erfolge zu exstirpiren gewesen. Sehe ich mir nachträglich die acht noch übrigen meiner Fälle, bei denen ich eine genaue Localdiagnose an chirurgisch zugänglicher Stelle gemacht habe und bei denen ich mich später meistens durch die Autopsie über die Art und Wirkung der Geschwulst auf ihre Umgebung genau orientiren konnte, mit Rücksicht auf die Frage der Möglichkeit ihrer radicalen Operirbarkeit an, so ergiebt sich Folgendes: In zwei dieser Fälle wäre ein dauernder Erfolg zu erreichen gewesen. nämlich erstens bei einem umschriebenen Hämatom der Dura mater des Stirnbeines, das ich vor der operativen Aera. wenigstens in Deutschland, beobachtete: und zweitens in einem Falle von Stirnhirntumor, bei dem ein operativer Erfolg sogar de facto erreicht ist, aber nicht von mir, sondern von Hitzig-Bramann. die ihn nach mir beobachteten und operirten. In einem dritten Falle von genau diagnosticirtem und gut abgegrenztem Sarkom im linken Stirnhirn war der Tumor wohl zu gross und auch der Patient schon zu sehr heruntergekommen. In einem vierten, den Figur 3 darstellt, wäre der Hirntumor sehr gut zu operiren gewesen, aber nicht der gleichzeitig vorhandene Tumor um die grossen Gefässe der rechten Halsseite. Schliesslich wäre es immerhin denkbar, dass wir in dem oben erwähnten Falle von extracerebralem Tumor am linken Schläfenlappen die Operation etwas zu früh aufgegeben haben, aber nicht sehr wahrscheinlich, dass wir den ganzen Tumor hätten exstirpiren können. Bei den noch übrigen drei Fällen handelte es sich um diffuse oder tief im Marke sitzende Geschwülste; ein Gliom im rechten Stirnhirn; ein Sarkom im rechten Schläfenlappen; ein Gumma (Figur 6) im linken Occipitallappen. Wir haben also bei im Ganzen 15 Fällen von genau localdiagnosticirtem Tumor mit erreichbarem Sitze fünf, bei denen die Möglichkeit radicaler Operationserfolge vorhanden war, wobei ich aber noch gar keine Rücksicht auf die chirurgischen Gefahren genommen habe, die in fast der Hälfte meiner operirten Fälle alle Erfolge wieder illusorisch machten. Also selbst in diesen 15 in jeder Beziehung ausgesucht günstigen Fällen und bei günstigsten äusseren Umständen hätten wir einen dauernden Erfolg nur bei jedem dritten Tumor erreichen können. Das macht, da von 100 Tumorfällen nur etwa 32 bei gleichzeitig sicherer Localdiagnose an angreifbarer Stelle sitzen, für die Gesammtmasse der Hirngeschwülste etwa 10 bis 11 pCt. in jeder Beziehung für die Operation günstige Fälle. Und ich glaube, auch dieser Procentsatz ist noch zu hoch. Oppenheim hält nach gleichen Erwägungen wie ich unter 23 von ihm beobachteten und autoptisch untersuchten Fällen nur einen für operabel, also circa 4 pCt. Hale White hat 100 Fälle anatomisch untersucht und glaubt, dass neun davon zu exstirpiren gewesen wären, aber v. Bergmann bestreitet in sieben von diesen Fällen die Operationsmöglichkeit. Seydel hält von 100 Fällen zwei für operabel. Hale White und Seydel haben nur anatomisches Material untersucht und sich auf den Befund der Section gestützt und sind nicht auf die Frage eingegangen, ob in diesen Fällen nicht bei frühzeitiger Diagnose häufiger ein günstiges Resultat zu erreichen gewesen wäre. v. Beck hat mit dem von ihm gesammelten Materiale solche Erwägungen angestellt. Er kommt zu dem Resultate, dass 15 pCt. aller Fälle günstig für die Operation liegen; ich halte diese Zahl, wie gesagt, für zu hoch und möchte meinen, dass die richtige Zahl vielleicht in der Mitte zwischen denen von Seydel und v. Beck liegt, — dass also etwa 8 pCt. aller Fälle der Hirngeschwülste erstens eine genaue Allgemein- und Localdiagnose gestatteten, dass sie nach letzterer Diagnose zugleich an chirurgisch erreichbarer Stelle sitzen und dann schliesslich auch bei der Operation keine Befunde ergeben, die eine radikale Entfernung unmöglich machen. Abziehen müsste man von dieser Zahl dann noch die Misserfolge, die auf chirurgische Unglücksfälle kämen und würde dann etwa auf die 4 pCt. Oppenheims kommen. Man kann daraus schon ersehen, dass die Zahl der wirklich erfolgreich operirten Hirntumorfälle nur eine kleine sein kann. In der That vertheilen sich diese Fälle auf etwa 20 Autoren, von denen einige allerdings mehrere gute Erfolge zu verzeichnen gehabt haben, und diese Zahl wird noch sehr viel kleiner, wenn wir nur auf die Fälle Rücksicht nehmen, wo der Erfolg von Dauer war. Die weitaus meisten aller mit Glück operirten Hirntumoren waren solche der Centralwindungen. In den meisten Fällen sind natürlich Localsymptome des Tumors oder auch ein- resp doppplseitige Erblindung bestehen geblieben. Von Interesse ist es auch noch, dass gerade in der ersten Zeit dieser Operationen die günstigeren Fälle relativ häufig waren, während in der letzten Zeit viel von Misserfolgen berichtet wird, die jedenfalls nicht immer Folge zu raschen oder kritiklosen Operirens waren.

Ueberblicken wir noch einmal alle die oben hervorgehobenen Schwierigkeiten, die sich einer glücklichen und erfolgreichen Operation eines Hirntumors in den Weg stellen und deren Kenntniss wir zum Theil erst den Erfahrungen der letzten Jahre verdanken — ich habe sie jedenfalls nicht zu gering dargestellt —, so werden wir es wohl begreiflich finden, dass die anfängliche, auf die ersten glücklichen Erfolge sich stützende Begeisterung für diese Dinge sich allmählich wesentlich abgekühlt hat und einer kühlen Erwägung des Pro und Contra in jedem einzelnen

Falle gewichen ist. Das ist natürlich auch der einzig richtige Standpunkt. Aber trotz aller Abkühlung durch die hervorgehobenen Schwierigkeiten und Misserfolge wird man die Frage, ob sich denn die Chirurgie der Hirntumoren überhaupt vom Standpunkte unserer Wissenschaft vertheidigen und halten lassen könne, mit einem entschiedenen „Ja" beantworten. Ich wenigstens glaube, dass wir die chirurgische Behandlung dieser Geschwülste nicht eher wieder aufgeben werden, als bis wir jede Geschwulst durch innerliche Mittel werden heilen können — und das wird wohl noch gute Wege haben. Für diese Ansicht habe ich zwei Gründe: Der erste liegt in der Natur des Leidens. — Der echte Hirntumor ist ein Leiden, das ohne Operation so gut wie stets und zwar meist unter furchtbaren, kaum von anderen Krankheiten erreichten Leiden zum tödtlichen Ende führt. Die schlimmsten Symptome des Leidens — speciell der Kopfschmerz und das Erbrechen — sind oft auch mit Anwendung der grössten zulässigen Dosen von Narcoticis kaum zu lindern. Das Leiden ist ausserdem kein kurzes — selbst bei raschem Verlaufe dauert es doch mehrere Monate — kann sich aber, wenn auch dann wohl in wechselnder Intensität, über mehrere Jahre hinziehen. Selbst wenn wir bei einer solchen Krankheit — auch unter Anwendung nicht ungefährlicher operativer Massnahmen — nur in 1 pCt. aller Fälle Heilung von Dauer erzielen könnten, so hätten wir doch diesen einen Fall sicherem Tode und qualvollen Leiden entrissen. Ein Procentsatz von 4 pCt. oder sogar 8 pCt. solcher Erfolge ist, wenn wir die Sache so betrachten, doch schon ein recht erfreuliches Resultat. Es gilt in der Folgezeit vor allem, die chirurgischen Gefahren möglichst zu mindern — und das wird sich vielleicht am ersten erreichen lassen. In zweiter Linie müssen wir suchen, genauere klinische Anhaltspunkte für die Art des Tumors, seinen cortiealen oder subcorticalen Sitz zu erlangen, damit wir vor der Operation die Prognose einigermassen abgrenzen können — das wird schwieriger sein, — aber Anfänge sind ja auch hier gemacht.

Der zweite Grund, weshalb ich trotz aller Gefahren der Operation und alle unvorherzusehenden Misserfolge dennoch mich für berechtigt halte, in den allen Anforderungen entsprechenden Fällen zu einer Operation zu rathen, ist gewonnen aus den Erfahrungen an den schon ziemlich zahlreichen Fällen, bei denen durch die Trepanation die Entfernung der Geschwulst überhaupt nicht oder nur zum kleinen Theile gelang. (Beobachtungen von Bruns, Horsley, Bramwell, Anandale, zusammengefasst bei Taylor.) Diese Erfahrungen haben uns nämlich gelehrt, dass in solchen Fällen die Herdsymptome immer dieselben bleiben; dass aber die Allgemeinsymptome — und diese sind ja für den Kranken ganz besonders quälend — nach breiter Eröffnung des Schädels meist rasch zurückgehen. Wie mit einem Zauberschlage hellt sich das Bewusstsein auf; der Kopfschmerz schwindet, ebenso das Erbrechen und auch die Stauungspapille geht rasch zurück. Von allerhöchster Bedeutung ist, dass man auf diese Weise auch den Uebergang der Stauungspapille in Atrophie des Sehnerven, also die Erblindung verhindern kann. Die Besserung war in vielen Fällen eine ganz bedeutende; ich habe es in zwei Fällen erlebt, dass die vorher zwischen Leben und Sterben schwebenden Kranken doch wieder — in einem Falle sogar weite — Spaziergänge machen konnten. Natürlich kann die Besserung nicht von Dauer sein: bei weiterem Wachsthum der Geschwulst muss natürlich allmählig doch wieder Benommenheit eintreten, und der schliessliche Tod ist selbstverständlich unvermeidlich. Immerhin hat die Besserung doch in meinem ersten Falle, bei dem wir ein tief im Marke des Hinterhauptslappens sitzendes Gliom nicht entfernen konnten, mehrere Monate gedauert und in einem zweiten einige Wochen. Es ist auch hervorzuheben, dass es wenigstens zu schweren Kopfschmerzen in manchen der operirten Fälle garnicht wieder kommt, sodass die Kranken also die volle Schwere ihres Leidens nicht wieder empfinden, sondern einfach im Koma zu Grunde gehen.

Die Besserung und theilweise Heilung der Allgemeinsymptome des Tumor cerebri nach einfacher Eröffnung des Schädels ohne Entfernung der Geschwulst wird natürlich dadurch bedingt, dass durch diese Eröffnung der Druck im Inneren des Schädels vermindert wird, und das Eintreten dieser Besserung. speciell der Rückgang der Stauungspapille in diesen Fällen, ist ja umgekehrt wieder ein schöner Beweis für die eigentliche Grundursache dieser Allgemeinsymptome, wie wir es oben schon hervorgehoben haben. Die Abnahme des Druckes ist ohne weiteres zu erklären, wenn bei der Operation wenigstens Theile des Tumors entfernt werden; auch kann der Tumor, wie ich es gesehen habe, direct aus der Trepanationsöffnung herauswachsen und auf diese Weise und dadurch, dass er die Lymphbahnen im Schädel freimacht, die Entlastung herbeiführen; in den meisten Fällen und allein in ausgiebiger Weise erfolgt aber die Entlastung durch Ausströmen des Liquor cerebrospinalis aus der Trepanationsöffnung, und dieser Ausfluss ist deshalb immer anzustreben. Er tritt nicht immer ein oder wenigstens nicht immer gleich: in meinem ersten Falle war der Verband von Anfang an immer von Liquor durchtränkt, in einem zweiten, bisher nicht erwähnten, wo wir ohne Localdiagnose operirten und nur die Herabsetzung des Hirndruckes erreichen wollten, liess der Ausfluss solange auf sich warten, dass unterdess die Stauungspapille in Sehnervenatrophie mit Erblindung überging; dann trat er reichlich ein, vielleicht war hier die Trepanationsöffnung zu klein. Woran diese Differenzen liegen, ist nicht immer erklärlich: in dem schon erwähnten dritten Falle, wo der Tumor selbst die Trepanationsöffnung verlegte und den Abfluss des Liquor nach Aussen verhinderte, liegt die Sache natürlich klar. Das lehren uns jedenfalls diese Fälle — und diese

Lehre ist eine erfreuliche — dass wir auch in den sehr häufigen Fällen, wo wir erst bei der Operation sehen, dass eine radicale Entfernung der Hirngeschwulst nicht möglich ist, mit der Trepanation selber nicht nur dem Kranken nichts zu schaden brauchen, sondern ihm damit einen wesentlichen, lange andauernden Nutzen verschaffen können, der besonders dann bedeutend wird, wenn wir den Eintritt der Erblindung verhüten. Dadurch muss uns natürlich der Entschluss, zu einer Operation zu rathen, sehr erleichtert werden, der sonst bei der Seltenheit der definitiven Erfolge ein sehr schwerer sein würde.

Alle diese Erwägungen geben uns also — auch bei strictester Rücksichtsnahme auf alle zu erwartenden Fehlschläge — das bestimmte Recht, bei local diagnosticirtem Tumoren an chirurgisch günstiger Stelle — am besten verhalten sich hier die Tumoren der motorischen Centren und der Sprachregionen — dem Patienten und seinen Angehörigen zu einer Operation des Tumors zu rathen; besonders erleichtert wird uns dieser Entschluss durch die nicht selten beobachtete erhebliche Besserung nach einfacher Trepanation ohne Entfernung des Tumors. Ich sage mit Absicht nur: „zu rathen". In der ersten Begeisterung nach den schönen Erfolgen, speciell Horsley's, habe auch ich die Patienten mit Aufbietung aller meiner Beredsamkeit und ärztlichen Autorität zur Operation zu drängen gesucht — das habe ich längst aufgegeben. Ich setze jetzt den Angehörigen des Patienten die Chancen einer Hirntumor-Operation mit absoluter Ehrlichkeit auseinander und lasse sie dann selbst entscheiden. Nur selten kann man dem Kranken selbst mit diesen Auseinandersetzungen kommen — meist würde das ja auch eine Grausamkeit sein — thunlich und nothwendig ist das nur in den Fällen, speciell von Geschwülsten der Centralwindungen, wo Allgemeinsymptome noch ganz oder fast ganz fehlen. Meine Auseinandersetzungen sind dann die folgenden: „Der Kranke leidet an einer Hirngeschwulst. Ich habe den Versuch gemacht, das Leiden durch innerliche Mittel zu heilen — der Versuch ist misslungen. Jetzt ist nur noch eine Operation möglich; ohne diese ist der Kranke so gut wie sicher verloren, und seine Leiden werden voraussichtlich noch sehr schwere sein, wie sie es auch bisher schon waren. Die Diagnose ist in diesem Falle sicher — auch die Diagnose des Ortes, an dem die Geschwulst sitzt — dieser Ort ist ein für die Vornahme der Operation günstiger. Wir können hoffen, dass wir die Geschwulst erreichen und ganz entfernen werden. Im günstigsten Falle ist also eine dauernde Rettung des Patienten möglich. Auch in diesem Falle kann ich aber nicht sagen, wie weit die Besserung, speciell der vorhandenen Lähmungen und Sinnesstörungen gehen wird — ein Theil derselben wird wohl sicher bestehen bleiben. Vor allem kann ich aber vor der Operation nicht bestimmt voraussagen, ob wir, wenn wir die Geschwulst antreffen, sie entfernen können, sie kann zu gross sein, zu tief im Marke liegen oder überhaupt keine scharfen Grenzen haben; im günstigsten Falle bekommen wir dann nur Theile der Geschwulst heraus und sie kann später wieder weiter wachsen, oder wir müssen sie überhaupt ganz an ihrem Orte lassen. Unter diesen Umständen werden wir natürlich am schliesslichen tödtlichen Ausgange des Leidens nichts ändern können. Aber auch unter diesen ungünstigen Umständen ist wenigstens zu erwarten, dass die quälendsten Symptome des Leidens — der Kopfschmerz, das Erbrechen, die Benommenheit schwinden werden; und vor allem ist die Gefahr des Blindwerdens, die dem Kranken ohne eine Operation immer droht, dann ziemlich ausgeschlossen. Die Operation ist eine gefährliche — es ist möglich, dass sie das Leben direct oder an Complicationen vernichtet; auch kann sie selbst noch zur Vermehrung der Hirnsymptome beitragen. Doch haben viele Patienten den Eingriff gut überstanden. Im günstigsten Falle kann also die Operation dauernde Heilung bringen, im ungünstigsten direct den Tod herbeiführen; im dazwischen liegenden Falle werden wenigstens die schlimmsten Symptome des Leidens verschwinden. Nun entscheiden Sie selbst." Nach meinen Erfahrungen werden bei der Schwere des Leidens nach einigem Zögern die Patienten und die Angehörigen sich immer zur Operation entschliessen: am seltensten leider grade in den Fällen, wo die Chancen die günstigsten wären — bei kleinen Tumoren der Centralwindungen — wo, wenn Krämpfe nicht zu häufig sind, beim Fehlen der Allgemeinsymptome, die Schwere des Leidens dem Patienten noch nicht zum Bewusstsein gekommen ist.

Ich habe oben im Beginne dieser Auseinandersetzungen über die Chirurgie der Hirntumoren schon hervorgehoben, dass wir, wenn wir die ganze gute Sache nicht in Misskredit bringen wollen, gut thun werden, nur bei solchen Hirngeschwülsten eine Operation anzurathen, wo Local- und Allgemeinsymptome sicher, der Sitz ein erreichbarer ist; mit anderen Worten: nur bei solchen, wo wir wenigstens die Aussicht und die Absicht haben können, eine radicale Entfernung des Tumors zu erlangen. Nun haben wir aber die praktisch äusserst wichtige Erfahrung gemacht, dass wir einen wesentlichen Theil, und gerade der quälendsten Symptome des Tumors auch beseitigen können, wenn die Trepanation ihr Hauptziel, die Entfernung der Geschwulst, auch garnicht erreicht, sondern nur durch Eröffnung des Schädels zur Herabsetzung des allgemeinen Hirndruckes führt. Wir haben gesehen, dass wir auf diese Weise dem Kranken für Monate eine sehr wesentliche Erleichterung seines Leidens bringen können, und dass unter Umständen bis zu dem, dann ja unvermeidlichen Tode wenigstens die Kopfschmerzen nicht wieder eintreten. Sollen wir nun diese Möglichkeit der erheblichen Linderung des Leidens denjenigen Kranken definitiv versagen, bei denen wir auch nach längerer Beobachtung eine Localdiagnose nicht stellen können oder wo der localdiagnosticirte Tumor chirurgisch unerreichbar ist? Ich glaube, wir sind dazu nicht berechtigt. Ich würde also in solchen Fällen, spec. in den ersteren, mit einem Operationsvorschlage möglichst lange warten, besonders da immer noch Symptome eintreten könnten, die eine Localdiagnose ermöglichten; — werden aber die Qualen des Kranken zu gross, so würde ich den Angehörigen auch hier eine Trepanation anrathen, ihnen aber natürlich genau auseinandersetzen, dass es sich hier nur um eine Linderung der Leiden des Kranken handeln kann, nicht um eine Besserung des Uebels selbst. Namentlich ist man zu diesem Rathe in den Fällen berechtigt, wo der Kranke selbst, der vielleicht von solchen Operationen gehört hat, zur Vornahme derselben drängt. Die Erfahrung Vieler, so Horsley's, Macewen's, Hermanides' und Byron-Bramwell's, die alle warm für diese sogenannte Palliativoperation eintreten, und auch meine eigenen haben mich jedenfalls gelehrt, dass man durch eine solche einfache Trepanation die Leiden des Kranken erheblich lindern und sich seinen und der Angehörigen Dank verdienen kann. Hier müssen alle Rücksichten auf das Renommée der betreffenden Methoden schweigen, salus aegrotorum suprema lex. Ja, es giebt einen Umstand, der uns nicht nur die Berechtigung, sondern geradezu die Pflicht, zu dieser Palliativoperation auch bei vollständig fehlender Localdiagnose zu rathen, auferlegt; das ist, wenn bei vorhandener Stauungspapille Abnahme der Sehschärfe eintritt und also die Gefahr der Erblindung naherückt. Ich habe oben besonders hervorgehoben, dass auch diese Erblindung durch die einfache Trepanation verhütet werden kann. Wer es, wie ich, erlebt hat, wie schwer die Tumorkranken, denen ja manchmal noch ein langes Leben beschieden ist, gerade durch die Complication mit Erblindung betroffen werden, wird alles wagen wollen, um diese zu verhüten, umsomehr als ja sogar Fälle bekannt sind, wo nach eingetretener Erblindung spontan alle übrigen Erscheinungen des Hirntumors zurückgetreten sind und der Patient, abgesehen von seiner Erblindung, gesund wurde. In diesen Fällen hätte also eine Trepanation zur rechten Zeit meist auch die Erblindung verhüten und die volle Gesundheit des Kranken herbeiführen können. Die Gefahr der Erblindung rückt immer nahe, wenn bei Stauungspapille die Sehschärfe abnimmt; bedenklich ist auch immer, wenn fettige Degenerationsflecke der Retina eintreten. Dann soll man mit der Operation nicht zögern. Nur eine Einschränkung ist hier nöthig; wenn nämlich Stauungspapille und Sehschwäche dadurch entstehen, dass der Tumor direct die basalen Sehbahnen ergriffen hat, dann kann natürlich eine Herabsetzung des Hirndruckes die fortschreitende Erblindung nicht verhüten; meist ist das aber, besonders an Einengungen des Gesichtsfeldes zu erkennen, und ich habe in einem solchen Falle direct von der Operation abgerathen.

Es ist noch Einiges über die specielle Methode dieser Palliativ-Trepanation zu sagen. Sie soll durch Entlastung des allgemeinen Hirndruckes wirken, und zwar in den meisten Fällen dadurch, dass sie direct ein Abfliessen der Hirnflüssigkeit nach Aussen bewirkt. Es darf deshalb die Trepanationsöffnung nicht zu klein sein, und die Dura muss mit eröffnet werden. Hat man einen, auch noch so unbestimmten Anhaltspunkt für die Local-diagnose der Geschwulst, so wähle man die Trepanationsöffnung so, dass man vielleicht das Glück hat auf den Tumor zu treffen, auch kann dieser dann später noch in die Schädellücke hinein-wachsen. Hat man gar keine Anhaltspunkte, so wähle man in-differente Hirnparthieen, also am besten bei Rechtshändern die rechte Scheitelgegend. Ich selbst habe in einem solchen Falle leider einmal über der linken Scheitelgegend die Trepanation angerathen; die Folge war, dass der eingetretene Hirnprolaps bei der Patientin eine Alexie und optische Aphasie hervorrief. Auch hier stelle man übrigens die Operation nicht als ganz un-gefährlich hin und mache die Verwandten darauf aufmerksam, dass wenn der gewünschte Erfolg des Abfliessens von Hirnwasser auftritt, der Kranke nach der Operation dauernd ein, sorgfältiger Behandlung und manchmal des mehr als einmal täglichen Ver-bindens bedürftiger Siecher bleiben wird. Das fällt natürlich namentlich für arme Kranke ins Gewicht, bei ihnen wird nach der Operation ein dauernder Krankenhausaufenthalt nöthig sein.

Tritt der Abfluss von Hirnflüssigkeit aus der Schädellücke in einem solchen Falle nicht ein und vermindert sich auch auf dem Wege durch die vorhandenen Lymphbahnen die Hirnflüssig-keit nach Eröffnung des Schädels nicht — bleiben also die All-gemeinerscheinungen des Tumors in alter Schwere bestehen — so empfiehlt es sich, besonders nach Wernicke und Sahli, den Seitenventrikel zu punktiren. Meist wird nach dieser Massnahme dann der Liquor dauernd abfliessen oder man muss die Punction wiederholen. Auch die Quinke'sche Lumbal-Punction wäre in einem solchen Falle zu versuchen. Diese ist auch dann am Platze, wenn in einem Falle von Tumor — sei es mit oder ohne Localdiagnose — die Vornahme der Trepanation verweigert wird. Man kann den Hirndruck — wenn auch nur vorübergehend — mit ihr herabsetzen, und sogar ein Zurückgehen der Stauungs-papille ist in solchen Fällen beobachtet. Immerhin wird diese Methode meist nur wenig erreichen, vor allen Dingen muss, damit sie wirksam ist, die Communication zwischen Schädel- und Rückenmarkshöhle frei sein. In dem Falle von Figur 8 wollten wir zur Herabsetzung des Hirndruckes die Quinke'sche Punction machen, das Kind aber starb vor derselben; die Section zeigte, dass der Tumor das Foramen occipitale vollkommen verbarrikadirt hatte, die Punction hätte hier also gar nichts nützen können.

Ebenso wenig hat sie de facto in einigen Fällen genützt, die
Oppenheim anführt; in vier Fällen von Lumbalpunction bei
Hirntumoren, die Lichtheim und Fürbringer mittheilen, ist
der Tod unmittelbar nach der Lumbalpunction eingetreten. Die
Quinke'sche Punction ist an sich aber im Uebrigen wohl eine
gefahrlose Methode und sie ist leicht auszuführen. Von ihrer
Technik will ich nur anführen, dass man nach Quinke die
Nadel zwischen dritten und vierten Lumbalbogen, etwas (1 cm)
seitlich von der Mittellinie und mit der Richtung nach dieser
einstechen soll. Die Höhe soll ungefähr dem unteren Drittel
des dritten Lumbaldornes entsprechen. Andere stechen lieber
direkt in der Mittellinie ein. Die Nadel muss lang sein —
mindestens 8 cm — und fest, auch ihr Lumen nicht zu eng.
Die Punction kann im Liegen oder im Sitzen vorgenommen
werden. Man lässt soviel Liquor heraus, als von selbst abfliesst
— aspiriren darf man nicht. Bei Hirntumoren soll manchmal der
Eiweissgehalt der Hirnflüssigkeit, der in der Norm 0,2—0,5 p. M.
zeigt, auf 2,17 p. M. steigen (Rieken, Quinke citirt bei Goldscheider.)

Bei den echten Hirntumoren, so habe ich oben gesagt, ist
die chirurgische Therapie die einzige, bei deren Anwendung
auf eine radicale Heilung zu rechnen ist. Ich brauchte
diese Einschränkung, weil bei zwei Formen von Hirngeschwülsten,
die freilich nicht zu den echten Neubildungen gehören, dem
Gumma und dem Aneurysma, unter glücklichen Umständen
diese radicale Heilung auch durch eine interne Therapie erreicht
werden kann. Ueber die Behandlung der gummösen Hirngeschwülste brauche ich hier wohl nichts Besonderes zu sagen;
nur will ich noch einmal erwähnen, dass gerade die neueren
Autoren doch auch bei der Hirnsyphilis dem Hg einen erheblichen Vorzug vor dem Jodkali einräumen. Man leite also zuerst
eine energische Schmierkur ein, 4,0 bis 5,0 graue Salbe täglich,
und setze die Einreibungen mindestens fünf bis sechs Wochen
fort. Hinterher lasse man längere Zeit — ich habe das durch
Jahre, mit Pausen von ein bis zwei Monaten nach ebenso langem
Gebrauche, ausgeführt — Jodkali nehmen, in der Dosis 5,0 bis
10,0 : 200, dreimal täglich ein Esslöffel. Natürlich können
auch Badekuren in Aachen, Wiesbaden, Nenndorf etc. von
Nutzen sein.

Auch bei den Aneurysmen scheint der lange fortgesetzte
Gebrauch von Jodkali, etwa in denselben Dosen wie oben beim
Gumma angegeben, manchmal zur Heilung zu führen. Ich selber
habe wenigstens in einem Falle, wo die klinische Diagnose
Aneurysma der Carotis interna an der Basis, soweit möglich,
sicher war, — das Leiden war nach schwerem Trauma entstanden;
es bestanden allgemeine Tumorerscheinungen, speciell auch
Stauungspapille und häufige apoplectiforme Anfälle, vor Allem
nach Pressen auf dem Stuhl; schliesslich ein arterielles Geräusch,

das auch die Patientin selbst hörte — nach mehrmonatlichem Gebrauche von Jodkali alle bedrohlichen Erscheinungen auf die Dauer schwinden sehen, während allerdings das Geräusch bestehen blieb. Bei Aneurysmen nach Lues kann man natürlich auch Hg verordnen.

Aber auch für die eigentlichen Neubildungen, speciell für die Sarkome ist die im Eingang dieses Abschnittes erwähnte Bemerkung in der Schärfe, wie sie gegeben, nicht ganz richtig. Das ist natürlich von grosser Bedeutung, denn wenn die chirurgische Therapie auch bei weitem die wichtigste ist, so kommen doch, wie wir gesehen, 70 pCt. aller Tumoren für sie überhaupt nicht in Betracht, weil sie entweder eine Localdiagnose nicht erlauben oder an chirurgisch unangreifbarer Stelle sitzen. Und von den übrigen 30 pCt. fallen ²⁄₃, wenn sie die Operation überstehen, wieder in die Domaine des inneren Arztes, da erst die Operation zeigt, dass wenigstens eine radicale chirurgische Behandlung bei ihnen nicht möglich ist. Wir haben hier zunächst die allerdings sehr seltenen, im fünften Kapitel genau erwähnten Fälle von Spontanheilung hervorzuheben, die nach einer Bemerkung Horsley's nach Trepanationen ohne Entfernung der Geschwulst deshalb noch leichter eintreten müssten, weil nach diesem Autor Hirntumoren nach Eröffnung des Schädels zu regressiver Metamorphose neigen sollen. Ich kann allerdings nach dem, was ich, wenigstens in einem Falle von Rückenmarkstumor, nach der Resection der Wirbelsäule gesehen habe, nicht glauben, dass Horsley mit dieser Angabe Recht hat. Weit wichtiger ist, dass, zugegeben seltene, aber sichere Beobachtungen bewiesen haben, dass eine energische Jodkali-Therapie, auch bei nicht syphilitischen, speciell wohl bei sarkomatösen Tumoren eine volle Heilung herbeiführen kann. Den ersten Nachweis dafür verdanken wir wieder Wernicke. Er hat in einem Falle, dessen ganze Symptome mit Bestimmtheit einen Tumor des Pons diagnosticiren liessen, — nach unsern heutigen Erfahrungen käme nur noch die Encephalitis diffusa pontis differentielldiagnostisch in Betracht —, durch energische Verordnung von Jodkali volle Heilung erreicht. Einen ähnlichen glücklichen Verlauf der Jodkalitherapie in einem Falle, der seinen Symptomen nach ein Tumor der Centralwindungen war, hat Oppenheim erlebt. Ich selber bin so glücklich nicht gewesen, doch habe auch ich in mehreren Fällen nach Anwendung von Jodkali eine erhebliche Besserung, namentlich ein Schwinden der Allgemeinsymptome, erlebt, das aber meist nur einige Wochen anhielt. Nur in dem Falle von Tumor am Chiasma, den Figur 8 darstellt, trat nach Jodkaligebrauch ein sofortiges Zurückgehen der vorher schweren Kopfschmerzen, des Erbrechens und der Benommenheit ein und hielt mehrere Monate an. Wäre die Patientin nicht blind gewesen, so hätte man sie in dieser Zeit gesund nennen müssen, und man kann sich wohl mit Oppenheim, dem ich die Patientin verdanke, fragen, ob nicht eine früher einsetzende Jodmedication auch die Erblindung, die durch Zerstörung des Chiasma eintrat, hätte hintanhalten können. Später traten allerdings schwerste Allgemeinsymptome wieder auf, o h n e sich durch Jodkali beeinflussen zu lassen, und schliesslich ist die Patientin natürlich zu Grunde gegangen. Jedenfalls lehren diese Erfahrungen, dass man in keinem Falle von Hirntumor eine solche energische Jodmedication versäumen soll, vor allem natürlich nicht bei den inoperablen, und man wird sich, wie oben schon erwähnt, um so leichter dazu verstehen, als man ja in sehr vielen Fällen auch die syphilitische Natur der Geschwulst klinisch nicht sicher ausschliessen kann. Erreicht man auch nichts Definitives, sondern nur eine vorübergehende Verminderung der schlimmsten Erscheinungen, so ist damit allein schon für den Kranken viel gewonnen; da meist auch nur die Allgemein-, nicht die Localsymptome zurückgehen, so kann man ausserdem diese Zeit benutzen, um zum Zwecke einer späteren Operation die Localdiagnose möglichst zu sichern. W e r n i c k e räth zu sehr energischen Jodkalidosen, er hat in dem geheilten Falle 800 g verbraucht und will Tagesdosen von 8 bis 12 g bei Erwachsenen, 4 bis 6 g im Kindesalter verordnen. Ich würde nicht gleich zu so' grossen Dosen übergehen: ich habe zunächst Tagesdosen von 1,5 bis 2 g verordnet und bin später — aber nie annähernd so hoch wie W e r n i c k e angiebt, — gestiegen. Man soll das Jodkali stark verdünnen und am besten in Milch oder Selterswasser geben.

W e r n i c k e empfiehlt Jodkali angelegentlich auch bei Tuberkeln, O p p e n h e i m glaubt, dass es besonders bei cystischen Geschwülsten wirke. Wahrscheinlich wirkt es primär zunächst auf den Hydrocephalus. Bei Tuberkeln soll man nach G o w e r s vor allem auch Leberthran, Eisen, Landluft verordnen. Bei Nichtwirkung des Jods wollen manche Autoren von Arsen gute Erfolge gehabt haben, bei meinen Patienten hat die Solutio arsenicalis Fowleri nie etwas genützt.

I m m e r h i n s i n d , w i e g e s a g t, d i e g ü n s t i g e n E r f o l g e d e r i n t e r n e n T h e r a p i e b e i m H i r n t u m o r a u s s e r o r d e n t - l i c h s e l t e n e, in den meisten Fällen von nicht operabler Hirngeschwulst muss man jede Hoffnung auf eine Heilung aufgeben, und selbst die symptomatische Behandlung, die auf eine Linderung der Leiden des Kranken abzielt und die dann allein noch bleibt, ist eine sehr schwierige Sache. Vor allem kommt die Linderung der Kopfschmerzen in Betracht, die oft nach dem Ausdrucke von G o w e r s das Leben der armen Kranken zu einem beständigen Todeskampfe machen. Zu erwähnen sind hier die sogenannten Revulsivmittel, über die ich selbst allerdings Erfahrungen nicht besitze, die aber von O p p e n h e i m, der sie in der Charité anwendete und auch von so erfahrener Seite, wie E r l e n m e y e r, empfohlen werden; also Blutegel, Vesicantien, das Ferrum candens, Fontanellen und nach O p p e n - heim's Rath vor allem das Haarseil. Dazu kommen Ableitungen auf den Darm — für weichen und reichlichen Stuhlgang muss immer gesorgt werden, da Pressen auf dem Stuhl

die Schmerzen vermehrt und Aneurysmen sogar zum Platzen
bringen kann; ferner heisse oder kalte Fuss- oder Handbäder,
von deren Wirksamkeit ich selbst mich einige Male überzeugte.
Sehr lindernd wirkt in vielen Fällen das Auflegen einer Eis-
blase auf den Kopf. In einem Falle, wo der Kopfschmerz,
wie oft, Morgens nach dem Schlaf am heftigsten auftrat, konnte
ich das Eintreten desselben durch Hochlagerung des Kopfes
wenigstens hinausschieben; am ersten ist das wohl bei Tumoren der hinteren Schädelgrube zu erwarten. In den meisten
Fällen kommt man aber ohne Narcotica nicht aus, und man
scheue sich in solchen Fällen nicht vor grossen subcutanen
Morphiumgaben. Selbst diese helfen nicht immer, und in
solchen Fällen kann man dann auch ohne Localdiagnose mit
gutem Gewissen die Trepanation vorschlagen. Für die Nacht
ist es gut, das Morphium mit Schlafmitteln, am besten mit
Chloralhydrat oder Trional zu verbinden, denn der Schlaf ist
oft sehr erheblich gestört.

Das Erbrechen ist meist nicht einmal zu lindern, Morphium
kann es sogar hervorrufen. Schlucken von Eis oder Eislimonade
wirkt etwas mildernd, aber selten ausgiebig. Da bei manchen
Kranken jede Bewegung des Kopfes eine Würgebewegung hervorruft, ist diese ängstlich zu vermeiden, wofür meist schon der
Kranke selbst sorgt. Manche Kranke glauben — ähnlich wie
Migränekranke — nach dem Erbrechen Erleichterung der Kopfschmerzen zu finden; sie stecken den Finger in den Hals, um
es herbeizuführen.

Convulsionen bekämpfe man zuerst mit Brom, das aber
oft bei organisch bedingten Krämpfen nichts nützt; dann ver-
suche man Chloral mit Morphium. Bei sehr anhaltenden
Krämpfen muss man auch chloroformiren; doch habe ich, bei
Epileptikern wenigstens, öfter gesehen, dass die Narcose Krämpfe
hervorrief. Bei local beginnenden Krämpfen, besonders bei
solchen, die in der Hand beginnen, ist sehr oft das alte Mittel
von Wirksamkeit, das Glied central von den Krämpfen abzu-
schnüren, also bei Beginn in der Hand am Handgelenke. Dann
soll der Krampf sich auf das primär krampfende Gebiet beschränken. Bei einem meiner Patienten mit Beginn des Krampfes
in der rechten Hand muss, wenn sie zugegen ist, die Frau fest
das Handgelenk umspannen; ist der Patient allein, so setzt er
sich in Kniebeuge und spannt spontan alle seine Körpermuskeln
stark an. Dann sollen die Krämpfe, die sonst manchmal allgemein werden, nicht weitergehen. Manche Kranke tragen auch
beständig ein einschnürendes Gummiband an der in Betracht
kommenden Stelle, spec. des Unterarmes.

Zur Diätetik der Tumorkranken lässt sich noch Folgendes
sagen. Vor Allem sind Congestionen zum Kopfe zu vermeiden,
also zu reichliche, verstopfende und blähende Nahrung und
jeder Alkoholgenuss. Da auch körperliche und geistige
Arbeiten Kopfcongestionen herbeiführen, sind, wenn sie über-

haupt noch möglich, auch diese zu verbieten; von körperlichen besonders solche, bei denen der Patient sich bücken muss oder sich in sehr heissen Räumen befindet. Auch das Fahren ist zu verbieten, weil es durch Erschütterungen Kopfschmerzen und Erbrechen hervorrufen kann; sehr quälend wirkt auch ein etwa vorhandener Husten. Im Uebrigen erlaube man dem unheilbaren Patienten natürlich alles, was man erlauben kann; den Genuss einer Cigarre bei Männern zu verbieten, halte ich z. B. für unnöthig. Bei quälendem Durst wird Eislimonade am liebsten genommen.

Anhang.

Craniocerebrale Topographie und electrische Exploration der motorischen Centren.

Um einen in einer bestimmten Hirnparthie diagnosticirten Tumor chirurgisch entfernen zu können, müssen wir wissen, wo wir zu diesem Zwecke den Schädel zu öffnen haben, mit anderen Worten: welchen Schädeltheilen die einzelnen Theile der Hirnoberfläche anliegen. Die craniocerebrale Topographie giebt uns über diese Verhältnisse Auskunft, indem sie, von gewissen, leicht zu erkennenden Orientirungspunkten am Schädel aus, Linienconstructionen ausführt und auf diese Weise die am Schädeldach anliegenden Hirntheile auf die Oberfläche des Schädels projicirt. Ich will deshalb hier noch mit einigen Worten auf einige dieser Methoden eingehen; denn wenn die Anwendung derselben, als nothwendig bei der direkten Vorbereitung zur Operation, auch mehr in das Gebiet des Chirurgen fällt, so können einige Kenntnisse in dieser Beziehung doch auch für die Diagnose manchmal von Wichtigkeit sein. Ich will z. B. nur einmal den Fall setzen, dass wir irgend welche auf eine bestimmte Hirnpartie zurückzuführenden Symptome vor uns haben und eine umschriebene percutorische Empfindlichkeit. Die Localdiagnose wird dann eine sehr sichere werden, wenn nach den Lehren der craniocerebralen Topographie die percutorische Empfindlichkeit über einer Hirnstelle sitzt, bei deren Läsion nach unsern hirnphysiologischen Kenntnissen die vorhandenen Symptome auftreten können.

Meine Bemerkungen sollen aber nur sehr kurze sein, nur das Nothwendigste bringen und vor Allem nur Methoden, die ich selber erprobt habe. Eine minutiöse Genauigkeit ist bei den individuellen Verschiedenheiten überhaupt nicht zu erreichen und bei Tumoren auch deshalb nicht nöthig, weil wir uns bei der Localdiagnose hier immer einen gewissen Spielraum lassen müssen und die Schädelöffnung möglichst gross machen sollen. Die beistehende Figur 13, die ich Chipault entnehme, zeigt zunächst die verschiedenen Orientirungspunkte am Schädel. In Betracht kommen vorn am Schädel die Tubera frontalia, die Glabella, der Nasalpunkt, der in der tiefsten Stelle zwischen

Stirn und Nasenbein liegt; hinten am Schädel nur die
Protuberantia occipitalis externa, die man Inion nennt; an
der Seitenfläche sind wichtig: der Jochbogen — Arcus
zygomaticus — der Meatus auditorius externus, der Winkel

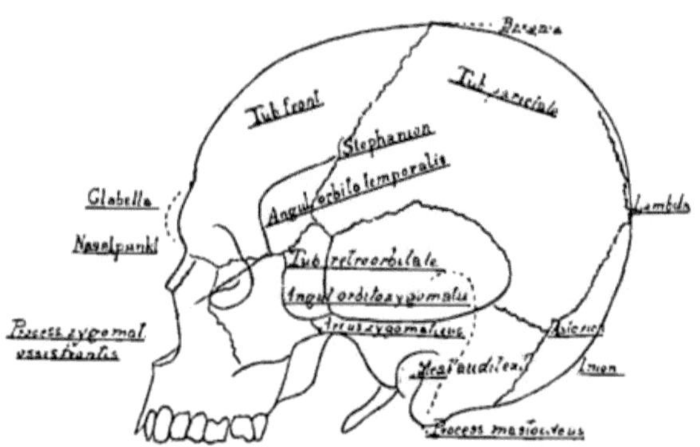

Fig. 13. Anhaltspunkte am Schädel zum Zwecke der craniocerebralen
Topographie. Genaueres im Text. (Nach Chipault, etwas verändert.)

den der Arcus zygomaticus mit dem äusseren Rande der Orbita
macht, der hier vom Processus temporalis des Os zygomaticum
gebildet wird. Angulus orbito zygomaticus; der Winkel,
mit dem das oberste Ende des äusseren Augenhöhlenrandes in
die untere Schläfenlinie übergeht, Angulus orbitotemporalis,
und ein kleiner, immer deutlich zu fühlender Vorsprung an der
Grenze zwischen verticalem und schrägem Antheil des äusseren
Augenhöhlenrandes, Tuberculum retroorbitale; dazu noch
der Processus mastoideus, der Processus zygomaticus des Stirnbeines und die Tubera parietalia. Nicht immer deutlich zu fühlen
sind die Nähte des Schädels: man bezeichnet die Vereinigung
des Stirnbeines mit den beiden Scheitelbeinen als Bregma; die
Vereinigung der letzteren mit dem Hinterhauptsbeine als Lambda;
als Asterion bezeichnet man die Vereinigungsstelle der Schläfenschuppe, des Scheitel- und Hinterhauptsbeines; als Stephanion
die Kreuzung der Stirnscheitelbeinnaht mit der oberen Schläfenlinie.

Eine sehr einfache, aber nach meiner Erfahrung vollkommen genügende craniocerebrale Methode ist die von
Reid angegebene (Fig. 14). Er legt zuerst eine sogenannte
Basislinie horizontal durch die Mitte des Meatus anditorius
externus und den unteren Rand der Orbita und eine longitudinale
Linie in der Richtung der Grenze zwischen beiden Hemisphären
von der Glabella A zur Protuberantia occipitalis externa B. Er
verbindet dann einen Punkt, der 3,1 cm hinter der Spitze des
Processus zygomaticus des Stirnbeines liegt, mit einem andern,
der 1,9 cm unter dem höchsten Punkte des Parietalhöckers liegt.

(+ in Figur 14). Diese Linie zeigt die Lage der Sylvischen
Grube an. Die ersten 1,9 cm dieser Linie bilden den vorderen
Hauptantheil der Sylvischen Grube, an dem hinteren Ende dieses
Theiles steigt ihr senkrechter Antheil in die Höhe. Zieht man

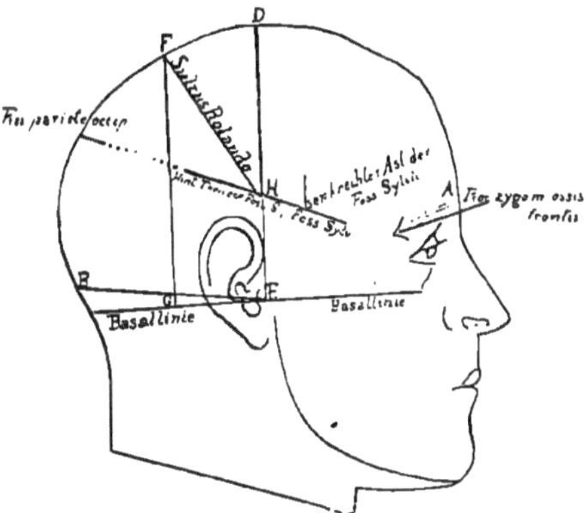

Fig. 14. Schema der craniocerebralen Topographie. (Nach Reid.)
A Glabella. B Protuberantia occipitalis externa. AB Fissura longitudinalis
zwischen beiden Hemisphären. + Höchster Punkt des Parietalhöckers.
Das Uebrige im Text.

nun zwei Senkrechte von der Basislinie zur longitudinalen Linie
die eine ED von der kleinen Grube vor dem äusseren Gehör-
gangseingang E aus, die zweite GF vom hinteren Rande des
Processus mastoideus G aus, und dann eine schräge Linie (F H)
von dem Punkte, wo die hintere dieser beiden Senkrechten die
longitudinale Linie trifft (F) bis zu dem, wo die vordere die
die Lage der Sylvischen Grube andeutende Linie trifft (H), so
hat man mit dieser Linie F H die Lage der Centralfurche.
Setzt man die Linie der Sylvii'schen Grube bis zur longitudinalen
Linie nach hinten fort, so hat man die Grenze zwischen Hinterhaupts-
und Scheitellappen, die Fissura parieto-occipitalis. Diese Anhaltspunkte genügen fast immer für den bei Tumoren nöthigen Grad
der Genauigkeit der craniocerebralen Topographie; es mag noch
gesagt sein, dass die vordere Centralwindung in einer Breite
von etwa 2 cm vor der Centralfurche liegt; dass die erste von
der zweiten Stirnwindung durch eine Linie abgegrenzt wird, die
von der Mitte des Supraorbitalrandes parallel der longitudinalen
Linie verläuft; und die zweite von der dritten durch eine eben
solche Linie in der Höhe der unteren Schläfenlinie. Die Schläfenlappen liegen natürlich unter der Sylvii'schen Grube; die hintere
Centralwindung direct hinter der Centralfurche: die genauen
Grenzen zwischen hinterer Centralwindung und oberen und
unteren Scheitellappen einerseits, zwischen Occipitallappen und
Schläfenlappen andererseits, sind nicht zu geben — praktisch
braucht man sie aber auch nicht, da man bei Tumoroperationen
hier doch immer dies ganze Gebiet freilegen würde.

Man hat der Methode von Reid vorgeworfen, dass sie
nicht genug auf die individuellen Verhältnisse des Schädels Rücksicht nähme, und man hat deshalb eine grosse Anzahl anderer
Methoden ersonnen, die genauer sein sollen, aber auch viel
schwieriger auszuführen sind. Eine solche von Horsley angegebene habe ich früher oft ausgeübt, mich aber an den gleichen
Fällen überzeugt, dass die Messungen nach der Methode von
Reid immer ziemlich mit ihr übereinstimmen. Ich habe sie
deshalb in den letzten meiner Fälle nicht mehr angewandt; nur
wenn es sich, wie es übrigens sehr häufig ist, allein um die

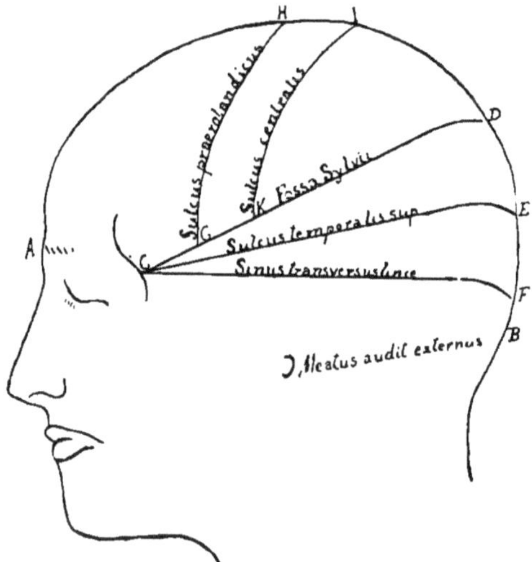

Fig. 15. Chipaults craniocerebrale Methode.

Feststellung der Lage der Centralfurche handelt, wende ich
Horsley's Methode zur Aufsuchung derselben an, da sie sehr
einfach ist. Ich besitze zu diesem Zwecke eine dünne biegsame
Metallschiene, in deren Mitte eine zweite ebensolche im Winkel
von 67° zur ersten angebracht ist. Man misst dann die Entfernung von der Glabella zum Inion, halbirt dieselbe und legt
nun 1,25 cm hinter der Mitte dieser Linie das Winkelmass an;
in diesem Winkel liegt das obere Ende des Sulcus Rolando.
Zieht man dann eine Linie am vorderen Rande der im Winkel
von 67° von der ersten abgehenden Metallschiene, so hat man
damit den Verlauf der ersten zwei Drittel der Rolandsfurche,
die etwa 6 cm lang ist — das untere 3 cm lange Drittel stellt
sich mehr senkrecht, im rechten Winkel zur Trennungslinie
zwischen den beiden Hemisphären. Nach Horsley liegt die
Sylvi'sche Grube mit ihrem horizontalen Antheile dicht über dem
Gipfel der Naht zwischen Schläfenschuppe und Scheitelbein.
Die Fissura parieto-occipitalis liegt nach ihm 10 bis 12 mm über
dem Lambda.

Bei dem letzten von mir zur Operation gebrachten Falle habe ich eine neue Methode von Chipault ausgeführt, die sehr einfach ist und doch sehr genaue Resultate geben soll (s. Fig. 15). Man verbindet erst den Nasalpunkt A — Schema 15 — mit dem Jnion B durch eine Linie. die in der Trennungslinie beider Hemisphären verläuft. Auf dieser Linie trägt man folgende Punkte auf: 1. den Prärolando'schen H, der am Ende der ersten $^{45}/_{100}$ dieser Linie von vorn nach hinten liegt; 2. den Rolando'schen J $^{10}/_{100}$ weiter nach hinten; 3. den Sylvi'schen D wieder $^{15}/_{100}$ weiter nach hinten; 4. den Lambdapunkt E noch $^{10}/_{100}$ weiter nach hinten und 5. den Sinuspunkt F, der um $^{5}/_{100}$ der ganzen Linie vor dem hinteren Ende derselben liegt. Man verbindet dann die Punkte D E F mit dem Tuberkulum retroorbitale C — s. Schema 13 —. Die erste der so construirten drei Linien C D entspricht der Sylvi'schen Furche, die zweite C E der ersten Schläfenfurche, die dritte C F soll dem Sinus transversus entsprechen. Bezeichnet man dann auf der Linie C D die Grenze zwischen ihrem zweiten und dritten Zehntel mit G, so entspricht eine Linie H G, die von H, dem Prärolando'schen Punkte nach G gezogen wird, der Lage des Sulcus präcentralis also der vorderen Grenze der vorderen Centralwindung. Eine Linie, die von der Grenze zwischen drittem und viertem Zehntel der Sylvi'schen Linie, dem Punkte K, zum Rolando'schen Punkte J gezogen wird, entspricht der Lage der Centralfurche. Diese Anhaltspunkte genügen in fast allen Fällen, wie das Schema 15 zeigt.

Trifft man bei Operationen von Tumoren in den Centralwindungen nicht gleich nach der Trepanation auf den Tumor, so kann man, um sicher zu sein. ob man sich an der gesuchten Stelle, dem gesuchten Centrum. befindet, auch eine elektrische Exploration der Hirnrinde vornehmen. Ich benutze dazu einen kleinen Inductionsapparat nach Spamer und kleine knopfförmige Messingelektroden, die ganz glatt und natürlich ohne Ueberzug sein müssen, damit sie aseptisch gehalten werden können, und verbinde eine derselben mit einer Unterbrechungselektrode; die Stärke des Stromes kann man prüfen, indem man vorher die Enden der Leitungsschnüre auf die eigene Zunge legt. Dann werden beide Elektroden dicht neben einander auf die Hirnrinde gebracht und der Strom geschlossen; der Strom muss schwach sein, stärkere Ströme lösen allgemeine epileptische Krämpfe aus. Gelingt es, Zuckungen auszulösen, so wird man z. B. einen Tumor, der im Arm beginnende Krämpfe hervorrief, unter derjenigen Hirnparthie suchen, deren Reizung Armbewegungen hervorruft. Man berücksichtige nur, was ich oben im speciell symptomatischen Abschnitte über das Ineinandergreifen der einzelnen motorischen Centren gesagt habe. Hat der Tumor die Stabkranzfasern eines Centrums zerstört, so kann natürlich von der Rinde desselben aus keine Zuckung mehr ausgelöst werden; dann gerathen häufig benachbarte Centren in Erregung; auch das kann zu Irrthümern führen. 16*

Litteratur. *)

A. Allgemeines, Lehrbücher, Monographieen.

1. H. Oppenheim, Lehrbuch der Nervenkrankheiten. Berlin 1894.
2. Derselbe, Die Geschwülste des Gehirnes. Nothnagel's spec. Path. u. Therap., IX. Band, III. Abth., 1. Sept. 1891.
3. Gowers, Handbuch der Nervenkrankheiten. 1893. Deutsch von Grube.
4. Ladame, Symptomatologie und Diagnostik der Hirngeschwülste. Genf 1865.
5. Bernhardt, Beiträge zur Symptomatologie und Diagnostik der Hirngeschwülste. Hier die ältere Casuistik. Berlin 1881.
6. Obernier, Die Hirngeschwülste. Ziemssen's Handbuch der spec. Path. u. Therap., 2. Aufl., 1878.
7. Nothnagel, Topische Diagnostik der Gehirnkrankheiten. Berlin 1879.
8. Wernicke, Lehrbuch der Gehirnkrankheiten. Cassel 1881.
9. Peitavy, Contribution à l'etude des tumeurs cérébrales (symptomatologie, diagnostic, traitement). Thèse de Paris. 1893.
10. Allen Starr, Tumours of the brain in children. Med. News, June 1886.
11. Taylor, On intracranial tumours. The Lancet, 20. Januar 1894.
12. H. Oppenheim, Zur Pathologie der Grosshirngeschwülste. Arch. f. Psych., XXI.
13. Byron Bramwell, Intracranial tumours. London 1888.
14. P. C. Knapp, The pathology, diagnosis and treatment of intracranial growths. Boston 1891.
15. Senator, Casuistische Beiträge zur Kenntniss der Herderkrankungen des Gehirnes.
16. Jastrowitz, Beiträge zur Localisation im Grosshirn und deren praktische Verwerthung. Leipzig 1888.
17. Pontopiddan, 14 Tilfälde af tumor cerebri. Hosp. Tid., R. 3, IV.
18. L. Bruns, Hirntumoren. Eulenburg's Realencyklopädie, Band VI, dritte Auflage.
19. Chipault, Chirurgie opératoire du système nerveux.
20. Jacobson und Jamane, Zur Pathologie der Tumoren der hinteren Schädelgrube. Arch. f. Psych. u. Nervenkrankheiten, Bd. 29.

B. Anatomie.

21. R. Virchow, Die krankhaften Geschwülste.
22. Ziegler, Lehrbuch der pathologischen Anatomie.
23. Schmauss, Lehrbuch der pathologischen Anatomie. 2. Aufl., 1894.
24. S. Nr. 1, pag. 531.
24a. S. Nr. 2, II.
25. Eustace und Parsons, Durhaematom associated with Jacksonian Epilepsy. Dublin Journ., 1893, 95.
26. Dobson, Multiple tuberculose cerebral tumours. The Lancet, Mai 1887.
27. Palma, Zur Kenntniss der metastatischen Hirntumoren. Prager med. Wochenschr., 1892, 51.
28. Wilson, A case of cirrhus of the brain, secondary to that of the breast. The Lancet, 1892, 39.
29. Raymond, Contribution à l'étude des tumeurs du cerveau. Un cas de gliome neuroformatif Arch. de Neurol., XXIV.
30. Leichtenstern, Lipom des Balkens. Deutsche med. Wochenschr., 1886.

*) Ein Theil der angeführten Litteratur war mir nur in Referaten zugänglich; einzelnes ist nach Oppenheim (No. 2) citirt.

31. **Taubner**, Zur Casuistik und Entwicklung der Hirnlipome. Virchow's Archiv, 1887, CX, p. 95.
32. A case cholesteatoma of the floor of the third ventricle and of the infundibulum. Journ. of nerv. and ment. diseases. 1887.
33. **Pribram**, Gehirntuberkulose. Eulenburg's Encyklopädie, 2. Aufl.
34. **Birch-Hirschfeld**. Ebenda citirt.
35. **Pfeifer**, Ein Fall von ausgebreitetem ependymären Gliom der Gehirnhöhlen. Deutsche Zeitschr. für Nervenheilkunde. V, p. 459.
36. **Henoch**, Lehrbuch der Kinderkrankheiten. Hirntuberkulose.
37. **Ströbe**, Entstehung und Bau der Gehirngliome. Beitr. zur allgem. Path. u. path. Anat. Bd. XVIII.
38. **Oppenheim**, Die syphilitischen Erkrankungen des Gehirnes. Nothnagel's spec. Path. u. Therapie. IX. Bd., 1. Th., III. Abth. Wien 1896. Hier die übrige Litteratur.

C. Aneurysma cerebri.

39. **Lebert**, Ueber Hirnarterienaneurysmen. Berliner klin. Wochenschr., 1886.
40. **Ponfick**, Ueber embolische Hirnaneurysmen.
41. **Killian**, Beiträge zur Lehre von den mikroskopischen intracraniellen Hirnaneurysmen. Inaug.-Dissert. Würzburg 1878. Hier auch die übrige Litteratur bis 1879. S. ferner No. 2, Gower's Lehrbuch.
42. **Henoch**, Lehrbuch der Kinderkrankheiten. Hirngeräusche bei kleinen Kindern.

D. Parasiten.

43. **Leukart**, Die menschlichen Parasiten. Leipzig 1860.
44. **Küchenmeister**, Die an und in dem Körper des Menschen vorkommenden Parasiten.
45. L. **Bruns**, Gehirnparasiten. Eulenburg's Realencyklopädie. 3. Auflage. Bd. 8.
46. **Heller**, Invasionskrankheiten. Ziemssen's Handbuch der spec. Path. u. Therap. 1876. III, 2. Aufl.
47. **Delore** und **Bonhomme**, Arch. gén. de méd. 1865.
48. A. **Eulenburg**, Gehirnparasiten. Realencyklopädie. 2. Aufl.
49. **Oppenheim**, s. No. 1.
50. **Zenker**, Ueber den Cysticercus racemosus des Gehirnes. Bonn 1882.
51. T. **Marchand**, Ein Fall von sogenanntem Cysticercus racemosus des Gehirnes. Virchow's Arch., 1879. LXXV, p. 104.
52. **Derselbe**, Ueber zwei neue Fälle von Cysticercus racemosus des Gehirnes. Breslauer ärztl. Zeitschr., 1881, No. 5.
53. **Hammer**, Zur Casuistik der sogenannten freien Cysticerken in den Hirnventrikeln. Wiener med. Wochenschr., 1889, No. 21.
54. **Goldschmidt**, Freie Cysticerken im Gehirn. Deutsch. Arch. für klin. Med, XL.
55. **Finsen**, Jagthagelser angaende Sygdoms. Forholdene i Island. Kopenhagen 1874.
56. **Roth**, Ueber einen Fall von Echinococcus multiloc. des Gehirnes. Correspbl. für. Schweizer Aerzte, 1893, 23. Jahrg.
57. Ar. **Estever**, Tumor del cerebro. Semana medica. Buenos Ayres 17. Mai 1894, Jahrg. 118.
58. **Ponfick**, Die Aktinomykose des Menschen, eine neue Infectionskrankheit. Berlin 1882.
59. **Bollinger**, Ueber primäre Aktinomykose des Gehirnes. Münchener med. Wochenschr., 1887, No. 41.
60. **Orlow**, Actinomycosis cerebralis. Wratsch 1888/89.

E. Aetiologie, klinische Besonderheiten.

61. **Kuttner**, Zur Casuistik der Hirntumoren. Berliner klin. Wochenschr, 1882, Nr. 37. Apoplektischer Anfang und rascher Verlauf.
62. P. **Mayer**, Ueber einen Fall von Hirntumor. Charité-Annalen, 1889, p. 623. Arteriengeräusch im Tumor.

63. **Huguenin**, Infectionswege der Meningitis. Correspbl. für Schweizer Aerzte 1893, XII, 23.

65. **Nothnagel**, Geschwulst der Vierhügel. Abfliessen von Cerebro-spinalflüssigkeit durch die Nase. Besserung. Wiener med. Blätter, No. 6

66. **Westphal**, Ueber einen Fall von intracraniellem Echinokokkus mit Ausgang in Heilung. Berliner klin. Wochenschr., 1873, No. 18, p. 205.

67. **Reeb**, Recueil de mémoire médec. etc. 1871. Gleicher Fall.

68. **Sternberg**, Ein Fall von geheilter organischer Gehirnerkrankung. Wiener med. Wochenschr., 1893, No. 28.

69. **Mich. Clarke**, Two cases in which the signs of the presence of an intracranial tumour were followed by recovery. Bost. med. Journ., 1897. 6. Febr., S. 328.

70. **Dudley**, A case of cerebral tumour, apparently the direct result of cranial injury. Brain, Januar 1889.

71. **Jacobson**, Berliner Gesellschaft für Psych. u. Nervenkrankheit. Neurol. Centralbl. 1897, No 2.

72. **Hafner**, Ein Fall von Gehirntumor. Berliner klin. Wochenschr., 1889, No. 33.

73. **Eskridge**, Tumour of the brain simulating a vasculare lesion. Med. News. März 1894, 44. Acutes Einsetzen der Symptome.

74. **Leimbach**, Ein symptomenlos verlaufener Fall von Kleinhirntumor (Tuberkelknoten im Oberwurm) mit Meningitis cerebrospinalis tuber-culosa. Deutsche Zeitschr. für Nervenheilkunde. 1891. Heft 3 u. 4.

75. **Hadden**, A case of tumour of the brain with a long history and with few symptoms. Brain 1889, XI, p. 523.

76. **Macdonald**, Notes of a case of tumour of the cerebellum with an absence of all symptoms. Brain 1890, XIII, 83; Hemisphärentumor. 30 Jahre blödsinnig in einer Anstalt.

77. **Pel**, Eine grosse Hirngeschwulst ohne Kopfschmerz und mit normalem Augenhintergrunde. Berliner klin. Wochenschr. 1894.

78. **Teeter**, A few cases of cerebral tumour. State of New-York, Vol. 1, 1896, VI.

78a. **Besold**, Ueber zwei Fälle von Gehirntumor bei zwei Geschwistern. Deutsche Zeitschr. für Nervenheilkunde. Bd. 8, S. 49.

F. Allgemeines über die Wirkung der Geschwulst auf Gehirn, Gehirnnerven und Gehirnhüllen.

79. **v. Bergmann**, Ueber Hirndruck. Langenbeck's Arch. Bd. XXXII.

80. **Adamkiewicz**, Sitzungsbericht der kais. Akademie der Wissen-schaften. 1883, Bd LXXXVIII, 3. Abth.

81. **Derselbe**, Wiener Klinik. 1884, Heft 8 u. 9.

81a. **Derselbe**, Eulenburg's Realencyklopädie. 2. Aufl.

82. **Wernicke**, Gesammelte Aufsätze und kritische Referate. 1893, S. 273.

83. **v. Graefe**, v. Graefe's Archiv. 1860, Bd. VII. Manz, Centralbl. für die med. Wissenschaften. 1870, No. 8.

84. **Leber**, Ueber den Zusammenhang zwischen Neuritis optica und intracraniellem Leiden.

85. **Elschnig**. Neurol. Centralbl. 1894. S. 750.

86. **Anton**, Hydrocephalus und Gehirndruck. Wiener med. Jahrbücher, 1888.

87. **Dinkler**, Zeitschrift für Nervenheilkunde. Bd. VI.

88. **Anton**, Mittheilungen des Vereines der Aerzte in Steiermark. 1895, No. 5.

G. Allgemeinsymptome. Percutorische und aus-kultatorische Symptome.

89. **Schmidt-Rimpler**, Ein Fall von Ponsgliom. Beitrag zur Frage der Nuclearlähmung und der Entstehung der Stauungspapille. Arch. für Augenkrankh. XVIII, p. 152.

90. L. Bruns, Ein neuer Fall von Alexie mit rechtsseitiger homonymer Hemianopsie etc. Neurol. Centralbl. 1893, Heft 1 u. 2.

91. Taylor, Optic. neuritis in its relation to intracranial tumour and trephining. Transactions of ophthalm. Society XIV.

92. Deutschmann, Ueber Neuritis optica, besonders die sogenannte Stauungspapille und deren Zusammenhang mit Gehirnaffectionen. Jena 1887.

93. Adamkiewicz, Ueber die Stauungspapille. Neurol. Centralbl. 1893, p. 802.

94. Benecke, Casuistische Beiträge zur Geschwulstlehre. Virchow's Archiv CXIX, p. 191.

95. Suckling, Intracranial growth with a peculiar percussion note. Brit. med. Journ., 22. Dec. 1888, p. 1397—8. auch Macewen, No. 137.

96. L. Bruns, s. No. 39 u. No. 50.

97. Murawjeff, Ueber Kraniotonoskopie und ihre klinische Bedeutung. Neurol. Centralbl. 1894, No. 16.

98. Robertson, On auscultatory percussion of the skull and the estate of the scalp in chronic hydrocephalus and other morbid intracranial conditions. Lancet 1893, I, 1.

99. Robertson, Two cases of hydrocephalus illustrating auscultatory percussion of the scull (Macewen's Symptom) and condition of scalp. Glasgow med. Journ., Dec. 1892. 38.

100. Hirschberg, Ueber Sehstörungen durch Grosshirngeschwulst. Neurol. Centralbl. 1891, p. 429.

H. Localdiagnose.

101. L. Bruns, Ueber Störungen des Gleichgewichtes bei Tumoren des Stirnhirnes. Deutsche med. Wochenschr.., 1892.

102. Moeli, Charité-Annalen, Jahrgang 8.

103. Bernhard, Zur Pathologie des Stirnlappentumors. Inaug.-Diss. Berlin.

104. Griffith Bill und Steel Shaldon, Geschwülste der Stirnlappen. Journ. of med. sciences, April 1891.

105. Welsch-Leonore, Ueber Charakterveränderungen der Menschen infolge von Läsionen des Stirnhirnes. Zeitschr. f. klin. Med.; s. auch Jastrowitz 14, und Oppenheim 11.

106. Kraske, 19. Versammlung der südwestdeutschen Neurologen und Irrenärzte. Baden-Baden 1894, Neurol. Centralbl. 1891, p. 502.

107. Siemens, Ein Fall von Hirntumor in der motorischen Region. Berl. klin. Wochenschr, 1888, 25.

108. Leichtenstern, Ein Fall von Jackson'scher Epilepsie. Deutsche med. Wochenschr., 1881, No. 13.

109. Oppenheim, Ein Fall von Hirntumor. Neurol. Centralbl., 1889, 8.

110. Audeoud, Note sur un cas du tumeur du lobule paracentral. Revue med. de la Suisse Romande, 1893, No. 12.

111. Shaw, A case of cerebral tumour involving the facial centre. Brit. med. and surg. Journ., 1889, 120.

112. Kojewnikoff, Epilepsia continua. Moskauer neurol. Gesellsch. Neurol. Centralbl., 1897.

113. Higier, Paroxysmal auftretende Lähmung epileptischer Natur. Neurol. Centralbl., 1897, No. 4.

114. Allen Starr and Mc. Cosh, A contribution to the localisation of the muscular sense. Amer. Journ. of the med. sciences, No. 94.

115. Tumor des rechten Schläfenlappens mit akustischer Aura; siehe Gowers, No. 2.

117. Huglings Jackson and Beevor, A case of epilepsy with olfactory aura from a tumour in the tempro sphenoidal lobe. Brit. med. Journ., 23. Februar 1888.

118. Westphal, Ueber Zerstörung des linken Schläfelappens durch eine Geschwulstbildung. Berl. klin. Wochenschr., 1883.

119. Wernicke und Friedländer, Fortschritte der Medicin, 1883, No. 6.
120. Lührmann, Ueber einen Fall von Tumor cerebri, der mit eigenthümlichen Anfällen und mit Hörstörungen einherging. Neurol. Centralbl. 1896. S. 209.
121. Ormerod, Brit. medic. Journ. March 1884.
122. Wilson, Lancet, 2. December 1888.
123. Wernicke, Tuberkel im Occipitallappen; siehe No. 7.
124. Gowers, Tumor des Hinterhautlappens mit Flimmerskotom. Ebenda.
125. Bruns, siehe No. 39.
126. Wollenberg, Zwei Fälle von Tumor der hinteren Schädelgrube. Arch. f. Psych., 21.
127. Bristowe, Cases of tumour of the corpus callosum. Brain, Octob. 1884.
128. L. Bruns, Ueber Tumoren des Balkens. Berl. klin. Wochenschr., 1886, 21 und 22.
129. Giese, Zur Casuistik der Balkentumoren. Arch. f. Psych., XXIII, 961; hier und in 128 auch die übrige Litteratur.
130. Ransom, On Tumours of the corpus callosum with an account of a case. Brain, 1895. S. 531.
131. Hutchinson, Paralysis of sphincters and incontinence of urine etc.; symptoms of symmetrical disease of the corpora striata. Brain, Juli 1887.
132. Cowan, Case of glioma of the corpus striatum (lenticular nucleus) with melancholia, ending in unilateral convulsions with hyperprexia. Lancet, 1893, II, 27.
133. Mesing, Ein Fall von isolirtem Sehhügeltumor. Petersburger med. Wochenschr., 1894, X, 42.
134. Dana, Tumours of the third ventricle with report of a case of sarkoma of the third ventricle and the optico-striate region. Journ. of nerv. and ment. diseases. 1892, XVI.
135. Lloyd, A case of tumour of the mid brain and the left optic thalamus. Med. News, 1892.
136. Major, Tumour of the optic thalamus. Brit. med. Journ., 16. April 1892.
137. Clark, Tumour of the left optic thalamus. Ibid., 13. und 20. Juni 1891.
138. Peterson, Tumour of the cerebellum with report of cases. Journ. of nerv. and ment. diseases. 1892, 18.
139. Prince Morton, A case of cerebell. tumour. Brit. med. and surg. Journ. Mai 1892.
140. Handford, A case of cerebellar tumour with loss of the knee jerks. Brain 1882, XV.
141. Neumann, Eine Innervationsstörung der Speiseröhre bei einer Geschwulst in der hinteren Schädelgrube. Neurol. Centralbl., 1890, p. 582.
142. D'Astros Leon, Tumeur du cervelet chez l'enfant. Revue des mal. de l'enfant. Mai 1894, XII.
143. Vignol, Diagnostic des tumeurs du cervelet. Arch. de méd. et de pharm., 23. Mai 1894.
144. Séguin, A contribution to the pathology of the cerebellum. Med. and surg. Reports. 1887, March.
145. Leclerc, A case of cerebellar tumour. Edinburgh med. Journ. Januar 1887.
146. Becker, Ein Fall von hochgradiger Zerstörung des Kleinhirnwurmes nebst casuistischen Beiträgen zur Lehre von der sogenannten cerebellaren Ataxie. Virchow's Archiv. CXIV.
147. H. Jackson und R. Russell, Case of cyst of the cerebellum. Brit. med. Journ., 24. Februar 1894.
148. Stolte, Beitrag zur Symptomatologie und Diagnostik der Kleinhirngeschwülste. Inaug.-Dissert., Berlin 1889.
149. Luciani, Das Kleinhirn.

150. Ferrier, Recent work on the cerebellum an its relations etc. Brain 1892, Part. 45.
151. Arndt, Zur Pathologie des Kleinhirnes. Arch. für Psych., 1894, XXVI. Heft 2.
152. Schomerus. Inaug.-Dissert. Göttingen 1887.
153. Wetzel, Zur Diagnostik der Kleinhirntumoren. Inaug.-Dissert. Halle 1891.
154. Böhm, Ueber cerebellare Ataxie nebst einem Beitrag zur Lehre von den Kleinhirngeschwülsten. Inaug.-Diss. Strassburg 1891.
155. Hiramo (Tokio), Ueber 2 Fälle von Hirntumor in der Gegend des Crus cerebelli ad pontem.
156. Murri. Upon diagnosis of tumour of the cerebellum. Lancet 1897, Jan. 30.
157. Peterson. Tumour of the cerebellum. Journ. of. new. and med. diseases, Bd. 21, S. 398.
158. Cerebellum und Westphal'sches Zeichen. Neurol. Centralbl., 1894, Nr. 1. Discussion zum Vortrag No. 168.
159. Nonne, Sarkom des Kleinhirnes mit multipler Sarkombildung an die Pia mata des Rückenmarkes. Neurol. Centralbl., 1897, S. 285.
160. Mayer, Rückenmarksveränderungen bei Hirntumoren. Jahrb. für Psych., XII. Hft. 3.
161. Jacobson und Jamane, s. No. 20.
162. Gowers. No. 2. Lehrbuch. Tuberkel des Grosshirnschenkels.
163. v. Krafft-Ebing, Eine Diagnose auf Tumor in der Grosshirnschenkelhaube. Wiener klin. Wochenschr., 1900, No. 0.
164. Ducamp. Progrès médical. 1891. No. 73.
165. Nothnagel, Ueber Tumoren der Vierhügelgegend. Wiener med. Presse, 1889, 19. 3.
166. Nothnagel, Ein Fall von Gehirntumor in der Vierhügelgegend. Wiener med. Blätter, 1889, No. 9.
167. Nothnagel. The diagnose of diseases of the corpora quadrigemina. Brain. Juli 1889.
168. L. Bruns, Zur differentiellen Diagnose zwischen den Tumoren der Vierhügel und des Kleinhirnes. Arch. f. Psych., XXVI, Hft. 2.
169. Ilberg. Ein Gumma in der Vierhügelgegend. Ibid.
170. Weinland, Ueber einen Tumor der Vierhügelgegend und über die Beziehungen der hinteren Vierhügel zu Gehörstörungen. Ibid.
171. R. Schulz, Tumor der Zirbeldrüse. Neurol. Centralbl., 1886, V. 18, 19, 21.
172. Kny, Fall von isolirtem Tumor der Zirbeldrüse. Ebenda, 1889. 8.
173. Bristowe. Recent tubercle of the pons Varoli with potential double conjugate deviation of the eyes and an old congested mass in the cerebellum. Brain 1891, Summer and Autumn. Part.
174. L. Bruns. Ein Fall von Ponstuberkel. Neurol. Centralbl. 1886.
175. Mac Gregor, Tumours of the pons Varoli. Lancet, 1889, I, 22.
176. Schlesinger, Stauungspapille bei Tumoren des Hirnstammes. Neurol. Centralbl. 1896.
177. Middelton, Case of Gliosarkoma of the pons Varoli with Exhibition of microscopical specimens. Glasgow. med. Journ., April 1888.
178. Hofmann, Ein Fall von Ponstumor. Virchow's Archiv, Bd. 146.
179. Jolly. Ueber einen Fall von Gliom am dorsalen Abschnitte des Pons und der Medulla oblongata. Arch. f. Psych. XXVI. Heft 3.
180. Reinhold. Lage des vasom. Centrums in der Medulla oblongata des Menschen. D. Z. f. Nervenheilkunde, 10. Bd., 1. u. 2. Heft.
181. Schulz, Archiv der Heilkunde 1877.
182. Joseph. Ueber Geschwülste des 4. Ventrikels. Zeitschr. f. klin. Medicin, No. 16, p. 349.
183. Collins. Tumour of the aquaeduct of Sylvius. Americ. Journal of the medic. Sciences, 1895, October.
184. Meige et Vivier, Diagnostic d'une tumeur du corps restiforme. Autopsie. Progrès. méd. 1894, XXII, 3.

185. Rath, Beiträge zur Symptomatologie der Geschwülste der Hypophysis cerebri. Arch. f. Opthalm. 1884, 34.
186. Raymond, Tumeur du corps pituitaire. Bull. de la Soc. anat. s. VII, 20. Juli-October 1892.
187. Remak, Doppelseitige Trochlearisparese. Neurol. Centralbl. 1888, S. 5.
188. Nieden, Centralbl. f. Nervenheilkunde, 1879, No. 8.
189. Bolte, Reinhold, Ein Fall von Akromegalie mit Hemianopsie. Deutsche med. Wochenschr. 1892, No. 27.
190. Leclerc, Note sur cas des tumeurs intracraniennes. Revue de méd. 1889, p. 997.
191. Wadding, Some clinical notes on a case of tumour of the pituitary body. The Lancet, April 1893.
192. Heuser, Ein Beitrag zur Casuistik der Hypophysistumoren. Virchow's Arch., 1887, CX.
193. Handsom, Large tumour of the pituitary body, increased knee jerks. No akromegaly, no glykosurie. Brain, XV, 461.
194. Wills, Tumour of the pituitary without. Akromegaly. Ibid.
195. Tamburini, Beitrag zur Pathogenese der Akromegalie. Centralbl. f. Nervenhk., VII, Jahrg. 194, p. 625.
196. Homén och v. Bomsdorff, Sarkoma hypophysis cerebri. Finska läkar. handl., 1893, 35.
197. Unverricht. Ueber multiple Hirnnervenlähmung. Fortschr. der Med., 1887.
198. Rothmann, Ueber multiple Hirnnervenlähmung infolge von Geschwulstbindung an der Schädelbasis nebst Bemerkungen zur Frage der Polydipsie und Polyurie. Zeitschr. f. klin. Med., 1891, XXIII.
199. Richter, Ueber einen Fall von multiplen Sarkomen der inneren Meningen des centralen Nervensystems. Prager med. Wochenschr., 1886, 23.
200. Cramer, Ueber multiple Angiosarkome der Pia mater mit hyaliner Degeneration. Inaug.-Dissert. Marburg.
201. v. Hippel, Ein Fall von multiplen Sarkomen des gesammten Nervensystems und seiner Hüllen etc. Deutsche Zeitschr. f. Nervenhk., 1889. II.
202. Westphal, Ueber multiple Sarkomatose des Gehirns und der Rückenmarkshäute. Arch. f. Psych., XXVI, Heft 3. Hier auch die übrige Litteratur.
203. F. Krause, Die Neuralgie des Trigeminus. Leipzig, 1896.
204. E. v. Hoffmann, Ueber Aneurysmen der Basilararterien und deren Ruptur als Ursache des plötzlichen Todes. Wiener klin. Wochenschr., 1884, No. 44.
205. Bradford, Aneurysm of the basilar artery. Brit. med. Journ., 20. October 1894, p. 867.
206. Hale White, Intracranial aneurysm in young subjects unaffected with syphilis or malignant endocarditis. Brit. med. Journ., 20. Oct. 1894, p. 869.

I. Differentielle Diagnose:

207. Hoffmann, Sehnerven- und Rückenmarksentzündung. Versamml. südwestdeutscher Nerven- u. Irrenärzte, 1896. Neurol. Centralbl.
208. Oppenheim, Ueber Hirnsymptome bei Carcinomatosis ohne nachweisbare Veränderungen im Gehirne. Charité-Annalen. 1888, XIII.
209. Dreyfuss, Die Krankheiten des Gehirnes und seiner Adnexa in Folge von Nasenkrankheiten. Jena 1896.
210. Oppenheim, Ueber einen Fall von erworbenem idiopathischen Hydrocephalus internus. Ibid. 1890, 15.
211. Kupferberg, Ein unter dem Bilde eines Gehirntumors verlaufender Fall von chronischem idiopathischen Hydrocephalus internus, complicirt mit symptomenloser Syringomyelie. Deutsche Zeitschr. für Nervenheilk., IV, 1. 2. p. 94. 193.

212. Eichhorst, Ueber den erworbenen idiopathischen Hydrocephalus der Erwachsenen. Zeitschr. f. klin. Medic., Bd. 19, Suppl.
213. Annuske, Die Neuritis optica bei Tumor cerebri. Graefe's Arch. f. Ophthalm., XLIX.
214. Quinke, Ueber Meningitis serosa. Volkmann's Sammlung, 1893, No. 67.
215. Westphal, Ein Irrthum in der Diagnose bei einem 9jährigen Knaben, der das Krankheitsbild der multiplen Sklerose darbot. Charité-Annalen, Berlin 1889, 18.
216. Crawford Thomson, Brit. medic. Journ., May 1894. Fall schwerer Chlorose.
217. Jollye, Brit. med. Journ., Juni 94. Fall schwerer Chlorose.
218. Schönthal, Beitrag zur Symptomatologie der Hirntumoren. Berl. klin. Wochenschr., 1891, No. 10.
219. Ueber chronische, nicht vasculäre Hirnerweichung. S. Wernicke, No. 7.
220. Oppenheim, Die Prognose der acuten, nicht eitrigen Encephalitis. Deutsche med. Wochenschr., 1895, No. 6.
221. A. Strümpell, Ueber primäre acute Encephalitis. Deutsch. Arch. f. klin. Med., XLVII. Heft 1 u. 2.
222. Knaggs and Brown, On diffuse Encephalitis with an account of case, in which the patient survived. Brain, XIV.
223. Friedmann, Ueber eine besonders schwere Form von Folgezuständen nach Gehirnerschütterung und über den vasomotorischen Symptomen-complex bei derselben im Allgemeinen. Arch. f. Psych., 23, p. 230.
224. Sharkey, A fatal case of tumour of the left auditory newe. Brain 1889, S. 97. Postepileptisches Irresein bei Tumor.

K. Therapie.

225. Bonnet und Godlee, Medic. chirurg. Transactions 1885, 243 u. Lancet 1884, p. 1090.
226. Macewen, An Adress on the surgery of the brain and spinal cord. Brit. med Journ. 1888, p. 312.
227. Macewen, The surgical treatment of the cerebrosspinal lesions. The Canada Lancet. 1883.
228. Horsley, Remarks of three consecutive cases of operation upon the brain and cranial cavity to illustrate the safety of the method employed. Boston med. Journ., 1887.
229. Horsley, Remarks of the surgery of the central nervous system. Brit. med. Journ. 6. December 1890.
230. Horsley, Verhandl. d. X. internat. med. Congr. Berlin 1890.
231. Horsley, Behandlung der Hirntumoren. Vortrag und Discussion. Brit. med. Journ. 23. December 1893.
232. v. Bergmann, Die chirurgische Behandlung der Hirnkrankheiten. 2. Aufl., Berlin 1889, Hirschwald.
233. Sahli, Ueber hirnchirurgische Operationen vom Standpunkte der inneren Medicin. v. Volkmann's Samml. klin. Vorträge.
234. Krönlein, Ueber den gegenwärtigen Standpunkt der Hirnchirurgie. Correspondenzbl. für Schweizer Aerzte. 1891. XXI.
235. Chipault, Chirurgie cérébrale.
236. Erb, Zur Chirurgie der Hirntumoren. Deutsche Zeitschr. f. Nervenkh. 1892. IV, p. 409.
237. Séguin, Medic. Record. Febr. 1886.
238. Séguin u. Weir, Americ. Journal of medic. Sciences. July, August, Sept. 1888.
239. E. Hitzig, Ein Beitrag zur Hirnchirurgie. Berliner klin. Wochenschr. 1892.
240. v. Bramann, Ueber Exstirpation von Hirntumoren. Verhandl. der deutschen Gesellsch. f. Chirurg. Berlin 1892.
241. Hale White, On hundred cases of cerebral tumour with reference to cause, operative treatment, mode of death and general symptoms. Guy's Hosp. reports. 1896, XL. III.

242. Seidel, Verhandlungen der deutschen Gesellsch. f. Chir., Berlin 1892.
243. Ferrier, Cerebral localisations and its practical relations. Brain 1889.
244. Charles, K. Mills, Cerebral localisations and its practical relations. Brain 1890, XII.
245. Coombs Knapp, The diagnosis and treatment of intracranial growth. Boston 1891.
246. Navratil, Beiträge zur Hirnchirurgie. Stuttgart 1889.
247. Péan, Gilbert, Ballet, Gélineau, Operation eines Tumors im motorischen Centrum. Neurol. Centralbl. 1889, 8.
248. Putnam, Notes on brain surgery. New-York med. Record., 1889, 41.
249. Durante, Contribution to endocranial surgery. Lancet 1889, II, p. 651.
250. Oppenheim und Köhler, Casuistische Beiträge zum Capitel der Hirnchirurgie. Berliner klin. Wochenschr. 1890, 30.
251. Allen Starr, Brain Tumors in childhood from the surgical standpoint. Med. News Liv. XXIX.
252. Allen Starr und M. Burney, A contribution to cerebral surgery etc. Kleinhirntumoren. The americ. Journ. of med. sciences. April 1893.
253. Allen Starr, Brain Surgery. London 1894; hier die übrige Litteratur bis Anfang 1893.
254. Rossolymo, Zeitschrift für Nervenheilkunde. Bd. VI, 1894.
255. v. Braman, Ueber Exstirpation von Hirntumoren. Arch. f. klin. Chirurgie, 1893, 48, p. 365.
256. L. Bruns, Ueber Hirntumoren mit specieller Berücksichtigung ihrer chirurgischen Behandlung. Neurol. Centralbl. 1893, p. 386.
257. Bremer und Carson, Americ. Journal. Sept. 1890.
258. Riegner, Deutsche medic. Wochenschrift, 1894, No. 23.
259. Byron Bramwell, On intracranial surgery. Brit. med. Journ. Juni, 1894, 39.
260. W. Keen, 4 cases of brain tumour: on 3 of which operation was done: 2 operative recoveries, ultimate death in all. Americ. Journ. of med. sciences. 1894, 107, p. 605.
261. Annandale, On intracranial surgery. Edinburgh med. Journ., August 1894, 39.
262. Birdsall and Weir, Philadelphia medic. News. 16. April 1897.
263. Nixon, Removal of tumour of the brain. Dublin med. Journ. Januar 1894, 97, p. 7.
264. Richardson und Walton, Contribution to the study of cerebral surgery etc. Americ. Journ. of med. sciences. December 1893, 106.
265. Albertoni e Brigatti, Glioma de la regione Rolandica, exstirpazione, guaregione. Rivista sper. di freniatria e di med. leg. XIX.
266. Sciammanna e Postempski, Arch. di Psich. 1891, No. 12.
267. Pel, S. No. 77.
268. Troje, Chirurg. Beiträge zur Localisation in der Grosshirnrinde. Deutsche med. Wochenschr., 1894, No 5 u. 6. Cysticerkenoperation.
269. Mc. Burney, A contribution to cerebral surgery, diagnosis, localisation and operation of 3 tumours of the brain etc. Americ. Journ. of the med. sciences. April 1893, CV.
270. Parey, Case, in which a tumour was removed by operation from the cerebellum of a child, who suffered from hydrocephalus. Glasgow med. Journ., 1893, XL. p. 36.
271. Leo Stieglitz, E. Arpad und L. Geistel, Report of a case of a cystic tumour of the brain, operated upon with success. Americ. Journ. of the med. sciences. Juni 1893, CL.
272. Chipault, Revue Neurologique. 1893, No. 23, p. 497.
273. v. Beck, Beiträge zur Pathologie und Chirurgie des Gehirnes. Tübingen 1894.
274. S. Hermanides, Operative Behandlung von Hersengezwellen. Utrecht 1894.

275. **Bruzelius** und **Berg**. Fall of hjerntumor; operation; förbättring. Higiea. 1894. LVI. 12, p. 529.
276. **Sänger**. Deutsche med. Wochenschr., 1894.
277. **Lépine**, Haematome de la dure mère guéri par la trépanation. Clinique de l'hôtel Dieu de Lyon, 1896.
278. **Krogius**, The surgical treatment of tumours of the middle cranial fossa. Rev. de Chirurgie, June 1896.
279. **Seydel**, Operative Entfernung eines intracraniellen Tumors. Centralbl. f. Chirurgie. Bd. 23.
280. **v. Bergmann**, Ueber einige Fortschritte der Hirnchirurgie. Berl. klin. Wochenschr., 1895, No. 16.
281. **Kraske**, Erfolgreiche operative Eingriffe bei cerebralen Störungen. 19. Wanderversammlung der südwestdeutschen Neurologen und Irrenärzte 1894. Neurol. Centralbl., 1894, S. 502.
282. **E. Hitzig**, Ueber hirnchirurgische Misserfolge. Therap. Wochenschr., 1896, No. 18 und 19.
283. **F. Schultze**, Beitrag zur Diagnostik und zur chirurg. Behandlung der Gehirntumoren und der Jackson'schen Epilepsie. Deutsche Zeitschr. f. Nervenheilkunde, 9. Bd., S. 217.
284. **E. Graser**, Eine operativ behandelte Hirncyste (cystisch entartetes Perithelsarkom). Langenbeck's Arch., Bd. I. S. 901.
285. **Sick**, Entfernung eines Hirntumors durch Trepanation. Deutsche med. Wochenschr., 1897, No. 2.
286. **Parkin**, Removal of cerebellar tumour; no return of symptoms for two and half years. Brit. med. Journ., 1806, S. 1776.
287. **Jaffé**, Kleinhirntumor. (Operationsversuch.) Deutsche med. Wochenschr., 1897, No. 5.
288. **Rossolymo**. Ueber Resultate der Trepanation bei Hirntumoren. Arch. f. Psych. u. Nervenkrankh., Bd. 10.

L. Lumbalpunction.

289. **Quincke**, Ueber Hydrocephalus. Verhandlungen des 10. Congresses für innere Medicin. Wiesbaden. Heft 2.
290. **v. Ziemssen**, Ueber den chirurgischen und therapeutischen Werth der Punction des Wirbelkanales. Verh. des XII. Congresses für innere Medicin. Wiesbaden.
291. **Goldscheider**, Lumbalpunction, Spinalpunction. Real. Encyclop. von Eulenburg. Dritte Auflage. 1897.
292. **Diller**. The non-operative treatment of brain tumours. Univ. med. Mag., August 1894. VI.
293. **Erlenmeyer**. Ueber die Anwendung der chirurgischen Revulsivmittel bei Gehirn- und Nervenkrankheiten. Deutsche Med. Ztg., 1893, Nr. 61—64.

M. Craniocerebrale Topographie.

294. **Ferrier**, The functions of the Brain. London, 1886. Methode von Reid, S. 390.
295. **Seeligmüller**. Arch. f. Psychiatrie. Bd. VIII, S. 327.
296. **Horsley**. Americ. Journ. of medic. Sciences. 1887, No. IV.
297. **Chipault**, Chir. operat. du système nerveux. Paris, 1894, Bd. I

II. Geschwülste der Wirbelsäule und des Rückenmarkes und seiner Häute.

Einleitung.

In noch höherem Maasse als die Hirngeschwülste haben die Rückenmarkstumoren, und speciell die der Häute und des Rückenmarkes selbst, bis vor kurzem im Wesentlichen nur ein pathologisch-anatomisches Interesse gehabt, und Alles, was wir aus früherer Zeit von ihnen wissen, verdanken wir eigentlich den Vertretern der pathologischen Anatomie (Hasse, Lebert, Cruveilhier, Virchow). Das lag erstens daran, dass die Rückenmarksgeschwülste bei weitem seltener als die Hirntumoren sind, so selten, dass sie vielen beschäftigten Praktikern, bewusst wenigstens, während der ganzen Dauer ihres Berufes nicht begegnen; zweitens daran, dass auch die Diagnose der Rückenmarkstumoren eine viel schwierigere ist, als die der Hirngeschwülste, bei denen die Allgemeindiagnose, wenigstens wenn Stauungspapille vorhanden ist, doch einen hohen Grad von Sicherheit besitzt, und drittens an der, wie es schien, vollständigen Aussichtslosigkeit practisch therapeutischer Bestrebungen bei dieser Krankheit, einer Eigenschaft, die früher allerdings den Hirn- und Rückenmarkstumoren gemeinsam zukam. Zwar hat Leyden das grosse Verdienst, schon im Jahre 1872 bei einem von ihm — auch darin war er wohl Einer der Ersten — richtig, auch auf seinen Sitz diagnosticirten Rückenmarkstumor die Möglichkeit einer Operation erwogen zu haben, und er hat schon im Jahre 1874, wesentlich gestützt auf die Erfahrung in diesem Falle, in mehr allgemein theoretischer Weise die Bedingungen für die operativen Maassnahmen in solchen Fällen auseinandergesetzt. In ähnlicher theoretischer Weise haben Erb 1878 und Gowers 1886 bei sicherer Diagnose des Rückenmarkstumors die Operation empfohlen; ich werde auf die Bemerkungen dieser Autoren weiter unten noch zurückkommen. Aber auch hier war es wieder Victor Horsley in Gemeinschaft mit Gowers, der durch den im Jahre 1887 richtig diagnosticirten und mit glänzendem Heilerfolge operirten, allgemein bekannt gewordenen Fall aus theoretischen Erwägungen zu practischen Thaten überging. Erst jetzt war der Beweis geliefert, dass, was die früheren Autoren nur gehofft hatten, wirklich practisch ausführbar war, dass es mit Hülfe der Chirurgie gelingen konnte, auch auf diesem schwierigen und bisher therapeutisch aussichtslosen Gebiete schöne Erfolge zu erzielen. Damit mussten die Rückenmarkstumoren trotz ihrer Seltenheit für jeden tüchtigen Arzt ein hervorragendes Interesse gewinnen, und den Bemühungen, die Schwierigkeiten der Diagnose immer mehr zu überwinden, ein besonderer Nachdruck verliehen werden. Horsley's Verdienste gehen aber noch weiter. Er hat bei der Veröffentlichung seines schönen Falles auch die bisher in der Litteratur mitgetheilten Fälle von Rückenmarkstumor einer sorgfältigen kritischen Sichtung unterzogen; er hat damit, ebenso wie durch seinen eigenen Fall, einmal bewiesen, dsss es in viel mehr Fällen, als man bis dahin gedacht hatte, gelingen kann, bei genauer klinischer Beobachtung des Einzelfalles zunächst einmal die allgemeine Diagnose: Geschwulst im oder am Rückenmarke auch frühzeitig richtig zu stellen; er hat ferner gezeigt, dass eine nicht kleine Zahl der bisher beschriebenen Fälle von Rückenmarkstumor operirbar, und zum Theil sogar leicht operirbar gewesen wäre. Dann hat er aber, gerade wieder mit Rücksicht auf die eigene Operationsgeschichte, mit Nachdruck darauf hingewiesen, dass es jetzt vor allen Dingen darauf ankäme, die sogenannte Segmentdiagnose des Tumors, das heisst die Diagnose, in welcher Höhe des Markes eine diagnosticirte Geschwulst ihren Sitz hat, zu einer immer sichereren zu machen. Dazu musste man vor allem immer genauere Kenntnisse von den Functionen der einzelnen Rückenmarkssegmente und der von ihnen ausgehenden Wurzeln erlangen; ferner genaue Untersuchungen anstellen über die Verhältnisse der einzelnen Rückenmarkssegmente und ihrer Wurzeln zur Lage der einzelnen Wirbel und speciell ihrer Dornfortsätze, und zwar, was die Wurzeln anbetrifft, sowohl bei ihrem Austritte aus dem Marke, als während ihres intraspinalen Verlaufes; und drittens, an möglichst vielen Einzelfällen die hier nicht so seltenen individuellen Varietäten studiren, damit man im gegebenen Falle mit aller nur möglichen Sicherheit und Schärfe dem Chirurgen Ort und Stelle, wo er die Wirbelsäule öffnen soll, angeben kann. In allen diesen Dingen haben uns nun die letzten Jahre ganz erhebliche Fortschritte gebracht — dem gesteigerten practischen Bedürfnisse entsprechend haben Anatomen, Physiologen und Kliniker gewetteifert, uns auf die citirten Fragen immer präcisere Antworten zu geben — ich will nur Namen. wie Ross, Sherrington, Reid, Patterson, Eisler, Mackenzie, Allen Starr, Egger, Chipault nennen; in bescheidener Weise hat sich auch der Autor an der Erforschung dieser Dinge betheiligt, er hat auch zuerst alle die hier speciell für den Rückenmarkstumor in Betracht kommenden Umstände ausführlich kritisch beleuchtet und zusammengestellt.

Nach alledem sind wir trotz aller Schwierigkeiten heute schon im Stande, in nicht allzu abnorm verlaufenden Fällen auch die Segmentdiagnose eines Rückenmarkstumors mit einer vor einigen Jahren nicht geahnten Schärfe stellen zu können. Es ist deshalb nicht verwunderlich, dass, nachdem einmal Bahn gebrochen war und jeder Tag uns neue diagnostische Erfolge brachte, auch die practischen, die Heilerfolge, sich beim Rückenmarkstumor rasch mehrten — schon verfügen wir über eine grössere Anzahl von richtig diagnosticirten und mit Glück operirten Fällen, und in nicht wenigen, procentisch hier entschieden häufigeren als bei den Hirntumoren, ist auch der Heilerfolg ein sehr erheblicher gewesen. Nur natürlich ist es auch, dass gerade die Operationsfälle, die ja besonders intensiv, nach allen Richtungen hin, studirt sind, unsere klinischen und auch unsere physiologischen und pathologisch-anatomischen Kenntnisse über die Rückenmarkstumoren erheblich erweitert und vertieft haben.

Eintheilung.

Wie ich in der Ueberschrift schon ausgesprochen habe, will ich in dem vorliegenden Abschnitte nicht nur die eigentlichen Rückenmarkstumoren behandeln — man rechnet dahin erstens die im Rückenmarke selbst entstehenden, zweitens die, die ihre Matrix in den Häuten des Markes und eventuell auch am Periost des Wirbelkanales haben —, sondern ich will auch die in der knöchernen Wirbelsäule primär sich etablirenden Geschwülste mit in den Kreis meiner Betrachtung ziehen. Diese Geschwülste der Wirbelsäule weichen zwar, abgesehen von den Endstadien, wo ja auch sie meist das Mark betheiligen, häufig in ihrer Symptomatologie, vor allem aber auch in Bezug auf ihre Art und ihren Verlauf, und nicht zum wenigstens heute auch in ihrer Prognose sehr erheblich von den erwähnten eigentlichen Rückenmarksgeschwülsten ab, andererseits aber haben beide doch wieder soviele Berührungspunkte, dass wenigstens differentiell-diagnostische Erwägungen, ob es sich um die eine oder die andere dieser beiden Localisationen handelt, fast in jedem einzelnen Falle angestellt werden müssen. Es ist deshalb practisch richtig, beide Geschwulstformen in einem grossen Abschnitte, wenn auch gesondert von einander, zu besprechen. Unser Thema: „Rückenmarkstumoren" zerfällt daher in folgende natürliche Gruppen:

I. Geschwülste, die primär in den Hüllen des Rückenmarkes ihren Sitz haben und das Mark erst bei weiterem Wachsthum secundär in Mitleidenschaft ziehen.

Untergruppe a.

Tumoren mit primärem Sitze in der knöchernen Wirbelsäule oder in den Weichtheilen ihrer Umgebung:

vertebrale Tumoren,

Untergruppe b.

Tumoren der häutigen Umhüllungen des Markes:

intravertebrale Tumoren.

Auch hier giebt es zwei Untergruppen.

1. Geschwülste, die vom Perioste des Wirbelkanales, von der Aussenfläche der Dura oder vom extraduralen Fettgewebe ausgehen:

extradurale Tumoren,

2. Geschwülste, die von der Innenfläche der Dura, der Arachnoidea, dem Ligamentum denticulatum, den Nervenwurzeln oder der Pia ausgehen:

intradurale Tumoren.

II. Geschwülste, die im Rückenmarke selbst entstehen:

Intramedullare Tumoren.

Die Gruppe Ia, die vertebralen Tumoren, nehmen, wie gesagt, in vieler Beziehung eine Sonderstellung ein und sollen auch besonders besprochen werden. Gruppe Ib, 1 und 2 und II bilden zusammen die eigentlichen Rückenmarksgeschwülste. Uebergänge zwischen Ib 2 und II kommen vor, wenn z. B. an der Aussenfläche der Pia entstehende Geschwülste diese durchbrechen und ins Mark eindringen, — dass extradurale Geschwülste nach Durchbruch der Dura zu intraduralen werden, ist jedenfalls sehr selten. Am häufigsten von den eigentlichen Rückenmarkstumoren ist die Gruppe Ib 2, **die intraduralen Geschwülste;** diese Geschwülste sind auch in practisch therapeutischer Beziehung bei weitem die wichtigsten; von klinisch viel geringerer Bedeutung sind die extraduralen Tumoren.

———————

Erstes Kapitel.

Wirbelsäulentumoren.

a) Pathologische Anatomie und Physiologie.

Wenden wir uns zunächst den eigentlichen Wirbelsäulengeschwülsten, den vertebralen Tumoren, zu. Folgende Arten kommen vor, ich ordne sie gleich nach ihrer Wichtigkeit: Carcinome, Sarkome resp. Osteosarkome; diese Sarkomarten auch in myxomatöser Degeneration oder als Fibrosarkome; dann

Exostosen oder Osteome, besonders multiple Exostosen: ferner Echinokokkusblasen und schliesslich Gummata.*) Ueber das histologische Verhalten dieser Geschwülste werde ich hier nichts bringen, das Meiste muss ich als bekannt voraussetzen: in Bezug auf Einzelheiten verweise ich auf das Kapitel: Pathologische Anatomie im Abschnitte Hirntumoren. Die bei weitem häufigste und darum wichtigste Geschwulstform der Wirbelsäule ist das Carcinom. In der übergrossen Mehrzahl der Fälle handelt es sich um eine secundäre Localisation des Krebses in der Wirbelsäule: besonders häufig kommt das Carcinom hier nach Brust-, viel seltener nach Magen- oder Gebärmutterkrebs vor. Danach ist es zugleich erklärlich, dass das Wirbelcarcinom vor Allem die Frauen bedroht; ich selber habe ein halbes Dutzend Fälle von Wirbelcarcinom bei Frauen, noch kein solches beim Manne gesehen. Der Krebs der Wirbelsäule kann viele Jahre nach scheinbar glücklicher und vollständiger Entfernung eines Brustkrebses z. B. die ersten Erscheinungen machen; in einem meiner Fälle war die Dauer dieser Zwischenperiode eine von acht Jahren. Sehr selten, wenn auch wohl sicher beobachtet, ist das primäre Vorkommen des Carcinomes in der Wirbelsäule. Der primäre Wirbelsäulenkrebs scheint die Lendenwirbelsäule zu bevorzugen, während der secundäre, wohl wegen seiner so häufigen Beziehungen zu primären Brustkrebsen, mit besonderer Vorliebe in den mittleren und oberen Dorsal- und unteren Halswirbeln sich etablirt. Zuerst ergreift das Carcinom in den meisten Fällen den Wirbelkörper und zwar entwickelt es sich in dem Centrum desselben, so dass es bei weiterer Ausdehnung zuletzt nur noch von einer ganz dünnen knöchernen Hülle, der äusseren Wand des Körpers, umgeben ist: erst vom Körper greift es dann wohl auch auf die seitlichen Fortsätze und auf die Zwischenwirbellöcher über und zuletzt auf die Wirbelbögen und Dornfortsätze. Doch kann natürlich unter Umständen auch einmal die Gegend der Fortsätze, speciell der Querfortsätze und der Intervertebrallöcher der primäre Entstehungsort des Wirbelkrebses sein: namentlich klinische Erfahrungen an Fällen, wo durch längere Jahre die Symptome nur in Wurzelsymptomen bestehen, nöthigen zu dieser Annahme.

Meist beschränkt sich schon nach kurzer Zeit der carcinomatöse Process nicht auf den Körper e i n e s Wirbels: ziemlich rasch werden, wenn nicht schon von Anfang an, mehrere ergriffen, ja es sind eine ganze Anzahl von Fällen beschrieben, und ich selber habe einen solchen gesehen, bei dem vom Hals- bis zum Sacralmarke alle Wirbelkörper carcinomatös bis auf eine dünne Knochenschale zerstört waren. Dieses Fortschreiten kann ein continuirliches vom ersten Herde aus sein, also durch die Bandscheiben hindurchgehen; oder es handelt sich bei jedem neu ergriffenen Wirbel wieder um eine neue Localisation. Auch

---

*) Ganz neuerdings ist auch über das Vorkommen von hypertrophischen Callusmassen nach Wirbelbrüchen berichtet, die genau wie Tumoren wirken. s. B a r d u. D u p l a n t , Arch. gén. de méd. Aug. 1896.

in diesen Fällen ausgedehnter Zerstörung können sich die klinischen Erscheinungen, z. B. die Druckschmerzhaftigkeit der Wirbeldornen und die ausstrahlenden Neuralgien, auf sehr enge Gebiete beschränken. Eigentliche Difformitäten der Wirbelsäule können auch bei sehr ausgebreitetem Krebs lange fehlen; am häufigsten soll hier ein langsames in sich Zusammensinken der ganzen Wirbelsäule, ein von den Franzosen sogenanntes entassement sein, und in diesen Fällen sollen die Patienten deutlich kleiner werden können. Bei so ausgedehnten Zerstörungen in der Längsaxe, wie ich sie eben beschrieben habe, und wo dann die einzelnen Wirbelkörper nur noch eine papierdünne äussere Wand haben, muss man sich wundern, dass das Stehen überhaupt noch möglich war; schwer ist es natürlich. Selbstverständlich kommt es in diesen Fällen auch nicht selten zu plötzlichen Verschiebungen der Wirbelkörper auf einander oder in einander, besonders nach leichtem Trauma; aber auch dann ist eine eigentliche Gibbusbildung seltener als ein runder Buckel — am häufigsten ist auch hier die einfache plötzliche Verkürzung der ganzen Säule. Am seltensten — weil der Krebs hier selten einsetzt — sind fühlbare Verdickungen und andere Difformitäten an den Dorn- oder Querfortsätzen.

Die Läsionen der eigentlichen Nervensubstanz, speciell der Spinalnerven und des Markes, können beim Wirbelsäulenkrebs lange fehlen oder sehr gering sein. Die Spinalnerven werden besonders ergriffen, wenn der Krebs die Zwischenwirbellöcher verengt; sie können dann einfach comprimirt oder carcinomatös infiltrirt werden. Das Mark kann plötzlich beim Zusammensinken oder der Verschiebung der Wirbelsäule comprimirt werden, am leichtesten wenn wirkliche Gibbusbildung eintritt. Auch eine langsame Compression ist möglich bei langsamer Verkrümmung der Wirbelsäule oder wenn, wie nicht so selten, der Krebs vom Wirbelkörper auf das extradurale Fettgewebe übergreift und hier, oft auf lange Strecken, in mehr oder weniger vollständiger Cylinderform den Duralsack umhüllt. Doch ist auch hier bei der Weiche der Geschwulst die Compression oft nur unerheblich; häufiger erweicht das Mark durch collaterales Oedem. Ein Durchbrechen der Dura und ein directes Uebergreifen auf das Mark ist beim Wirbelkrebs jedenfalls sehr selten.

Die verschiedenen Arten der Wirbelsarkome entstehen entweder im Perioste der Wirbelsäulenknochen oder in der Knochensubstanz selbst und zwar meist hier primär. Häufiger jedenfalls als bei den Carcinomen ist ihr primärer Entstehungsort aber nicht eigentlich der Knochen, sondern die Weichtheile in der Umgebung der Wirbelsäule, so die Muskeln oder, wie wir an anderer Stelle sehen werden, besonders an der Lenden- und Sacralwirbelsäule die vor der Wirbelsäule liegenden Eingeweide, hier also des Beckens; von da aus wachsen sie dann erst secundär in die Knochen hinein. Die Sarkome sind eigentlich noch bösartiger als die Carcinome — jedenfalls haben sie weniger Respect vor der Dura, die sie häufiger durchbrechen und nach deren Durchbrechung sie auch das Mark direct infiltriren. Die Wirbelsäule kann von ihnen auf lange Strecken zerstört werden; viel häufiger als das Carcinom greift das Sarkom auch auf Wirbelbögen und Spinae über, difformirt diese und bringt sie zur Schwellung; durchbricht dann schliesslich die Rückenhaut, um nun ganz öffen zu Tage zu liegen. Wirbelsäulensarkome kommen schon bei Kindern vor, sind aber im höheren Alter häufiger.

Exostosen und Osteome — es handelt sich um sogenannte periostale Exostosen im Sinne Marchand's — sind an der Wirbelsäule mehrfach beobachtet. Sie kommen sowohl an den Querfortsätzen, wie an den Wirbelbögen, wie schliesslich am Wirbelkörper vor. Entweder wachsen sie nach aussen und haben dann keine grosse klinische Bedeutung, oder aber von der Hinterseite der Wirbelkörper oder der Vorderseite der Bögen in den Wirbelkanal hinein, wo sie dann zu Läsionen des Markes und der Wurzeln führen können. Der einzige Fall, den ich gesehen, sass am Kreuzbein und hatte zu einer Compression der Cauda equina geführt. Hier, wie in den meisten Fällen dieser Art, fanden sich an anderen Theilen des Knochensystems — Supraorbitaldach, Rippen, Wirbelbögen — ebenfalls Exostosen und ermöglichten eine ganz bestimmte Diagnose der Art des Tumors.

In sehr seltenen Fällen sind die Wirbelkörper der primäre Sitz einer Echinokokkusblase. Ist diese sehr gross und hat schliesslich den Körper sehr verdünnt, so kann auch hier, wie bei Echinokokken anderer Knochen, plötzlich ein Zusammenbrechen und dann eine acute Compression des Markes erfolgen. Ob das aber in Wirklichkeit schon beobachtet ist, weiss ich nicht. Oder ein primär im Knochen sitzender Echinokokkussack bricht schliesslich an der Hinterwand des Wirbelkörpers durch und führt zur Compression des Markes und der Wurzeln. Häufiger noch sitzen diese Blasen erst in den weichen Geweben vor oder hinter der Wirbelsäule und dringen erst allmälig zwischen die einzelnen Wirbel und von da in den Wirbelkanal.

Die sehr seltenen Gummata der Wirbelknochen sitzen am häufigsten in den Körpern der oberen Halswirbel und sollen nach Gowers meist mit Pharynxgeschwüren zusammenhängen. Einmal habe ich gummöse Processe am Atlas oder Epistropheus und zwar an ihrer hinteren Peripherie beobachtet, die zu einseitiger Hypoglossuslähmung geführt hatten. Es wird immer sehr schwer sein, diese Fälle von Caries der Wirbelsäule zu unterscheiden.

b) Aetiologie und Vorkommen.

Nach dem Vorausgegangenen brauche ich über ätiologische Verhältnisse bei den Wirbelsäulentumoren kaum mehr etwas zu sagen. Für das Gumma und die Echinokokkusblase sind diese ätiologischen Verhältnisse ohne weiteres klar; specielleres in Bezug auf den Echinokokkus möge man unter Hirntumoren nachlesen. Das Carcinom ist fast immer secundär. Ueber die eigentliche Ursache der primären Sarkome und Osteome der Wirbelsäule weiss man ebensowenig Sicheres, wie bei den meisten Geschwülsten überhaupt. Möglich ist, dass beim Sarkom manchmal ein Trauma ätiologisch wirkt.

Vom Wirbelcarcinom habe ich oben schon erwähnt, dass es, wie natürlich, bei Frauen häufiger ist als bei Männern. Da das Wirbelcarcinom das Gros aller Wirbelgeschwülste ausmacht, müssen wohl die Frauen überhaupt bei diesem Leiden prävaliren. Damit ist zugleich gesagt, dass die meisten Wirbeltumoren im höheren Lebensalter vorkommen; die Sarkome kommen aber auch bei Kindern, selbst Säuglingen, und die Exostosen fast immer schon im Kindesalter zur Erscheinung.

c) Symptomatologie und Verlauf des Leidens.

Die Krankheitssymptome, die durch Wirbelsäulengeschwülste hervorgerufen werden, und den Verlauf dieses Leidens will ich hier zunächst nur unter Berücksichtigung der häufigsten Art derselben, des Wirbelcarcinoms, schildern und auf einige Besonderheiten, es sind nur wenige, die die andern Geschwulst-formen in dieser Beziehung zeigen, weiter unten eingehen. Wir haben oben gesehen, dass das Carcinom zunächst die Knochen der Wirbelsäule afficirt, dass es später die spinalen Wurzeln und die Spinalnerven bei ihrem Durchtritte durch die Wirbelsäule lädiren und schliesslich das Mark selber in Mitleidenschaft ziehen kann. Ebenso habe ich oben schon erwähnt, wann in der Regel, in welcher Häufigkeit und auf welche Art im Speciellen diese einzelnen Läsionen beim Wirbelkrebs zu Stande kommen. Aus alle dem kann man schliessen, dass die Symptome des Wirbel-säulenkrebses zerfallen werden in die von Seiten der Knochen, der Wurzeln und des Rückenmarkes selbst aus-gelösten, und dass das im Allgemeinen auch die Reihenfolge sein wird, in der die betreffenden Symptome eintreten.

Die Erscheinungen von Seiten der Wirbelsäulenknochen werden zunächst in mehr oder weniger localisirten Schmerzen in der Wirbelsäule bestehen; diese können beständig vorhanden sein oder nur bei besonderen Gelegenheiten. Zu letzteren Um-ständen gehört es, dass sie nur bei der Untersuchung, wenn auf die Wirbelsäule gedrückt oder geklopft wird, auftreten, oder wenn der Körper heftig erschüttert wird, wie beim Husten oder Niessen, oder schliesslich bei bestimmten Bewegungen. In diesen letzteren Fällen pflegen sie dann bei ihrem Auftreten sehr heftig zu sein, und der Kranke sucht dann jede Bewegung oder Er-schütterung der Wirbelsäule möglichst zu vermeiden, wodurch alle seine Bewegungen, besonders auch die Haltung seines Kopfes, etwas Steifes annehmen können. Ich habe oben schon darauf hingewiesen, dass auch bei sehr ausgedehntem Carcinom der Wirbelsäule die Krankheitssymptome auf einen sehr umschriebenen Herd hindeuten können; ganz besonders brauchen auch nur einzelne Spinae dorsales auf Druck schmerzhaft zu sein, während schon fast alle Wirbelkörper vom Carcinom durchsetzt sind.

In zweiter Linie kommen als Symptome von Seiten der Wirbelsäulenknochen die durch das Zusammensinken und Verschieben der Wirbel eintretenden Difformitäten in Betracht. Als auf ein sehr wichtiges Zeichen müsste man wohl mehr als bisher auf das Entassement achten; eine allmähliche Verringerung der Körperlänge der betreffenden Person würde in verdächtigen Fällen wohl von grösster Wichtigkeit für die Diagnose sein. Ebenso natürlich ein rasch oder langsam eintretender Gibbus, der beim Carcinom meist nicht so spitz sein soll, wie bei Caries, wegen der Betheiligung vieler Wirbelkörper an der Carcinomatose. Am seltensten wird man beim Carcinom an den Spinae oder den Bögen direct Carcinommassen fühlen können.

Die Knochensymptome würden speciell für die Frühdiagnose eines Wirbelcarcinoms — denn meist sind sie ja wohl die ersten Symptome — eine noch viel grössere Bedeutung haben, — wir haben ja oben schon erwähnt, dass Wurzel- und Marksymptome oft sehr lange auf sich warten lassen, — wenn sie immer vorhanden wären. Es muss aber bestimmt hervorgehoben werden, dass sie auch ganz fehlen können, auch in Fällen, wo Wurzel- oder Marksymptome schon ganz deutlich sind; fehlt in diesen Fällen auch die Carcinomanamnese, so wird man wohl über die Diagnose Neuritis oder Myelitis nicht hinauskommen. So ist in einem ätiologisch und klinisch sicheren Falle meiner Beobachtung, bei dem sehr deutliche Wurzelsymptome im Plexus brachialis links vorhanden sind und zwar schon seit drei Jahren progressiv, von einer Difformität oder einer deutlichen Druckschmerzhaftigkeit der Wirbelsäule keine Rede.

Die Wurzelsymptome, die zweite Hauptgruppe der Erscheinungen beim Wirbelcarcinom, entstehen meist durch Compression oder directe carcinomatöse Infiltration der betreffenden Nervenwurzeln in den Intravertebrallöchern. Da hier hintere und vordere Wurzeln ganz dicht zusammenliegen oder aber die Compression sogar erst an einer Stelle eingreift, wo sich beide Wurzeln schon zum gemischten spinalen Nerven vereinigt haben, so sind die Wurzelsymptome wohl immer aus motorischen, sensiblen und trophischen gemischt. Aber selbst wenn, wie in selteneren Fällen, das Wirbelcarcinom auf die Aussenfläche der Dura übergreift, wird es hier wohl nie allein nur die vorderen oder hinteren Wurzeln, sondern meist beide zusammen afficiren.

Die Erscheinungen von Seiten der spinalen Wurzeln lassen sich, soweit sie sensible oder motorische sind, in Reiz- und Ausfalls-resp. Lähmungssymptome eintheilen. Die Reizsymptome gehen den Lähmungssymptomen immer voraus und

sind häufig noch früher vorhanden, als die Knochensymptome.
Am wichtigsten, weil am häufigsten und frühesten
vorhanden, sind die sensiblen Reizsymptome, die
Schmerzen, die in sehr vielen Fällen das Krankheitsbild beherrschen. Sie können in ihrer Art recht verschieden
sein: meist haben sie wohl einen typisch neuralgischen Charakter,
sind reissender oder bohrender Natur und von grosser Intensität
und Dauer; häufig wird auch über ein sehr schmerzhaftes
Brennen in der Haut geklagt. Dieses Brennen ist dann nicht
selten mit einer erheblichen Hyperästhesie der Haut verbunden,
so dass schon das Tragen der Kleider oder leichtes Streichen
über die Haut als schmerzhaft empfunden wird und sozusagen
die Schmerzen objectivirt. Manchmal handelt es sich im Anfang
auch nur um Parästhesien, wie Kriebeln, Jucken, Gefühl von
Eingeschlafensein etc. Häufig werden auch diese neuralgischen
Schmerzen durch Bewegungen, speciell der Wirbelsäule gesteigert.

In den meisten Fällen sind die Schmerzen bilateral,
ja, diese Bilateralität ist bis zu einem gewissen Grade charakteristisch, da sie bei einfachen Neuralgien und Neuritiden zwar
nicht ausgeschlossen, aber selten ist. Charcot geht sogar soweit, doppelseitige Schmerzen im Ischiadicusgebiete immer für
auf Wirbelsäulencarcinom verdächtig zu erklären. Natürlich ist
die Bilateralität der Schmerzen, wie überhaupt der Wurzelsymptome, nicht unbedingt nothwendig beim Wirbelcarcinom;
beginnt das Carcinom einseitig, z. B. an den Querfortsätzen der
Wirbel, so können auch die Wurzelerscheinungen lange einseitig
sein, wie in einem meiner Fälle, den ich seit Jahren beobachte
und wo bisher nur die Wurzeln des rechten Plexus brachialis
betheiligt sind.

Von motorischen Reizerscheinungen sind zu erwähnen.
Crampi oder Contacturen in einzelnen Muskelgebieten;
sie sind meist mit Schmerzen verbunden. Es ist heute wohl
sicher, dass Crampi direct durch Reizung motorischer Wurzelfasern hervorgerufen werden können; da sie in den Fällen von
Wirbelcarcinom aber immer mit Schmerzen verbunden sind, so
ist es ebenso möglich, dass sie hier reflectorisch durch primäre
Reizung sensibler Wurzeln ausgelöst werden. Am häufigsten
kommen die Crampi in den Bauchmuskeln vor und führen zu
kahnförmigem Einziehen des Leibes.

Lähmungs- und Ausfallssymptome sind durch alleinige
Läsion der Rückenmarkswurzeln, wie überhaupt, so auch beim
Carcinom der Wirbelsäule deshalb seltener, weil, wie wir jetzt
wissen, bei der erheblichen Anastomosirung der einzelnen Wurzeln
unter einander erst eine grössere Anzahl von Wurzeln lädirt
sein muss, um in der Peripherie einen Ausfall in deutlicher
Weise zu bewirken, während natürlich zum Hervorrufen von
Reizerscheinungen die Läsion einer einzigen Wurzel genügt.

Kommen solche Läsionen einer Anzahl von Wurzeln beim Wirbelcarcinom zu Stande, so können natürlich Ausfallssymptome auch hier eintreten, — umgekehrt wie bei den Reizerscheinungen werden diese meist deutlicher auf motorischem wie auf sensiblem Gebiete sein. Auf sensiblem Gebiete handelt es sich um mehr oder weniger deutliche Herabsetzung des Gefühls bis zur vollständigen Anästhesie; aber auch partielle Empfindungslähmungen — Erhaltenbleiben der Tast- bei Verlust der Schmerz- und Temperaturempfindung — hat man bei Wurzelläsionen beobachtet. Die motorischen Ausfallssymptome zeigen sich in Paresen und Paralysen gewisser Muskelgruppen; die Lähmungen sind immer schlaffe, es tritt Atrophie der Muskulatur ein; häufig sind fibrilläre Zuckungen und Störungen der elektrischen Erregbarkeit in Form partieller oder totaler Entartungsreaction. Im übrigen sind auch trophische Störungen der Haut im Gebiete der betroffenen Nervenwurzeln nicht so selten, so an den Händen besonders glossy skin; ferner ein Herpes Zoster, dessen Anordnung auf der Haut dann genau dem Ausbreitungsgebiete der betreffenden Nervenwurzeln entspricht und dann eine sehr genaue Diagnose zulässt, welche Wurzeln ergriffen sind. Ist der Verlauf des careinomatösen Leidens im Ganzen ein langsamer, sodass die verschiedenen durch Läsionen der Wurzeln bedingten Störungen volle Zeit haben sich auszubilden, so kommen manchmal alle die erwähnten Wurzelsymptome an einem Orte zusammen vor; — so in dem schon mehrfach von mir erwähnten Falle, wo sich, bei secundärer Carcinomatose der Wirbelsäule von der linken Mamma aus, zunächst eine unter heftigen Schmerzen fortschreitende Atrophie der Muskeln im Gebiete des linken ersten Dorsal- und achten Cervicalnerven mit fibrillären Zuckungen und Entartungsreaction einstellte; wo dann mehrfach Herpes Zostereruptionen im Gebiete des siebenten und achten Cervicalnerven eintraten; wo die Haut der Hand roth, empfindlich und pergamentdünn wurde; wo zugleich links Miosis und Enge der Lidspalte bestand, und nun allmählich der Process auf Unterarm und Oberarm fortschritt, aber immer einseitig und ohne Verbindung mit Marksymptomen blieb.

Der Sitz der Wurzelsymptome in der Peripherie hängt im Einzelnen natürlich vom Höhensitze der Affection an der Wirbelsäule ab. Auf Genaueres will ich hier nicht eingehen — später bei den Tumoren der Häute soll alles Nöthige über die Vertheilung der einzelnen Rückenmarkswurzeln in den einzelnen Gebieten der Muskulatur und der Haut gesagt werden. Hier nur soviel, dass bei Sitz des Carcinoms an der oberen Halswirbelsäule die Wurzelerscheinungen im Gebiete des plexus cervicalis superior auftreten müssen, bei Sitz an der unteren Hals- und oberen Brustwirbelsäule in den Armen, bei Sitz an der Dorsalwirbelsäule im Rumpf und an der Lumbosacralwirbelsäule in den Beinen. Schmerzen werden bei jedem Sitze des Leidens in deutlicher Weise im Bezirke der ergriffenen

Wurzeln eintreten; Lähmungen und Muskelatrophien werden
sich aber bei Sitz an den oberen und mittleren Dorsalwirbeln
nicht erkennen lassen, da Lähmung und Schwund einzelner
Intercostalmuskeln sich dem Nachweise entziehen. Auch die
Wurzelsymptome können bei sehr ausgedehnter Affection
der Wirbelsäule ausserordentlich eng umgrenzt sein; so fand
ich in dem mehrfach erwähnten Falle von Zerstörung fast aller
Wirbelkörper durch Carcinom neuralgische Schmerzen nur im
Gebiete des linken siebenten Intercostalnerven.

Die schliesslich durch eine Läsion des Markes selbst
zu den bisher beschriebenen hinzutretenden Symptome müssen
sich beim Wirbelcarcinom verhalten, wie bei jeder anderen
Compression des Markes. Zunächst hängt die Art ihres Auftretens und die Reihenfolge, in der die einzelnen Symptome
auf einander folgen, natürlich sehr davon ab, ob die Querschnittsunterbrechung, etwa durch Zusammensinken der Wirbelsäule oder collaterales Oedem des Markes, acut und gleich sehr
vollkommen eintritt, oder sich, bei langsamer Gibbusbildung
oder Compression durch extradurale Carcinommassen, ebenfalls
langsam entwickelt. Während im ersteren Falle das bekannte
Bild einer totalen Querschnittsunterbrechung in bestimmter
Höhe mit Lähmung aller Functionen (Sensibilität, Motilität,
Sphincteren, Reflexe) unterhalb der Läsionsstelle eintritt, pflegt
z. B. bei langsam zunehmender Compression und bei dem häufigen
Sitze der primären Carcinomknoten in den Dorsalwirbeln zunächst
nur die Motilität zu leiden und eine langsam zunehmende spastische
sche Lähmung der Beine und zwar meist beider Beine einzu-
treten. Findet die Compression in der Gegend der Lenden-
wirbelsäule statt, so ist die Lähmung von Anfang an eine schlaffe.
Charakteristische Züge erhält sie immer dadurch, dass, in Folge
der Mitläsion der Wurzeln in der Höhe der Compression, in
dem Gebiete derselben heftige Schmerzen bestehen, sodass
Cruveilhier speciell der Lähmung bei Wirbelcarcinom den
Namen Paraplegia dolorosa gegeben hat. Ja, in Folge des
Gesetzes der excentrischen Localisation können auch unter der
Compressionsstelle in den gelähmten Beinen Schmerzen entstehen und sogar dann, wenn diese Extremitäten vollständig
gefühllos sind — Anaesthesia dolorosa, — was aber, nämlich
totale Anästhesie, wenigstens wenn die Querschnittsunterbrechung
wirklich ganz allmählig durch langsame Compression erfolgt,
beim Wirbelcarcinom unterhalb der Compressionsstelle doch
sehr selten ist. Im Uebrigen hängt natürlich die Ausdehnung
der durch die Markcompression gesetzten Lähmungen und
Anästhesieen, wie der Sitz von Schmerzen und trophischen
Störungen in gewissen Haut- und Muskelgebieten von der Höhe
ab, in der der Wirbeltumor das Mark lädirt, während die Intensität und Art anderer Symptome, z. B. der Blasen- und Mastdarmstörungen oder der trophischen Erscheinungen, ferner das Verhalten der Reflexe mehr im Verhältniss zu der mehr oder weniger

vollständigen Unterbrechung des Querschnittes stehen und, wie sie, wechselnd sein können. Ueber beide Verhältnisse, sowie über die ganze Symptomatologie der Rückenmarks-compression überhaupt folgt unten bei den Tumoren der Häute Genaueres. Hier nur soviel: in den der Höhe der Compression durch den Tumor selbst entsprechenden peripheren Regionen werden immer die sogenannten Segmentsymptome zu finden sein, also vor allen Dingen Schmerzen und Muskellähmungen mit Atrophie, darunter die ausgedehnten Erscheinungen, die die Leitungsunterbrechung des Markes für alle von dem unterhalb der Compressionsstelle sich befindenden Marke abhängigen Theile bedingt. Die Segmentsymptome werden an sich dieselben sein, ob sie durch Läsion der betreffenden Segmente oder ihrer Wurzeln hervorgerufen werden, aber deutliche Ausfallssymptome deuten immer mehr auf eine Läsion des Markes selbst hin; die ausgedehnten Erscheinungen unterhalb der primären Compressionsstelle beweisen natürlich eine Betheiligung des Markes. Auch darüber folgt unten noch Genaueres. Sehr selten ist auch die Markcompression beim Wirbelcarcinom zuerst eine halbseitige — dann kann auf der Seite des Tumors in den Gebieten unterhalb der Compression Lähmung, auf der anderen Seite Anästhesie bestehen (Brown-Séquard).

Wie man sich wohl selber aus dem bei der Symptomatologie Gesagten abstrahiren kann, kann der Verlauf des Leidens beim Wirbelcarcinom, wie die Aufeinanderfolge der Symptome und der schliessliche Ausgang des Leidens ein sehr verschiedener sein. Im Allgemeinen wird der Verlauf wohl der sein, dass, nachdem eine Zeit lang nur Knochen- und Wurzelsymptome, mit sehr grossen individuellen Unterschieden in Intensität und Dauer, bestanden haben, nun entweder plötzlich oder langsam eine Paraplegie durch Markcompression eintritt. Dann pflegt, wenigstens wenn die Markcompression eine erhebliche bis totale ist, das letale Ende nicht mehr lange auf sich warten zu lassen; seine letzten Ursachen sind dann wohl meist allgemeine Erschöpfung, Decubitus, Cystitis oder Nephritis. Doch sind, wenn die plötzlich eingetretene Paraplegie nicht durch Zerquetschung des Markes, sondern etwa durch collaterales Oedem bedingt war, auch erhebliche vorübergehende Besserungen möglich. In andern Fällen aber kann auch durch das direkte Ergreifen lebenswichtiger Centren im Marke selber, vor allen Dingen durch Lähmung der Athmungsmuskulatur, der Tod rasch eintreten. Haben Knochen- und Wurzelsymptome nur in sehr geringem Maasse bestanden, was nicht so selten ist, sitzt der Tumor ziemlich hoch an der Hals-wirbelsäule, und tritt etwa durch ein leichtes Trauma ein plötz-licher Zusammenbruch derselben ein, so kann der Tod auch, in überraschender Weise, plötzlich kommen. Wichtig ist, zu wissen, dass auch beim Wirbelcarcinom, selbst von der Zeit an gerechnet, wo man berechtigt ist, eine bestimmte Diagnose zu stellen, die Krankheit, abgesehen auch von den oben angegebenen kleinen Schwankungen, nicht immer rapide zum Tode zu verlaufen braucht; sie kann sich, wie ich selbst jetzt sehe, über Jahre hinziehen, wenn sie bei Sitz der Geschwulst in den Seitentheilen der Wirbel wesentlich die Wurzeln lädirt und das Mark unberührt lässt.

Das wäre Alles, was ich über die Symptomatologie und den Verlauf eines Wirbelsäulencarcinomes allein zu sagen habe. Ich habe oben schon erwähnt, dass die Symptome der übrigen Wirbelsäulentumoren, der Sarkome, Exostosen, Echinokokken und Gummata, sich nicht wesentlich von denen der Carcinome unterscheiden werden. Am deutlichsten werden noch Unterschiede in den Knochensymptomen sein. Carcinome und Sarkome können continuirlich eine ganze Anzahl von Wirbelkörpern ergreifen, Echinokokken und Gummata werden meist an umschriebener Stelle sitzen; Exostosen können vereinzelt oder an mehreren Stellen der Wirbelsäule vorkommen. Bei letzteren werden die Knochenschmerzen auch bei Bewegungen nicht sehr erheblich sein, und plötzliche oder langsame Gibbusbildung kommt nicht vor. Wichtig zur Unterscheidung der jedenfalls häufigsten Carcinome und Sarkome ist, dass bei letzteren sich öfter Tumormassen in der Umgebung des Knochenherdes fühlen lassen, so an der Dorsalwirbelsäule hinten in der Gegend der Querfortsätze, wo sie auch die Haut durchbrechen können; und am Kreuzbein vor allen Dingen vom Rectum aus, so dass man die rectale Untersuchung in keinem der hierher gehörigen Fälle unterlassen darf. In einem meiner Fälle hatten vor der Halswirbelsäule liegende Sarkommassen den Rachen ganz verstopft, verhinderten die Nasenathmung und führten zu Schluckbeschwerden.

Die Symptome von Seiten der Wurzel- und Markläsion, sowie der ganze Verlauf des Leidens werden sich im Allgemeinen bei den verschiedenen Geschwulstformen der Wirbelsäule kaum von einander unterscheiden: am langsamsten dürfte der Verlauf wohl bei den Exostosen sein, sehr rapide bei den diffusen Sarkomen. Totale Durchwachsungen des Markes selbst kommen am häufigsten noch bei den Sarkomen vor, deshalb ist bei ihnen ein allmähliges Eintreten totaler Querschnittsunterbrechung und der dadurch bedingten Symptome wohl häufiger als bei den Carcinomen. Oppenheim sah in einem sehr interessanten Fall von Sarkom der oberen Dorsalwirbelsäule eine Erweiterung der Venen der Haut an der entsprechenden Thoraxseite; das kann beim Sarkom eher vorkommen als beim Carcinom, da ersteres ja öfter von den die Wirbelsäule umgebenden Weichtheilen und nicht immer vom Knochen selbst ausgeht; natürlich ist das Vorkommen dieses Symptomes aber auch beim Carcinom nicht ausgeschlossen.

Kurz: der Unterschiede zwischen Symptomen und Verlauf des Wirbelsäulencarcinoms und der übrigen Wirbeltumoren sind nur wenige und wenig sichere, und von dieser Stelle an werden sich meine Bemerkungen wieder auf alle Wirbeltumoren gemeinsam, vor allem allerdings auf die Carcinome und Sarkome beziehen.

d) Diagnose.

Die Diagnose eines Wirbelsäulentumors kann unter Umständen leicht sein, sie kann aber auch zu den allerschwierigsten gehören, die von der ärztlichen Kunst verlangt werden. Namentlich kann sie oft lange Zeit hindurch eine zweifelhafte sein. Wir haben gesehen, dass wenigstens in den typisch verlaufenden Fällen zuerst die Wirbelsäulen-, dann die Wurzel- und schliesslich die Marksymptome einsetzen. Die Wirbelsäulensymptome werden im Anfang sehr vage sein; in Bezug auf ihren Ort unbestimmte oder mehr umschriebene Schmerzen, die bei Bewegungen zunehmen und infolgedessen steife Haltung des Rückens bedingen. Sehen wir hier zunächst davon ab, dass uns auch in dieser Zeit schon die Anamnese eines etwaigen operirten Brustkrebses den Verdacht einer ähnlichen Wirbelsäulenerkrankung nahelegen könnte, so wird in diesem Stadium eine auch nur annähernde Wahrscheinlichkeitsdiagnose unmöglich sein. Auch das Hinzutreten von Wurzel- und speciell von Markerscheinungen zu diesen vagen Wirbelsäulen- resp. Rückenschmerzen wird uns nicht viel weiterhelfen; es kann sich dann vor allem auch noch um eine Pachymeningitis hypertrophica oder syphilitica oder schliesslich auch um eine einfache chronische Myelitis handeln. Erst wenn mit diesen Symptomen sich deutliche Erscheinungen von Seiten der Wirbelsäule verbinden, also scharf umschriebene Druckempfindlichkeit in der Tiefe und vor allem Difformitäten, ist soviel wenigstens höchst wahrscheinlich, practisch sogar sicher, dass es sich um das Uebergreifen eines in der Wirbelsäule beginnenden Processes auf die Wurzeln und das Mark, um eine sogenannte Compressionsmyelitis handelt. Die häufigste Ursache der Compressionsmyelitis ist nun die Caries der Wirbelsäule, und die differentielle Diagnose der Wirbelsäulentumoren wird sich fast immer nur um die Unterscheidung von der Tuberkulose der Wirbelsäule drehen.

Im Allgemeinen ist die Pott'sche Krankheit ja eine Erkrankung der Jugend und Kindheit, wie die Knochentuberkulose überhaupt; aber gerade die Localisation der Tuberkulose in den Wirbelkörpern scheint von Knochentuberkulosen im höheren Alter noch am häufigsten vorzukommen. Andererseits kommt zwar das Carcinom kaum, das Sarkom der Wirbelsäule aber nicht so selten schon in der Kindheit zur Beobachtung. Sehr unsicher sind im Allgemeinen die von Gowers angegebenen Unterschiede, die sich auf das Verhalten der Wurzel- und Marksymptome bei den beiden Krankheitsformen beziehen. Es ist wohl richtig, dass beim Carcinom die Wurzelsymptome im Allgemeinen heftiger und vor allen Dingen dauernder sind als bei der Caries, wo sie, wie der ganze Process, einen schnelleren Verlauf nehmen müssen. Deshalb haben namentlich ausgesprochen trophische Störungen der Muskulatur, wie ich sie in dem oben mehrfach citirten Falle gesehen habe, bei der Caries kaum Zeit sich auszubilden. Dagegen kann die Intensität der durch die Wurzelläsion bedingten Schmerzen nach meinen eigenen Erfahrungen bei der Caries eine ebenso grosse sein, als wie beim Carcinom. Auch der von Gowers erwähnte Umstand wird wohl nur ganz im Allgemeinen stimmen, dass häufiger, als wie bei der Caries, beim Carcinom sowohl durch einfaches Zusammenknicken der Wirbelsäule als durch collaterales Oedem eine plötzliche Paraplegie eintritt, denn auch bei der Caries ist das auf beide erwähnte Weisen möglich und speciell an der Halswirbelsäule oft beobachtet. Schliesslich sind halbseitige Compressionen des Markes eher beim Carcinom möglich, aber sie sind auch hier sehr selten, und ausgeschlossen sind sie auch bei der Caries der Wirbelsäule nicht; ich selbst habe vor kurzem einen Fall von Halswirbelcaries mit Brown-Séquard'schen Symptomen gesehen.

Am wichtigsten sind jedenfalls zur Unterscheidung zwischen Caries und vertebralen Tumoren die Erscheinungen an der Wirbelsäule selbst, wenn sie zu deutlich erkennbaren Difformitäten geführt haben. Typisch für Caries ist der Gibbus, der spitze Buckel; für Carcinom eher eine runde Form oder eine Verkürzung der ganzen Wirbelsäule, das entassement. Entscheidend für den Tumor ist der Befund von Geschwülsthöckern neben oder vor der Wirbelsäule, speciell im Becken, was am häufigsten beim Sarkom gelingt; am meisten entscheidend für Caries der Nachweis von Senkungsabscessen oder von Tuberkulose anderer Organe. Für das Carcinom der Wirbelsäule, das fast immer metastatisch ist, und für das seltener metastatische Wirbelsarkom ist natürlich fast entscheidend der Nachweis primärer anderer gleicher Geschwülste, speciell der Nachweis eines, vielleicht schon vor Jahren operirten Mammacarcinomes. Doch ist auch hier noch Vorsicht nöthig, denn erstens können bei allgemeiner Carcinose auch einfache dyskrasisch-myelitische Processe im Rückenmarke vorkommen (Oppenheim), dann lehrt ein Fall Schlesinger's, dass, was ja a priori nicht zu bestreiten war, auch bei vorhandenem Mammacarcinom eine Compressionsmyelitis einmal nicht durch Metastasen des Tumors, sondern durch Caries bedingt sein kann. Ein Ausgang in Heilung, der bei Caries der Wirbelsäule häufig, bei Carcinom und Sarkom unmöglich ist, würde natürlich bestimmt die diagnostische Frage zu Gunsten einer Tuberkulose entscheiden.

Beschränken sich die Symptome eines Wirbeltumors lange auf die durch die Wurzelläsionen bedingten und speciell auf Schmerzen, so kann unter Umständen natürlich eine Verwechslung mit einfachen Neuralgien oder mit neuritischen Processen vorkommen. Die incomplicirten Intercostalneuralgien, wenn sie nicht von den Eingeweiden reflectirte Schmerzen im Sinne Head's sind, sind nach meiner Erfahrung meist hysterischer oder hysterisch-anämischer Natur; sie können, wie alle hysterischen Erscheinungen, sehr heftig sein, drücken aber dem Kranken niemals so den Stempel des Leidens auf, wie die organisch bedingten Schmerzen, und sind psychisch beeinflussbar. Schwieriger ist es, einfache, aber echte Neuralgien und neuritische Schmerzen an Armen und Beinen im Beginne von den durch Wirbeltumoren bedingten Schmerzen am gleichen Orte zu unterscheiden; man thut bei diesen Dingen immer gut, zuerst mit seiner Diagnose zurückhaltend zu sein — über die Verdächtigkeit doppelseitiger ischiadischer Schmerzen habe ich oben schon gesprochen. Aber selbst wenn sich zu den Neuralgien trophische Störungen der Muskulatur und Muskelparesen gesellen, kann es sich immer noch um eine einfache chronische, z. B. eine senile Neuritis handeln. Nur das stete Fortschreiten der Erkrankung beim Wirbeltumor ist wohl bei den Neuritiden nicht häufig, die schliesslich doch einmal zum Stillstand oder sogar zur Heilung kommen. Auch in diesen Fällen ist natürlich der Nachweis früher vorhandener operirter Geschwülste oder der Nachweis von Tumormassen direct an den in Betracht kommenden Wirbelsäulenparthien von entscheidender Bedeutung. Bei den Neuralgien im Plexus brachialis-Gebiete ist, wenn sie die unteren Aeste des Plexus betreffen und von vertebralen oder intravertebralen Erkrankungen ausgelöst werden, auch meist auf der Seite der Erkrankung durch Betheiligung des sympathischen Astes für das betreffende Auge Miosis und Pupillenenge vorhanden, und dieses Vorkommen ist jedenfalls ein Beweis gegen die ganz periphere Natur der Neuralgie; dagegen braucht es sich natürlich nicht um eine durch Tumor bedingte Compression der betreffenden Wurzeln im Wirbelkanal oder im Intervertebralloch zu handeln, sondern es kann auch hier eine einfache Neuritis bestehen, wenn nicht der übrige Befund und die Anamnese zu Gunsten eines Tumors sprechen.

Geschwülste, die vor der Wirbelsäule sitzen, also etwa im hinteren Mediastinum und im Becken, können natürlich erstens die Wirbelsäulenknochen, zweitens die einzelnen aus der Wirbelsäule austretenden Nerven oder im Becken eher den ganzen Plexus lumbalis oder sacralis angreifen und so zu Wirbelsäulen- und neuritischen Symptomen führen. Schliesslich können sie durch die Wirbelsäule durchbrechen und das Mark lädiren, kurz, nach und nach kann der ganze, für ausgebildete Wirbelsäulentumoren charakteristische Symptomencomplex sich ausbilden. Im Becken handelt es sich in diesem Falle hauptsächlich um Sarkome der präsacralen Lymphdrüsen und der Beckeneingeweide, die man per rectum oder per vaginam fühlen kann; in der Brusthöhle kann auch ein Aortenaneurysma zu den gleichen Erscheinungen führen. Auf beide Dinge komme ich noch im dritten Abschnitte „Geschwülste der peripheren Nerven" zurück.

Sehr schwierig ist sehr oft wohl die Unterscheidung der vertebralen von den intravertebralen Geschwülsten. Ist der Verlauf der Wirbeltumoren allerdings ein schulgerechter — kommt es zunächst zu deutlichen Knochen-, dann zu Wurzel- und dann zu Marksymptomen — so kann die Entscheidung für Wirbelsäulentumor wohl nicht zweifelhaft sein. Beim Tumor der Häute sind meist die Wurzelsymptome die ersten; dann kommen die Marksymptome, die viel häufiger und viel länger als beim Wirbeltumor halbseitige sein können; erst zuletzt die Wirbelsäulensymptome. Diese bestehen beim intravertebralen Tumor meist nur aus Rückenschmerzen, speciell localen Schmerzen bei Percussion und aus Rückensteifigkeit; wirkliche Difformitäten oder gar geschwulstartige Verdickungen werden wohl, von seltenen Ausnahmen abgesehen, nur vorkommen, wenn, was ausserordentlich selten ist, ein intravertebraler Tumor die Wirbelsäule nach aussen durchbricht. Dann sind natürlich die Symptome die gleichen, ob der Tumor primär einer der Wirbelsäulenknochen oder der Häute war. Aber es ist bei allen diesen Dingen sehr wohl zu bedenken, dass auch beim vertebralen Tumor die Erscheinungen von Seiten der Wurzeln lange allein bestehen können, und dass sogar medulläre Symptome eher eintreten können als solche der Wirbelsäule. Wichtiger vielleicht als alle diese Dinge ist deshalb zur Unterscheidung oft wohl der sichere Nachweis der metastatischen Natur des eventuellen Rückenmarks- oder Wirbelsäulenleidens, da das Carcinom der Wirbelsäule fast immer, die Geschwülste der Häute des Markes sehr viel seltener metastatischer Natur sind.

Die Höhendiagnose eines Wirbelsäulentumors ist deshalb meist eine leichte, weil ja die Diagnose in den häufigsten Fällen erst eine sichere ist, wenn deutliche Erscheinungen von Seiten der Wirbelsäule vorhanden sind. Da, wo sie sitzen, ist dann natürlich auch, wenigstens das Centrum des Tumors. Fehlen Wirbelsymptome, so muss die Höhendiagnose natürlich aus den Symptomen der Wurzel- und Markcompression gemacht werden — den Segmentsymptomen und den durch die Leitungsunterbrechung bedingten — davon unten Genaueres.

Ueber die Diagnose der Art des Tumors der Wirbelsäule ist oben schon vieles gesagt. Die Carcinome erkennt man daran, dass sie fast fast immer Metastasen sicher gestellter Carcinome mehr peripheren Sitzes sind. Gleiches kann bei Sarkomen vorkommen, diese sind aber auch dadurch, dass sie öfter durch die Wirbelsäule nach aussen durchbrechen oder fühlbare Geschwulstmassen an der hinteren oder vorderen Peripherie der Wirbelsäule, z. B. im Becken und Rachen, erzeugen, oft charakterisirt. Echinokokken kann man vermuthen, wenn man im übrigen Organismus solche nachweisen kann; sicher sind sie als Ursache der Erkrankung zu erkennen, wenn der zuerst im Knochen liegende Sack sich an einer für die Punction erreichbaren Stelle, z. B. hinten neben der Wirbelsäule, nach aussen verwölbt, und die Punction Echinokokkusblasen oder die charakteristisch geschichteten Häute ergiebt. Die Osteome und Exostosen sind wohl ganz sicher zu erkennen, wenn sich multiple Exostosen an anderen Körperstellen finden, wie in dem von mir beobachteten und citirten Falle; auch fehlen hier, wie schon erwähnt, die lebhaften Knochenschmerzen, speciell bei Bewegungen und die Gibbusbildung. Das Gumma der Wirbelsäulenknochen kann man wohl nur diagnosticiren, wenn Anamnese und sonstiger Befund einen deutlichen Beweis für eine syphilitische Infection giebt, und die Erscheinungen für einen Sitz hoch oben an der Wirbelsäule sprechen.

e) Prognose.

Die Prognose eines Wirbelsäulentumors ist, wenigstens für die Carcinome und Sarkome, eine absolut schlechte — der Tod nach elendem Leiden das unabweisbare Ende. Dass Echinokokkussäcke der Wirbel nach aussen durchbrechen können und so der Process heilen kann, hat Hasse einmal erlebt. Auch Gummata der Wirbel sind natürlich einer Heilung fähig. Bei den Exostosen kann doch vielleicht ein Stillstand im Wachsthume eintreten, und der Process dauert hier immer ziemlich lange, was allerdings nicht immer ein Vorzug sein dürfte.

f) Therapie.

Die Therapie der Wirbeltumoren hat natürlicher Weise nur sehr dürftige Resultate, wenn man von solchen überhaupt reden will, aufzuweisen. Bei Gummen ist selbstverständlich eine energische antisyphilitische Kur am Platze, ihre Wirkung sichert auch die Diagnose auf Gumma; auch bei den Exostosen ist Jodkali wohl angezeigt, und man wird es auch wohl bei den Sarkomen und Carcinomen versuchen, schon weil die Ausschaltung der Lues doch wohl oft nicht ganz sicher gelingen wird.

Chirurgische Eingriffe sind bei den Carcinomen zu verwerfen. Diese durchsetzen meist eine so grosse Anzahl von Wirbeln, dass eine volle Entfernung alles Kranken unmöglich ist, und ausserdem lässt sich aus den Symptomen fast nie die Ausdehnung der Wirbelerkrankung erkennen; meist wird sie zu gering geschätzt. Dasselbe gilt für die Sarkome; aber wenn diese durch die Rückenhaut durchbrechen und hier geschwürig zerfallen, so muss doch wohl manchmal eine chirurgische Behandlung eintreten, und man kann bei dieser Gelegenheit ja dann auch das etwa comprimirte Rückenmark möglichst zu entlasten suchen. Bei einem so behandelten Wirbelsäulensarkome Oppenheim's und Sonnenburg's ist wenigstens vorübergehende Besserung eingetreten. Auch in einem später genauer mitzutheilenden operativen Falle Kümmel's hatte es sich primär um ein Sarkom des Kreuzbeines gehandelt. Echinokokkussäcke würde man wohl angreifen, wenn man sie diagnosticirt hat; hier kann der Erfolg ein sehr guter sein. Sehr günstig liegen auch für die Operation an sich die multiplen Exostosen, ihre Artdiagnose ist sicher, sie können am Bogen der Wirbel sitzen und gleich bei der Trepanation mit entfernt werden, oder wenn sie an der Hinterseite der Körper sitzen, nach Opferung einiger Wurzeln erreicht und abgemeisselt werden. In dem von mir beobachteten Falle, der noch besonders günstig lag, weil die Exostosen die Cauda equina comprimirt hatten, wurde mir die Operation verweigert; — Caselli hat vor Kurzem einen solchen Fall zur Heilung gebracht. Etwas getrübt werden hier allerdings die günstigen Aussichten, weil bei den multiplen Exostosen nach Exstirpation der vorhandenen immer neue nachwachsen können.

Kann man, wie in den meisten Fällen, weder arzneilich noch operativ helfen, so suche man die Leiden der Kranken wenigstens nach Kräften zu mildern. Das kann vor allen Dingen durch eine möglichst gute, sichere Lagerung und Vermeidung jeder Erschütterung geschehen. Wichtig ist, dass eine Streckung durch Gewichte, die bei der Caries der Wirbelsäule meist die Schmerzen lindert, sie bei Tumoren fast immer erheblich vermehrt; das ist so häufig, dass es sogar zur Differentialdiagnose verwendet werden kann. Man vermeide Decubitus solange wie möglich, sorge in jeder Weise für Sauberkeit, womöglich für frische Luft, gute Ernährung und spare bei der Aussichtslosigkeit des Leidens Narcotica, speciell Morphium, und Schlafmittel nicht.

Anhangsweise will ich hier noch auf ein Leiden hinweisen, das manchmal eine Zeitlang mit Wirbelsäulentumoren, speciell mit Osteosarkomen, verwechselt werden kann, die Arthritis deformans der Wirbelsäule. Diese kann zu starken Missgestaltungen und Verdickungen speciell der Wirbelbögen und Querfortsätze, ferner zu Verwachsungen und Ankylosirungen einer grossen Anzahl kleiner Gelenke führen. Die Verwechslung mit Knochengeschwülsten ist namentlich möglich, wenn die Arthritis deformans sich an der Halswirbelsäule etablirt. Das Leiden ist ein sehr schmerzhaftes, weil die Knochenwucherungen meist zur Verengung der Intervertebrallöcher und zur Compression der Rückenmarksnerven führen. In einem solchen Falle an der Halswirbelsäule sah ich einen colossal ausgebreiteten und äusserst schmerzhaften Herpes Zoster im Gebiete des linken Plexus cervicalis superior sich entwickeln. Das Rückenmark wird bei der Wirbelgicht selten oder nie betheiligt.

Zweites Kapitel.
Die intravertebralen Geschwülste.

a) Pathologische Anatomie.

Die innerhalb der Wirbelsäule sich entwickelnden Geschwülste zerfallen, wie wir oben ausgeführt haben, in die Geschwülste des Markes selbst und in die der Häute — letztere wieder in extradural und intradural sitzende. Die häufigsten und praktisch wichtigsten sind die Geschwülste der Häute und von diesen wieder die intraduralen; so fand Horsley unter 58 Geschwülsten der Häute 38 intra- und nur 20 extradurale. Hier sei zunächst von diesen Geschwülsten der Häute, die also intravertebral, aber extramedullär sitzen, die Rede.

Die Geschwülste beiden Sitzes sind meist primäre, ganz besonders die intraduralen; eher kommen schon extradural echte Metastasen vor, und nicht selten ist es auch, dass gleichzeitig in den Häuten des Rückenmarkes und an anderen Stellen des Körpers sich Tumoren entwickeln.

Im extraduralen Raume kommen folgende Geschwulstarten vor: Erstens — primär — Lipome, die ihre Matrix in dem immer vorhandenen extraduralen Fettgewebe finden; dann vor allen Dingen

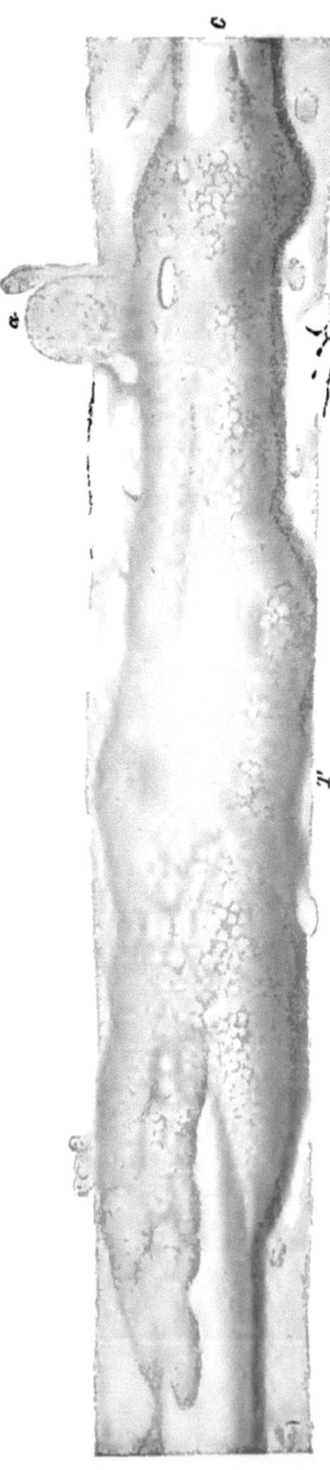

Figur 16. Langgestreckter extraduraler Tumor käsiger Natur. Nach Leyden. C. unteres Cervicalmark. D. unteres Dorsalmark. Bei a. Heraustreten des Tumors aus den Zwischenwirbellöchern. Die Dura ist vorn aufgeschnitten und zur Seite gelegt. Das Bild zeigt die hintere Ansicht des Rückenmarkes.

Sarkome, die sowohl von der Aussenfläche der Dura, wie vom Periost der Innenfläche der Knochen der Wirbelsäule ausgehen können; im letzteren Falle handelt es sich also eigentlich um vertebrale Geschwülste; ferner, auch primär und nicht von einem Knochenherde ausgehend, ganz als Tumor wirkende tuberkulöse Massen, die, wie wir sehen werden, in der Längsaxe sehr ausgedehnt sein können; als eine Rarität sind Enchondrome beobachtet; und schliesslich, als parasitäre Tumoren, Echinokokkusblasen. Metastatisch können sich im extraduralen Fettgewebe Carcinome und Sarkome entwickeln — in einem von mir beobachteten Falle handelte es sich um ein Teratom. Speciell diese metastatischen extraduralen Geschwulstformen, aber auch primär hier sich entwickelnde Sarkom- und Tuberkelmassen haben die Neigung in flacher Weise, ohne das Mark stark zu comprimiren, sich auszubreiten; sie umgeben dann in Form eines vorn meist offenen Cylindermantels das Mark oft auf lange Strecken, wie ich es selbst in dem Falle von Teratom gesehen und wie es sehr schön die Fig. 16, die Leyden entlehnt ist, für primäre Tuberkelmassen des extraduralen Raumes zeigt.

Die extraduralen Geschwülste sind fast immer nur in einem Exemplar vorhanden. Dass sie die Dura durchbrechen und in den intraduralen Raum gelangen, ist sehr selten.

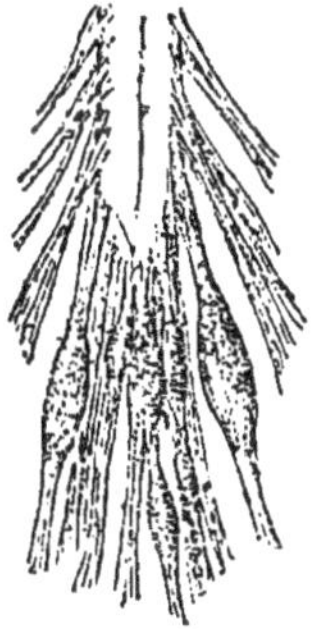

Figur 17. Neurome der Cauda equina nach Lancereaux.

Die intraduralen Geschwülste gehen aus von der Innenfläche der Dura, dem arachnoidalen Gewebe, der Oberfläche der Pia oder dem Ligamentum denticulatum. Gar nicht selten nehmen sie ihren Ursprung auch von den einzelnen Nervenwurzeln resp. ihren Hüllen, so dass eine solche Wurzel, wie ich es vor Kurzem noch sah, direkt das Centrum der Geschwulst bilden kann. In ihrer Art sind die intraduralen Geschwülste etwas mannigfaltiger, als die extraduralen. Zunächst kommen alle Formen der Bindegewebsgeschwülste von den Fibromen über die Fibrosarkome zu den Sarkomen vor, auch Angiosarkome und Myxosarkome. Vereinzelt sind Angiome gefunden. Nicht so selten sind bei

Kindern in den unteren Dorsal- und oberen Lendentheilen Lipome
im Zusammenhang mit einer Spina bifida beobachtet; in einem
vor Kurzem von mir behandelten Falle von Myelomeningocele
am unteren Dorsalmarke reichte ein Lipom einerseits durch den
Wirbelspalt in die Wirbelsäule, andererseits griff es subcutan
liegend über die linke Seite des Bauches weg und gelangte bis
fast an den Nabel. Ebenfalls nicht selten sind Neurome an den
Nervenwurzeln — meist wird es sich wohl um Neurosarkome
oder -fibrome handeln — einen hübschen Fall von multiplen
Neuromen an den Wurzeln der Cauda equina zeigt die Abbildung
Fig. 17 (nach Lancereaux), die ich Gowers entlehne. Um
ein Psammom handelte es sich in einem von Lichtheim zur
Operation gebrachten Falle. Tuberkelmassen kommen intradural
sowohl in Form umschriebener echter Solitärtuberkel vor, wie
in Form einer tuberkulösen käsigen Meningitis, die dicke flache
Auflagerungen auf und in der Pia bildet. Umschriebene Gummata
sind sehr selten, meist handelt es sich um mehr diffuse gummöse
Meningitiden. Echinokokken sind jedenfalls innerhalb der Dura
äusserst selten; häufiger, und dann meist in mehreren Exemplaren,
werden hier, im arachnoidalen Raume schwimmend, oder irgend
wo festsitzend, Cysticerken angetroffen. Aneurysmen der spinalen
Arterien sind kaum beobachtet, wenigstens nicht von solcher
Grösse, dass sie Symptome machten. Auch die intraduralen
Geschwülste sind meist nur in einem Exemplare vorhanden;
Ausnahmen bilden die Cysticerken, ferner nicht selten die
Tuberkel und schliesslich vor Allem eine Sarkomform,
die sich entweder in mehr diffuser Weise als diffuse Sarkomatose
der weichen Häute oder auch in Form unzähliger Knötchen und
Knoten an der Pia und den Nervenwurzeln entwickelt und meist
auch das Gehirn betheiligt. Einen solchen Fall eigener Beobachtung stellen Fig. 18 und 19 dar. In den meisten Fällen
dringt, wie A. Westphal gezeigt hat, dieses Sarkom der Häute
nicht durch die Pia in das Mark ein; dass das aber nicht immer
so ist, beweist mein Fall. Hier war, wie Fig. 18 zeigt, das
Lenden- und Sakralmark schliesslich in einen diffusen Sarkomknoten verwandelt, und man konnte auf Querschnitten deutlich
nachweisen, wie das Eindringen der Sarkommassen in das Mark
wesentlich mit den hinteren Wurzeln erfolgt war (Fig. 19 g),
so dass zunächst namentlich die Hinterstränge sarkomatös durchsetzt waren (Fig. 19 h); dass aber z. B. an der vorderen
Peripherie des Markes das Sarkom auch direkt die Pia durchbrochen hatte (Fig. 19 g'). Diese Patientin hatte zu gleicher
Zeit ein Sarkom vor dem rechten Ohr. Doch ist jedenfalls hier,
wie bei den sonstigen intraduralen Geschwülsten der Häute das
direkte Eindringen des Tumors ins Mark ein seltenes Vorkommniss, meist hält die Pia Stand; am häufigsten dringen noch
gummöse Massen durch dieselbe hindurch.

Ueber das histologische Verhalten der einzelnen extraduralen und intraduralen Tumoren brauche ich wohl nichts zu

sagen; sie unterscheiden sich in ihrer Structur in nichts von den gleichen Geschwulstformen anderer Körpergegenden. Ihre Consistenz ist meist eine ziemlich derbe; sie sind härter als das Mark, nur die diffusen extraduralen Sarkome und Carcinome sind oft sehr weich und blutreich.

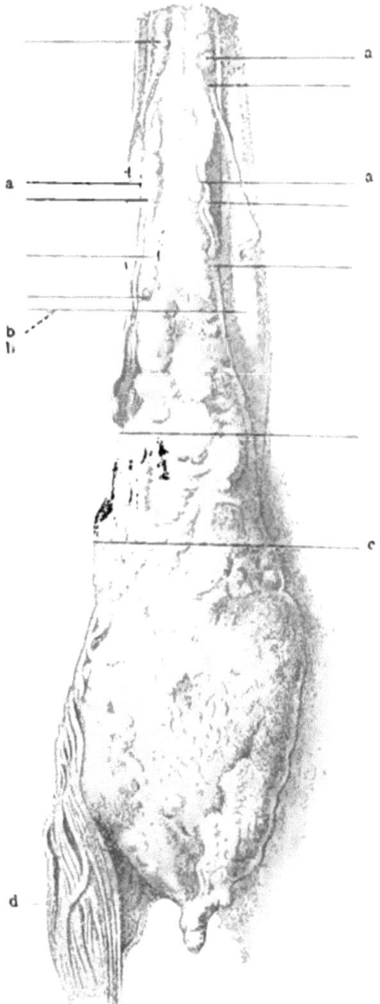

Figur 18. Multiple Sarkome und diffuse Sarkomatose der Pia.
Eigene Beobachtung.

Lendenmark in einen dicken Geschwulstknoten verwandelt. a Kleine Knoten an den Wurzeln, z. Th. perlschnurartig aneinander gereiht. b Dickere Knoten der Pia. c Geschwulstknoten an Stelle des Lendenmarkes. d Cauda equina.

Practisch viel wichtiger ist es, etwas über die Form dieser
Geschwülste zu sagen. Abgesehen von den erwähnten lang-
ausgedehnten flachen oder cylindermantelförmigen Geschwülsten
des extraduralen Gewebes, haben die Geschwülste der Häute —

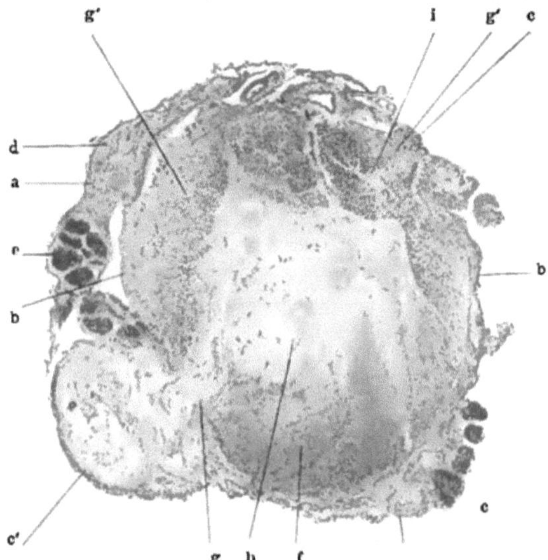

Figur 19.   Querschnitt von Figur 18 in der Höhe des 9. Dorsalsegmentes.
Eigene Beobachtung.

a Flacher Tumor im arachnoidealen Raume links. b Epipiale Tumormassen.
c Knotige Tumoren an hinteren und vorderen Wurzeln, besonders gross
bei c'. d Degenerirte, e erhaltene vordere Wurzeln in den Tumormassen.
f Von Tumor freies Gebiet der Hinterstränge. g Eindringen des Tumors in
den l. Hinterstrang und g' in beide Vorderstränge. h Centrale Tumormassen
in den Hintersträngen. i Rest des rechten Vorderhorns.

und zwar stimmt das vor Allem wieder für die intraduralen
Geschwülste — häufig eine Form, die dem Raume angepasst ist,
in dem sie sich entwickeln. Dieser ist an sich eng und bietet
freien Raum zur Ausdehnung nur in der Längsrichtung. Die
intraduralen Geschwülste sind deshalb erstens meist klein, selten
über taubeneigross. Dann sind sie zunächst meist sphärisch,
ihr Centrum kann dann, wie gesagt, eine spinale Wurzel bilden;
später wachsen sie hauptsächlich in der Längsrichtung, werden
cylindrisch und liegen meist seitlich oder hinten seitlich, seltener
direct hinten, am seltensten vorn am Marke, durch dessen
Compression sie sich dann Raum verschaffen. Sehr schön zeigt
diese typische Form und Lage der intraduralen Geschwülste die
Abbildung Figur 20 (Tumor an den Nervenwurzeln der Lendenanschwellung), die ich Gower's Lehrbuch entnommen habe.
Nur wenn, was sehr selten ist, ein Tumor der Häute die Wirbelsäule durchbricht und nach aussen wächst, kann er natürlich
grösser werden. Dem in Figur 18 dargestellten Tumor hatten

wir durch Trepanation soviel Raum geschafft, dass er 14 Monate nach derselben kleinapfelgross war; bei der Operation hatten wir die flachen Wucherungen der Pia und die kleinen Knoten der Wurzeln garnicht gesehen. Nur an der Cauda equina hat der Tumor auch ohne Zerstörung der Wirbelsäule Platz, um ziemlich stark anzuwachsen.

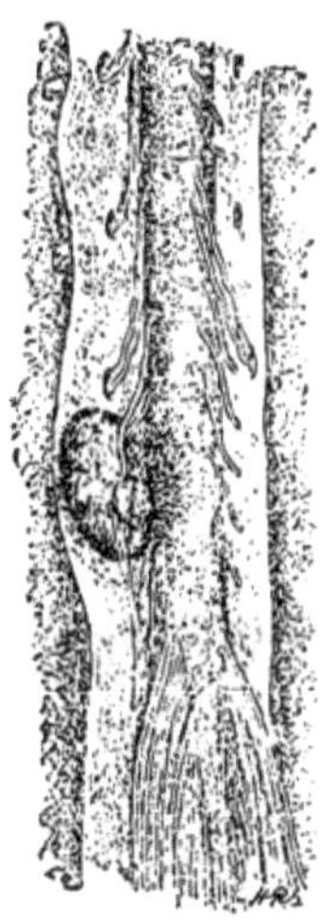

Figur 20. Intraduraler Tumor an den Wurzeln der oberen Lendenanschwellung. Nach G o w e r s.

Die Geschwülste der Häute des Rückenmarkes üben einen schädigenden Einfluss nach drei Richtungen aus; auf die Knochen der Wirbelsäule, auf die Nervenwurzeln und auf die Rückenmarkssubstanz. Die Reihenfolge, in der diess geschieht, ist meist die, dass erst die Wurzeln, an denen die Geschwülste sich ja primär entwickeln können, dann das Mark, erst zuletzt, wenn überhaupt, die Knochen geschädigt werden. Die Knochenläsionen sind übrigens gewöhnlich nicht stark, meist kommt es nur zu einer leichten Arrosion der Knochen an der Innenfläche des Wirbel-kanales oder zu leichten periostitischen Processen. Die flachen, aber ausgedehnten extraduralen Geschwülste können leicht während ihrer ganzen Dauer nur zu Wurzelläsionen führen, da sie das Mark erst dann afficiren, wenn sie eine gewisse Dicke erreichen; dagegen werden sie leichter von Anfang an Schmerzen und Steifigkeit der Wirbelsäule bedingen und so besonders die Vermuthung auf Caries der Wirbelsäule aufkommen lassen. Typisch, also zunächst mit Läsion der Wurzeln, dann des Markes, verlaufen vor allen Dingen die umschriebenen runden oder cylindrischen Tumoren innerhalb des Durasackes. Das ist ein Unterschied gegen die extraduralen Tumoren natürlich nur solange, als diese das Mark nicht schädigen. Die Rückenmarkswurzeln können zunächst durch den Tumor comprimirt und zum Druckschwunde gebracht werden; ferner kann die Geschwulst in sie hineinwachsen, sie infiltriren und zerstören, wie Figur 18 an den verschiedensten Stellen (a) zeigt, und schliesslich können auch die Geschwülste, wie z. B. die Neurome, sich primär in den Nerven entwickeln und sie aufsplittern, manchmal ohne im Anfang die Function derselben dadurch wesentlich zu stören. Bei den diffusen Sarkomen der Häute erweisen sich die Nervenwurzeln oft sehr restistent, wie das Erhaltenbleiben gesunder Nerven mitten im Sarkomgewebe — Figur 19 e — zeigt, andere — Figur 19 d — sind allerdings degenerirt.

Sehr verschieden ist die Wirkung eines Tumors der Häute auf das Mark. Im Allgemeinen verhält sich das Rückenmark gegen es bedrängende Geschwülste ebenso und ebenso wechselnd, wie das Gehirn speciell gegen extracerebrale Sarkome (s. deshalb Genaueres beim Hirntumor). In vielen und in prognostisch günstigen Fällen wird die Masse des Rückenmarkes nur auf einen engeren Raum zusammengedrängt, verliert zwar während dieser Compression ihre Leitungsfähigkeit, das Mark kann aber, wie die Fälle von Wiedereintritt der Function nach Aufhebung des Druckes zeigen, anatomisch wenigstens ziemlich erhalten bleiben und seine Regenerationsfähigkeit bewahren. Wahrscheinlich bleiben in diesen Fällen die Achsencylinder lange erhalten. Ewig kann natürlich eine solche Compression auch nicht dauern, ohne die Struktur des Markes so zu zerstören, dass eine Wiederherstellung und damit eine Wiederaufnahme der Function nicht mehr möglich ist; aber immerhin kann eine Leitungsunterbrechung von vielen Monaten bestanden haben, ohne dass man deshalb den Fall für unheilbar in Bezug auf die Wiederherstellung der Leitung anzusehen braucht. In anderen Fällen aber bringt der das Rückenmark bedrängende Tumor ebenso wie der analoge Hirntumor nicht eine einfache Compression, sondern sofort, oder nachdem eine Zeitlang eine Compression bestanden hat, eine Erweichung des Rückenmarkes zu Stande, die dann bei der geringen Ausdehnung des Querschnittes des Rückenmarkes meist sehr bald zu einer totalen Querläsion des Markes führt, so dass beim Durchschnitt der ganze Inhalt des Durasackes ausfliessen kann. Ist die Erweichung nur partiell, so ist sie meist im Centrum des Markes am stärksten. Die Erweichung wird ebenso, wie beim Gehirn, entweder die Folge eines collateralen Oedemes, das natürlich auch lange bestehen kann, ohne zu wirklicher Erweichung des Markes zu führen, oder einer Verstopfung von Blutgefässen mit nachfolgender Ischaemie des Markes, oder auch directer kleinerer Blutungen sein können. Manchmal hat man aber auch den Eindruck, als wenn der Druck des Tumors auf das Mark allein wirksam gewesen sei. Bei den infectiösen

Granulomen — dem Tuberkel speciell — können natürlich auch echte Entzündungen mitspielen, die manchmal vielleicht auch von Tumortoxinen ausgelöst werden. Warum im Uebrigen ein Tumor der Häute in einem Falle nur zur Compression des Markes führt, in anderen zur totalen Erweichung, lässt sich, ebenso wie in den analogen Fällen beim Hirntumor, nicht mit Bestimmtheit sagen, — ein sehr harter Tumor wird wohl eher zur Erweichung führen, besonders wenn er auch rasch wächst; ebenso scheinen mir bösartige Tumoren leichter Erweichung zu veranlassen.

Die dritte Art der Schädigung des Markes durch den Tumor der Häute ist dann noch das directe Hineinwuchern des Tumors durch die Pia in das Mark. Es handelt sich hier wesentlich nur um Tumoren, die direct in der Pia entstehen. Ich habe schon gesagt, dass das Eindringen in das Mark selten bei den Sarkomen der Pia vorkommt, häufiger geht eine gummöse Meningitis auf das Mark über und kann hier echte Gummaknoten erzeugen. Die übrigen Tumoren der Häute, speciell die der arachnoidalen Räume und die an den Nervenwurzeln entstehenden, respectiren meist die Piagrenze für immer.

Im Marke selbst — als intramedullare Tumoren — kommen eine ganze Anzahl von verschiedenen Tumorarten vor. Am häufigsten sind Gliome, dann folgen Sarkome, auch Angiosarkome, dann Tuberkel und Syphilome, schliesslich die Cysticerken. Einmal ist central im Rückenmarke auch ein Cholesteatom beobachtet worden (Chiari). Direkt in der Marksubstanz selbst entstehen zunächst die Gliome; ferner können hier natürlich Cysticerken vorkommen, und nicht selten finden sich hier auch die von den Blutgefässen ausgehenden Tuberkelknoten; die Sarkome und die Gummata hängen gewöhnlich an irgend einer Stelle, von der sie dann ausgehen, mit der Pia zusammen; das centrale Gumma entsteht sogar meist von einer gummösen Meningitis der Pia aus. Die Gliome entstehen mit besonderer Vorliebe in den Rückenmarkstheilen hinter dem Centralkanale, vielleicht von abgeschnürten Divertikeln des Centralkanales aus. Die Tuberkel sollen nach Gowers gern in der grauen Substanz einer Seite, nach Schlesinger in einem Hinterhorn beginnen; vielleicht hängt diese Vorliebe für die graue Substanz mit dem grossen Blutgefässreichthum derselben zusammen. Einer besonderen histologischen Beschreibung bedürfen die Tuberkel, Sarkome, Cysticerken und Cholesteatome nicht; sie sind alle wie die gleichen Formen im Gehirn gebaut und unterliegen auch denselben degenerativen Vorgängen. Auch die Gliome des Rückenmarkes unterscheiden sich im groben und feinen Bau in keiner Weise von denen des Gehirnes. Sie zeigen eine ganz besondere Neigung zum centralen Zerfall und zur Höhlenbildung und erzeugen dann, besonders wenn sie, wie so oft, sich über weite Strecken der Längsaxe des Rückenmarkes ausdehnen, das bekannte Krankheitsbild der Syringomyelie, das wenig Züge des

Tumors hat und deshalb hier unberücksichtigt bleibt. Manchmal aber bleiben sie mehr compact und machen dann auch echte Geschwulsterscheinungen. Gegen die Umgebung verhalten sie sich ganz wie die Hirngliome; sie verdrängen und erweichen sie nicht, sondern sie infiltriren sie, zeigen deshalb ganz diffuse Uebergänge zum gesunden Gewebe und sind nicht aus diesem herauszulösen. Aehnlich können sich diffuse gummöse

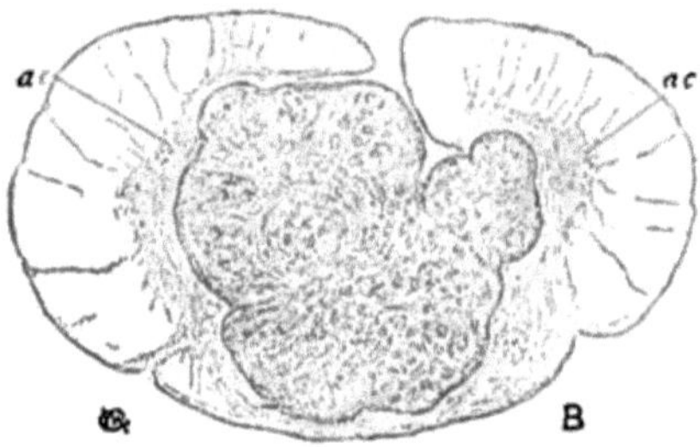

Figur 21.   Intramedulläres Spindelzellensarkom nach G o w e r s.
ac Vorderhornreste.

Wucherungen verhalten, doch verdrängen diese auch die Markmassen. Die übrigen Geschwülste, also die Sarkome, Cholesteatome, die Cysticerken und die Tuberkel, haben dagegen gegenüber der Nervensubstanz scharfe Grenzen und zeigen in ihrer Peripherie meist eine schmale Erweichungszone des Markes,

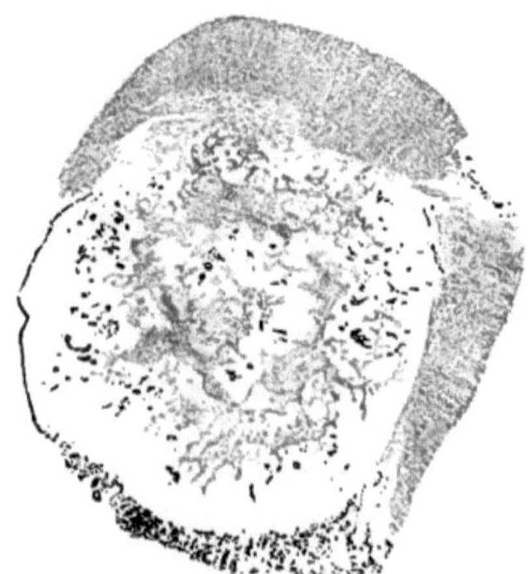

Figur 22.   Intramedullärer Tuberkel.   Nach S c h l e s i n g e r.

die in derselben Weise entstehen wird, wie die in der Umgebung intracerebralen Tumoren. Die scharfen Grenzen der intramedullären Sarkome zeigt sehr deutlich die Figur 21 nach G o w e r s, die der Tuberkel die Figur 22 nach S c h l e s i n g e r.

Dieses letztere Bild zeigt auch, eine wie grosse Ausdehnung intramedullare Tuberkel auf dem Querschnitte erreichen können; es ist hier nur ein schmaler Saum des Markes unter der Pia übrig geblieben. Interessant war, dass in diesem Falle die absteigende Degeneration der Pyramidenbahn nur wenig ausgeprägt war und auch in einem ganz neuen Falle Müller's aus der Erlanger Klinik waren im Centrum des Käseherdes noch Axencylinder erhalten geblieben. Die Tuberkel werden sich also bis zu einem gewissen Grade gegenüber den Nervenfasern ähnlich verhalten, wie die Gliome. Im übrigen gehen natürlich von dem Sitze der Geschwulst aus, wenn diese Nervenfasern zerstört hat, secundäre Degenerationen im Marke nach oben und nach unten, wie bei anderen Läsionen der Medulla. Dass an Ort und Stelle die Tumoren des Markes die Nervensubstanz entweder durch Compression und Verschiebung oder durch direkte Zerstörung und Infiltration, in der nächsten Umgebung vor allem durch Erweichung und kleine Blutungen schädigen, brauche ich wohl nur anzudeuten. Später können die centralen Tumoren natürlich auch die extramedullaren Nervenwurzeln angreifen und sogar die Rückenmarkshäute und die Wirbelknochen lädiren.

Meist sind die intramedullaren Geschwülste nur in einem Exemplare vorhanden. Ausnahmen machen vor allem die Tuberkel; hier kommen neben grossen Knoten viele kleinere vor. Dann natürlich die Cysticerken. Meist sind diese centralen Geschwülste nicht gross, können sich nur in der Längsaxe sehr ausdehnen, was vor allem die Gliome thun. Diese können übrigens manchmal auch den Querschnitt des Markes sehr vergrössern: so sah Gowers am obersten Halsmarke ein so starke gliomatöse Verdickung, dass der Rand des Foramen occipitale tief in das Mark einschnitt.

Wir haben gesehen, dass auch viele intramedullare Tumoren zuerst mehr in der Peripherie sitzen, in den Wurzelzonen; und sie machen deshalb hier auch zuerst Wurzelsymptome. Beginnen sie allerdings central im Marke, so kann zunächst ganz das Bild einer centralen, später transversalen Myelitis entstehen.

b) Vorkommen und Aetiologie.

Die Geschwülste der Häute und des Rückenmarkes selbst können in jedem Lebensalter vorkommen. Angeboren sind z. B. die erwähnten, häufig mit Spina bifida zusammenhängenden Lipome und die Disposition zur Entwickelung wird vor allem auch bei den Gliomen eine angeborene sein. Im Kindesalter kommen dann vor allem die Tuberkel und bei hereditärer Lues auch die gummösen Wucherungen vor. Die übrigen Tumoren, speciell die Sarkomformen, dann die metastatischen, vor allem die Carcinome und meist auch die Gummata sind Erkrankungen des mittleren bis höheren Alters — ein kleines primäres Sarkom sah ich vor kurzem bei einer 70jährigen Frau. Wesentliche

Unterschiede in der Häufigkeit des Vorkommens zwischen beiden Geschlechtern finden sich beim Rückenmarkstumor nicht, etwas soll das männliche Geschlecht überwiegen.

Ueber die Grundursachen der eigentlichen Geschwülste, speciell der Sarkome und der Gliome, wissen wir natürlich beim Rückenmarke ebenso wenig wie sonst. Dass die centralen Gliome von angeborenen Divertikelbildungen des Centralkanales ausgehen können, ist schon erwähnt. Für die Lues und Tuberkulose, sowie für die parasitären Geschwülste kommen natürlich die betreffenden Infectionen in Betracht; aber wir wissen damit noch nichts über die Frage, warum es im betreffenden Falle gerade zur Localisation der Tumoren im und am Rückenmarke kommt. Für die tuberkulösen und gummösen Processe ist es wohl sicher, dass es, nachdem ein locales Trauma, etwa am Rücken einen Locus minoris resistentiae im Wirbelkanale hervorgerufen hat, zur Ansiedelung von Tuberkelbacillen oder der unbekannten Erreger der Lues an dieser Stelle und damit zur Tuberkel- oder Gummabildung kommen kann. Mit Bestimmtheit können wir auch behaupten, dass ein Trauma eine wesentliche Rolle bei der Aetiologie der centralen Gliome spielen kann. Ich glaube, dass zwar die Disposition zur Gliombildung angeboren sein wird, oder dass, mit anderen Worten, in diesen Fällen sich schon in frühester Jugend kleine Gliomnester an den Prädilectionsstellen im Rückenmarke finden werden; dass aber erst ein Trauma, speciell des Rückens, den Anlass geben kann zum Weiterwachsen dieser Massen und damit zum Auftreten deutlicher Krankheitssymptome. Noch viel sicherer ist es, dass ein solches Trauma bei schon vorhandenen Symptomen der centralen Gliomatose zu acuten erheblichen Verschlechterungen und zu rascherem Verlaufe der Krankheit führen kann. Beides, sowohl die scheinbare Entstehung wie die Verschlechterung und der acute Verlauf können eventuell durch Blutungen in die gliomatösen Massen bedingt sein. Ob die, aus den ganz direct in Folge eines Traumas entstandenen nekrotischen Nestern des Markes, hervorgehenden Höhlen, die nicht so selten sind, der Ausgangspunkt einer fortschreitenden Höhlenbildung und Gliomatose werden können, scheint mir fraglich, ist aber nicht unmöglich. Dann wäre hier das Trauma die alleinige und directe Ursache der Geschwulst.

Von den übrigen echten Tumoren des Rückenmarkes kann man sagen, dass sie auffällig oft nach Traumen die ersten Erscheinungen gemacht haben. Horsley weist auch noch darauf hin, wie häufig die ersten Symptome der Rückenmarksgeschwulst im Anschluss an ein Wochenbett aufgetreten sind; das ist schwer zu erklären.

c) Symptomatologie.

Die Symptomatologie der extra- und intraduralen Tumoren des Rückenmarkes ist im Allgemeinen die gleiche; auf geringe Unterschiede, die mit Vorsicht unter Umständen zur differentiellen Diagnose verwerthet werden können, will ich unten noch zu sprechen kommen. Es handelt sich im Allgemeinen um eine langsame Compression der Wurzeln und dann des Markes selbst, ganz ähnlich wie bei den Wirbelsäulentumoren, wenn diese überhaupt erst die nervösen Theile angreifen; die differentielldiagnostischen Momente zwischen vertebralen und intravertebralen Tumoren habe ich oben schon hervorgehoben. Die erten Symptome sind fast immer die einer Läsion der Wurzeln, ein Umstand, den man sich sehr wohl erklären kann, wenn man sich nur die obenstehenden Abbildungen, speciell die Figur 20, aber auch Figur 16 und 18 näher ansieht und wenn man ausserdem weiss, dass die Tumoren ihren Ausgang oft ganz direct von einer einzelnen Wurzel nehmen. Zuerst und lange Zeit handelt es sich nur um Reizsymptome, und zwar überwiegen auch hier die von Seiten der sensiblen Wurzeln: die Schmerzen. Das liegt erstens wohl daran, dass, die intraduralen Geschwülste speciell, sich sehr viel häufiger hinten oder hinten seitlich am Marke entwickeln als vorn vor demselben, dann aber auch daran, dass die Reizung der motorischen Nerven viel seltener zu deutlichen und erkennbaren Symptomen zu führen pflegt, während die Reizung der sensiblen sich gleich durch Schmerz äussert. Die Schmerzen bilden deshalb auch bei den Rückenmarkstumoren meist das erste Symptom und sie können lange das Krankheitsbild als einziges vollständig beherrschen. In ihrer Art und ihrer grossen Intensität, sowie in ihrer furchtbaren Dauerhaftigkeit unterscheiden sich natürlich die Wurzelschmerzen bei intravertebralen Tumoren in keiner Weise von denen bei den Wirbeltumoren; es handelt sich meist um Schmerzen von typisch neuralgischem Charakter, wobei aber die Druckpunkte der peripheren Neuralgieen fehlen; sie sind lancinirend, reissend. häufig ist auch hier ein sehr schmerzhaftes Brennen in den betreffenden Hautstellen, und dieses verbindet sich dann mit so beträchtlicher, aber umschriebener Hyperästhesie der Haut, dass oft eine leise Berührung schon unerträglich schmerzhaft ist. Die Schmerzen steigern sich gewöhnlich auch hier bei Bewegungen der Wirbelsäule oder bei Erschütterungen des Körpers, z. B. beim Husten oder Niessen; sie sind sonst neben ihrer ausserordentlichen Intensität auch von einer furchtbaren Hartnäckigkeit, können Tage und Wochen ohne eine Linderung andauern. Doch kommen natürlich auch Pausen in den Schmerzperioden vor, namentlich am Dorsalmarke kann der Tumor, wenn er eine Wurzel ganz zerstört hat, immerhin einige Zeit gebrauchen, ehe er soviel grösser geworden ist, dass er die nächst gelegene erreicht; in dieser Zeit werden die Schmerzen fehlen oder geringer sein.

Sehr viel seltener als beim Wirbeltumor wird in den schmerzenden und hyperästhetischen Parthien Herpes Zoster beobachtet. Während beim Wirbeltumor die Schmerzen meist von Anfang an bilateral sind, was sogar für diese Geschwülste bis zu einem gewissen Grade charakteristisch ist, sind sie bei der häufigen Lage, speciell des intraduralen Tumors, an einer Seite des Markes hier fast immer zuerst einseitig, — den Uebergang auf die andere Seite verhindert eben das dazwischenliegende Mark selbst. Selbstverständlich können aber auch Tumoren der Häute, wenn sie in der hinteren Peripherie des Markes von Anfang an bilateral liegen, auch schon im Anfang doppelseitige Schmerzen hervorrufen oder das thun, wenn sie anfangen, auch das Mark und die ihnen gegenüber liegenden Wurzeln zu comprimiren. Der bestimmte Sitz der Schmerzen und Hyperästhesien wie der übrigen Wurzelsymptome hängt natürlich davon ab, welche Wurzeln der Tumor im bestimmten Falle lädirt hat, — davon unten Genaueres. Hier nur soviel, dass die Schmerzen am häufigsten natürlich sich als intercostale Neuralgien äussern, ferner als solche brachialen, cervicobrachialen, lumbalen oder sacralen Sitzes. Immer beschränken sie sich, wie alle Wurzelsymptome auf das Gebiet der direct vom Tumor lädirten Wurzeln.

Reizerscheinungen von Seiten der motorischen Wurzeln sind im Ganzen selten: es kommen schmerzhafte Crampi einzelner Muskeln oder mehr tonische Spannungen, z. B. der Bauchmuskeln oder der Muskeln der Halswirbelsäule mit Torticollis vor. Einmal bei einer tuberkulösen Auflagerung auf der Pia im Gebiete der vorderen Wurzeln des Brachialplexus sind auch tetanusähnliche Krämpfe der Arme beschrieben worden (Remak, Goldscheider). Bei den meisten dieser Spasmen und Krämpfe kann es sich aber auch um reflectorisch von der Läsion sensibler Wurzeln ausgehende motorische Symptome handeln.

Was die durch reine Wurzelläsion bedingten sensiblen und motorischen Ausfallserscheinungen, die Lähmungen und Anästhesien anbetrifft, so kann ich in Bezug auf die Tumoren der Häute nur das wiederholen, was ich von den Wirbeltumoren gesagt habe. Sie treten jedenfalls sehr viel später auf als die Reizsymptome. Um sie deutlich hervortreten zu lassen, müssen immer schon eine Anzahl von Nervenwurzeln, zum mindesten wohl drei, erheblich lädirt sein, und es steht jedenfalls soviel fest, dass auch die volle Zerstörung einer einzigen sensiblen oder motorischen Wurzel durch einen Tumor der Häute erfolgt sein kann, ohne dass sich einerseits die geringste Anästhesie, andererseits eine deutliche Lähmung in irgend einem Muskelgebiete findet. Trophische Störungen der

Muskeln und Veränderuug ihrer elektrischen Erregbarkeit pflegen sogar noch später als die Lähmungen einzutreten; mit anderen Worten, zu ihrem Auftreten ist im bestimmten Falle eine noch ausgedehntere Wurzelläsion nöthig als für die Lähmuugen allein. Mir wurden alle diese Dinge sehr deutlich illustrirt durch die Beobachtung des Falles von Sarkomatose der weichen Häute, von dem Fig. 18 eine Abbildung giebt. Ich bekam diese Patientin etwa zwei Jahre vor ihrem Tode in Behandlung, als ausser den Schmerzen nur eine schlaffe Lähmung im rechten Tibialis posticus- und Poroneusgebiete bestand. Danach mussten also schon mehrere sacrale und lumbale Wurzeln erheblich lädirt sein; dennoch fand sich, bis viel später Erscheinungen der Läsion des Markes eintraten, niemals irgend eine Auästhesie, und die Ernähruug der gelähmten Muskeln und ihre elektrische Erregbarkeit blieb eine normale. Damals kam mir deshalb immer wieder der Gedanke an Hysterie. Mit dem Eintritt der Paraplegie kam es dann mit einem Schlage zu Anästhesie der Beine, zu Atrophie und elektrischen Störungen in den Muskeln, zu schweren Blasen- und Mastdarmstörungeu.

Selbstverständlich, zerstört ein Tumor der Häute, z. B. ein solcher, der sich flächenhaft auf lange Strecken extradural ausdehnt, allmählich eine ganze Anzahl von Rückenmarkswurzeln, ohne das Mark zu lädiren, dann müssen, auch in Folge reiner Wurzelaffectionen schliesslich Anästhesien, totale oder partielle, und Lähmungen mit Atrophie der Muskeln und Entartungsreaction auftreten. Dann sind meist die motorisch-trophischen Symptome stärker, als die sensiblen. Auch diese Ausfallserscheinungen werden dann aber nur im Gebiete der direkt vom Tumor ergriffenen Wurzeln sitzen, also da, wo vorher wahrscheinlich Schmerzen bestanden haben; ihr specieller Sitz hängt natürlich wieder davon ab, welche Wurzeln ergriffen sind. Die Lähmungen und Anästhesien sind an Armen und Beinen dann so gruppirt, wie bei Läsionen der einzelnen Bestandtheile des Brachial- oder Lumbosacralplexus. Aber, wie gesagt, deutlich werden die Ausfallserscheinungen, so lange der Tumor allein die Wurzeln afficirt, nur in seltenen Fällen sein.

Anders wird das und meist sehr ausgebreitet werden sofort die Anaesthesieen und die Lähmungen, wenn der Tumor, was er über kurz oder lang stets thut, in irgend einer der oben beschriebenen Weisen auf das Mark selbst übergreift uud hier, mit einem Worte gesagt, zur Leitungsunterbrechung führt. Dann beschränken sich die durch in hervorgerufenen Functionsstörungen nicht mehr auf die direkt von von ihm ergriffenen Wurzelgebiete, sondern verbreiten sich auf alle die Gebiete, deren Nervenfasern durch die comprimirte Stelle hindurchgehen. Da der Tumor meist an einer Seite des Markes sitzt, so ist die Läsion des letzteren zuerst meist nur eine halbseitige, und gerade Tumoren der Häute sind besonders häufig die Ursache zu der sogenannten Halbseitenläsion des Markes gewesen, die Brown Séquard zuerst beschrieben hat. Vor allem kommt diese Lähmungsform bei Geschwülsten am Dorsal-, dann am unteren Halsmarke vor, aber auch noch bei Sitz derselben am oberen Lendenmarke. Wir haben bei solcher halbseitigen Compression: 1. Auf der Seite der Geschwulst: — ich nehme als Beispiel den Fall eines Tumors am Dorsalmarke — in den Hautgebieten, die von den direct dem Tumor anliegenden Wurzeln und Segmenten versorgt werden, eine Hyperaesthesie-, dicht darunter eine schmale Anaesthesiezone; in allen, von den unterhalb der Compression liegenden Marktheilen abhängigen Gebieten eine motorische Lähmung ohne Anaesthesie der Haut, aber mit Muskelsinnstörung. Die Lähmung ist im Beginn immer eine spastische und die Schnenreflexe sind erhöht — nur selten wird sie später eine schlaffe mit Verlust der Sehnenreflexe. 2. Auf der dem Tumor abgekehrten Seite: eine vollständige oder partielle Anaesthesie in allen Hautgebieten, die vom Marke unterhalb der Compressionsstelle versorgt werden. Natürlich wird bei langsam wachsendem Drucke dieser ganze Symptomencomplex nach und nach eintreten, etwa ebenso, wie ich es gleich für die Paraplegien schildern werde. Im Ganzen beschränkt sich übrigens meist die Compression oder Erweichung durch den Tumor nur kurze Zeit auf die eine Rückenmarkshälfte, es gilt also aufzupassen, um die diagnostisch sehr wichtige Halbseitenläsion nicht zu übersehen; wuchert die Geschwulst weiter, so kommt auch die andere Seite des Markes daran, und aus der Halbseitenläsion wird allmählig eine vollständige Paraplegie. Diese pflegt natürlich in den meisten Fällen bei langsamer und auch bei ziemlich rascher Zunahme der Compression nur allmälig einzutreten. Lähmung und Anaesthesie schreiten dann am Körper langsam von unten nach oben bis zum Sitze des Tumors fort; erst werden die Füsse, dann die Knie- und Hüftgelenke, schliesslich die Rumpfmusculatur und die Arme, je nachdem, bei dem Höhensitze der Geschwulst, diese noch mitbetroffen werden können oder nicht, gelähmt. Dabei pflegt die Lähmung des Gefühles der motorischen etwas langsamer nachzufolgen, — so können schon alle die von den unterhalb der Compressionsstelle, z. B. im oberen Dorsalmarke, liegenden Rückenmarkstheilen abhängigen Muskeln gelähmt sein, während die Anaesthesie erst bis zur Hüftbeuge oder bis zum Nabel geht. Schliesslich pflegen sich aber motorische und sensible Störungen zu decken. Die Sehnenreflexe an den Beinen sind ausser beim Sitze des Tumors in den unteren Rückenmarkstheilen meist zunächst erhöht und die Lähmung ist eine spastische; bei completer Leitungsunterbrechung fehlen sie aber — davon später mehr. Blase und Mastdarm sind schliesslich immer gelähmt.

Immer, sowohl im hemiplegischen, wie im paraplegischen Stadium der Markaffection werden wir von den Symptomen unterscheiden können, diejenigen, die der Tumor direct an Ort

und Stelle durch Wurzel- und Markcompression auslöst — die
S e g m e n t s y m p t o m e — und diejenigen, die Folge der
L e i t u n g s u n t e r b r e c h u n g des Markes sind. Diese Unterscheidung ist namentlich für die Diagnose des Sitzes des Tumors
ausserordentlich wichtig. Zu den Segmentsymptomen gehören
vor allem die Schmerzen, dann die je nach dem Sitze des
Tumors mehr weniger deutlich hervortretenden, aber immer nicht
sehr ausgedehnten, schlaffen atrophischen Lähmungen mit
Aenderungen in der elektrischen Erregbarkeit der Muskeln; —
zu denen der Leitungsunterbrechung, die nicht atrophischen,
meist wenigstens im Beginne spastischen Lähmungen speciell der
Beine und die ausgebreiteten Sensibilitätsstörungen in denselben
Gebieten, meist auch die Blasen- und Mastdarmstörungen. Ist
die Leitungsunterbrechung eine vollständige geworden, so wird
ein weiteres Wachsthum der Geschwulst zu den Symptomen
unterhalb der Compressionsstelle nur bei ganz bestimmtem Sitze
der Tumoren noch neue Symptome in eng begrenzter Weise
hinzufügen können, während natürlich ein weiteres Wachsthum
nach oben sich durch Auftreten von Schmerzen auf bisher davon
freien Gebieten und durch Zunahme der Anästhesie, Muskellähmung und Muskelatrophie ausdrücken kann. Erwähnt mag
nur noch werden, dass in seltenen Fällen auch in den durch
Leitungsunterbrechung ganz anästhetischen Theilen nach dem
Gesetze der excentrischen Projection noch Schmerzen empfunden
werden können, — die sogenannte Anästhesia dolorosa.

Wächst der Tumor der Häute nicht nur nach der Mark-,
sondern nach der Knochenseite, so führt er auch zur Arrosion,
nur selten zum Durchbruch der Wirbel, speciell der Wirbelbögen,
und die Folgen davon sind die W i r b e l s ä u l e n s y m p t o m e,
d i e d r i t t e G r u p p e d e r E r s c h e i n u n g e n b e i m i n t r a-
v e r t e b r a l e n T u m o r: also Schmerzen und Steifigkeit der betreffenden Wirbelsäulenparthien, die sich bei Bewegungen, beim
Husten und Niessen steigern und manchmal schon beim Aufsitzen unerträglich werden. Manchmal ist auch eine Schmerzhaftigkeit bei Druck auf die Spinae in sehr umschriebener
Weise und deutlich vorhanden, was man sich wohl erklären
kann, wenn man weiss, dass die meisten Tumoren an der
hinteren Peripherie des Markes sitzen. In diesem Stadium
pflegen dann auch die schweren trophischen Störungen meist
nicht mehr lange auf sich warten zu lassen, die die Folge der
totalen Leitungsunterbrechung des Markes sind — Decubitus,
Cystitis, Pyelitis und Nephritis treten ein, und sie sind es, die
dann meist rasch das letale Ende herbeiführen.

Das wäre in möglichst kurzen Worten etwa die typische
Symptomatologie und der Verlauf eines Tumors der Häute, sei
er extra- oder intraduralen Sitzes, und in vielen Fällen auch
die eines intramedullaren Tumors. Abweichungen von diesem
typischen Bilde können natürlich nach den verschiedensten
Richtungen hin vorkommen. Sehr wechselnd ist namentlich

die Raschheit, mit der die einzelnen Perioden des Leidens, namentlich die Periode der Wurzel- und der Markläsion auf einander folgen, und ganz speciell die Schnelligkeit, mit der nach kurzem oder langem Bestande reiner Wurzelläsionen eine Markläsion eintritt. Wächst der Tumor der Häute langsam direkt ins Mark hinein oder comprimirt er dasselbe allmählig immer mehr, so wird in der typischen Weise erst eine Halbseitenläsion, dann eine vollständige Paraplegie ganz langsam eintreten. Kommt es aber, was, wie wir gesehen haben, leicht möglich ist, zu einer ischämischen oder einfachen Druckerweichung des Markes, zu einem Oedem oder zu einer Blutung in dieses oder in den Tumor, wodurch die Compression der Medulla rasch zunimmt, oder gar zu einer Entzündung, so können die Symptome der Markläsion sehr rasch, fast apoplectiform eintreten. Waren in diesem Falle überhaupt noch keine Erscheinungen von Seiten der Medulla selbst vorhanden, so folgt also hier eine Paraplegie rasch auf die bisher einzig bestehenden Wurzelsymptome: war schon Halbseitenläsion durch langsame Compression zu Stande gekommen, so geht diese acut in Paraplegie über. Im ersteren Falle fehlt also dann das Stadium der Halbseitenläsion, da bei der geringen Ausdehnung des Markes eine acut einsetzende, sich auf die Hälfte des Markes beschränkende Läsion kaum vorkommt.

Ausserdem ist der Verlauf, wie er oben geschildert, also der Beginn mit halbseitigen Wurzelsymptomen und deren allmähliger Verbindung mit zunächst halbseitigen, dann doppelseitigen Marksymptomen, beides manchmal verbunden mit Symptomen von Seiten der Wirbelsäule, am meisten charakteristisch für die Tumoren der Häute und zwar speciell die intraduralen und wird hier am häufigsten in typischer Weise beobachtet. Am meisten von diesem typischen Verlaufe abweichen werden wohl die intramedullaren Tumoren. Denn wenn diese sich auch häufig zunächst in der Peripherie des Markes, an den Häuten, entwickeln, so dass halbseitige Wurzelsymptome, speciell Schmerzen, auch hier die ersten Erscheinungen sein können, so werden sie meist doch sehr früh und fast in gleichem Schritte mit den Wurzelsymptomen eine Leitungsunterbrechung des Markes herbeiführen und bei einseitigem Sitze Brown Séquard'sche Symptome bedingen. Hier fehlt also in den meisten Fällen das Stadium der reinen Wurzelsymptome, aber dieser Umstand wird doch wohl kaum genügen, um diese Tumoren des Markes klinisch von denen der Häute zu unterscheiden. Noch mehr wird sich das Bild des eigentlichen Tumors verwischen können, wenn die Geschwulst primär sich central im Marke entwickelt; wir haben dann bei centraler Gliose das Bild einer Syringomyelie, oder wenn ein Tumor, z. B. ein Tuberkel, zuerst die Vorderhörner zerstört, das einer rapide fortschreitenden spinalen Muskelatrophie (Schlesinger), wenn er

Vorder- und Hinterhörner ergreift, ebenfalls das Bild der Syringomyelie, wenn er ganz diffus sitzt, das einer mehr oder weniger vollständigen transversalen Myelitis. Fast immer sind in diesen Fällen dann also auch die Symptome von Anfang an doppelseitige im Gegensatze zu den Tumoren der Häute. Schmerzen können hier zuerst sehr zurücktreten und sogar ganz fehlen, und man wird meist eine irgendwie sichere Tumordiagnose nicht stellen können. Nur wenn später der centrale Marktumor so gross wird. dass er auch auf den Knochen übergreift und hier Wirbelsäulensymptome der oben beschriebenen Art hervorruft, was, wenn überhaupt, sehr spät eintreten wird. kann man dann wieder an die Tumornatur des Leidens denken; Wurzelschmerzen werden auch hier meist nicht eintreten, da ja die intramedullaren Leitungsbahnen der etwa vom Tumor ergriffenen Wurzeln schon vorher zerstört sein können. In einem gewissen Gegensatze zu diesen Verhältnissen, speciell bei den Marktumoren, etwas auch bei den intraduralen Geschwülsten, können wieder bei den extraduralen Tumoren die Knochensymptome sehr früh und sehr intensiv eintreten, ja sogar als die ersten wie bei den Wirbeltumoren; sie können bei der oft langgestreckten Art dieser Geschwülste auch sehr ausgedehnt sein, und bei diesen intravertebralen Geschwülsten wird man am ehesten percutorische und Druckschmerzhaftigkeit der Wirbelsäule erwarten können. Auch die Vermehrung der Schmerzen bei Husten, Niessen, Bewegungen wird hier besonders deutlich sein. Ebenso haben wir schon gesehen, dass bei der Bauart mancher dieser Tumoren — der langgestreckten, — hier die Wurzelsymptome sehr ausgedehnt sein können und auch schon erhebliche Ausfallssymptome bewirken können, ehe eine Markläsion mit ihren sicher zu deutenden Folgen eintritt. Ich brauche kaum zu sagen, dass alle diese Unterscheidungsmomente ziemlich vage sind und für die differentielle Diagnose, ob Tumor der Häute oder des Markes, und ob, wenn ersteres, intraduralen oder extraduralen Sitzes, nur mit grosser Vorsicht zu gebrauchen sind; namentlich ist es a priori natürlich, dass sich zwischen den Tumoren der verschiedenen Sitze und deren Symptomen alle nur möglichen Uebergänge werden finden können.

Ich habe bei der bisherigen Beschreibung der Symptomatologie der intravertebralen Rückenmarkstumoren, in der Hauptsache wenigstens und mit Ausnahme ganz allgemein gehaltener Bemerkungen. keine Rücksicht genommen auf die specielle Gruppirung der einzelnen Symptome, wie sie durch den jedesmaligen Höhensitz des Tumors bedingt wird, sondern von der Symptomatologie nur das hervorgehoben, was bei jedem Sitze des Tumors vorkommen kann. Das liess sich auch nicht anders machen, da sich über die Gruppirung der Symptome bei den verschiedenen Sitzen des Tumors in der Längsaxe des Rückenmarkes Allgemeines überhaupt nicht sagen lässt, sondern hier

die einzelnen Localisationen und ihre Erkennungszeichen gesondert
besprochen werden müssen, da die Symptome ja, namentlich in
ihrer Ausdehnung, je nach dem Höhensitze des Tumors sehr
verschieden sein müssen. Ich will jetzt das bisher Versäumte
nachholen und hier zunächst einmal im Groben diejenigen Symptomencomplexe anführen, wie sie bei Tumoren des Hals-, Dorsal-,
Lumbosacralmarkes und endlich der Cauda equina vorkommen.
Bei dieser Beschreibung ist vorausgesetzt, dass der Tumor,
speciell der der Häute, neben Wurzel- und etwaigen Wirbelsäulensymptomen, auch schon durch Läsion des Markes zu Erscheinungen der Leitungsunterbrechung geführt hat, dass er
also sozusagen auf der Höhe seiner Entwicklung steht: wegen
der allmähligen Entwicklung dieses Symptomencomplexes. die
in jedem einzelnen Falle sehr verschieden sein kann, muss auf
den allgemeinen Theil verwiesen werden. Auch hier wieder
müssen wir die sehr wichtige Unterscheidung machen zwischen
denjenigen Symptomen, die der Tumor, wie übrigens jede andere
Läsion des Markes an Ort und Stelle durch Reizung oder
directe Zerstörung der ihm direct anliegenden Wurzeln und
Rückenmarkstheile macht. das sind die sogenannten Segmentsymptome. und denjenigen, die die Zerstörung des Markes in
allen denjenigen Regionen. die in Beziehung zu den unter der
Compressionsstelle liegenden Rückenmarkstheilen stehen, dadurch
hervorruft, dass sie die Leitung zum und vom Gehirn und zu und
von anderen Rückenmarkstheilen zu diesen Theilen unterbricht. Die
Segmentsymptome werden deshalb immer nur beschränkte, je
nach der Grösse der Tumoren sein und immer der Ausbreitung
der direct ergriffenen Nerventheile entsprechen; die Symptome
der Leitungsunterbrechung sind immer ausgedehnte. desto mehr,
je höher am Marke die Compression einsetzt. Andererseits
werden, wie leicht ersichtlich, die Segmentsymptome für jeden
einzelnen Sitz in ihrer Gruppirung specifische sein, die der
Leitungsunterbrechung vor allem in ihrer Art für ganze Gruppen
von Tumoren dieselben; die ersteren sind deshalb für die Höhendiagnose von ganz besonderer Wichtigkeit. Dass gewisse Sym-
tome nur durch die directe Läsion des Tumors an Ort und
Stelle zu Stande kommen, andere nur durch die Leitungsunterbrechung, habe ich oben schon angedeutet; dann tragen sie
ihren diagnostischen Werth in sich. Solche specifische
Segmentsymptome sind Schmerzen und Hyperästhesieen durch Wurzelläsion und speciell schlaffe
Lähmungen mit Muskelatrophie durch Läsion des
ersten motorischen Neurones. Charakteristisch für die
Leitungrunterbrechung sind spastische Lähmungen durch Läsion
des zweiten motorischen Neurones und ausgebreitete Anästhesieen.
Andere Erscheinungen wieder, wie speciell Störungen der
Sphincteren, können in einem Falle Segment-, im anderen Sym-
tome der Leitungsunterbrechung sein. Alles das ergiebt sich
aus den bekanntesten Lehren der Physiologie des Rückenmarkes
von selber und braucht hier nicht ins Einzelnste besprochen

zu werden. Etwaige Wirbelsymptome können natürlich immer nur direct an dem Sitze des Tumors zu finden sein: an welchen Wirbeldornen sie im einzelnen Falle zu suchen sind, davon weiter unten. Das sei im Allgemeinen gesagt; es sollen nun die speciellen Symptomencomplexe bei den erwähnten besonderen Localisationen des Tumors folgen.

A. Tumoren des oberen Halsmarkes: Im Beginne eventuell Hemiplegie des Armes und Beines auf der Seite des Tumors, zum Unterschiede von cerebraler Hemiplegie ohne Betheiligung des Facialis und Hypoglossus und eventuell mit Anästhesie der gekreuzten Seite (Brown-Séquard). Später spastische motorische Parese oder Paraplegie aller vier Extremitäten (doch siehe in Bezug auf den Spasmus hier wie bei den Dorsaltumoren die Bemerkungen über Sehnenreflexe weiter unten). Das sind die Symptome der Leitungsunterbrechung. Der Hemi- und Paraplegie vorhergehend Schmerzen und eventuell umschriebene Anästhesien im Plexus cervicalis, also im Gebiete der nervi supraclaviculares, des occipitalis minor, auricularis magnus und vielleicht auch occipitalis major, und atrophische Lähmungen der Musculi sternocleidomastoidei und cucullares, der tieferen vorderen Halsmuskeln und der oberflächlicheren und tiefen Nackenmuskeln (Segmentsymptome). Paraplegisches Stadium wohl nur von sehr kurzer Dauer, da die Affection der Phrenici rasch den Tod herbeiführt.

B. Tumoren der Halsanschwellung: Zunächst Brown-Séquard'sches Stadium. Bei Hemiläsion des ganzen Halsmarkes Atrophie und schlaffe Lähmung, Anästhesie und Schmerzen im Arm der den Tumor beherbergenden Seite (Segmentsymptome); spastische Lähmung und Störung des Muskelgefühles am gleichseitigen Beine; Anästhesie in der gekreuzten unteren Extremität, der gekreuzten Rumpfhälfte und der ulnaren Seite des gekreuzten Armes (Leitungsunterbrechung). Später bei totaler Querläsion spastische Paraplegie und Anästhesie beider Beine, Lähmung der Rumpfmuskeln und Anästhesie des Rumpfes bis zur Höhe der zweiten Rippe (Leitungsunterbrechung); atrophische, schlaffe Lähmung der oberen Extremitäten, bei Ausdehnung des Tumors über die ganze Halsanschwellung in allen Muskeln der oberen Extremitäten mit totaler Anästhesie beider Arme (Segmentsymptome); bei directer Betheiligung nur der oberen Hälfte Atrophie der Oberarm- und Schultermuskulatur (Segmentsymptome) bei spastischer Lähmung der Hand und der Finger (Leitungsunterbrechung), Anästhesie wie bei totaler Läsion; bei alleiniger Betheiligung der unteren Hälfte der Halsanschwellung Freibleiben der Schulter- und Oberarmmuskulatur bei schlaffer atrophischer Lähmung der Unterarm- und Handmuskulatur und Anästhesie der ulnaren Hälfte der Arme (Segmentsymptome). (Aehnliche Anordnungen in der Gruppirung der Symptome, besonders auch der Anästhesien, müssen auch bei der Halbseitenläsion vorkommen, wenn die Tumoren nur Theile der Halsanschwellung einseitig treffen.

so muss bei Halbseitenläsion im oberen Theile der Halsanschwellung der radiale Theil der gleichseitigen oberen Extremität, der ulnare Theil des gekreuzten mit Rumpf und Bein derselben Seite anästhetisch sein; doch werden sich solche Feinheiten bei Tumoren sehr selten finden). Bei directer Betheiligung der obersten Dorsalwurzel, resp. ihres Segmentes, Miosis und Pupillenstarre: wenn einseitig, auf Seite des Tumors mit den sonstigen Symptomen der Halbseitenläsion, später doppelseitig.

C. Tumoren des Dorsalmarkes. Meist besonders deutlich ausgeprägtes Brown-Séquard'sches Stadium (siehe oben Seite 288). Später zunächst spastische Paraplegie der Beine und der Bauchmuskulatur und Anästhesie am Rumpfe bis zu einer dem Tumor entsprechenden Höhe (Leitungsunterbrechung). Zuerst halbseitige, dann vollständig gürtelförmige Schmerzen und Hyperästhesien an den oberen Tumorgrenzen um den Thorax oder um den Leib, aber nicht entsprechend einzelnen Intercostalräumen, sondern mit mehr horizontalen Grenzen. Atrophische Lähmungen in den Intercostalmuskeln entsprechend der Höhe des Tumors sind nicht nachzuweisen, wohl aber eventuell in den Bauchmuskeln (Segmentsymptome).

Ich füge hier einiges noch über das Verhalten der Sehnenreflexe der Beine, der Blase und des Mastdarmes und der trophischen Störungen der Haut bei Geschwülsten des Hals- und Dorsalmarkes bei, da diese Verhältnisse bei all diesen verschiedenen Sitzen dieselben sind und sich gemeinsam besprechen lassen. Im Beginne der Compression und solange diese noch keine vollständige ist, was man am besten aus noch vorhandenen Resten des Gefühles in den mit dem unterhalb der Compression liegenden Rückenmarke zusammenhängenden Hautparthieen ersehen kann, sind sowohl die Haut- wie die Sehnenreflexe unterhalb der Compression erhöht; es finden sich Patellar- und Achillesclonus und häufig bei jeder Berührung der unteren Extremitäten ein ausgeprägter Schüttelclonus, den Brown Séquard mit dem Namen Epilepsie spinale belegt hat. Wird die Läsion des Querschnittes allmählig eine complete, so nehmen die Sehnen- und die meisten Hautreflexe allmählig ab, und ist sie ganz total, so fehlen die Sehnenreflexe jedenfalls unterhalb der Läsionsstelle ganz, trotz absteigender Degeneration der Pyramidenbahn, beim Tumor ebenso, wie bei jeder totalen Querschnittsunterbrechung in oberen Theilen des Markes, während von den Hautreflexen wenigstens der Plantarreflex auch in solchen Fällen öfter erhalten gefunden ist. Zu gleicher Zeit geht dann die vorher spastische Lähmung — es handelt sich vor Allem um die unteren Extremitäten — in eine schlaffe über. Tritt eine totale Querschnittsunterbrechung, wie das, wie erwähnt, auf verschiedene Weise zu Stande kommen kann, beim Tumor rasch ein, so können auch sofort und für die Dauer die Sehnenreflexe der Beine fehlen und die Lähmung von Anfang an eine schlaffe sein; während, wie gesagt, in den typischen

Fällen, die schlaffe Lähmung mit fehlenden Reflexen sich allmählig aus der spastischen mit gesteigerten Reflexen entwickelt. Bei solchen rasch eintretenden Paraplegieen kann manchmal auch ein Theil der Läsion vorübergehend wieder zurückgehen; jedesmal wenn sich dann wieder eine Spur von Sensibilität in den Beinen zeigt, sind auch die Sehnenreflexe wieder auszulösen. Bei der Brown Séquard'schen Lähmungsform ist die Lähmung auf der Seite des Tumors meist eine spastische und sind hier die Sehnenreflexe gesteigert, in einzelnen Fällen ist aber auch bei ihr und bei hohem Sitze der Läsion eine schlaffe Lähmung mit Verlust der Reflexe beobachtet worden. Schwere trophische Störungen und namentlich eine qualitative Aenderung der electrischen Erregbarkeit der gelähmten Muskeln im Sinne der Entartungsreaktion treten auch in diesen Fällen schlaffer Lähmung unterhalb der Compressionsstelle nicht ein; wohl kann eine erhebliche Abmagerung und eine leichte quantitative Herabsetzung der Erregbarkeit der Muskeln resultiren. Manchmal ist eine schwere Herabsetzung bis zum Verlust der electrischen Erregbarkeit der gelähmten Muskeln in diesen Fällen dadurch vorgetäuscht worden, dass infolge eines leicht eintretenden Oedemes der Haut, die ausserdem stark schuppt und trocken ist, der Leitungswiderstand derselben so erhöht wurde, dass z. B. faradische Ströme überhaupt nicht hindurchdrangen. Ich habe mich aber mehrmals überzeugt, dass in diesen Fällen galvanische Ströme, wenn sie nur stark genug waren, immer und zwar kräftige blitzartige Muskelzuckungen in den gelähmten Muskeln hervorriefen, und in einem vor kurzem von mir beobachteten Falle von Carcinom der oberen Dorsalwirbelsäule mit apoplectiform eingetretener Paraplegie, ganz schlaffer Lähmung und Verlust der Patellarreflexe brachte auch der vorher wirkungslose faradische Strom kräftige Zuckungen wieder hervor, nachdem durch vorherige kräftige Galvanisation und warme Salzcompressen der enorme Widerstand der Haut vermindert war. Jedenfalls kann man also den Verlust der Sehnenreflexe und das Schlaffwerden der Lähmung in diesen Fällen nicht auf eine trophische Störung der Muskeln beziehen. Uebrigens will ich erwähnen, dass Erb schon 1878 gerade beim Rückenmarkstumor auf das allmälige Verschwinden der im Beginn gesteigerten Reflexe hingewiesen hat.

Auch das Verhalten der Blase und des Mastdarmes hängt bei den Tumoren des Hals- und Dorsalmarkes, bei denen es im Allgemeinen stets dasselbe ist, von der grösseren oder geringeren Vollständigkeit der Querschnittsunterbrechung ab. Im Anfang besteht meist nur eine Erschwerung in der willkürlichen Entleerung des Urines, häufig verbunden mit sehr oft eintretendem Harndrange auch bei geringen Harnmengen, ein Harndrang, der dann, wie man sagt, imperativ ist, d. h. der zur unwillkürlichen Entleerung und Beschmutzung führt, wenn der Patient ihm nicht schnell nachgiebt. Allmählig wird dann die willkürliche Entleerung unmöglich, es tritt Harnverhaltung auf, da meist zuerst der Detrusor, erst später der Sphincter vesicae untauglich wird. Zu dieser Zeit kann eine unwillkürliche Zusammenziehung des Detrusor noch möglich sein; das führt dann zur sogenannten intermittirenden Incontinenz. d. h. die Blase füllt sich bis zu einem gewissen Grade, dann tritt wider Willen und ohne dass der Patient es hindern kann, ja bei ausgedehnter Anästhesie, auch ohne dass er es merkt, der Abgang einer grossen Menge Urines ein: im Strahle oder in „gushes“, wie die Engländer sagen. Damit wird die Blase für einige Zeit entleert. Wird der Detrusor auch für diese reflectorische Entleerung der Blase zu schwach, hält aber der Sphincter noch, so tritt die sogenannte Ischuria paradoxa ein; die Blase füllt sich bis zum höchsten Grade. dann wird die Kraft des Sphincter überwunden und nun tritt tropfenweiser Abfluss der ganz gefüllten Blase ein. Ist aber die Läsion des Markes, auch im Dorsal- oder Halsmarke, eine ganz totale, so sind ebenso wie bei primären Läsionen im Sacralmarke die sämmtlichen Blasenreflexe ganz gelähmt. Sphincter und Detrusor sind paralytisch. Tritt eine solche totale Querläsion rasch ein, so besteht meist einige Tage noch Harnverhaltung, die dann in dauernde Incontinenz übergeht, wenn einmal die elastische Kraft des Sphincter in etwas überwunden ist, und er willkürlich nicht wieder contrahirt werden kann. Uebrigens ganz geht diese elastische Kraft des Sphincter auch bei totaler Querläsion des Markes nie verloren und dem ist es zu danken, dass ein kleiner Theil von Urin immer von der Blase gehalten werden kann, die also auch in diesen Fällen nie ganz leer ist, besonders nicht bei Männern, bei denen diese elastische Kraft des Sphincter offenbar stärker ist als bei Frauen. Ja, man kann in diesen Fällen aus dem angegebenen Grunde sogar erreichen, dass der Patient immer trocken liegt trotz totaler Blasenlähmung, wenn man nur recht häufig katheterisirt. Doch ist, wie gesagt, besonders bei Frauen, der elastische Verschluss ein sehr schwacher, und bei ihnen führen oft schon Lageveränderungen, wie Aufrichten, dann leichter Husten oder gar schon Verschiebungen des Darmes mit seinem Inhalte zu Ausfluss des bisher zurückgehaltenen Urines. In den Fällen von totaler Querschnittsunterbrechung kann man die Blase auch immer mechanisch ausdrücken und dadurch event. den Katheter vermeiden (Wagner). Man sieht aus dem Angegebenen wohl, dass die Symptomatologie der Blasenstörungen bei hochsitzenden Rückenmarkstumoren im einzelnen Falle eine sehr verschiedene sein kann, wenn auch ihre specielle Art leicht zu verstehen ist, und dass, was besonders Thorburn hervorgehoben hat, auch einfach mechanische Verhältnisse für die specielle Symptomatologie der Blasenstörungen sehr in Betracht kommen. Bei totaler Lähmung der Blase lassen sich schliesslich Cystitis, Pyelitis und Nephritis selten lange vermeiden und führen häufig das letale Ende herbei.

Aehnlich wie die Blase verhält sich der Mastdarm. Fast immer besteht von Anfang an Obstipation. Zuerst ist die Kothentleerung nur erschwert, später willkürlich unmöglich, kommt aber reflectorisch noch durch Function des Mastdarmes selbst zu Stande. In diesen Fällen zieht sich auch der Sphincter ani noch zusammen, wenn man den Finger in den Mastdarm einführt. Später hört auch diese reflectorische Zusammenziehung des Sphincter auf; dennoch hat die Elasticität des Sphincter noch soviel Kraft, abgesehen von Durchfällen, die hier sehr selten sind, den Koth einige Tage zurückzuhalten; der Kranke liegt also nicht immer im Kothe. In Zwischenräumen von einigen Tagen drängt dann der, bei der jedenfalls sehr geringen Darmperistaltik träge von oben nachdringende Koth einen gewissen Theil der im Mastdarme liegenden Kothsäule aus dem schlaffen After heraus. Auch bei der Mastdarmlähmung spielen also rein mechanische Verhältnisse eine wesentliche Rolle für die specielle Symptomatologie. Einige Worte sind auch wohl noch über die Störungen der geschlechtlichen Functionen bei Tumoren des Dorsal- und Halsmarkes zu sagen. Es kommen hier nur männliche Patienten in Betracht. Im Beginne des Leidens kann die Potenz ungestört sein, soweit die Schwere und Dauer der Schmerzen überhaupt eine Libido sexualis entstehen lässt. Später kann es speciell bei Tumoren am Halsmark zu Priapismus kommen, oder zu einer unvollkommenen Erection, die bei Manipulationen am Penis, z. B. beim Katheterisiren, vollständig wird und diese Massnahme sehr hindern kann. Bei totaler Läsion des Dorsalmarkes besteht wohl immer Impotenz.

Decubitus fehlt bei hochsitzenden Tumoren meist solange, als die Anästhesie der unteren Körperhälfte nicht total ist. Bei vollständiger Querläsion tritt er in gleicher Weise und an gleichen Stellen auf wie bei den Lendenmarkstumoren.

Von der Häufigkeit des Oedemes der gelähmten Beine, das wohl durch vasomotorische Lähmung bedingt ist, war schon die Rede; die Trockenheit und Schuppung der Epidermis kann zur ausgeprägten Ichthyosis führen. Auch die Gelenke können trophische Störungen erleiden, ihre Bänder sich verkürzen, so dass im allerletzten Stadium bei langer Dauer der Krankheit es sogar zu Ankylosis der Gelenke kommen kann.

Wir kommen nun zur Symptomatologie der Tumoren an den unteren Theilen des Rückenmarkes:

D. Tumoren des Lendenmarkes. (Kleine Tumoren können hier Sacral- oder Lumbaltheil allein treffen; beider Symptomencomplexe sollen deshalb gesondert besprochen werden).

1. Sitz des Tumors am Sacralmarke bei Freibleiben des Lendenmarkes. Atrophische Lähmung der Muskeln des Unterschenkels und des Fusses und der Hinterseite des Oberschenkels, der Glutäal- und der Perinealmusculatur, erst ein- dann doppelseitig; Anästhesie am Fusse, an der Hinterseite des Unter- und Oberschenkels, am Damm und an den Genitalien. Totale Lähmung

der Blase und des Mastdarmes. Impotenz. Verlust des Achilles-
sehnenreflexes, eventuelles Erhaltenbleiben des Patellarsehnen-
reflexes. Initiale Schmerzen im Gebiete des Sacralplexus der
zuerst ergriffenen Seite. Früh Decubitus und Cystitis (Alles
Segmentsymptome).

2. Tumoren am Lumbaltheil der Lendenanschwellung.
Initiale Schmerzen einseitig im Gebiete des Plexus lumbalis,
also an Vorder- und Innenseite des Oberschenkels und Unterschenkels und in der Schenkelbeuge. Atrophische Lähmungen
ebenfalls zuerst im Lumbalplexusgebiete, also im Ileopsoas,
Quadriceps, den Adductoren und im Tibialis anticus. Sehr
selten bei reiner Wurzelläsion in diesem Gebiete auch Anästhesieen im Ausbreitungsgebiete der lumbalen Wurzeln
(Segmentsymptome). Bei Beginn der Markläsion aber, solange
sie unvollständig ist, eventuell im Gebiete des Lumbalplexus
totale Anästhesie (Segmentsymptome), in dem des Sacralplexus
partielle (Leitungsunterbrechung), vielleicht nur für Temperatur-
und Schmerzreize; diese Gruppirung ein fast sicherer Beweis
für die Entwickelung des Tumors am Lendenmarke selbst (siehe
unten Cauda equina-Tumoren). Auch Brown-Séquard'sche
Symptome können bei halbseitiger Affection des oberen Theiles
der Lendenanschwellung noch ausgelöst werden: gekreuzte Anästhesie findet sich dann im Sacralgebiete. Später bei totaler
Querschnittsunterbrechung besteht vollständige Lähmung und Anästhesie der unteren Extremitäten, aber
erstere nur im Gebiete des Lumbalplexus mit Atrophie und Entartungsreaction (Segmentsymptome), an Unterschenkeln und Füssen
eventuell mit spastischen Symptomen. Dabei kann auch Achillesclonus bestehen, während die Patellarreflexe fehlen (Leitungsunterbrechung). Blasen- und Mastdarmlähmung, sowie Impotenz
sind bei Lumbalmarkstumoren nicht gleich von Beginn so stark
wie bei Sacraltumoren.

Gerade die Lendenanschwellung ist sehr kurz und ihre
Wurzeln liegen in dichten Haufen zusammen. Tumoren der
Häute werden deshalb nur für sehr kurze Zeit reine Sacral- oder
Lumbalerscheinungen machen; meist sind die Unterschiede von
Anfang an undeutlich oder verwischen sich bald. Es bestehen
dann gleichzeitig Segmentsymptome von der ganzen Lendenanschwellung, die Schmerzen treten im Gebiete der höchsten ergriffenen Wurzeln auf. Selten oder nie werden auch Tumoren
so klein sein, dass sie nur das unterste Ende des Sacralmarkes,
den Conus medullaris, treffen. Die Symptome wären in diesen
Fällen Schmerzen am Damm, den Genitalien und eventuell an
der Hinterseite der Ober- und Unterschenkel; ebenda auch
Anästhesie; Lähmung der Muskeln des Dammes; Impotenz;
Blasen- und Mastdarmlähmung. Ich rechne wie Raymond
und Schiff den Conus medullaris vom 3. Sacralsegmente nach
abwärts.

E. Tumoren der Cauda equina. Das Lumbosacralmark
reicht im menschlichen Wirbelcanale etwa vom oberen Rande des
12. oder vom untersten Drittel des 11. Dorsal- zum untersten Rande
des ersten Lumbalwirbelkörpers oder höchstens bis zur Mitte des
zweiten Lumbalwirbels. Der Lumbaltheil der Lendenanschwellung
liegt etwa dem 12. Brustwirbelkörper, der Sacraltheil dem ersten
Lendenwirbelkörper gegenüber. Etwa von der Mitte des zweiten
Lendenwirbelkörpers an beherbergt der Wirbelcanal also kein
Mark mehr, sondern nur die dicht aneinander gelagerten Wurzeln
von der zweiten Lumbal- bis zur letzten Steissbeinwurzel, die
in diesem Canal von der Austrittsstelle aus dem Marke bis zur
Austrittsstelle unter den ihnen zugehörigen Wirbeln verlaufen:
die sogenannte Cauda equina. Einzelne von diesen Wurzeln,
besonders die sacralen müssen dabei, wie man sieht, eine lange
Wegstrecke zurücklegen. In der Cauda liegen naturgemäss die
am höchsten aus der Wirbelsäule austretenden lumbalen Wurzeln
am meisten lateral, die sacralen, die weiter unten austreten,
median. Bei der bedeutenden Höhendifferenz, die zwischen dem
Austritte dieser Wurzeln aus dem Marke und aus dem Wirbelcanal besteht, wäre es besonders für operative Zwecke von grosser
Bedeutung, wenn man immer bestimmt sagen könnte, ob ein
Tumor die Lendenanschwellung oder die Wurzeln in der Cauda
equina lädirt hat. Nun ist es a priori leicht verständlich, dass
wenigstens in den durch die Nerven- oder Markläsion selbst bedingten Erscheinungen zwischen den Tumoren der Cauda und
denen der zugehörigen Theile des Lumbosacralmarkes wesentliche
Differenzen nicht bestehen können, da ja die Wurzeln des Pferde-
schweifes und ihre Segmente die gleichen Functionen haben.
Dennoch giebt es einige differentielldiagnostisch zu verwendende
Momente zwischen den Tumoren beiden Sitzes, die z. Th. mit
Wahrscheinlichkeit, z. Th. auch mit Sicherheit zu verwerthen
sind, und von denen einige sich aus den anatomischen Verhältnissen der Cauda und des Lendenmarkes herleiten, einige
aus der praktischen Erfahrung entnommen sind. Zunächst die
ersteren. Wir haben gesehen, dass bei den Tumoren der Häute,
soweit sie im Bereiche des Rückenmarkes selbst liegen, die
ersten Erscheinungen meist in einseitigen Wurzelsymptomen bestehen, da ja das Mark selber den Uebergang des Tumors auf
die andere Seite hindert. Bei den Tumoren in der Caudagegend
fällt dieses Hemmniss fort und es pflegen deshalb von Anfang
an doppelseitige Erscheinungen vorhanden zu sein. Selbstverständlich kann ein Tumor der Cauda bei besonderem Sitze auch
einmal mit einseitigen Symptomen beginnen; wird er dann auf
die andere Seite übergreifen, so werden paraplegische Symptome
immer langsam und allmählich eintreten; ein rasches Einsetzen
der Paraplegie, wie es am Marke selbst durch ein acutes Oedem
oder eine Erweichung möglich ist, kann hier kaum vorkommen,
würde also immer für einen Lendenmarkstumor sprechen. Die
durch Affection des Lumbosacralmarkes hervorgerufene Para-

plegie wird ferner immer auf beiden Seiten eine ziemlich vollständige Symmetrie der Lähmungen und Anästhesien zeigen;
ganz so bestimmt wird das bei Caudatumoren wohl nicht der
Fall sein, die etwa die Symmetrie peripherer Neuritiden erreichen werden. Bei Caudatumoren sind die Schmerzen von
ganz besonderer Intensität, Dauer und Ausdehnung; sie können
natürlich im Gebiete aller die Cauda zusammensetzenden hinteren
Wurzeln vorkommen, aber sie bevorzugen das Sacralgebiet und
sitzen mit Vorliebe hartnäckig im Kreuz- und Steissbeine selbst.
Uebrigens ist diese Heftigkeit der Schmerzen natürlich kein so
wichtiges Unterscheidungsmittel zwischen den Tumoren der
Cauda und des Lendenmarkes, wie etwa zwischen traumatischen
Affectionen der Cauda oder des Markes. Bei den Traumen ist
dieser Unterschied leicht verständlich; die Tumoren aber werden
natürlich, selbst wenn sie im Lendenmarke selbst sitzen, heftige
Schmerzen hervorrufen können, vor allem aber, wenn sie, was
häufiger ist, zuerst die lumbalen oder sacralen Wurzeln bei
ihrer Austrittsstelle aus dem Marke lädiren. Ausgesprochene
und typische Entartungsreaction in den gelähmten Muskeln
würde im Zweifelfalle mehr für einen Caudatumor sprechen,
da eine Markläsion eher zu partieller Entartungsreaction führt;
natürlich kann aber ein an den Wurzeln, dicht am Marke beginnender Tumor schliesslich auch volle Entartungsreaction hervorrufen. Ausgeprägte und weit verbreitete fibrilläre Zuckungen
sprechen nach F. Schultze ebenfalls mehr für eine Markläsion.
Blasen- und Mastdarmstörungen und trophische Störungen der
Haut werden unter beiden Umständen dieselben sein.

Sehr wichtig sind noch folgende Unterscheidungsmomente, die uns die klinische Erfahrung gelehrt hat. Die
Tumoren der Cauda, wie übrigens auch die Traumen derselben, machen im Beginne fast immer rein sacrale
Symptome und lassen das Lumbalgebiet meist frei.
Für die Traumen ist das schwer verständlich, da man eigentlich
annehmen sollte, dass ein Wirbelsäulentrauma in dieser Gegend
am leichtesten die am weitesten nach aussen liegenden lumbalen
Wurzeln treffen könnte; aber die klinische Erfahrung beweist
die Thatsache. Von den Tumoren der Cauda muss man wohl
annehmen, dass sie sich mit Vorliebe in der Medianlinie entwickeln. Tumoren der Lendenanschwellung aber, wenn sie überhaupt erst das Mark ergreifen, pflegen sich selten auf den Sacral-
oder Lumbaltheil längere Zeit zu beschränken, sondern machen meist
sehr bald diffuse Lumbosacralsymptome. Natürlich stimmen auch
diese Unterschiede nicht in allen Fällen; Schultze hat besonders
darauf hingewiesen, dass eine mehr in der Mittellinie sich haltende
Affection in der Höhe des ersten Lendenwirbels das Mark allein
treffen könnte und dann auch rein sacrale Symptome bedingen
würde, und das ist auch bei den Tumoren dieser Gegend möglich,
da nach einem allgemeinen Gesetze, auf das ich noch näher
zurückkommen werde, ein Tumor meist nur die Wurzeln der-

jenigen Segmente lädirt, in oder an denen er direct seinen Sitz hat, aber nicht die, die von höheren Segmenten stammend, an ihm vorbeistreichen, um zu ihrem Austritte aus der Wirbelsäule zu gelangen; hier also die lumbalen Wurzeln von der zweiten nach abwärts. Andererseits kann natürlich ein Tumor der Cauda in der Höhe des dritten und schon des zweiten Lendenwirbels auch einmal sich in grösserer Breite ausdehnen und fast alle Lendenmarkswurzeln mit afficiren, ohne den Conus terminalis selbst zu erreichen. Wir haben dann also in diesen Fällen umgekehrt bei Tumoren des Lendenmarkes — seines sacralen Theiles — nur sacrale, bei Caudatumoren ausgedehnte lumbosacrale Symptome. Daraus lässt sich schliessen, dass beim Vorhandensein rein sacraler Symptome im Allgemeinen, wenn nicht viele der anderen oben erwähnten, für die Cauda sprechenden Umstände zutreffen, die differentielle Diagnose zwischen Tumor der Cauda oder des Sacralmarkes immer schwierig sein wird. Sind dagegen lumbale Symptome mit den sacralen verbunden, so ist die Sache meist leichter und spricht der Befund mehr für einen Tumor in der Höhe der Lendenanschwellung selbst. Denn erstens ist das Vorkommen lumbosacraler Symptome bei Caudatumoren zwar möglich, aber bisher nicht sicher beobachtet. Zweitens würde auch in diesen Fällen wohl im Beginne eine Beschränkung auf sacrale Symptome vorhanden gewesen sein, ein Beginn der Symptome im Lumbalgebiete würde also schon mit grösserer Sicherheit für den Sitz des Tumors an der Lendenanschwellung selbst sprechen. Ebenso auch der Befund, dass zwar lumbale und sacrale Symptome vorhanden sind, aber die lumbalen stärker ausgeprägt als die sacralen, etwa wie ich und Allen Starr es mehrmals beobachtet haben, dass bei einem Tumor am lumbalen Theile der Lendenanschwellung im Sacralgebiete partielle Anästhesie mit Erhaltenbleiben des Tastgefühles, im lumbalen Theile totale Anästhesie bestand. Hier spricht die partielle Empfindungslähmung im Sacralgebiete an und für sich schon eher für eine centrale Affection, als für eine solche der Wurzeln, und der Befund ist wohl kaum anders zu erklären, als dass hier die Leitung für Reize aus dem Lumbalgebiete durch Läsion lumbaler Wurzeln an der Austrittsstelle derselben aus dem Marke unterbrochen war, während die Reize aus sacralem Gebiete noch theilweise durch das nicht ganz comprimirte Rückenmark geleitet werden konnten. Ausschlaggebend für eine Markläsion, und zwar im lumbalen Theile des Markes, ist es natürlich, wenn die Symptome im sacralen Gebiete im Beginne solche der Leitungsunterbrechung waren, wenn also spastische Lähmung am Unterschenkel und Achillesclonus etwa mit Verlust des Patellarreflexes bestand. Und ebenso beweisend für den Tumor in der oberen Partie der Lendenanschwellung ist natürlich ein Vorkommen Brown-Séquard'scher Symptome, wie ich es oben (sub D. Seite 298) erwähnt, da solche Symptome bei Cauda- und auch schon bei Sacralmarkaffectionen unmöglich sind.

Ueber alle Schwierigkeiten der Differentialdiagnose zwischen Cauda- und Lendenmarktumoren sind wir hinaus, wenn sich in solchen Fällen eine deutliche percutorische oder Druckschmerzhaftigkeit oder gar eine Difformität der Wirbelsäule vom dritten Lendenwirbeldorn nach abwärts findet. Dann kann der Tumor nur die Cauda oder muss wenigstens diese mit getroffen haben. Die Druckschmerzhaftigkeit, wenn sie deutlich umschrieben ist, ist bei intravertebralen Tumoren noch beweisender als bei Traumen, da bei Traumen Wirbel- und Nervenverletzungen sich topographisch nicht ganz zu decken brauchen.

Kurz: Die Differentialdiagnose zwischen Cauda equina- und Lenden- speciell Sakralmarktumoren ist immer eine schwierige. Bestehen nur Symptome von Seiten des Sacralplexus, so muss sie meist unentschieden bleiben, wenn nicht eine ganz umschriebene Anomalie der Wirbelsäule unterhalb des dritten Lendenwirbels den Sitz der Affection an der Cauda, oder darüber, etwa am ersten Lendenwirbel, den Sitz am Sacralmarke selbst, beweist. Deutliche Symptome von Seiten des Lumbalplexus sprechen auch ohne Wirbelsymptome immer mehr für einen Tumor am unteren Ende des Rückenmarkes selbst, besonders da Wurzelsymptome leichter bei Läsion der Wurzeln dicht bei ihrem Ursprunge aus der Marke, als während ihres intraspinalen Verlaufes ausgelöst werden. Noch wahrscheinlicher wird dieser Sitz, wenn die Lendenmarksymptome überwiegen oder die ersten im Krankheitsbilde waren. Sicher ist dieser Sitz an dem Lumbaltheile der Lendenanschwellung, wenn die Sacralsymptome die Zeichen der Leitungsunterbrechung tragen oder wenn Brown Sequard'sche Symptome bestehen. Alle anderen oben erwähnten Momente sind nur mit Vorsicht zu verwerthen, und im Allgemeinen wird man gut thun, bei etwaigen Operationen so zu verfahren, dass man, wenn man nicht ganz sicher ist, sowohl die Lendenanschwellung wie die Cauda equina zu Gesicht bekommt. Die Lendenanschwellung wenigstens ist ja ziemlich kurz und ihre Freilegung würde eine allzu grosse Erweiterung der Trepanationsöffnung nicht erfordern: für die Freilegung der Cauda würde allerdings manchmal eine sehr lange Strecke in Betracht kommen, aber dafür führt wenigstens die Eröffnung des Sacralcanales nicht zu dauernden Schwierigkeiten für die aufrechte Haltung des Körpers, wie es sonst ausgedehnte Wirbelresectionen wohl thun.

d) Verlauf und Ausgang.

Der Tumor der Häute des Rückenmarkes ist im Allgemeinen ein eminent chronisches Leiden. Namentlich können die Wurzelsymptome, vor allem die Schmerzen, oft Jahre lang allein bestehen, ehe es zu Erscheinungen von Seiten des Markes oder gar zu solchen von Seiten der Wirbelsäule kommt. So bestanden z. B. in dem berühmten Falle von Horsley und Gowers drei Jahre lang nur Intercostalneuralgieen, dann erst trat als erstes medullares Symptom Retentio urinae ein. In dem von mir beobachteten Falle von Sarkomatose der Häute, von dem die Figuren 18 und 19 stammen, dauerte diese Periode der reinen Wurzelsymptome zwei Jahre. Sind erst einmal Erscheinungen der Markcompression eingetreten, so wird der Verlauf gewöhnlich ein rascher, und namentlich wenn die Unterbrechung der Leitung erst eine complete geworden ist, und sie kann das ja durch Erweichung des Markes oft in rapider Weise werden, lässt der letale Ausgang meist nicht allzu lange mehr auf sich warten. Doch vergingen immerhin in dem Falle der Figur 18, nachdem zwei Jahre nach Beginn der Wurzelsymptome die Erscheinungen der Markcompression sehr rapide eingetreten waren, 14 Monate, ehe der Tod die Kranke erlöste. Ja, wenn der Tumor sehr langsam wächst und die Compression des Markes sehr lange Zeit gebraucht, ehe sie vollständig wird, wie in dem Falle Gehrhardt's, kann auch die Periode der Markcompression sehr lange währen; so in Gehrhardt's Falle $4\frac{1}{2}$ Jahre. Selbstverständlich hängt in der Hauptsache die Dauer des Verlaufes von der Schnelligkeit des Wachsthumes des Tumors ab, und da bösartige Geschwülste meist schneller wachsen als gutartige, so wird bei ersteren der Tod schneller eintreten.

Der Tod erfolgt in den meisten Fällen wohl, wenn die Markunterbrechung vollständig geworden ist, an den Folgen derselben, also an Decubitus, Cystitis und allgemeinem Marasmus, event. auch an Complicationen. Sitzt der Tumor hoch im Halsmarke, so kann das Ende auch direct an Athemlähmung durch Zerstörung der Phrenicuscentren eintreten.

Tumoren, die im Marke selber sich entwickeln, müssen rascher verlaufen als solche der Häute — von der Syringomyelie sehe ich hier ab — weil sie ja von Anfang an Marksymptome hervorrufen und diese bei ihrer Zunahme ja am schnellsten den tödtlichen Ausgang bedingen. Auch sollen nach Horsley die extraduralen Geschwülste im Durchschnitt etwa 1 Jahr schneller zum Tode führen als die intraduralen — erstere in einem Jahre einem Monate, letztere in zwei Jahren drei Monaten. Ist das richtig, so liegt es wohl daran, dass gerade unter den extraduralen Tumoren sehr häufig bösartige metastatische vorkommen (Carcinome, Teratome).

e) Diagnose.

1. Allgemeine Diagnose.

Die Diagnose eines Rückenmarkstumors wird immer eines der schwierigsten Probleme sein, die uns überhaupt gestellt werden können. Zunächst ist zu constatiren, dass keines der bei den Tumoren der Häute vorkommenden Symptome, weder die Wurzel-, noch die medullären, noch die Wirbelsäulenerscheinungen, etwa für den Rückenmarkstumor specifisch ist. Charakteristisch ist erst die Aufeinanderfolge der Symptome und der gesammte Verlauf, der ja in typischen Fällen, speciell bei den intraduralen Tumoren der Häute, der einer ganz langsamen, von den Wurzeln der einen Seite auf das Mark dieser und dann beider Seiten übergehenden Compression, oft verbunden mit Erscheinungen von Seiten der Wirbelsäule, ist; also ein Beginn mit einseitigen Schmerzen und Hyperaesthesieen, dann einseitige Crampi, Paresen und Atrophieen, dann Symptome der Halbseitenläsion des Markes und schliesslich Eintreten des paraplegischen Stadiums; alles das eventuell früher oder später verbunden mit umschriebenen Schmerzen oder gar Difformitäten der Wirbelsäule. Die erste Forderung für die Möglichkeit der Stellung einer Diagnose ist also hier, wie ja bei so vielen organischen Erkrankungen des Nervensystems, dass wir eine möglichst genaue Kenntniss von der Aufeinanderfolge der Symptome haben; denn man wird leicht einsehen, dass wir, wenn wir ohne jede Anamnese vor einen Fall von Rückenmarkstumor im ausgeprägten paraplegischen Stadium des Leidens gestellt werden, in sehr vielen Fällen kaum im Stande sein werden, eine andere Diagnose, als ganz allgemein die einer transversalen Leitungsunterbrechung des Markes oder etwa die Verlegenheitsdiagnose 'einer transversalen Myelitis zu stellen, dass wir aber in diesen Fällen über die eigentliche Natur des Leidens ganz im Unklaren bleiben müssen; während wir bei Kenntniss von dem event. typischen Verlaufe uns vielleicht sehr bestimmt in dieser Beziehung aussprechen können. Die zweite Forderung, die wir hier, wie bei den meisten chronischen Krankheiten überhaupt, stellen müssen, wenn wir mit einiger Sicherheit eine bestimmte Diagnose stellen wollen, ist die, dass das Krankheitsbild nicht mehr in seinem ersten Beginne ist, sondern schon einen gewissen Grad der Ausdehnung erreicht hat. Wir werden die Berechtigung dieser Forderung leicht einsehen, wenn wir uns noch einmal die Aufeinanderfolge der Symptome beim Rückenmarkstumor mit specieller Rücksicht auf die diagnostische Frage ansehen; wir werden hier übrigens fast dieselben Erwägungen anstellen müssen, wie bei den Wirbeltumoren. Die ersten Symptome des Leidens sind, wie wir wissen, neuralgische Schmerzen und Hyperästhesieen in irgend einem Wurzelgebiete, je nach dem Sitze

des Tumors in Armen, Beinen oder am Rumpfe. In diesem Stadium
werden wir sehr häufig nicht über die Diagnose einer einfachen,
brachialen, cruralen oder intercostalen Neuralgie oder Neuritis hin-
wegkommen, oder aber auch, bei den Brachial- und Rumpfneural-
gieen, an von Krankheiten der Brust- und Bauchhöhle, speciell von
Seiten des Herzens, reflectirte Schmerzen denken müssen, bei solchen
in den Beinen an Erkrankungen der Beckenorgane, die direct
die Plexus lädiren. Bei genauem Nachsehen und bei sehr bestimmtem Sitze der Schmerzen wird es vielleicht manchmal auf-
fallen, dass die Schmerzen und Hyperästhesieen den uns bekannten Ausbreitungsbezirken der einzelnen spinalen Wurzeln
und nicht der peripheren Nerven entsprechen, dass sie also z. B.
am Rumpfe nicht einfach in einem Intercostalraume sitzen,
sondern mit horizontalen Grenzen über mehrere Intercostalräume
hinweglaufen. Auch das Fehlen von Druckpunkten bei radiculären
Schmerzen ist vielleicht von einiger Bedeutung. Gegenüber
der hysterischen Neuralgie und auch den meisten reflectirten
Schmerzen (Head) kommt wohl die Hartnäckigkeit und die
grosse, furchtbare Intensität der Tumorschmerzen sehr in Betracht, so dass man auch in diesem Stadium meist wenigstens
die organische Natur des Leidens erkennen wird. Von grosser
Bedeutung für die Diagnose auch in diesem Stadium schon ist
es, wenn Bewegungen der Wirbelsäule oder Husten und Niessen
die Schmerzen steigern. Kommen zu den einfach subjectiven
Schmerzen bei Läsion der hinteren Wurzeln durch Läsion der
vorderen Lähmungen, Atrophien und Entartungsreaction in
bestimmten Muskelgebieten, oder gar bei Läsion einer Anzahl
von hinteren Wurzeln radiculär angeordnete Anästhesien hinzu,
dann rückt die Möglichkeit einer Diagnose schon näher.
Am wichtigsten für die Diagnose des Sitzes des Leidens
würden natürlich Anästhesien bestimmter Wurzelgebiete sein,
aber sie sind, wie wir wissen, bei reinen Wurzelläsionen
doch sehr selten. Aus den Lähmungen mit Atrophien und
elektrischen Störungen kann man zunächst jedenfalls schliessen,
dass es sich um ein organisches Leiden handelt; aber gerade
bei dem häufigen Sitze des Tumors am mittleren Dorsalmarke
sind Atrophien und electrische Störungen von Muskeln nicht
nachweisbar, und ausserdem können diese Erscheinungen statt
von einem Tumor in der Wirbelsäule gerade so gut durch eine
chronische periphere Neuritis oder durch eine Läsion der Plexus
und der Wurzeln vor der Wirbelsäule — Retropharyngeale
Tumoren, Mediastinalgeschwülste, Aortenaneurysmen, Beckengeschwülste — hervorgerufen sein. Einen Theil der letzteren
Dinge kann man ja allerdings durch genaue Untersuchung leicht
ausschalten. Sicher für einen Sitz des Leidens an oder in der
Wirbelsäule selbst würde unter solchen Umständen eine einseitige
Miosis und Lidspaltenenge sprechen; jedenfalls würde sie einen
ganz peripheren Ursprung der betreffenden Symptome ausschliessen
lassen. Ebenso würden in dieser Zeit deutliche Wirbelsäulen-

erscheinungen von erheblicher Bedeutung sein, wenn sie nur
nicht in diesem Stadium noch so selten wären. Geht nun
die Krankheit langsam und allmählich oder aber auch mehr
oder weniger rapide von ihrem ersten Stadium, dem der Wurzelsymptome, das meist ein sehr lange dauerndes ist, in das zweite,
das der Markläsion über, kommt es also in wechselnder Raschheit zu Erscheinungen der Leitungsunterbrechung, zuerst zu
halb-, dann zu doppelseitigen, so ist es nun jedenfalls
sicher, dass wir es mit einem organischen Leiden zu
thun haben, das an der Wirbelsäule oder im Wirbelkanale seinen Sitz hat, allmählig zunimmt und dadurch Schritt für Schritt immer ausgedehntere Theile
des Inhaltes des Wirbelkanales, erst die Wurzeln,
dann das Mark, in seinen Bereich zieht. Zu dieser
Zeit, also in der Zeit des Ueberganges der reinen
Wurzelerscheinungen in die der Leitungsunterbrechung des Markes, ist, wenn die Dauer, Art und
Reihenfolge der einzelnen Symptome eine typische
war, so wie ich es oben angegeben — also Beginn mit
halbseitigen Wurzelsymptomen, lange Dauer dieser
als alleiniger Symptome, grosse Intensität derselben;
später erst halbseitige, dann doppelseitige Marksymptome — und wenn dieser Verlauf entweder vom
Arzte selbst beobachtet ist oder sich aus der Anamnese klar erkennen lässt, — so ist, sage ich, dann
manchmal nicht nur die oben gegebene unbestimmte
Diagnose des Leidens, sondern eine ziemlich bestimmte auf die Tumornatur desselben möglich,
und die Diagnose Rückenmarkstumor ist gerade
zu dieser Zeit in den letzten Jahren vielfach
mit Bestimmtheit richtig gestellt worden.
Es bleibt dann ebenso wie für die vertebralen Tumoren vor
allem noch übrig, die häufigste zur Compression des Markes
führende Erkrankung, die Caries der Wirbelsäule auszuschliessen.
Es handelt sich da um die nicht so seltenen Fälle von Caries,
bei denen die Erscheinungen von Seiten der Wurzeln oder des
Markes schon sehr ausgeprägte sind, während Wirbelsäulensymptome sehr gering oder garnicht vorhanden sind; denn sind
diese letzteren, vor allen Dingen ein Gibbus, sehr erheblich, so
spricht das allein schon für Tuberculose und gegen intravertebralen Tumor. Es wird sich in den meisten Fällen, wo die
differentielle Diagnose Schwierigkeiten macht, wenn Caries vorhanden ist, um eine vom Wirbelkörper aus vorn gegen das
Mark andringende tuberkulöse Masse handeln — von den Fällen,
wo diese Massen sich primär, ohne Knochenerkrankung extra-
oder intradural entwickeln, sehe ich natürlich ab, da diese ganz
zu den Tumoren der betreffenden Orte gerechnet werden müssen.
Ich brauche, da ich oben Genaueres über die Differentialdiagnose zwischen Caries und Tumor der Wirbelsäule gebracht
habe, hier in dieser Beziehung nicht viel mehr zu sagen. Ich

will es noch einmal erwähnen, dass ich die speciell von Gowers urgirten Differenzpunkte, auch der Diagnose zwischen Caries und intravertebralen Tumoren gegenüber, alle für ziemlich vage halte, namentlich habe ich, wie wohl jeder Erfahrene, auch bei Caries der Wirbel in diesen Fällen ohne deutliche vertebrale Erscheinungen, sehr starke Wurzelschmerzen gesehen, ebenso auch einmal Brown-Séquard'sche Symptome. Wichtiger erscheint mir der Unterschied im Verlaufe der beiden Krankheiten für diese Differentialdiagnose zu sein. In den Fällen von Caries der Wirbelsäule, die ich sah und die zum lethalen Ende verliefen, war der Verlauf, nachdem einmal deutliche Wurzel- oder Marksymptome eingetreten waren, fast immer ein rapider, wie das wohl in der entzündlichen Natur des Leidens begründet ist; kaum sah ich einen Fall, der länger als ein Jahr andauerte. Die jahrelange Dauer der Wurzelläsionsperiode, wie sie gerade für den Tumor der Häute charakteristisch ist, dürfte bei Caries wohl kaum vorkommen und würde immer für Tumor sprechen. Dass das rapide Eintreten der Marksymptome an sich kein Unterscheidungsmerkmal zwischen Tumor und Caries darstellt, geht aus dem mehrfach hervorgehobenen Vorkommen raschen Einsetzens der Paraplegie bei Tumoren der Häute wohl hervor. Natürlich braucht auch nach dem Einsetzen und auch nach erheblicher Ausbildung von Wurzel- und Marksymptomen bei Caries der Ausgang des Leidens nicht immer der Tod zu sein; ein Ausgang in Heilung würde natürlich die Diagnose immer für Caries zur Entscheidung bringen.

Ganz sicher wird die Diagnose Tumor des Rückenmarkes in dem erwähnten Stadium und bei typischer Art des Verlaufes, wenn sich entweder zu gleicher Zeit an anderen Körperstellen des Patienten Tumoren vorfinden, wie sie auch am Rückenmarke vorkommen, oder wenn es sich um echte Matastasen handelt. Im Falle der Figur 18 fand sich z. B. ein Fibrosarkom vor dem rechten Ohre des Patienten. In einem zweiten von mir zur Operation gebrachten Falle handelte es sich um ein extradural sitzendes metastatisches Sarkom. Auf die Erleichterung der Diagnose im Sinne dieses zweiten Falles würde ich fernerhin gern verzichten. Auf der anderen Seite würde z. B. eine Lungen- oder Knochentuberkulose, und mit Sicherheit Senkungsabscesse, wieder für Caries sprechen. Zusammenfassend lässt sich also über die Diagnose eines Tumors des Rückenmarkes, speciell der Häute und ganz speciell der intraduralen Tumoren der Häute Folgendes sagen:

Die Diagnose eines Tumors der Rückenmarkshäute ist höchst wahrscheinlich, wenn sich in einem Falle die Symptome einer mehr oder weniger hochgradigen Compression des Rückenmarkes und seiner Wurzeln in bestimmter Höhe in der Aufeinanderfolge von einseitiger Wurzel-, einseitiger, dann doppelseitiger Markläsion, langsam und allmählig im Verlaufe von ein bis mehreren Jahren entwickelt haben, vor allem so, **dass die Wurzelsymptome jahrelang allein bestanden, ehe es zu Marksymptomen kam,** während allerdings die Compression des Markes rapider verlaufen kann. Aber diese Diagnose kann erst dann mit Aussicht auf Richtigkeit gestellt werden, wenn Wurzel- **und** Marksymptome deutlich ausgeprägt sind, **sicher** wird sie, speciell gegenüber der Caries, in solchen Fällen, wo sich gleichzeitig oder früher entstanden an anderen Körperstellen Tumoren vorfinden, wie sie auch im Rückenmarke vorkommen.

Ich habe oben schon erwähnt, dass die Tumoren der Cauda equina dadurch vor Allem von denen in und an der Medulla selbst abweichen, dass bei ihnen die Symptome, speciell die Schmerzen, doppelseitig einsetzen; die sonstigen für die Diagnose der Tumoren dieses Sitzes gegenüber denjenigen am Lumbosacralmarke in Betracht kommenden Krankheitsmomente sind ebenfalls eingehend besprochen worden. Auch habe ich schon Alles erwähnt, was sich über die unter Umständen sehr schwierige Differentialdiagnose zwischen vertebralen und intravertebralen und hier wieder zwischen extra- und intraduralen und schliesslich intramedullären Geschwülsten sagen lässt. Ich habe hervorgehoben, dass die letzteren Geschwülste, wenn sie auch sehr häufig bei Beginn in der Wurzelzone der einen Seite zuerst einseitige Schmerzen und halbseitige Marksymptome in der Art der Tumoren der Häute machen können, doch manchmal auch, bei mehr centralem Sitze, nur wenige für die Geschwulst charakteristische Züge an sich tragen und etwa die Symptome einer transverselen Myelitis, einer progressiven Muskelatrophie oder auch, ohne dass es sich dabei um Gliose zu handeln braucht, einer Syringomyelie vortäuschen. Ich will nur noch das Eine sagen, dass, wie ein sehr interessanter Fall von Gowers zeigt, ein Fehler in der Diagnose auch einmal in umgekehrter als hier erwähnter Richtung möglich sein kann; es handelte sich in diesem Falle um eine chronische, fast rein einseitige Myelitis, die mit Tumor deshalb leicht verwechselt werden konnte, weil bei ihr die einseitigen sensiblen Wurzelerscheinungen, die Schmerzen, sehr intensiv waren. Die durch den Druck des Tumors selbst manchmal in rapider Weise eintretende Querschnittserweichung des Markes, die man nicht ganz richtig mit dem Namen einer Compressionsmyelitis belegt, wird sich immer in ihrer Art und Ursache erkennen lassen, wenn vorher schon deutliche auf einen Tumor der Häute hindeutende Erscheinungen vorhanden waren; aber auch wenn dieses nicht der Fall war, wenn vorher nur unsicher zu deutende Symptome von Seiten der Wurzeln, etwa heftige Schmerzen, bestanden hatten, wird gerade das Eintreten einer acuten Leitungsunterbrechung im Anschluss an diese unbestimmten Symptome oft die Diagnose eines

Tumors nahelegen. Noch eine andere sehr seltene und in ihrer eigentlichen Natur noch dunkle Erkrankung, die Pachymeningitis hypertrophica meist mit cervicalem Sitze — nach neueren Forschungen besonders von Köppen handelt es sich vielleicht oft um syphilitische Processe und gehöte dann die Erkrankung vielleicht direct unter die luetischen Geschwulstbildungen — kann wenigstens zu Zeiten ihres Verlaufes wohl zu Verwechslungen mit einem Tumor der Häute Anlass geben. Die hypertrophischen, zu Verwachsungen aller Häute und des Rückenmarkes führenden Wucherungen lädiren besonders die Wurzeln am unteren Theile der Halsanschwellung, also die letzten Cervical- und ersten Dorsalnerven, und in ihren Gebieten treten vor allem Schmerzen, Muskellähmungen und Muskelatrophieen in langsam progressiver Weise ein. Zum Unterschiede von den Tumoren der Häute beginnen aber die Wurzelsymptome bei der Pachymeningitis immer gleich auf beiden Seiten, da die Wucherung das ganze Mark umgiebt, und sie betreffen auch von Anfang an eine ganze Anzahl von Wurzelgebieten, so dass es sich um einen in der Längsaxe sehr ausgedehnten Tumor handeln müsste, was ja in den meisten Fällen für die Tumoren der Häute, wenigstens im Beginne, nicht zutrifft. Dabei kann es bei der Pachymeningitis, was bei ihrer anatomischen Grundlage leicht verständlich ist, vorkommen, dass bei Vorhandensein schwerer und ausgedehnter doppelseitiger Wurzelsymptome Symptome der Leitungsunterbrechung des Markes noch ganz fehlen; das ist beim Tumor kaum möglich, denn ein Tumor der Häute, der einseitig beginnt, kann doppelseitige Erscheinungen wohl nur durch Compression des Markes machen, und ein im Marke selbst sitzender Tumor, der von Anfang an doppelseitige Symptome, ähnlich wie die Pachymeningitis hervorrufen könnte, würde natürlich noch eher zu Erscheinungen der Leitungsunterbrechung führen. Das wird meist zur Unterscheidung genügen.

Kann man multiple Tumoren des Rückenmarkes erkennen? An den Häuten sind sie zunächst selten, namentlich wenn es sich, wie zumeist, um primäre Geschwülste dieses Sitzes handelt. Im Marke sind Tuberkel am häufigsten multipel. Sitzen multiple Geschwülste dicht neben einander, z. B. in der Massenhaftigkeit, wie es Fig. 18 zeigt, so wird man meist wohl nur die Diagnose eines einzigen, allerdings ausgedehnten Krankheitsherdes stellen können. Ebenso werden z. B. zwei nicht weit entfernt von einander liegende Geschwülste, von denen jede einzelne vielleicht nur eine halbseitige Läsion des Markes bedingt hat, den Eindruck machen, als handele es sich um einen einzigen Tumor, der zur totalen Querläsion geführt hat. Sitzen zwei Geschwülste weit auseinander, haben sie vielleicht zunächst nur zu Wurzelsymptomen geführt, die aber als solche und in ihrer Localisation gut zu erkennen sind, und ist aus anderen Gründen. z. B. wenn es sich um Metastasen handelt, die Tumornatur des spinalen Leidens sicher, so kann man natürlich auch erkennen,

dass es sich um zwei oder mehrere getrennt von einander sitzende Geschwülste handelt. Häufig sind
Rückenmarktumoren, speciell die multiplen der Häute, mit Hirntumoren combinirt, dann ist oft die Diagnose beider Geschwulst-
sitze sehr schwierig, und namentlich wenn wie zumeist die
Symptome des Hirntumors hervorragend in die Erscheinung
treten, und wenn es sich vielleicht sogar um doppelseitige Unterbrechung cerebrospinaler Bahnen durch den Hirntumor handelt,
also z. B. bei Tumoren des Hirnstammes, kann ein grosser Theil
der durch den Rückenmarktumor bedingten Symptome ganz
unerkennbar werden.

2. Segmentdiagnose.

Wir sind nun soweit, dass wir die Diagnose eines Rückenmarkstumors, in specie eines solchen der Häute, im Allgemeinen
gestellt haben. Nun kommt die zweite Frage: in welcher Höhe,
welchen speciellen Rückenmarkstheilen gegenüber sitzt der
Tumor? Nach einer Zusammenstellung von Horsley sind die
Halsanschwellung, dann die Grenze zwischen Hals- und Dorsalmark Prädilectionsstellen für die Entwickelung von Geschwülsten;
nach Horsley's Ansicht deshalb, weil hier die Hüllen des
Markes weit sind und weiten Spielraum lassen. Derselbe Grund
dürfte wohl für die relative Häufigkeit der Tumoren an der
Cauda equina zutreffen. Schon das giebt uns vielleicht einige
Anhaltspunkto für die Höhendiagnose der Rückenmarksgeschwulst. Ich habe ausserdem oben im Groben die specielle Symptomatologie der Tumoren des Hals-, Dorsal-, Lumbosacralmarkes und der Cauda equina angegeben. Diese Angaben,
so eingehend sie auch zum Theil schon sind, können
aber für unsere heutigen Ansprüche an die Höhendiagnose der Rückenmarksgeschwulst, die immer
mit ganz bestimmtem Hinblick auf eine etwaige
operative Entfernung des Tumors gestellt werden
muss, in keiner Weise mehr genügen: wir müssen
heute verlangen, dass die Diagnose uns ganz bestimmte Angaben über die Wurzel- respective Segmenthöhen, in denen der
Tumor sitzt, oder wenigstens bis zu denen er nach oben
reicht, zur Verfügung stellt. In dieser Beziehung ist nun
Folgendes zu bemerken. Noch mehr als für die allgemeine
Diagnose: „Tumor des Rückenmarkes" müssen wir für die
Segmentdiagnose verlangen, dass das Krankheitsbild ein möglichst ausgeprägtes ist, mit anderen Worten, dass neben Wurzelsymptomen auch schon solche von der Compression des Markes
und zwar womöglich schon ausgiebige, totale oder halbseitige
Leitungsunterbrechung besteht. Wir haben zwar gesehen,
dass unter Umständen schon die Wurzelsymptome, wenn sie
ausgeprägt sind und namentlich, wenn sie sich mit deutlichen
Ausfallserscheinungen, wie Anaesthesieen, Lähmungen, und

Atrophieen verbinden, einen bestimmten Schluss auf den Höhensitz des Tumors gestatten; ja, in günstigen Fällen dieser Art können wir uns sogar ein Urtheil über die Gesammtausdehnung der Geschwulst erlauben. Aber ich habe mit Anführung eines Beispieles mit Bestimmtheit hervorgehoben, dass diese Ausfallssymptome bei reinen Wurzelläsionen im Ganzen selten deutlich werden, und dass namentlich die für die Niveaudiagnose so wichtigen Anästhesieen, deren Ausdehnung uns in vielen Fällen allein einen Anhaltspunkt für die Höhe des Tumorsitzes giebt, fast immer erst bei Markläsionen selber eintreten. Die subjectiven Symptome, die Schmerzen, sind aus naheliegenden Gründen natürlich noch weniger zu gebrauchen. Gerade bei Tumoren müssen wir auf diese Umstände um so mehr Rücksicht nehmen, weil ja wenigstens weiche Tumoren in sehr willkürlicher Weise einzelne Wurzeln treffen, andere dicht dabei liegende verschonen können — s. z. B. Figur 19 d und e. — während, wenn es erst einmal zu einer ausgedehnten Compression des Markes an irgend einer Stelle gekommen ist, wohl alle Theile des betreffenden Querschnittes gleichmässig leiden. Ich sage aber ausdrücklich „einer ausgedehnten"; ist die Compression oder Zerstörung des Querschnittes nur eine particelle, dann ist mit ihr für die Niveaudiagnose garnichts anzufangen, dann können Symptome der Leitungsunterbrechung in undefinirbarer, scheinbar willkürlicher Weise tief unter diesem comprimirten Querschnitt zu Tage treten.

Wir nehmen also den Fall — und für diese allgemeinen Auseinandersetzungen über die Segmentdiagnose können wir uns nur an solche ausgeprägte Symptomencomplexe halten und können nicht auf jede mögliche Ausnahme Rücksicht nehmen, selbstverständlich werden diese Ausführungen dadurch etwas schematisirt und müssen für den einzelnen Fall modificirt werden, — dass ein Tumor auf der Höhe seines Sitzes eine mehr oder weniger totale Leitungsunterbrechung des Markes hervorgerufen hat. Wir haben dann, eine Unterscheidung, deren Wichtigkeit ich vielfach hervorgehoben habe, vom Sitze des Tumors selbst ausgehend die Wurzel- und Segmentsymptome: das sind die Schmerzen, eventuell radiculär angeordnete Hyperästhesien und Anästhesien, Crampi und Spasmen, schlaffe, ebenfalls radiculär angeordnete, umschriebene Muskellähmungen und Muskelatrophien; unter dem Tumor die Symptome der Leitungsunterbrechung in allen zu den unterhalb der Leitungsunterbrechung liegenden Rückenmarkstheilen in Beziehung stehenden Körperregionen, die bei den verschiedenen Sitzen des Tumors in ihrer Art stets dieselben sind: das sind spastische oder schlaffe, aber meist ausgedehnte Lähmungen, ebensolche Anästhesien, Steigerung oder Fehlen der Sehnenreflexe, trophische Störungen und meist auch die Blasen- und Mastdarmstörungen. Die Wurzel- und Segmentsymptome sind es ja natürlich, die uns, auch bei totaler Läsion des Markes an irgend einer Stelle, die bestimmtesten Anhaltspunkte für die Niveaudiagnose geben, da sie ja direct von der Wirkung des Tumors an Ort und Stelle abhängen. Da entsteht nun zunächst die sehr wichtige Frage: sind, wenn die Markunterbrechung an irgend einer Stelle eine vollständige ist, die durch die directe Läsion der Wurzeln und des Markes am Orte des Tumors bedingten sogenannten Segment-Erscheinungen, die ja in ihrer Art charakteristisch sind, als solche auch immer in ihrer ganzen Ausdehnung zu erkennen; das heisst, können wir in einem solchen Falle erkennen, wie weit nach oben und nach unten von der Stelle der schwersten Compression des Markes, die sich wohl meist dadurch erkennen lassen wird, dass von ihrem Niveau ab alle Functionen des betreffenden und der darunter liegenden Segmente aufgehoben sind, sich der Tumor selbst noch erstreckt und direkt Läsionen bedingt? Practisch würde es ja sehr wichtig sein, wenn wir zur Beantwortung dieser Frage im Stande wären, da wir dann vor einer etwaigen Operation schon mit Sicherheit sagen könnten, wie gross die zur Entfernung der Geschwulst in der Wirbelsäule nöthige Oeffnung gemacht werden müsste. Wir müssen bei der Beantwortung dieser Frage scharf zwischen denjenigen Symptomen unterscheiden, die der Tumor durch eine direkte Affection der Wurzeln und des Markes unterhalb der totalen Querläsion und denen, die er oberhalb derselben oder an ihrer oberen Grenze hervorzurufen im Stande ist. Für die Erkennung der ersteren Symptome, unterhalb der Leitungsunterbrechung, würde die ganze Frage sich dahin zuspitzen, ob ein Tumor durch seine Ausdehnung unterhalb der stärksten Compressionsstelle im Stande sein wird, den immer vorhandenen ausgedehnten, durch die Leitungsunterbrechung hervorgerufenen Lähmungen und Anästhesieen im ganzen Gebiete unterhalb der Compressionsstelle noch neue Symptome hinzuzufügen, die an sich deutlich als durch Segmentläsion des Tumors selbst bedingte zu erkennen sind? Wir müssen leider gestehen, dass das in den meisten Fällen nicht der Fall sein wird, und dass es deshalb häufig ganz unmöglich ist, über die Ausdehnung des Tumors nach unten unter die Stelle stärkster Markcompression etwas auszusagen. Das trifft besonders für die Tumoren des oberen Dorsalmarkes zu, und ich will deshalb die Verhältnisse bei einem Tumor dieses Sitzes zunächst als Beispiel und als Beweis für die aufgestellte Behauptung wählen. Ein Tumor am oberen Dorsalmarke erzeugt, wenn er zu totaler Compression des Markes an seinem Sitze geführt hat, als Segmentsymptome gürtelförmige Schmerzen und Hyperästhesien, sowie eine radiculare Anästhesiezone, dagegen fehlen oder sind vielmehr nicht nachweisbar segmentäre Muskellähmungen mit Atrophie und elektrischen Störungen, da diese in den unzugänglichen Intercostalmuskeln sitzen werden; unterhalb der Compression bedingt er bei totaler Unterbrechung eine Aufhebung aller Rückenmarkfunctionen, also mit einem Wort eine totale motorische und sensible Paraplegie. Beide Symptomenreihen gehen regionär in einander über. Welche neuen und charakteristischen Symptome können nun zu den Leitungsunterbrechungssymptomen unterhalb der Compression des Markes hinzutreten, wenn die Geschwulst sich weiter nach abwärts über die totale Markcompression, deren Höhe wir ja meist bestimmen können, erstreckt? Was zunächst die Gefühlslähmungen anbetrifft. die bei Dorsalmarktumoren das wichtigste Symptom für die Segmentdiagnose sind, so sind wir ja überhaupt in keinem Falle im Stande zu sagen. wo in ihrem Gebiete die Grenze liegt zwischen denen, die durch Leitungsunterbrechung, und denen, die durch die direkte Segmentläsion hervorgerufen sind. Beide Arten von Anästhesien unterscheiden sich in keiner Weise von einander; das Gesammtbild der Anästhesien wird sich also nicht ändern, ob der Tumor von der totalen Läsionsstelle des Markes noch weiter nach unten reicht und hier Wurzeln und Mark lädirt oder nicht. Die Muskellähmungen, die durch Segmentläsion entstehen, unterscheiden sich allerdings dadurch. dass es schlaffe, atrophische mit elektrischen Störungen sind, von den oft spastischen und nie atrophischen, stets elektrisch normalen, die die Leitungsunterbrechung bedingt; aber bei den Geschwülsten des oberen und mittleren Dorsalmarkes ist an der Compressionsstelle selbst in den allein in Betracht kommenden Intercostalmuskeln dies für die Segmentläsion charakteristische Verhalten der Lähmung nicht zu constatiren und natürlich auch nicht an denjenigen Intercostalmuskeln, deren Kerne oder Wurzeln der Tumor eventuell noch unterhalb der Compressionsstelle ergreift. Damit fällt also auch für die Lähmungen die Unterscheidung der segmentär bedingten von den durch die Leitungsunterbrechung hervorgerufenen in diesem Falle fort. Einen gewissen Anhaltspunkt für die Ausdehnung eines Tumors im Dorsalmarke unterhalb der totalen Markläsion würde es ja wohl geben, wenn sehr deutliche Schmerzen sich in Gebieten weit unterhalb dieser Läsionsstelle zeigen würden. Nun wird das erstens sehr selten sein, denn wenn ein Tumor, der sich unterhalb einer totalen Compression des Markes nach unten erstreckt, hier Wurzeln ergreift, die zu Hautgebieten unterhalb der Compressionsstelle in Beziehung stehen, so wird das meist nicht zu Schmerzen in diesen Gebieten führen. da durch die Markcompression die Leitung in diesen Nervenwurzeln zum Centrum unterbrochen ist. Ausserdem können solche Schmerzen unterhalb der Compressionsstelle auch einmal excentrische Schmerzen sein und dann garnichts für die Ausdehnung des Tumors nach unten hin beweisen. Dass auch die Hautreflexe, von denen man früher glaubte, dass sie zur Entscheidung der vorliegenden Frage von grosser Bedeutung sein müssten, da doch die, deren Reflexbögen durch die direct lädirten Wurzel- oder Markgebiete gingen, aufgehoben wären, aber nicht die mit Reflexbögen unter der Markcompression, nicht sicher in dieser Beziehung zu verwerthen sind, geht erstens daraus hervor, dass die einzelnen Hautreflexe überhaupt zu inconstant und individuell verschieden sind, und zweitens daraus, dass, wie wir jetzt wissen, viele von ihnen auch unterhalb der directen Segmentläsion, wenn sie total ist, erloschen sind. Das Letztere gilt auch für die Sehnenreflexe. Kurz, bei den Tumoren des Dorsalmarkes fügt, wenn der Tumor irgendwo zu einer totalen Compression des Markes geführt hat, ein Hinauswachsen der Geschwulst unter diese Compressionsstelle den ausgedehnten Symptomen, die die totale Compression selbst in allen Gebieten erzeugt, die in Beziehung zu dem Marke unterhalb der Compressionsstelle stehen, neue charakteristische Züge nicht hinzu; es ist deshalb hier eine Bestimmung der unteren über die Compressionsstelle des Markes nach unten reichenden Grenze des Tumors fast nie möglich.

Auch für die gleiche Frage bei den Tumoren des Hals- und Lendenmarkes treffen viele der hier für die Dorsalmarkstumoren erörterten Schwierigkeiten in gleichem Maasse zu, so die Nichtunterscheidbarkeit der segmentär und durch Leitungsunterbrechung bedingten Anästhesieen, das Fehlen der Schmerzen unterhalb der Compressionsstelle trotz Läsion der Wurzeln daselbst, das Verhalten der Reflexe. Dagegen liegt die Sache deshalb hier sehr viel günstiger, weil wir an Armen und Beinen mit Bestimmtheit den atrophischen Charakter der Lähmungen erkennen können und hier also ganz sicher zu sagen im Stande sind, die im bestimmten Falle vorhandenen Lähmungen mit Atrophie, Entartungsreaction und fibrillären Zuckungen müssen direkt durch die Segmentläsion hervorgerufen sein, die Leitungsunterbrechung kann sie nicht bedingt haben. Haben wir hier also aus den übrigen Symptomen, speciell den Anästhesieen, die Höhe der totalen Leitungsunterbrechung des Markes bestimmt erkannt, und betrifft die atrophische Muskellähmung noch eine Anzahl von Muskeln, deren Kerne und Wurzeln unterhalb dieser Unterbrechung liegen, so können wir allerdings bestimmt sagen, dass die direkte Läsion der Wurzeln oder des Markes durch den Tumor selbst noch unter die totale Querschnittsunterbrechung sich erstrecken muss; ja, wir sind im günstigen Falle dann sogar im Stande zu sagen, wie weit diese Wirkung des Tumors nach unten greift. Erschwert wird die Sache unter Umständen nur dadurch, dass ein Tumor der Häute an ihm vorbeistreichende Wurzeln oft auffallend schont und deshalb zu trophischen Störungen in den Muskelgebieten derjenigen, die er unterhalb der Markcompression trifft, nicht immer zu führen braucht, und dass wenn der Tumor unterhalb der totalen Läsion das Mark selber noch weiter lädirt, wenigstens Entartungsreaktion in den von diesen Markstellen abhängigen Muskeln fehlen kann. Kurz, auch in diesen Fällen ist eine bestimmte Angabe über die Ausdehnung des Tumors unterhalb der totalen

Markcompression nicht immer möglich, weil auch hier die durch die Leitungsunterbrechung selbst erzeugten Lähmungen und Anaesthesien an sich sehr ausgedehnte sind, und die direkte segmentäre Wirkung des Tumors nicht immer im Stande ist, diesen ausgedehnten Leitungsunterbrechungs-Symptomen neue für sie charakteristische Merkmale hinzuzufügen. Damit fehlt auch hier oft die Möglichkeit, den Höhensitz des unteren Randes einer Geschwulst zu erkennen, wenn diese Geschwulst an irgend einer Stelle, wie wir postulirten, zur totalen Markcompression geführt hat.

Ganz anders liegt die Sache für die Bestimmung des oberen Randes der Geschwulst. Eine Geschwulst, die zur Compression des Markes an irgend einer Stelle geführt hat, macht zwar auch aufsteigende Degenerationen im Rückenmarke, aber Symptome in Gebieten, die zu Rückenmarkstheilen oberhalb der Läsionsstelle durch den Tumor in Beziehung stehen, werden dadurch nicht hervorgerufen. Nach oben hin kann der Tumor also nur soweit Symptome machen, als seine Wirkung auf das Rückenmark und seine Wurzeln selbst noch reicht, — immer wird es sich dabei um segmentäre, niemals um Symptome der Leitungsunterbrechung handeln, mag nun das obere Ende der Geschwulst mit der Stelle der stärksten Compression des Markes selbst zusammenfallen, was selten ist, oder aber darüber hinaus noch eine partielle Mark- oder Wurzelläsion hervorrufen. Niemals werden also, um ein concretes Beispiel zu nennen, etwaige durch Wurzelreizung bedingte Schmerzen — sie sind meist die höchstgelagerten Symptome — über das Gebiet der höchsten, gerade noch vom Tumor erreichten Wurzeln hinausgehen; excentrisch projicirte Schmerzen oberhalb der Stelle der Markcompression kommen ja nicht vor. Mit einem Worte, die im betreffenden Falle vorhandenen segmentär am höchsten zu localisirenden Symptome werden immer, ganz im Gegensatze zu den Erscheinungen unterhalb des Tumorsitzes, dem Höhensitze des obersten Endes des Tumors selber entsprechen; **über** das hinaus macht der Tumor überhaupt keine Symptome. Ist man im Stande, was ja wohl häufig gelingt, die Stelle der stärksten Compression am Marke selbst zu erkennen, so wird man dann auch sagen können, ob diese höchst zu localisirenden Symptome direct mit dieser stärksten Compression segmentär zusammenfallen, oder ob sich die Wirkung des Tumors auch noch über diese Stelle hinaus in partieller Mark- oder Wurzelläsion äussert. In diesen segmentär höchsten Krankheitsgebieten werden auch die durch Weiterwachsen der Geschwulst entstehenden neuen Symptome zu Stande kommen. Mit einem Worte, die Diagnose des oberen Endes einer Geschwulst wird sich ganz im Gegensatze zu der des unteren Endes immer ziemlich leicht erreichen lassen. Wir brauchen, da ja der Tumor nach oben über seinen

Sitz hinaus liegende Symptome überhaupt nicht macht, im einzelnen Falle nur die für diesen Fall höchst zu localisirenden Symptome, — in den meisten Fällen wird es sich um Schmerzen oder Hyperästhesieen oder Muskelparesen mit Atrophieen handeln, — genau zu bestimmen, und wir werden dann das obere Ende der Geschwulst an denjenigen höchst gelegenen Wurzeln und Segmenten suchen, die für die Hervorbringung dieser Symptome gerade noch in Betracht kommen. Aus dem oben ausführlich erörterten Grunde wird man sich meist mit dieser Bestimmung der oberen Grenze einer Geschwulst begnügen und auf eine Bestimmung der Höhenlage ihres unteren Endes und damit der Gesammtlänge der Geschwulst, abgesehen von seltenen, oben erwähnten, sehr günstig gelagerten Fällen, verzichten müssen. Die sogenannte Segmentdiagnose der Rückenmarksgeschwulst wird deshalb practisch vor allem eine Diagnose ihres oberen Endes sein, wenn wir auch selbstverständlich dabei auch die Anhaltspunkte berücksichtigen, die uns die Stelle der totalen Compression in besonders sicherer Weise für den Höhensitz giebt. Für practische, besonders operative Zwecke wird ja die Feststellung der oberen Grenze auch genügen; haben wir nur bei der Trepanation den oberen Rand der Geschwulst angetroffen, so können wir von da einfach soweit nach unten gehen, bis wir auch den unteren erreicht haben. Ja, da, wie wir sehen werden, in sehr vielen Fällen von Operationen die Geschwülste nicht gefunden sind, weil man ihren Sitz zu tief vermuthete, wird es auch aus diesem Grunde von grösster practischer Bedeutung sein, immer zunächst nach dem obersten Ende des Tumors zu suchen. Die Möglichkeit nun, aus den im speciellen Falle vorhandenen Symptomen die höchst zu localisirenden herauszuschälen und damit zu bestimmen, welche höchsten Rückenmarkssegmente oder Wurzeln im betreffenden Falle von Tumor ergriffen sein müssen, — wo also der obere Rand des Tumors liegt, — gründet sich auf die Lehre von den Functionen der einzelnen Rückenmarkswurzeln und der ihnen zugehörigen Segmente, die uns Aufklärung giebt über die bei Läsionen dieser Segmente resp. Wurzeln auftretenden Ausfalls- resp. Reizsymptome. Wir sind gerade in Bezug auf diese Kenntnisse in den letzten Jahren sehr viel weiter gekommen und wissen z. B, für das Halsmark sehr genau, für das Lendenmark so ziemlich, welche Muskeln und Hautgebiete den einzelnen Segmenten und Wurzeln entsprechen, welche Reflexbogen durch sie verlaufen. Auch für das Dorsalmark sind diese Verhältnisse ziemlich einfach. Ich verweise in Bezug auf Specielleres auf die Zusammenstellungen von Allen Starr und Gowers, sowie auf die wichtigen und eingehenden Arbeiten von Thorburn, Ross, Herringham, Sherrington, Head und Makenzie und bringe hierneben die Tabelle, die Edinger über diese Verhältnisse giebt und die eine alte Allen Starr's mit einigen durch neuere Erfahrungen bedingten Modificationen ist.

Localisation der Functionen in den verschiedenen Segmenten des Rückenmarkes.[1])

Segmente	Muskeln	Reflexe	Gefühlsinner-vation der Haut
1. Cervicalis	Obliquus inf. Rect. postic. major Rect. postic. minor Obliquus sup. Cucullaris Sternocleidomastoideus Sternothyreoideus und Thyreohyoideus		
2. Cervicalis	Complexus Cucullaris Cervicalis ascendens Splenius Trachelomastoideus Rectus anticus major Longus colli Sternocleidomastoideus Sternothyreoideus und Thyreohyoideus	Inspiration bei raschem Druck unter d. Rippen-bogen	Nacken und Hinterhaupt.
3. Cervicalis	Complexus Splenius Trachelomastoideus Cervicalis ascendens Trapezius Rectus anticus major Longus colli		
4. Cervicalis	Splenius Trachelomastoideus Cervicalis ascendens Longus colli Levator scapulae Diaphragma Supra- und Infraspinatus Deltoides Biceps u. Coracobrachialis Supinator longus Rhomboidei	Reflexe von den Extensoren des Ober- und Unter-arms	Nacken, obere Schulterge-gend, Aussen-seite d. Armes; Vorderseite d. Halses; Rumpf vorn bis zur 2. Rippe, hin-ten bis zur Spina scapulae
5. Cervicalis	Deltoides Diaphragma Biceps u. Coracobrachialis Supinator longus et brevis Pectoralis, Pars clavicul. Serratus magnus Rhomboidei Brachialis ant. Teres minor Latissimus dorsi	Scapular-Reflex 5. Cervicalis bis 1. Dors. Sehnen-reflexe der ent-sprechenden Mus-keln	Rückseite der Schulter und des Armes Aeussere Seite des Ober- und Vorderarmes

*) Die Angaben über die obersten vier Halssegmente sind einer ganz neuen Arbeit Risien Russell's, Brain, Spring-Summer Number 1897 entnommen.

Segmente	Muskeln	Reflexe	Gefühlsinnervation der Haut
6. Cervicalis	Biceps Brachialis internus Pectoralis, Pars clavicul. Serratus magnus Triceps Extensoren der Hand und der Finger Pronatoren Scaleni	Reflexe von den Sehnen der Ex- tensoren d. Ober- und Unterarms Handgelenksehnen 6.—8. Cervicalis	Aeussere Seite des Vorder- armes Rücken d. Hand, Radialisgebiet
7. Cervicalis	Caput longum tricipitis Extensoren der Hand und der Finger Extensoren der Hand Pronatoren der Hand Pectoralis, Pars costalis Scaleni Subscapularis Latissimus dorsi Teres major	Schlag auf die Vola erzeugt Schlies- sen der Finger Palmar-Reflex 7. Cerv. bis 1. Dors.	 Radialisgebiet der Hand Medianusver- theilung
8. Cervicalis	Flexoren der Hand und der Finger Kleine Handmuskeln	Dilatator pupillae	Ulnargebiet
1. Dorsalis	Strecker des Daumens Kleine Handmuskeln Daumen- und Kleinfinger- Ballen Scaleni		
2.—12.Dorsalis	Muskeln des Rückens und des Bauches Erectores spinae Scaleni bis zur 4. Dorsalis	Epigastr. 4.—7.Dors. Abdomin 7.—11. Dors.	Haut der Brust, des Rückens, des Bauches u. der oberen Glutäalregion
1. Lumbalis	Ileo-Psoas Sartorius Bauchmuskeln	Cremasterreflex 1.—3. Lumb.	Haut der Scham- gegend, Vor- derseite des Hodensackes
2. Lumbalis	Ileo-Psoas Sartorius Quadriceps femoris	Patellarsehne 2.—4. Lumb.	Aeussere Seite der Hüfte
3. Lumbalis	Quadriceps femoris Einwärtsroller d. Schenkel Adductores femoris		Vorder- und Innenseite der Hüfte
4. Lumbalis	Adductores femoris Abductores femoris Tibialis anticus Flexoren des Knies (Fer- rier?	Glutäalreflex 4.—5. Lumb.	Innere Seite der Hüfte und des Beines bis zum Knöchel. In- nenseite des Fusses

Segmente	Muskeln	Reflexe	Gefühlsinnervation der Haut
5. Lumbalis	Auswärtsroller der Hüfte Strecken der Hüfte (Glutaeus maximus Beuger des Knies (Ferrier?) Beuger des Fusses Extensoren der Zehen Peronei		Rückseite der Hüfte, des Oberschenkels und äusserer Theil d. Fusses
1. u. 2. Sacralis	Flexoren des Fusses und der Zehen Peronei Kleine Fussmuskeln	Plantarreflex	Hinterseite des Oberschenkels, äussere und hintere Seite d. Unterschenkels u. Fusses
3.—5. Sacralis	Muskeln der Perineum	Achillessehne. Blasen- und Rectal-Centren	Haut über dem Sacrum. Anus, Perineum, Genitalien

Wir wollen uns nun an der Hand dieser Tabelle die einschlägigen Verhältnisse etwas näher ansehen und wollen uns dabei zunächst an die Ausfallssymptome, die Anästhesien und Lähmungen halten, da sie ja, als objectiv nachweisbare Symptome unserer Diagnose sicherere Anhaltspunkte bieten, als die fast ganz oder ganz subjectiven Reizsymptome. Auch hier will ich nochmals hervorheben, dass wir uns bei diesen Auseinandersetzungen nur an Fälle halten wollen, bei denen der Tumor in einem bestimmten Niveau des Rückenmarkes schon eine totale Leitungsunterbrechung herbeigeführt hat; nur dann ist in den meisten Fällen etwas Bestimmtes über die Niveaudiagnose auszusagen. Ist die Leitungsunterbrechung eine unvollständige, so reichen zunächst die von ihr abhängigen Lähmungen und Anästhesien nicht bis an das Niveau dieser Unterbrechung heran; speciell die Anästhesie kann dann an der Haut tief unter demjenigen Niveau aufhören, das sie erreichen würde, wenn die Compression in derselben Höhe des Markes eine vollständige wäre. Da wir nun den Grad der Unvollständigkeit der Leitungsunterbrechung klinisch nie beurtheilen können, so können wir in solchen Fällen die Leitungsunterbrechungssymptome gar nicht für die Segmentdiagnose gebrauchen. Nur wenn wir, vor Beginn der Affection der Medulla selbst, ausgeprägte und deutlich zu localisirende Wurzelsymptome beobachtet hatten und dann das Eintreten Brown-Séquard'scher oder paraplegischer Symptome uns, wie oben auseinandergesetzt, über die Natur des Leidens aufklärt, sind wir auch bei unvollständiger Leitungsunterbrechung des Markes in der Lage, eine Höhendiagnose der Geschwulst zu stellen; das sind natürlich prognostisch sehr günstige, aber leider seltene Fälle. Ist aber die Läsion des Markes an irgend einer Stelle eine complete und lässt sich, wie meist, das Niveau dieser totalen Unterbrechung feststellen, so kann man, wie wir oben gesehen, öfter sogar sagen, dass gewisse Functionsstörungen, vor allem sensible Reizerscheinungen, dann partielle Lähmungen und Atrophien, die zu Segmenten oberhalb der Compressionsstelle in Beziehung stehen, durch ein Hinausgreifen des Tumors nach oben über die Stelle dieser schwersten Compression, in der Form einer partiellen Mark- oder reinen Wurzelreizung zu Stande gekommen sein müssen. Bei Erfüllung dieser Bedingungen braucht man vor allem, um die obere Grenze des Tumors festzustellen, was, wie ausgeführt, genügt und oft allein möglich ist, nur die Ausdehnung der Lähmungen und Anästhesien im speciellen Falle ganz genau festzustellen und dann an der Hand der Tabelle nachzusehen, bis zu welcher Höhe dabei zum Mindesten der Tumor mit seinen lähmenden Wirkungen nach oben reichen muss. Es ist wohl gut, das durch ein Beispiel etwas zu erläutern, das übrigens nicht ein fingirtes ist. Wir finden in einem bestimmten Falle eine schlaffe Lähmung der Beine, die allmählich, aber ziemlich rasch aus einer spastischen hervorgegangen ist, und eine ebensolche der Rumpfmuskulatur; Fehlen der Patellarreflexe, Anästhesien der Beine und des Rumpfes vorn bis zur zweiten Rippe, hinten bis zur Spina scapulae; Blasen- und Mastdarmlähmung; an den Armen beiderseits, aber links deutlicher ausgeprägt eine atrophische Lähmung der Muskeln, die Hand und Finger bewegen, mit Entartungsreaction in denselben; ferner eine Anästhesie der ulnaren Hälfte des Ober-, Unterarmes und der Hand, ebenfalls links deutlicher; dazu links eine Miosis und Lidspaltenverengung. Die den höchsten vom Tumor ergriffenen Rückenmarkssegmenten und Wurzeln in diesem Falle entsprechenden Symptome sind die Atrophie und die Lähmungen der Beweger der Hand und der Finger, die Anästhesie in der ulnaren Hälfte der Arme und die linke Miosis und Lidspaltenverengerung, und sie weisen nach der Tabelle alle darauf hin, dass der Tumor hier bis an das erste Dorsalsegment reichen muss; das Ueberwiegen resp. der alleinige Sitz dieser höchstlocalisirten, also Segmentsymptome, auf der linken Seite, weist ferner darauf hin, dass die Geschwulst auf der linken Seite im oder am Marke ihren Sitz haben muss. Solche Beispiele liessen sich natürlich sowohl aus der Casuistik, wie einfach durch Construction sehr vermehren, auch für das Dorsal- und das Lendenmark; aber ich kann hier natürlich nicht auf jeden einzelnen Fall und seine von anderen immer differirenden Symptome eingehen. Hält man sich nur an die vorstehende Tabelle und lässt sich im einzelnen Falle keines der vorhandenen Symptome bei der Untersuchung entgehen, so wird man im Stande sein, in jedem, diese Diagnose überhaupt erlaubenden Falle, auch die Diagnose des Höhensitzes der Geschwulst, speciell ihres oberen Randes stellen zu können. Doch will ich hier im Allgemeinen, und zum Theil, wenigstens für die Anordnung der sensiblen Bezirke der einzelnen Wurzeln, unter Hinweis auf Schemata von Allen Starr und Thorburn, einige Andeutungen über die Vertheilung der einzelnen Rückenmarkssegmente und ihrer Wurzeln geben. Halten wir uns zunächst an die Extremitäten und an die motorischen Wurzeln. Hier sind die Verhältnisse im Ganzen einfach. An den Armen werden die der Schulter am nächsten gelegenen Muskeln von den obersten Wurzeln der Halsanschwellung, die der Finger und der Hand vom ersten Dorsalsegment, dem untersten Theile der Halsanschwellung versorgt. Am Beine stehen vorn die obersten Muskeln mit den obersten Wurzeln des Lumbalplexus

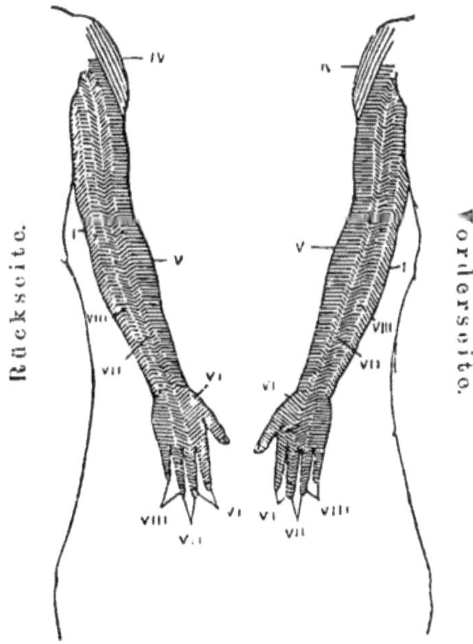

Figur 23. Schema der Vertheilung der sensiblen Wurzeln des Plexus brachialis am rechten Arm. Nach Allen Starr.

in Verbindung, so z. B. der Iliopsoas mit der ersten Lumbalwurzel; hinten werden dagegen die obersten Wurzeln von den tiefst gelegensten sacralen Wurzeln innervirt, also z. B. die Muskeln des Perineum von der dritten bis fünften Sacralwurzel. Dazwischen steigen die lumbalen Wurzeln an den Muskeln der Vorderseite der Beine allmählig herab, die sacralen an denen der Hinterseite allmählig hinauf. Doch sind gerade für die Beine manche Muskelgebiete — z. B. die Flexores cruris — in Bezug auf das Rückenmarksegment, dem sie zugehören, noch unsicher. Etwas verwickelter sind die Verhältnisse für die Bezirke der hinteren, sensiblen Wurzeln an den Extremitäten. Was den Arm

anbetrifft, so kann man sagen, dass die Wurzeln der höchsten
Theile des Plexus brachialis (vierte und fünfte cervicale) die
am meisten radialen Hautparthieen, und zwar an der Beuge-
und Streckseite versorgen; dass sich die aus den tiefsten Theilen der
Halsanschwellung (erste und zweite dorsale Wurzel) stammenden

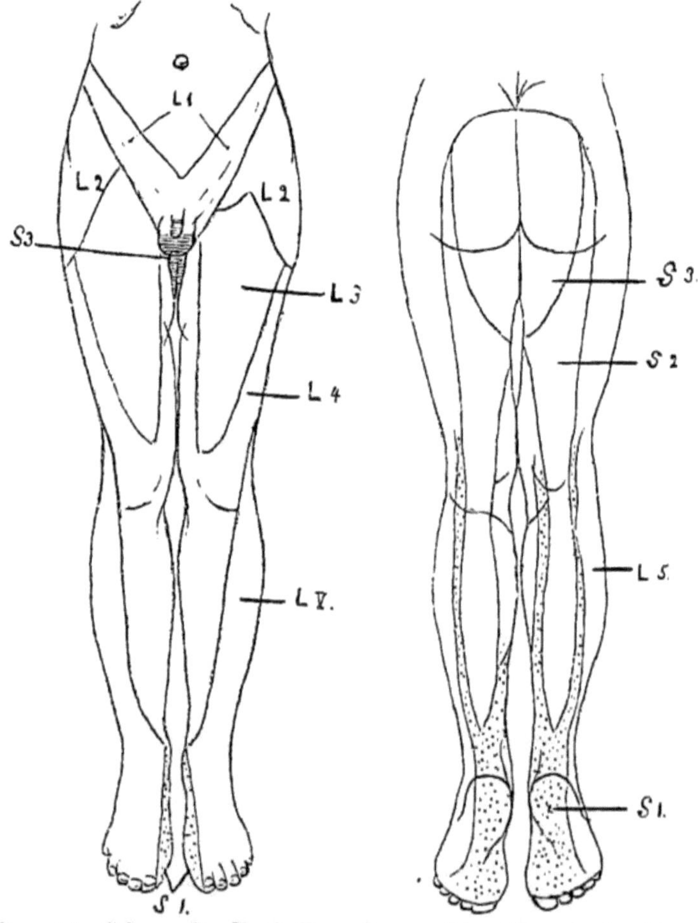

Figur 24. Schema der Vertheilung der sensiblen Wurzeln des Plexus
lumbosacralis an den Beinen. Nach Thorburn.

Fasern in dem ulnarsten Theile der Extremität verzweigen, und
dass die anderen, dazwischen liegenden Wurzeln mittlere
Parthien der Arme innerviren. Das zeigt sehr gut das nebenstehende Schema Fig. 23, das ich Allen Starr entlehne; nur
scheint es mir sicher zu sein, dass an der Innervation der
ulnarsten Theile des Oberarmes auch noch die zweite dorsale
Wurzel theilnimmt.

Am Beine steigen wieder die Bezirke der einzelnen lumbalen und sacralen Hinterwurzeln an der Vorderseite allmählig herab, an der Hinterseite hinauf; die erste lumbale Wurzel versorgt die Inguinalgegend, die letzte sacrale den Damm. Im Ganzen haben die Bezirke die Form von Dreiecken mit der Basis nach oben und mit langen Schenkeln, die zum Theil in einander geschachtelt sind, wie es besser als jede Beschreibung das Schema Fig. 24 von Thorburn zeigt. Hier ist nur zu erwähnen, dass die vierte und fünfte sacrale Wurzel nicht mehr in das Schema aufgenommen sind, da ihre Hautbezirke tief am Damm und an der Hinterseite der Geschlechtstheile liegen.

Für den Rumpf kommen ja hauptsächlich nur die Sensibilitätszonen in Betracht. Hier ist vor allem wichtig, dass, wie aus den übereinstimmenden Angaben von Head und Sherrington hervorgeht, die Gebiete der einzelnen Dorsalnervenwurzeln nicht in der Richtung der einzelnen Intercostalräume verlaufen, wie man a priori annehmen sollte, sondern dass ihre Grenzen horizontale sind, dass also bei dem schrägen Verlaufe der Rippen jeder ihrer Innervationsbezirke in der Höhe des Thorax über mehrere Zwischenrippenräume hinweglaufen muss. Uebrigens werden, speciell vorn, die einzelnen Intercostalräume von tieferen Wurzeln innervirt, als ihrer Nummer entspricht, so z. B. der 5. von der 6. und 7. Dorsalwurzel. Im Ganzen aber wird doch die Haut des Thorax und der obere Theil des Rückens schon von den 3.—8. oder höchstens 9. dorsalen Segmenten versorgt: die 10., 11. und 12. Dorsalwurzeln versorgen schon die Haut des Bauches bis zur Inguinalgegend. Ich verweise in Bezug auf Genaueres in dieser Beziehung auf die Schemata von Head, will aber erwähnen, dass die Angaben Head's vielleicht nicht in allen Punkten ganz sicher sind. So lässt z. B. Head das Gebiet des Nabels von der 9. Dorsalwurzel innervirt sein, während Thorburn bestimmt angiebt, dass dieses Hautgebiet der 10. Wurzel angehöre, und dass Head überhaupt wohl darin irre, dass er die betreffenden dorsalen Wurzeln alle sich in etwas zu tief gelegenen Hautbezirken verzweigen lasse.

Die vorderen Wurzeln des 9. bis 12. Dorsalsegmentes versorgen die Bauchmuskulatur; die oberen Halsnerven die Muskeln, die den Kopf bewegen und die Haut des Halses, Nackens und des Rumpfes vorn bis zur 2. Rippe, hinten bis zur Spina scapulae; schliesslich die 4. vordere Cervicalwurzel das Diaphragma. Die glatten Muskeln der Orbita und der Dilatator pupillae werden von den sympathischen Fasern versorgt, die hauptsächlich in der 1. Dorsalwurzel verlaufen.

Diese allgemeinen Angaben und das Specielle, was die Tabelle und die Schemata anführen, wird wohl genügen, um sich danach in jedem einzelnen Falle, nach genauer Constatirung aller Functionsstörungen, den Sitz der Geschwulst und speciell ihres oberen Randes dem Rückenmarke gegenüber sicher zu construiren. Nur auf eine, allerdings sehr wichtige Fehlerquelle, die wenigstens die Schemata, übrigens mit Wissen ihrer Entwerfer enthalten, will ich noch eingehen, eine Fehlerquelle, auf die namentlich auch schon, wie wir weiter unten sehen werden, praktische Erfahrungen bei Rückenmarkstumor-Operationen hingewiesen haben, deren volle Aufdeckung und damit die Möglichkeit sie zu vermeiden, wir aber erst ausgezeichneten experimentellen Arbeiten Sherringtons verdanken. Die erwähnten Schemata fehlen nämlich darin, dass sie — das lässt sich übrigens in einem solchen Schema kaum vermeiden —, für die einzelnen spinalen Wurzeln die Hautbezirke viel zu bestimmt und zu scharf von einander abgegrenzt angeben: ebenso thut das für die radiculären Muskelgebiete die sonst sehr vertrauenswürdige Tabelle von Thorburn in seiner „Surgery of the spine": in der von mir gebrachten Tabelle Allen Starr-Edinger's ist auf diese neueren Erfahrungen, speciell die Sherringtons, schon etwas, wenn auch nicht ganz zur Genüge, Rücksicht genommen, und die Tabelle verdient also auch in dieser Beziehung Vertrauen. Sherrington hat nämlich durch Experimente am Affen mit aller Sicherheit nachgewiesen, dass von einer scharfen Abgrenzung der Innervationsgebiete der einzelnen Rückenmarksnerven, so, dass jede motorische Wurzel ganz bestimmte Muskeln, diese aber allein, jede sensible Wurzel bestimmte Hautgebiete ohne Concurrenz anderer innervire, nicht die Rede sein kann. In jedem Hautgebiete anastomosiren zu seiner Innervation die Endausläufer von drei spinalen Wurzeln — einer mittleren — diese ist in den Schematen von Thorburn und Allen Starr allein angegeben —, und der darüber und darunter gelegenen Wurzel. Erst wenn alle diese drei Wurzeln zerstört sind, tritt im betreffenden Hautgebiete Anästhesie ein; die Erhaltung einer einzigen genügt zur Erhaltung des Gefühles in dem betreffenden Hautbezirke. Ebenso verhält es sich mit den vorderen Wurzeln. Jeder Muskel wird zum Mindesten von drei Wurzeln innervirt, und eine Lähmung, vor allem aber, wie aus dem oben (Seite 287) angeführten Beispiele hervorgeht, eine Atrophie mit elektrischen Störungen tritt in bestimmten Muskeln erst auf, wenn alle drei für ihn in Betracht kommenden vorderen Wurzeln zerstört sind; das Erhaltenbleiben einer einzigen in Betracht kommenden vorderen Wurzel genügt, um alle diese Erscheinungen hintanzuhalten. Man sieht leicht, von welcher eminenten praktischen Bedeutung, für eine möglichst lange Erhaltung motorischer und sensibler Functionen bei Wurzelerkrankungen, diese ausgiebige Anastomosirung der Fasern der einzelnen Rückenmarkswurzeln sein muss, — sie erklärt ohne weiteres, wie ich das in dem oben angeführten Falle selbst erlebt, dass z. B. eine Anästhesie durch Läsion einer einzigen spinalen Wurzel nie entsteht; und sie beweist mit Sicherheit die Richtigkeit der aus der Erfahrung geschöpften Behauptung, dass gerade wegen dieses langen Fehlens objectiver Symptome

reine Wurzelläsionen meist für die Stellung einer Segmentdiagnose genügende Anhaltspunkte nicht geben. Nach eigenen
Erfahrungen in einem Falle von Rückenmarkstrauma
halte ich es sogar für möglich, dass beim Menschen die
Anastomosirung der einzelnen Wurzeln noch weiter
geht, dass vielleicht an der Innervation eines
Muskels oder einer Hautparthie neben der mittleren
noch je zwei obere und untere Wurzeln theilnehmen.

Man wird ohne Weiteres einsehen, von wie grosser Bedeutung
alle diese Thatsachen für unsere Segmentdiagnose sind. Es wird
sich dabei natürlich nur um die oberen oder die obere — wenn
ich so sagen darf — Hilfswurzel handeln: denn halten wir
an unserm Postulate für die Diagnose fest, dass der Tumor im
speciellen Falle schon in irgend einem Niveau. also im Gebiete
irgend einer bestimmten Wurzel, zu einer totalen Leitungsunterbrechung geführt hat, so kann eine darunter liegende Wurzel
zum Erhaltenbleiben, der Sensibilität z. B., im Gebiete der lädirten
nicht beitragen, da ja ihre Leitung nach dem Centrum durch
die Querläsion unterbrochen ist. wohl aber die erste oder die
ersten zwei über der Querläsion liegenden Wurzeln. Ganz ähnlich
wird sich die Sache natürlich für die Motilität verhalten. Sehen
wir uns nach diesen neuen Erfahrungen noch einmal das von
uns oben gewählte Beispiel für die Segmentdiagnose eines Rückenmarkstumors an. Wir hatten hier nach den Functionsstörungen,
deren höchstgelagerte in Lähmungen von Muskeln und Anästhesien
in Hautparthien bestanden, die in der Hauptsache von der ersten
Dorsalnervenwurzel versorgt werden, angenommen, dass der
obere Rand der Geschwulst in diesem Falle bis an die erste Dorsalwurzel reichen müsse. Wir wissen jetzt, dass die betreffenden
höchsten erkrankten Muskeln und Hautzonen zwar in der Hauptsache von der ersten dorsalen, daneben aber auch noch von der
achten und vielleicht sogar siebenten Cervicalnervenwurzel versorgt
werden, und dass volle Lähmung und Anästhesie in ihnen erst auftritt, wenn diese beiden oberen Hilfswurzeln oder wenigstens die
eine von ihnen oder ihre Segmente mit zerstört sind. Da nun die
Functionsstörungen in den betreffenden Gebieten linkerseits in
diesem Falle totale waren, so muss hier die Geschwulst mit ihrem
oberen Rande links nicht nur bis an das erste Dorsal-, sondern
mindestens bis an das achte, vielleicht sogar das siebente Cervicalsegment gereicht haben. Oder ein anderes Beispiel: Wir haben in
einem bestimmten Falle eine fast complete Anästhesie beider Beine,
vorn bis etwas über die Inguinalgegend, hinten bis an den Darm-
beinkamm nach oben reichend. Dazu atrophische Lähmung aller
zum Plexus lumbalis gehörenden Muskeln mit Verlust der Patellarreflexe, spastische Lähmung der Unterschenkelmuskulatur mit
Achillesclonus. Blasen- und Mastdarmlähmung. Die obere Grenze
der Functionsstörungen wird dann auf ein Gebiet hinweisen, das
in der Hauptsache von der ersten Lumbalwurzel innervirt wird.
Da aber hier die Sensibilitätsstörung im Inguinalgebiete, und

von den Motilitätsstörungen die höchstsegmentäre, die Lähmung
des Ileopsoas, noch fast vollständige sind, so wird die Geschwulst
mit ihrem oberen Rande nicht nur bis in das erste Lumbal-,
sondern bis in das 12. oder 11. Dorsalsegment hinaufreichen
müssen.

Es ist namentlich die Unkenntniss dieser ausserordentlich wichtigen Thatsache der weitgehenden
Anastomosirung der einzelnen Rückenmarkswurzeln
in ihren peripheren Verbreitungsbezirken und, was
vor allen Dingen für die hier vorliegende Frage in Betracht
kommt, die Nichtbeachtung des Umstandes, dass,
wenn in einem, in der Hauptsache von einer bestimmten Wurzel innervirten Muskel- oder Hautbezirke vollständige Lähmung oder Anaesthesie besteht, dass dann die Läsion nicht nur diese Wurzel zerstört haben, sondern bis an die nächstobere oder die
zweite nächstobere Wurzel oder an das entsprechende Segment heranreichen muss, der Grund
dafür gewesen, dass bei einzelnen Tumor-
Operationen die Wirbelsäule an einer zu tiefen
Stelle eröffnet wurde, und der Tumor, der dicht
über der Trepanationsöffnung sass, nicht gefunden
wurde. Auch Horsley würde es in seinem berühmten Falle
so gegangen sein, wenn er nicht seiner Diagnose so sicher gewesen wäre, dass er immer noch mehr Wirbelbögen nach oben
opferte, bis er den Tumor viel höher, als er erwartet hatte, fand.
Heute kann man bei genauer Rücksicht auf alle
diese Dinge diesen Fehler vermeiden, und er ist
schon bei den letzten Operationen vermieden worden.
Man muss in jedem einzelnen Falle die oberste
Grenze der Lähmung und Anästhesie ausfindig
machen und das oberste Ende des Tumors in denjenigen höchsten Segmenten suchen, die nach den
Untersuchungen Sherrington's und unter Rücksicht
auf die beigegebenen Tabellen und Schemata im betreffenden Falle überhaupt noch in Mitleidenschaft
gezogen sein können. Ich habe schon erwähnt, dass in der
von mir gegebenen Tabelle Allen Starr-Edinger's auf die
Sherrington'schen Befunde schon einige Rücksicht genommen
ist, aber vielleicht nicht vollkommen genügend; vielleicht kann
man die oberste Grenze für ein Haut- oder Muskelgebiet immer
noch um ein Segment höher legen, als die Tabelle angiebt;
so z. B. reicht die oberste Grenze der Kerne für die kleinen
Handmuskeln vielleicht bis ins 7. Cervicalsegment.

Auch auf das Vorkommen individueller Abweichungen in
diesen Dingen ist noch hinzuweisen. Im Allgemeinen wird zwar
ein bestimmtes Hautgebiet und ein bestimmter Muskel immer
von einer bestimmten Haupt- und einer oder zwei oberen und
unteren Nebenwurzeln innervirt werden, aber es ist doch möglich,

dass die betreffenden Haupt- und dann natürlich auch die Nebenwurzeln einmal um ein Segment tiefer (oder höher?) entspringen. So haben Eisler und Patterson nachgewiesen, dass beim Menschen die Wurzelfasern für die Peroneusmuskulatur in der Regel aus der vierten, in selteneren Fällen aber aus der fünften Lumbalwurzel stammen. Aehnliches fand Sherrington bei Affen. In solchen Fällen verschiebt sich natürlich nicht nur die eine Wurzel, sondern die ganze benachbarte Wurzelgruppe nach oben oder nach unten — präfixirter oder postfixirter Typus nach der Nomenclatur Pattersons. Meist soll es sich allerdings nach Sherrington nur um die Verschiebung um ein halbes Segment handeln. Ich selber halte es für möglich, dass die kleinen Handmuskeln, die meist ihre Wurzelfasern aus dem ersten Dorsal- und achten Cervicalsegment beziehen, präfixirt sein können, und dass dann ihre Kerne im achten und siebenten Cervicalsegment liegen. Jedenfalls wird man gut thun auch auf diese vielleicht nicht so ganz seltenen Variationen in jedem Fall Rücksicht nehmen.

Noch ein anderer Umstand ist für diese Dinge von der allergrössten Wichtigkeit. Wir wissen, dass die Functionen der einzelnen Wurzeln ganz genau dieselben sind, wie die der ihnen zugehörigen Segmente, und ich habe deshalb bei den bisherigen Ausführungen ziemlich wahllos bald den Ausdruck Wurzel, bald den Ausdruck Segment gebraucht. Aus den Ausfallssymptomen allein lässt sich niemals schliessen, ob sie in einem bestimmten Falle durch die Läsion, speciell der höchsten in Betracht kommenden Wurzel oder des ihr zugehörigen Segmentes hervorgerufen sind. Wäre es nun so, dass jede spinale Wurzel am Rückenmarke in derselben Höhe entspränge, in der sie den Wirbelcanal verlässt, also entsprechend der Höhe des ihr zuständigen Foramen intervertebrale, so würde der Umstand, dass Segmente und Wurzeln die gleichen Functionen haben für die Niveaudiagnose Schwierigkeiten nicht bieten, da ja dann der obere Rand des Tumors in der Höhe eines bestimmten Segmentes auch nur die Wurzel des gleichen Segmentes als höchste lädiren könnte. So liegt die Sache aber nicht. Im Dorsalmarke, z. B. entspringen die Wurzeln aus dem Marke etwa $1\,^1/_2$—2 Wirbelkörper höher, als sie aus der Wirbelsäule austreten; z. B. entspringt, wie das nebenstehende Schema Fig. 25 von Gowers ohne weiteres erkennen lässt, die 6. Dorsalwurzel, die unter dem 6. Wirbel austritt, schon am oberen Rande des 5. Wirbelkörpers aus dem Marke. Ehe sie also unterhalb des 6. Wirbels austritt, muss sie im Wirbelcanale einen langen Weg zurücklegen, und sie berührt auf diesem Wege jedenfalls noch das 7., manchmal auch noch das 8. Dorsalsegment und die hier aus dem Marke austretenden Wurzeln. Noch viel entfernter von einander sind, wie bekannt, Mark- und Wirbelsäulenaustritt bei den lumbosacralen Wurzeln, so dass in der Höhe der Cauda equina etwa

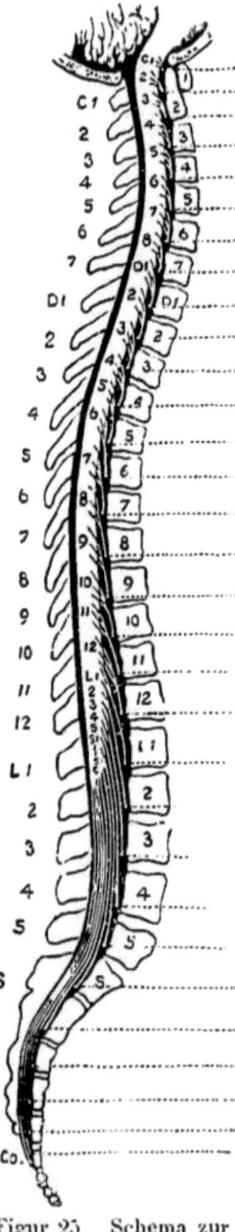

Figur 25. Schema zur vertebromedullaren Topographie: speciell zur Klarlegung der Verhältnisse des Markaustrittes der einzelnen Rückenmarkswurzeln zu den einzelnen Wirbelkörpern u. Wirbeldornen. Nach Gowers.

vom 3. Lenden- bis letzten Steissbeinwirbel überhaupt nur Wurzeln, kein Mark mehr angetroffen werden kann. In der Halswirbelsäule beträgt die Differenz zwischen Mark- und Wirbelsäulenaustritt der Wurzeln etwa einen Wirbelkörper; um diese Länge müssen die aus dem Marke austretenden Wurzeln nach unten ziehen, um den Wirbelkanal zu verlassen. Halten wir uns an ein Beispiel vom Dorsalmark, so können, das lehrt ein einfacher Blick auf das Schema Fig. 25, dieselben Symptome mit derselben oberen Grenze der Anästhesie und Lähmung entstehen, wenn der Tumor, in der Höhe des 7. Dorsalsegmentes sitzend, dieses und zugleich die an diesem Segmente zum Wirbelkanalaustritt vorbeilaufende 6. und vielleicht 5. Wurzel lädirt, als wie wenn ein Tumor, in der Höhe des 5. Segmentes sitzend, nur dieses und die hier austretenden Wurzeln lädirt, die vorbeistreichende 4. und vielleicht 3. Dorsalwurzel aber verschont. Bei ganz gleichen Symptomen würde also in einem Falle die Geschwulst nur bis zum 7. Segmente nach oben reichen, im anderen bis zum 5., in dem einen Falle würde ihr oberer Rand dann am oberen Rande des 6., im anderen in der Mitte des 4. Dorsalwirbelkörpers sitzen. Das wäre bei ganz gleichen Symptomen eine Niveaudifferenz von $1^{1}/_{2}$ Wirbelkörpern. Ein Tumor am Conus terminalis würde in einem Falle, wenn er sich allein auf die Segmente des Conus beschränkte, Symptome nur in den untersten drei sacralen Wurzeln hervorrufen: im anderen, wenn er die vorbeistreichenden Wurzeln mitlädirte, das gesammte lumbosacrale Gebiet betheiligen. Man sieht leicht, dass an diesen Umständen bei alleiniger Rücksicht auf die nervösen Symptome, auf die wir ja oft allein angewiesen sind, alle unsere Bemühungen zur Erreichung einer sicheren Niveaudiagnose eines Rückenmarkstumors scheitern könnten. Da aber kommt uns nun eine sehr wichtige practische Erfahrung zu Hülfe. Diese lehrt uns, dass der Tumor, wie das Trauma, eine auffällige Schonung gegenüber den intravertebral verlaufenden Wurzeln ausübt, speciell gegen solche, die aus Segmenten, die über dem eigentlichen Tumorsitz liegen, entstammen und am Tumor nur zu ihrem Wirbelaustritt vorbeistreichen, während er natürlich die in der Höhe seines Sitzes selber entspringenden Wurzeln schon durch die Läsion des Markes mit zerstört. Daraus ergiebt sich, und das ist für die Zwecke unserer Niveaudiagnose ein sehr wichtiges Gesetz, dass bei Geschwülsten fast immer die zweite, an dem obigen Beispiele erörterte Modalität zutrifft, dass also, wenn die höchst zu localisirenden Ausfallssymptome in einem bestimmten Falle auf die Läsion eines bestimmten Wurzelgebietes hinweisen, diese Läsion im Allgemeinen an der Austrittsstelle dieser Wurzel aus dem Marke — in der Segmenthöhe — und nicht an der betreffenden Wurzel während ihres intraspinalen Verlaufes stattgefunden hat. Nach diesem Gesetze muss man seine therapeutischen Massnahmen einrichten: in der **Segmenthöhe** des höchsten im betreffenden Falle in Betracht kommenden Wurzelgebietes liegt der obere Rand des Tumors; nicht in der Höhe des Austrittes dieser Wurzeln aus dem Wirbelkanale; also nicht nur im höchsten in Betracht kommenden Wurzelgebiete muss man ihn suchen, sondern wieder im höchsten Punkte dieses höchsten Wurzelgebietes, in der Segmenthöhe und am Wurzelaustritte aus dem Marke. Selbstverständlich sind hier auch Ausnahmen möglich: nicht jedem Drucke kann die intravertebral verlaufende Wurzel widerstehen; manchmal wird sie mit zerstört werden, und wir werden sehen, dass man das im einzelnen Falle sogar erkennen kann; aber in den meisten Fällen wird dieses Gesetz, dass auch wieder dazu führt, den oberen Rand der Geschwulst möglichst hoch zu suchen, stimmen. Selbstverständlich machen hier Tumoren im Gebiete der Cauda equina eine Ausnahme; aber gerade deshalb ist ohne Knochensymptome auch ihre Niveaudiagnose immer eine so schwierige. Gut thun wird man aber auch hier, wenn man die Geschwulst in den in Betracht kommenden Wurzeln möglichst hoch sucht.

Ich habe bisher, wie ich ausdrücklich hervorgehoben habe, für den Aufbau der Lehre von der Niveaudiagnose der Rückenmarkstumoren nur die Ausfallssymptome, die Lähmungen und die Anästhesieen, in Betracht gezogen. Jedenfalls geben diese uns die sichersten Anhaltspunkte für diese Diagnose; sie sind erstens objectiv nachweisbar und hängen zweitens meistens von der Läsion der Medulla selbst ab, wodurch sie an Schärfe und Sicherheit für die Diagnose sehr gewinnen. Gerade bei den

Tumoren der Häute spielen aber auch die Reizerscheinungen,
speciell die Schmerzen, und die hyperästhetischen Gebiete
der Haut, im Krankheitsbilde eine grosse Rolle und sie sind
vor allen Dingen für die Diagnose des Sitzes des oberen
Endes der Geschwulst von der allergrössten Wichtigkeit. Sie sind zunächst mit seltenen Ausnahmen immer Segmentsymptome, die der Tumor direkt an Ort und Stelle erzeugt, und
sie werden vor allen Dingen ausgelöst von der Reizung derjenigen sensiblen Nervenfasern, die der Tumor beim Weiterwachsen nach oben immer von neuem ergreift; denn wenn,
wie wir postulirten, der Tumor an irgend einer Stelle schon zu
Leitungsunterbrechung des Markes geführt hat, so kann ein
Ergriffenwerden von hinteren Wurzeln unterhalb dieser Compressionsstelle beim Weiterwachsen der Geschwulst zu Schmerzen
in den betreffenden Gebieten doch nicht führen, da ja die darüber liegende Leitungsunterbrechung eine Leitung von Reizen
dieser Wurzeln nach dem Centrum verhindert. Anders ist das
natürlich für die Nervenwurzeln am oberen Ende der Geschwulst. Deshalb werden gerade die Schmerzen meist die
für die Niveaudiagnose so sehr wichtigen, höchstsegmentären Erscheinungen im betreffenden Falle sein
**und sie werden meist segmentär direct über der Anästhesiegrenze
liegen.** Denn beim Weiterwachsen eines Tumors nach oben hin
werden die leisesten Reize der hinteren Wurzeln schon zu Schmerzen
in ihrem Gebiete führen können; zu Anästhesieen aber kommt
es in demselben Gebiete erst bei ausgedehnter Läsion der betreffenden Wurzeln oder ihrer Marksegmente. Können wir in
einem bestimmten Falle die Grenze der totalen Läsion im Marke
bestimmt feststellen und finden wir Schmerzen in Hautparthien,
die von Segmenten über dieser Unterbrechung versorgt werden,
so können wir mit Bestimmtheit sagen, dass der Tumor noch
über der totalen Unterbrechung zu partieller Mark- oder wahrscheinlich zu reiner Wurzelläsion geführt hat, und meist lässt
sich auch erkennen, bis zu welcher Höhe er das gethan hat.
Immer muss der Tumor aber die in Betracht kommenden
Wurzeln selbst erreicht haben; in den Hautgebieten der nach
oben von seinem obersten Rande liegenden Wurzelfasern, die
er nicht afficirt, erzeugt er auch Schmerzen nicht. Im übrigen
werden sich die Schmerzen, speciell in ihren Localisationen,
ebenso verhalten, und diese Localisationen sich nach denselben
Gesetzen richten, wie wir sie für die höchstsegmentären Anästhesieen und Muskellähmungen erkannt haben. Das wird ein
Beispiel am besten erläutern. Wir haben z. B. in einem speciellen
Falle Anästhesie bis ins Hauptgebiet der 5. Dorsalwurzel und
darüber in dem Hauptgebiete der 4. Schmerzen. Dann können,
da zum Zustandekommen einer totalen Anästhesie im 5. Dorsalgebiete auch noch eine totale Läsion des 4. Segmentes resp. der
zugehörigen Wurzel gehört, die Schmerzen im 4. Segmente nicht
mehr von der 4. Wurzel selbst ausgelöst sein. Wir müssen

vielmehr in einem solchen Falle annehmen, dass die Läsion mit ihrer Reizung schon bis an die unteren Wurzelfasern der 3. Wurzel reicht, und dass diese Fasern, da sie sich nach Sherrington's Gesetz auch nach unten in der Hauptzone der 4. Wurzel verzweigen, die hier beobachteten Schmerzen erzeugen. Also ebenso, wie das für die Anästhesie stimmt, so müssen wir auch für die Schmerzen, wenigstens die, die segmentär direct über der Grenze der Anästhesie in der nächst oberen Hautzone liegen, nicht die Hauptwurzel dieser Zone, die schon zerstört sein muss, sondern die nächst obere, die oberste, also die nach Sherrington's Gesetz überhaupt noch in diesem Gebiete sich verzweigt, verantwortlich machen. Und ebenso, wie wir für die höchstsegmentären Lähmungen und Anästhesieen die lähmende Läsion nicht an den intravertebralen Verlauf der in Betracht kommenden Wurzeln, sondern an das betreffende Segment resp. den Austritt der betreffenden Wurzel aus dem Marke verlegen müssen, so werden wir gut thun, auch für die segmentär über der Anästhesie liegenden Schmerzen immer ein Heranreichen der Geschwulst an die Segmenthöhe der den Schmerz erzeugenden Wurzelfasern zu postuliren. Die Schmerzzonen werden deshalb, da sie ja immer bei Dorsalmarktumoren, die ich als Beispiel gewählt, über der segmentär bedingten Anästhesie und Lähmung liegen, zwar mit ihrer oberen Grenze in der Haut näher an das Niveau des oberen Randes des Tumors im Wirbelkanale heranreichen, aber auch sie werden wegen der Länge des intravertebralen Verlaufes der Wurzelfasern und des Einsetzens der Läsion selbst an der Segmenthöhe der betreffenden Wurzeln dieses Niveau nicht ganz erreichen.

Doch muss hier auf die Möglichkeit einer Ausnahme hingewiesen werden. Auch bei diesen Erörterungen werde ich mich am besten an das obige Beispiel halten. Wir haben oben angenommen, dass ein Tumor, der bis an das dritte Dorsalsegment reicht, nur im Hautgebiete des vierten — infolge der Verzweigung von Fasern der dritten Wurzel im vierten Hautgebiete — Schmerzen macht, während von der Hautzone des fünften Segmentes nach unten eine Anästhesie besteht. Das wird aber jedenfalls nur solange stimmen, als der betreffende Tumor nur die untersten, die dritte Wurzel zusammensetzenden Nervenfasern erreicht, die sich wahrscheinlich hauptsächlich als Supplementsfasern für die Hautzone des vierten Segmentes in dieser verzweigen. Greift er weiter nach oben, immer die betreffenden Wurzeln nur reizend, so werden die Schmerzen allmählig sich auch auf das Haupthautgebiet der dritten Wurzel und zuletzt sogar, wenn Supplementfasern der dritten Wurzel für die Hautzone des zweiten Segmentes ergriffen werden, bis in die Hautzone dieses zweiten Segmentes erstrecken können. In diesen Fällen also, bei sich über mehrere Hautzonen erstreckenden Schmerzen, wird man nur diejenigen, die in der untersten dieser Hautzonen direkt über der Anästhesie sitzen, auf die Läsion der nächst oberen Wurzel beziehen müssen, während die in der mittleren Zone sitzenden Schmerzen direkt auf die Wurzel, die in der Hauptsache dieses Gebiet innervirt, und die in der Zone darüber sitzenden auf dieselbe, also sogar auf eine um ein Segment tiefer liegende Wurzel als die es ist, die die Hauptwurzel dieses höchsten schmerzenden Gebietes ausmacht, bezogen werden müssen. Bleiben wir also sonst bei unserm obigen Beispiele, wo die Anästhesie bis an das obere Ende des fünften Segmentes reicht, — finden wir aber hier Schmerzen nicht nur im Hautgebiete des vierten, sondern auch in dem des dritten und gar zweiten Segmentes, so brauchen wir, wenn es sich um einfache Wurzelreizung handelt, deshalb doch ein Hinausgehen des Tumors über das obere Ende des dritten Segmentes nicht, anzunehmen, da eine Wurzelläsion, die bis dahin reicht, auch noch im Hautgebiete des dritten und zweiten Dorsalsegmentes Schmerzen erzeugen kann. Es ist übrigens wahrscheinlich, dass die Schmerzen in diesem Falle im Gebiete des zweiten Dorsalsegmentes nur geringfügig sein werden, und dass zu gleicher Zeit auch schon im vierten Dorsalsegmente Anästhesie beginnen wird, da die totale Läsion allmählig die dritte Wurzel ergreift. Jedenfalls aber steht soviel fest, dass, bei sehr ausgebreiteten Schmerzgebieten, wir gut thun werden, die höchstsegmentären Schmerzen nicht auf eine Läsion der Hauptwurzel dieses höchsten Gebietes, sondern auf die nächst untere Wurzel, die in dieses Gebiet ja eine Supplementwurzel schickt, zu beziehen. Das wäre also der einzige Fall, wo wir bei der Segmentdiagnose einer Rückenmarksgeschwulst Symptome in einem bestimmten Segmente auf eine sogar tiefere Wurzel beziehen können, als auf die Hauptwurzel, resp. das Hauptsegment des betreffenden Gebietes; meist ist es ja, vor allem bei den Ausfallssymptomen, gerade umgekehrt. In diesen Fällen können dann auch z. B. am Rumpfe die Schmerzzonen bis ziemlich an die Höhe des Tumorsitzes in der Wirbelsäule selbst reichen, was für die Anästhesien immer ausgeschlossen ist. Das Sherrington'sche Gesetz erklärt übrigens diese Ausnahme leicht; natürlich widerspricht auch diese Ausnahme nicht der allgemeinen Regel, dass ein Tumor nach oben hin nur soweit Symptome macht, als das Ausbreitungsgebiet der höchsten Wurzeln sich erstreckt, die er überhaupt erreicht.

Hyperästhesieen der Haut finden sich fast immer mit Schmerzen verbunden und in denselben Hautgebieten wie diese. Sie sind noch wichtiger als die Schmerzen allein, da sie bis zu einem gewissen Grade objectiv sind, und ferner, weil zwar durch Reizung sensibler Leitungsbahnen an der Stelle der Compression des Markes auch in Gebieten unterhalb derselben einmal sogenannte excentrisch projicirte Schmerzen entstehen könnten, aber niemals in denselben Gebieten Hyperästhesieen. Diese Hyperästhesieen weisen also unbedingt auf eine directe Läsion von Wurzelfasern hin, die in Beziehung zu den Hautgebieten stehen, in denen sie sich finden. Im übrigen lässt sich über ihre Lage und Anordnung sowie über ihre Verwerthbarkeit für die Segmentdiagnose nichts anderes sagen, als was über die Schmerzen gesagt ist; sind die Hyperästhesiezonen deutlich ausgeprägt, so werden sie dieselben Begrenzungen haben, wie radiculär bedingte Anästhesieen, meist werden sie segmentär direct über der obersten Anästhesiegrenze liegen. Sie müssen danach, wie Allen Starr besonders hervorhebt, bei Tumoren in der Höhe des Plexus brachialis (s. Schema 23) an den Armen in langen schmalen, der Längsaxe des Armes parallel laufenden Streifen auftreten, die immer radialwärts von der Anästhesiegrenze liegen. Sie können aber hier sehr schmal sein, und man muss, um sie zu finden, genau nach ihnen suchen.

Alle unsere bisherigen Ausführungen über die Niveaudiagnose haben sich nur darauf bezogen, aus den nervösen Reiz- und Ausfallssymptomen zu erkennen, an welchen Segmenten des Rückenmarkes der Tumor sitzt und speciell welche Segmente sein oberer Rand erreicht. Für den Neurologen ist damit eigentlich die Segmentdiagnose beendigt, nicht aber für den Chirurgen, der die Absicht hat, die diagnosticirte Rückenmarksgeschwulst operativ zu entfernen. Ihm kommt es nicht nur darauf an, zu wissen, bis an welches Segment am Rückenmarke ein diagnosticirter Tumor reicht, sondern er muss auch an der Wirbelsäule, speciell an den hier allein in Betracht kommenden Wirbeldornen die Stelle auffinden können, die dem betreffenden Segmente gegenüber liegt, wo er also den Meissel ansetzen und den Wirbelcanal eröffnen muss, um auf den Tumor zu treffen. Wir müssen uns in dieser Beziehung an die Angaben halten, die uns die sogenannte vertebromedulläre Topographie liefert, also die Lehre von den Verhältnissen der einzelnen Wirbelkörper und speciell der Dornen zur Lage der einzelnen Rückenmarkssegmente und ihrer Wurzeln. Auch in Bezug auf diese vertebromedulläre Topographie sind unsere Kenntnisse in der letzten Zeit, wieder dem practischen Bedürfnisse entsprechend, sehr erweitert. Die Grundlagen verdanken wir Gowers, die Kenntniss der auch hier vorhandenen individuellen Differenzen vor allem Reid. Zunächst kommt die uns schon bekannte Thatsache hier in Betracht, dass die Wurzelursprünge am Marke, deren Sitz ja für die Diagnose des oberen Randes einer Geschwulst von ausschlaggebender Bedeutung ist, nicht in der Höhe der ihnen an Zahl zugehörigen Wirbelkörper oder gar ihres unteren Randes liegen, sondern weit höher, im Dorsalmarke z. B. in der Höhe der Mitte des nächst oberen Wirbelkörpers; und ferner für die Spinae dorsales wieder, dass sie, wenigstens an der Dorsalwirbelsäule, meist über den unteren Rand ihres eigenen Wirbelkörpers bis etwa in die Mitte des nächst unteren nach unten ragen, während sie an der Hals- und Lendenwirbelsäule mehr horizontal stehen und also, in der Höhe, ihren eigenen Wirbelkörpern entsprechen. Auf diese beiden Weisen kommt es nun wieder zu Stande, dass die Höhenlage eines jeden Rückenmarksegmentes und der hier austretenden Wurzel nicht etwa der Spina dorsalis entspricht, zu der beide der Zahl nach gehören würden, sondern einer höheren, an der Dorsalwirbelsäule sogar einer weit höheren. Zur Erkenntniss dieser Dinge genügt wieder ein Blick auf das Schema Figur 25, das ich Gowers entlehnt habe; allzu weitläufige Auseinandersetzungen sind also nicht nöthig. Wie man im Schema sieht, liegen die drei ersten Halswirbeldornen gegenüber dem Segmentursprunge des 3., 4. und 5. Cervicalnerven. Der 6. Cervicalnerv entspringt etwa im Zwischenraume zwischen 4. und 5., der 7. zwischen 5. und 6. Spina cervicalis. Der 6. Cervicaldorn selbst entspricht dem Ursprunge des 8. Halsnerven, die 7. Spina cervicalis dem des 1. Dorsalnerven. An der Dorsalwirbelsäule entsprechen ungefähr die Dornen dem der Zahl nach zweitnächsten Wurzelursprunge, also der 3. dem 5., der 4. dem 6. und so fort, der 10. dem 12. Paare. Der erste Brustwirbeldorn entspricht dem Zwischenraume zwischen 2. und 3. Dorsalwurzel, der 2. dem zwischen 3. und 4. Dorsalwurzelpaare. Die Wurzelursprünge des Lenden- und Sacralplexus liegen alle zwischen 11. Spina dorsalis und 1. Spina lumbalis. Alles das und auch die Verhältnisse der Segmente und Wurzeln zu den Wirbelkörpern ist auf der Zeichnung von Gowers leicht zu erkennen.

Die Cervicalanschwellung, die am 1. Dorsalnerven inclusive endigt, entspricht ungefähr den Dornfortsätzen der fünf unteren Halswirbel, die Lumbalanschwellung den Dornfortsätzen der letzten beiden Dorsal- und des ersten Lumbalwirbels.

Bemerkt sei noch, dass auch in der vertebromedullaren Topographie recht erhebliche individuelle Varietäten vorkommen können. So giebt z. B. Allen Starr ein Schema von Reid wieder, aus dem hervorgeht, dass die 7. Spina cervicalis manchmal dem 8. Cervical-, beim anderen Extrem aber dem 3. Dorsalsegmente gegenüber sitzt, in den meisten Fällen aber dem 1. oder 2. Dorsalsegmente. Aehnliche Differenzen werden dann auch für andere Wirbeldornen und die ihnen gegenüber liegenden Segmente bestehen.

Dass eine Druckschmerzhaftigkeit der Wirbelsäule in bestimmter Höhe oder ein an derselben Stelle bei jeder Bewegung, beim Husten und Niessen, oder gar schon beim einfachen Aufsitzen sich findender Schmerz, besonders wenn er in einer Höhe sitzt, in die man auch nach den sonstigen klinischen, also nach den nervösen Symptomen, und nach unseren Kenntnissen von der vertebromedullaren Topographie den Tumor verlegen würde, für die Niveaudiagnose natürlich von der grössesten Wichtigkeit ist, brauche ich hier wohl kaum zu erwähnen. So fand ich z. B. in einem Falle, wo der extradurale Tumor nach den nervösen Symptomen bis an das 2. Dorsalsegment reichen musste, die Lücke zwischen 1. und 2. Spina dorsalis ganz

entsprechend der Wirbelsäulenhöhe dieser Symptome auf Druck
äusserst schmerzhaft. Auch eine umschriebene Empfindlichkeit
bei Percussion wird man in diesen Fällen manchmal finden. In
diesen günstigen Fällen ist ja dann ohne Weiteres die Diagnose
fertig, welchen Wirbeltheilen, speciell welchen Wirbeldornen,
die hier allein in Betracht kommen, gegenüber die gesuchte Geschwulst liegt. Man braucht dann auch individuelle Differenzen
nicht zu fürchten und sich auf eine mühsame Bestimmung des
betreffenden Dornes nach den vertebromedullar-topographischen
Lehren kaum einzulassen. Häufiger aber wird dieser Anhaltspunkt an der Wirbelsäule selbst fehlen, und wir sind
dann zur Bestimmung der Wirbelsäulenhöhe der Geschwulst
ganz auf die oben angegebenen Daten angewiesen.

Das dürfte im Allgemeinen wohl für unsere Ansprüche auf
die vertebromedullare Topographie genügen und uns, wenn nicht
sehr bedeutende individuelle Varietäten bestehen, in den Stand
setzen, in jedem Falle denjenigen Dornfortsatz zu bestimmen,
dem gegenüber der obere Rand des Tumors liegt. Die Lehren
der vertebromedullaren Topographie aber zeigen uns, wie wir
gesehen, ebenfalls wieder, dass wir den oberen Rand eines Tumors auch der Wirbelsäule gegenüber viel höher verlegen
müssen, als man a priori, wenn man nur die Nummer des
Wirbeldornes und des Segmentes, dem der obere Rand des
Tumors anliegt, einander gegenüberstellt, annehmen würde.
Wenn wir uns nur an die segmentär besonders sicheren obersten
Gebiete der Lähmung und Anästhesie halten, so liegt der Tumor
in der Wirbelsäule und speciell sein oberer Rand oft über-
raschend viel höher, als z. B. am Rumpfe die obere Anästhesiegrenze, in welche Höhe ihn zu verlegen die naive Betrachtung
wohl geneigt sein dürfte. Auch hierfür wieder ein Beispiel:
Wir haben in einem Falle von Tumor des Rückenmarkes die
obere Grenze der Anästhesie am oberen Niveau der Hautzone,
die in der Hauptsache von dem 7. Dorsalnerven versorgt wird.
Das entspricht nach Head's Schema vorn schon dem Epi-
gastrium, im übrigen dem 5. und 6. Intercostalraume. Wo liegt
nun der obere Rand des Tumors? Da im 7. dorsalen Hautsegmente schon totale Anästhesie besteht, so muss die Läsion
auch die 6. Wurzel und zwar in ihrer Segmenthöhe schwer
lädirt haben, und der Austritt dieser 6. Wurzel aus dem Marke
liegt dem 4. Brustwirbeldorne gegenüber. Hier müsste man also
den oberen Rand der Geschwulst suchen, wenn nicht Hyperästhesieen im 6. dorsalen Hautgebiete sogar auf eine Läsion der
5. Wurzel und damit auf die Lage des oberen Tumorrandes
gegenüber der 3. Spina dorsalis hinweisen. Würde man, wie
das früher vielfach geschehen, in der Höhe der Anästhesiegrenze operiren, so wäre das drei bis vier Wirbeldornen zu tief,
und man brauchte überhaupt nicht mehr auf den Tumor zu
stossen. Bei Rücksicht auf diese Verhältnisse aber kann das
heute kaum mehr vorkommen, namentlich wenn man sich, da ja

individuelle Differenzen möglich sind, einigen Spielraum lässt und die Wirbelsäulenöffnung nicht zu klein macht.

Dass und warum die Differenz zwischen Höhensitz des Tumors in der Wirbelsäule und höchstsegmentären Schmerzen und Hyperästhesieen zumal am Rumpfe, wenn diese sich über mehrere Hautzonen erstrecken, geringer sein kann, als wenn die Schmerzen nur direkt über der Anästhesie sitzen, habe ich oben ausführlich besprochen. In dem obigen Beispiel brauchen bei reiner Wurzelläsion der 5. Wurzel die Schmerzen sich nicht auf das 6. Hautsegment zu beschränken, sondern sie können auch das 5. und 4. betheiligen und damit allerdings dem oberen Rande des Tumors in der Höhe des 3. Dornes sehr nahe rücken.

Erwähnen will ich hier noch, dass bei sehr ausgeprägten Wirbelsäulensymptomen, die direkt auf den Sitz des Tumors hinweisen, wir unter Umständen auch den seltenen Fall diagnosticiren können, dass der Tumor in der Höhe seines Sitzes nicht nur die hier aus ihren Segmenten entspringenden Wurzeln, sondern ausnahmsweise auch die ein oder zwei aus höheren Segmenten entspringenden lädirt hat, die nur an ihm vorbeistreichen, um zu ihrer Austrittsstelle aus der Wirbelsäule zu gelangen. Nehmen wir z. B. den Fall, dass nach sehr deutlichen Wirbelsäulensymptomen in der Höhe der 5. Spina dorsalis der Tumor am 7. Dorsalsegmente sitzen müsste, dann würde unter gewöhnlichen Umständen, wenn nur die Wurzeln der in Tumorhöhe liegenden Segmente lädirt wären, erst im 8. Hautsegmente tief unter der Wirbelsäulenläsion die Anästhesie beginnen. Begänne sie schon im 7. oder gar im 6. Hautsegmente, so würden wir sicher sein, dass der Tumor neben dem 7. Rückenmarkssegmente selbst noch die während ihres intravertebralen Verlaufes in seine Höhe gelangenden 6. und 5. Wurzeln mit zerstört hätte.

Damit ist wohl alles für die Segmentdiagnose eines Tumors Nothwendige erwähnt. Kurz zusammengefasst, kann man über die Höhenbestimmung eines Rückenmarkstumors Folgendes sagen: Es ist meist nur möglich und practisch genügend, die Segmenthöhe des oberen Tumorrandes genau zu bestimmen. Dazu gilt es die obersten im betreffenden Falle vorhandenen Anästhesie-, Lähmungs- und Schmerzsymptome aufzusuchen und sie auf die höchsten noch in Betracht kommenden Rückenmarks- **segmente oder -Wurzeln gleich nach ihrem Austritte aus dem Marke** zu beziehen, und schliesslich die Spina dorsalis zu bestimmen, der dies oberste in Betracht kommende Segment resp. die oberste Wurzel entspricht. Ausnahmen von dieser Regel, alle Symptome immer auf die höchsten in Betracht kommenden Segmente zu beziehen, bilden, wie gesagt, manchmal die höchstsegmentären Schmerzen, wenn sich solche über mehrere Hautsegmente erstrecken, und die eben erwähnten Fälle, bei denen man eine Mitläsion der Wurzeln während ihres intravertebralen Verlaufes sicher erkennen kann.

3. Diagnose der Art des Rückenmarkstumors.

Hat man die Allgemein- und die Niveaudiagnose einer Rückenmarksgeschwulst vollendet, so möchte man gern auch noch Einiges über die Art der Geschwulst aussagen können. Doch lässt sich hier in den meisten Fällen Bestimmtes nicht aussprechen. Handelt es sich um echte Metastasen oder um gleichzeitige Entwicklung von Geschwülsten in der Wirbelsäule und an anderen Körperstellen, so wird der intravertebrale Tumor wohl von derselben Natur sein, wie der ausserhalb der Wirbelsäule gelegene und vielleicht schon früher exstirpirte. Haben wir eine Tuberculose anderer Organe, so können wir mit einer gewissen Berechtigung auch einen Tuberkel im Wirbelkanale vermuthen, und ebenso können wir gummöse Processe annehmen, wenn Anamnese und Untersuchung uns über die syphilitische Infection des Patienten aufklären. Können wir aus den Symptomen schliessen, dass der Tumor intravertebral, aber extradural sitzt, so müssen wir uns daran erinnern, dass gerade hier die besonders bösartigen flachen weitausgebreiteten Sarkome und Teratome vorkommen, wie wir sie oben geschildert. Die intraduralen Geschwülste gehören am häufigsten in die Sarkomgruppe, vom Fibrom über das Fibrosarkom zum Sarkom. Besteht eine Spina bifida zugleich mit Tumorsymptomen, so handelt es sich fast immer um ein Lipom, das dann übrigens meist keine occulte Geschwulst ist, sondern nach aussen zu Tage tritt. Hat man Anhaltspunkte für die Annahme, dass der Tumor intramedullär sitzt, so wird man am ersten an Gliome denken; nach neueren Erfahrungen scheinen aber auch Tuberkel hier nicht so ganz selten zu sein; letztere sind oft multipel. Bestehen neben Rückenmarkserscheinungen auch Symptome eines Hirntumors und sind die spinalen Symptome sehr ausgedehnt oder deuten sogar direct auf multiple Herde hin, so handelt es sich wahrscheinlich um multiple Sarkomatose der Hirn- und Rückenmarkshäute (Figur 18 und 19).

f. Prognose.

Die Prognose einer Rückenmarksgeschwulst ist selbstverständlich eine sehr ernste. Wir haben ja allerdings gesehen, dass vor Allem die Periode der Wurzelreizung oft Jahre lang dauern kann, und dass auch nach einer Affection des Markes selbst das letale Ende noch lange auf sich warten lassen kann. Bei den furchtbaren, schmerzhaften Leiden, die die Patienten aber, speciell während der Periode der Wurzelreizung, zu erdulden haben, kann diese Erkenntniss die Prognose nur verschlechtern. Spontane oder medikamentöse Heilung ist wohl nur ganz ausnahmsweise möglich, wenn wir von gummösen Processen der Häute absehen. So können tuberkulöse, auf der Dura oder Pia auflagerude Massen vernarben; ein Echinokokkus der Häute kann nach aussen durch die Wirbelsäule durchbrechen. Auch intramedullare Cysticerken oder Tuberkel könnten einmal verkalken, dann wird aber nicht Heilung, sondern nur Stillstand des Leidens eintreten. Sonst ist der Rückenmarkstumor an sich ein unaufhaltsam und unter den scheusslichsten Qualen zum Tode führendes Leiden.

Sehr geändert hat sich seine Prognose zum Bessern allerdings dadurch, dass wir gelernt haben, dass wir ihn unter günstigen Umständen operativ entfernen und dadurch unter sehr günstigen Umständen volle Heilung des Kranken herbeiführen können. Doch nehmen an dieser Besserung der Prognose natürlich die Tumoren im Marke selbst nicht Theil und von denen der Häute wesentlich auch nur die intraduralen, weil die extraduralen oft in der Längsaxe zu sehr ausgedehnt sind, um ganz entfernt werden zu können, und es sich hier sehr oft auch um bösartige Metastasen handelt.

g) Therapie.

Eine wirkliche Therapie der echten Rückenmarksgeschwülste kann — ich sehe hier natürlich zunächst wieder von den gummösen Processen ab — nur eine chirurgische sein. Es ist jedenfalls eine der grössten Errungenschaften der modernen Medicin, dass es gelingen kann, in diagnostisch nicht ungünstigen Fällen einen Rückenmarkstumor an sich und seinen segmentären Sitz mit solcher Sicherheit zu diagnosticiren, dass der Chirurge mit vollem Vertrauen zwecks seiner Entfernung an eine Eröffnung der Wirbelsäule herangehen kann, und dass diese Operation in den günstigsten Fällen eine volle Heilung, in anderen eine Besserung oder wenigstens einen Stillstand des Leidens, resp. eine Linderung der quälendsten Symptome herbeizuführen im Stande ist. Auch diese Errungenschaft verdanken wir wieder dem Zusammengehen der inneren Medicin, die die Diagnose immer feiner ausbildet, mit der Chirurgie, die in ihren Maassnahmen immer kühner und immer sicherer wird. Nur selten vereinigen sich wohl in einer Person die Eigenschaften eines erfahrenen Neurologen mit denen eines glücklichen Chirurgen und dazu noch eines genialen Physiologen, wie bei Victor Horsley. Ich habe übrigens schon erwähnt, dass für eine chirurgische Behandlung günstig nur die Tumoren der Häute und speciell wieder die intraduralen liegen; die intramedullaren sind fast ebenso wenig einer erfolgreichen chirurgischen Behandlung zugänglich, wie die Wirbelsäulentumoren. Es ist deshalb praktisch von grosser Wichtigkeit, dass die intraduralen Tumoren der Häute sowohl die extraduralen wie die intramedullaren Geschwülste an Zahl bedeutend übertreffen.

Die Tumoren der Häute, und speciell die intraduralen, haben eine Anzahl von Eigenschaften, die für eine operative Entfernung sehr günstig sind. Diese günstigen Verhältnisse beruhen: 1. auf den anatomischen Verhältnissen bei dieser Krankheit im Allgemeinen, 2. auf der speciellen pathologisch-anatomischen Natur der hier vorkommenden Geschwülste und 3., was wohl das Wichtigste ist, auf unserer Kenntniss von der häufigsten Art der Einwirkung dieser Geschwülste auf das Mark.

Ad 1 kommt Folgendes in Betracht: der Raum, in dem die intravertebralen Geschwülste und speciell wieder die intraduralen sich entwickeln können, ist ein beschränkter und nach Eröffnung der Wirbelsäule immer leicht zu übersehender. Die meisten dieser Geschwülste entwickeln sich an einer Seite des Markes und zwar mehr nach hinten; andere sitzen direkt auf den Hintersträngen, — in beiden Fällen werden sie ohne weiteres nach Eröffnung der Wirbelsäule zu Tage treten. Aber auch ein Tumor, der an der Vorderfläche des Markes sitzt, dürfte sich meist wohl deutlich bemerkbar machen, und zu erreichen ist auch er leicht, wenn das auch vielleicht das Opfer von ein oder zwei medullaren Nervenwurzeln kostet, ein Opfer, das sich klinisch kaum bemerkbar machen würde. In dieser Beziehung, der geringen Ausdehnung und der leichten Ueberblickbarkeit des überhaupt in Betracht kommenden Raumes, unterscheiden sich die Rückenmarkstumoren sehr zu ihren Gunsten von den Hirntumoren; diese können, — und gerade, wenn die Localdiagnose ganz besonders sicher ist, thun sie das oft —, überhaupt in chirurgisch unzugänglichen Regionen liegen; aber auch, wenn die Hirnparthie, in der sie sich entwickeln, an und für sich zugänglich ist — ich will z. B. die Stirn- oder Occipitallappen nennen - können die Tumoren doch, statt wie man hoffte, in der Rinde, tief im Marke liegen, und dann findet man sie event. bei der Operation garnicht.

Ad 2 kommt in Betracht, — das haben die Rückenmarkstumoren mit den meisten Hirntumoren gemeinsam — dass es sich in den meisten Fällen um primäre und fast immer um isolirte Geschwülste handelt, die selbst jedenfalls zu Metastasen wenig neigen und meist auch nicht metastatisch entstanden sind. In dieser letzteren Beziehung machen auch die Sarkome — und das haben sie mit den Hirnsarkomen gemeinsam — meist keine Ausnahmen; eine gleichzeitige Entwickelung vom Sarkomen am Rückenmarke und an anderen Körperstellen kommt allerdings vor. Ein Recidiv an Ort und Stelle ist nach Exstirpation einer Rückenmarksgeschwulst kaum zu befürchten. Dazu kommt, dass die Geschwülste der Häute, wie sie es nach ihrer Lage im Wirbelkanale, solange sie die Wirbelsäule nicht zerstören, wohl sein müssen, meist klein sind, — selten über taubeneigross und dass sie sich auch in der Längsrichtung meist nicht sehr erheblich ausdehnen. Dazu hängen sie entweder mit den Häuten oder den Nervenwurzeln nur locker zusammen und sind leicht von ihnen loszulösen; oder, wenn sie inniger mit einer Wurzel verwachsen sind, die dann meist im Centrum der Geschwulst sitzt, ist es ohne weiteres angängig, Tumor und Wurzel zusammen zu entfernen. Auch die extracerebralen Geschwülste sind ja meist nur locker mit den Hirnhäuten oder den Hirnnerven verwachsen, aber die die Hirnnerven lädirenden Geschwülste sitzen an der Basis cranii, — für das Messer des Chirurgen unerreichbar, — und eine eventuelle Opferung eines Hirnnerven, die man ja wohl mit in den Kauf nehmen würde, ist immerhin klinisch von ganz anderer Bedeutung, wie die einer spinalen Wurzel. Die geringe Ausdehnung in der Längsaxe trifft übrigens, wie schon erwähnt, in der Hauptsache nur für die intraduralen Tumoren der Häute zu, — die extraduralen sind, wie ich mehrfach erwähnt und durch eine Abbildung erläutert habe, oft von sehr erheblicher Länge. Zu ihrer vollständigen Entfernung müsste man deshalb die Eröffnung des Wirbelkanales länger machen, als es für die Erhaltung einer aufrechten Körperhaltung gestattet ist, und ausserdem können wir in diesen Fällen die Ausdehnung der Geschwulst unter das Niveau der totalen Querläsion in keiner Weise übersehen. Sicht man aber von diesen Fällen ab, so braucht man sich nur einmal die Abbildung Figur 20 und viele andere von Gowers gebrachte anzusehen, um zu erkennen, wie viele dieser Fälle bei richtiger Diagnose leicht zu operiren gewesen wären; freilich zu der Meinung von Horsley und Allen Starr, dass die meisten Fälle von Rückenmarkstumoren leicht und mit günstigen Chancen zu operiren seien, möchte ich mich doch nicht bekennen.

Ad 3 kommt die Einwirkung des Tumors der Häute auf das Mark, und hier liegt wohl der günstigste Umstand für die Prognose einer Rückenmarksgeschwulstoperation. Wir haben gesehen, dass wenn der Tumor in seiner Wirkung ganz langsam von einer Compression der Wurzeln zu der des Markes fortschreitet, eine eigentliche Structurveränderung, eine Zerstörung des Markes auch bei langjähriger Compression nicht einzutreten braucht. Entweder kann der Tumor, ohne sie zu zerstören, die Markmassen einfach auf einen engeren Raum zusammendrängen, oder er kann im Gegentheil zu einem Oedem des Markes an der Compressionsstelle führen; in beiden Fällen wird die Leitung unterbrochen. In beiden Fällen kann aber, wenn der comprimirende Tumor entfernt wird, anatomisch und functionell auch wieder volle Heilung des Markes eintreten. Diese Möglichkeit einer Heilung nach langer Compression ist uns bei der Wirbelcaries ja lange bekannt, für die Tumoren hat sie uns der Fall Horsley-Gowers bewiesen. Es geht daraus hervor, dass man da, wo es nöthig ist, abwarten kann, bis die Compression des Markes durch den Tumor eine so vollständige geworden ist, dass eine sichere Allgemein- und Segmentdiagnose gestattet ist, und dass man dabei in vielen Fällen nicht zu fürchten braucht, dass durch die Markcompression unheilbare und irreparable Läsionen des Markes auftreten. Im Gegentheil, wir können auch nach längerem Bestehen der Leitungsunterbrechung, wenn man den Fall erst dann zu Gesicht bekommt, immer noch auf eine günstige Wirkung der Tumoroperation hoffen.

Natürlich kommen alle diese günstigen Umstände nur in den Fällen in Betracht, wo es uns gelingt, eine möglichst sichere Diagnose des Rückenmarkstumors überhaupt und des Niveaus, in dem er sitzt, zu stellen. Die allgemeine Diagnose des Rückenmarkstumors kann, wie wir gesehen haben, schon aus der Reihenfolge und der Gruppirung der einzelnen Symptome sehr wahrscheinlich sein; sicher, speciell gegenüber der Wirbelcaries, wird sie, wenn in solchen Fällen sich auch noch an anderen Körperstellen Tumoren finden, wie sie am Rückenmarke vorkommen. Echte Metastasen brauchen das nicht zu sein; ich selber habe einen Fall zur Operation gebracht, bei dem sich Sarkome der weichen Häute und ein solches vor dem rechten Ohre gleichzeitig fanden. Bei echten Metastasen würde die Sicherheit der Diagnose wohl durch die Verschlechterung der Prognose wett gemacht werden, — immerhin lehrt ein von Kümmel operirter Fall, dass man auch hier gute Erfolge haben kann und diese Fälle nicht ganz von einer Operation auszuschliessen braucht. Was die Segmentdiagnose anbetrifft, so brauche ich hier meinen ausführlichen Erörterungen nichts mehr hinzuzufügen. Hält man sich an alle oben gegebenen Regeln, so wird man diagnostische Fehler hier nur selten machen, und es wird in überhaupt zu diagnosticirenden Fällen auch die Niveaudiagnose eine so sichere sein, dass sie uns den Entschluss zu einer Operation geradezu aufdrängt. Es nimmt aus allen diesen Gründen kein Wunder, dass sich schon vor Jahren erfahrenen Männern mit weitem Blicke die Ueberzeugung aufdrängte, dass die chirurgische Entfernung des Rückenmarkstumors bei gesicherter Diagnose wohl das erstrebenswerthe Ziel bei dieser Erkrankung sei, und dass es nur einer weiteren Ausbildung der chirurgischen Technik und der grösstmöglichsten Sicherheit der Aseptik bedürfe, um dieses Ziel in diagnostisch günstigen Fällen zu erreichen. Leyden war wohl der erste, der diesen kühnen Plan in Erwägung zog; er sagt 1874 in seiner Klinik der Rückenmarkskrankheiten Bd. I, Seite 467: „Das einzige Mittel (scl. zur Heilung) wäre die Exstirpation nach Trepanation der Wirbelsäule. Ganz ausserhalb des Bereiches der Möglichkeit liegt ein solches Verfahren ebensowenig, wie bei den Wirbelfracturen. Doch sind, abgesehen von den Schwierigkeiten der Diagnose, auch die Gefahren der Operation so gross, dass ein günstiger Erfolg nicht gerade sehr wahrscheinlich ist. Bei der völligen Hoffnungslosigkeit aber wäre ein Versuch im günstigen

Falle wohl gerechtfertigt". Ja, Leyden hat über diese Dinge nicht nur rein theoretische Erörterungen gepflogen, sondern er hat auch in einem richtig diagnosticirten Falle von okkultem Rückenmarkstumor die Chancen einer Operation erwogen, wie aus der Epikrise zu diesem Falle (l. c. Seite 459) hervorgeht.

Auch Erb sagt schon in der zweiten Auflage von Ziemssens Handbuch der speciellen Pathologie und Therapie 1878: „Stehen die Diagnose und der Sitz einer Geschwulst ganz fest, so könnte man wohl an die Trepanation der Wirbelsäule denken; nur selten werden sich genügend sichere Anhaltspunkte finden, um die Vornahme dieser heroischen Operation zu rechtfertigen. Doch liegt ein Erfolg durchaus nicht ausserhalb des Bereiches der Möglichkeit, zumal wenn es sich um einen Tumor ausserhalb des Sackes der Dura, auf der hinteren Fläche derselben handelt. Ist man genöthigt die Dura zu eröffnen, so wachsen die Gefahren der Operation erheblich. Immerhin wird man aber ihre Vornahme angesichts der traurigen Prognose des Leidens zu erwägen haben". Und Gowers sagte, allerdings viel später, 1886, in der ersten Auflage seines Lehrbuches „Die modernen Methoden machen die Eröffnung des Wirbelkanales viel weniger gefährlich, als sie früher war, und und die Entfernung eines Tumors von den Membranen des Markes muss weniger unmittelbare Gefahren mit sich bringen, als die eines Hirntumors." Haben Leyden und Erb auf die Erfüllung ihrer Hoffnungen noch lange warten müssen, so hat sich dieselbe im Gegentheil Gowers rasch erfüllt in dem berühmten Falle, den er und Horsley beobachteten und den Horsley operirte (1887).

1. Es handelte sich hier — ich citire fast wörtlich nach dem ausgezeichneten Referate Goldscheider's über die Rückenmarkschirurgie — um einen 42jährigen Kapitain, der 1884 mit Intercostalschmerzen unter dem linken Schulterblatte erkrankte, welche mit wechselnder Heftigkeit bis Februar 1887 anhielten. Weiterhin entstand eine Schwäche und Gefühlsabnahme beider unteren Extremitäten, dann Retentio urinae. Im Juni 1887 bestand Paraplegie und totale Anästhesie bis zum Schwertfortsatze (nach Head 6. und 7. Dorsalwurzelgebiet): in dieser Ebene und etwas darüber fanden sich heftige ausstrahlende Schmerzen, also etwa der 6. und 5. Dorsalwurzel entsprechend. Kurz vor der Operation war das Gefühl im 5. Intercostalraume (6. Dorsalsegment) beiderseits erloschen und links auch noch im 4. Intercostalraume, dem Hauptgebiete der 5. Dorsalwurzel unsicher. Schmerzen bestanden im Gebiete des 5. und 6. Dorsalsegmentes. Horsley bezog nach den damaligen Anschauungen ganz richtig die höchst segmentären Symptome seines Falles auf das Niveau des 5. Dorsalsegmentes und operirte so, dass er den obersten Rand dieses Segmentes treffen musste. Er entfernte den 4., 5. und 6. Dorsalwirbelbogen und legte damit die 5. Dorsalwurzel in ihrer ganzen Länge blos. Aber er fand hier die Geschwulst nicht, sondern er traf auf ihr unteres Ende erst am Ursprung der 4. Dorsalwurzel, als er auch noch den 2. und 3. Dorsalwirbelbogen entfernt hatte, und das obere Ende, das bis an die 3. Dorsalwurzel reichte, wurde erst erreicht, als auch noch der erste Bogen entfernt wurde. Der Tumor war ein Fibromyxom von Lambertsnussgrösse und mit dem Rückenmarke nicht verwachsen. Zehn Tage nach der Operation konnte das rechte, nach 6 Wochen das linke Bein bewegt werden, und schliesslich konnte der

Kranke 3 Seemeilen gehen und Urin und Stuhl ohne Schwierigkeiten entleeren.

Ich habe mich an einer anderen Stelle (Encyklopädische Jahrbücher Band V, Artikel Rückenmarkstumoren) nachzuweisen bemüht, dass Horsley in diesem Falle deshalb zu tief operirte, weil er die Lehre Sherrington's von der Anastomosirung der einzelnen Nervenwurzeln und ihrer ausgedehnten Vertretung unter einander noch nicht kannte und ausserdem Intercostalräume und Wurzelgebiete der Dorsalwurzeln identificirte. Es musste bei voller Anästhesie im 6. Dorsalgebiete beiderseits und bei erheblicher Dysästhesie im 5. linkerseits das 5. Segment total und das 4. resp. seine Wurzel sehr erheblich lädirt sein; die Schmerzen oben im 5. Dorsalsegmente konnten dann kaum noch auf die Läsion der 4. Wurzel bezogen werden, sondern sie wiesen auf eine Reizung der 3. Wurzel hin.

Damit stimmt der Fall vollkommen; er beweist also die Richtigkeit aller der Dinge, die ich oben bei der Segmentdiagnose auseinander gesetzt habe, und zeigt ausserdem sehr deutlich, wie gross die Höhendifferenz zwischen den Symptomen am Körper, speciell am Rumpfe, und dem Sitze des Tumors in der Wirbelsäule, speciell seines oberen Randes, sein kann. Am Thorax endigten die Symptome in der Höhe des Schwertfortsatzes des Sternum, der obere Rand des Tumors sass an der 1. und 2. Spina dorsalis, das ist ein Höhenunterschied von etwa 20 cm. Der Fall zeigt ausserdem ganz analog dem, was wir oben ausgeführt, dass bei Dysästhesie im 5. Dorsalsegmente links der Tumor bis in die Segmenthöhe der 4. Wurzel reichte, und dass die Schmerzen im 5. Dorsalsegmente mit durch eine Läsion der untersten Fasern der 3. Wurzel dicht am Austritte aus dem Marke bedingt waren.

Dieser in jeder Weise ausgezeichnete Fall erregte nachhaltiges Aufsehen. Er nahm mit einem Schlage dem Rückenmarkstumor den Stempel eines immer unheilbaren Leidens und machte ihn zu einer für jeden Praktiker, so selten er ist, wichtigen Erkrankung. Von da an datiren die Bemühungen der Kliniker und Physiologen die Allgemein- und Segmentdiagnose des Rückenmarkstumors auf eine immer sicherere Grundlage zu stellen. Für die Segmentdiagnose haben speciell die Physiologen in den letzten Jahren, aber auch einige Kliniker Bedeutendes geleistet; ich nenne nur die Namen der Engländer Sherrington, Head, Mackenzie, Thorburn. Auch der klinische Verlauf der Rückenmarksgeschwülste, das Verhalten des Markes und seiner Funktionen unterhalb der Compressionsstelle — ich verweise nur auf die Lehre von den Sehnenreflexen — dann das Verhalten des Markes dem Tumor gegenüber, die pathologische Anatomie der Tumoren selbst, wurden immer mehr erforscht. Horsley war in dieser Beziehung nach seiner glücklichen Operation vorangegangen, und viel leisteten hier auch klinische Beobachtungen und pathologisch-anatomische Untersuchungen in den zur Operation gebrachten Fällen (Bruns, Allen Starr). Allen diesen Erweiterungen unserer klinischen und anatomischen Kenntnisse entsprechend, die die Möglichkeit einer Diagnose des occulten Rückenmarkstumors in sehr viel mehr Fällen bedingten, als man noch vor kurzem hatte ahnen können, ist denn auch die Zahl der operirten derartigen Fälle heute schon eine ziemlich erhebliche. Es verlohnt sich bei der Neuheit der Sache wohl kurz die einzelnen Fälle mitzutheilen — soweit ich die Litteratur übersehe — handelt es sich jetzt um 20 Fälle; der erste ist der schon angeführte von Horsley-Gowers; die ersten 10 citire ich nach Goldscheider, wenn auch nicht wörtlich.

2. Horsley (Brit. Medic. Journ. 1890, II). Complete Paraplegie und Schmerzanfälle seit sechs Monaten. Trepanation. Tumor, welcher die Dura in Ausdehnung von 4 Zoll bedeckte. Tod am Shock.

3. Roy 1890 (nach Chipault). Paraplegie, Gürtelschmerzen etc. Abtragung der Bogen der vier untersten Dorsalwirbel. Intraduraler Tumor. Nach der Entfernung schnelle Besserung. Die Sensibilität kehrt zurück, die Sphinkterlähmung schwindet, schliesslich wird Gehfähigkeit am Stock erreicht.

4. Laqueur und Rehn (Neurol. Centralbl. 1891, p 193). Die Diagnose wurde auf einen Tumor an der Cauda equina gestellt; in der Hauptsache bestanden Schmerzen, leichte Blasenstörung, Atrophie der Quadricepsmuskulatur und Fehlen der Patellarreflexe. Absolut sicher war die Diagnose nach diesen Symptomen wohl nicht. Die Operation ergab ein Lymphangioma cavernosum im Sacralkanale. Erhebliche Besserung.

5. Fenger 1890 (nach Clipault). Vor einem Jahre Schmerzanfälle in der Lendengegend. Nach drei Monaten Schwäche des rechten Beines, Gürtelgefühl in der Mitte zwischen Nabel und Symphyse. Später auch Schwäche im linken Beine. Dann lancinirende Schmerzen in den Beinen. Obstipation, Blasenlähmung. Unterhalb der 4. Rippe völliger Verlust des Temperatursinnes und Verminderung des Drucksinnes. Reflexsteigerung der Beine. Operation. Bogen des 4. und 5. Dorsalwirbels abgetragen, Dura incidirt. Man findet das Rückenmark durch ein in den Hintersträngen liegendes Spindelzellensarkom ausgedehnt, das enucleirt wird. Nach der Operation völlige Paraplegie. Tod an Sepsis am vierten Tage.

6. Ramson und Anderson (Brit. med. Journ. 1891, II, 1144). Lendenschmerzen, in die Beine ausstrahlend. Nach vier Monaten sistiren dieselben, um später wiederzukehren. Dann tritt Paraplegie ein, Urinretention, Anästhesie der Beine, Mastdarmlähmung, Decubitus. Keine Patellarreflexe. Operation. Abtragung der Bogen des 11. und 12. Dorsal-, 1. und 2. Lendenwirbels, Incision der Dura. Nichts vorgefunden. Tod nach drei Tagen. Autopsie: In den Rückenmuskeln zwei Echinokokkusblasen, unter dem Bogen des 10. Dorsalwirbels ebenfalls eine Echinokokkusblase. (Hier ist also zu tief operirt, was heute wohl vermieden wäre.)

7. Pescarolo (Verhandl. des X. internat. Congr. Berlin, IV, 59). Seit 12 Jahren Paraplegie mit unvollständiger Blasen- und Mastdarmlähmung. Anästhesie bis zum 5. Intercostalraume hinauf. Vor der Lähmung Neuralgien im 3 bis 5. Intercostalraume. Sehnenreflexe sehr lebhaft etc. Diagnose auf Tumor zwischen dem 2. und 5. Dorsalwirbel. Die Bogen dieser Wirbel werden entfernt und in der That ein links vom Rückenmarke liegender Tumor gefunden und entfernt. Letzteres sehr verdünnt. Eine Besserung ist, wie bei der langen Lähmungsdauer wohl zu erwarten, nicht eingetreten, nur die Reflexe haben sich gebessert.

8. und **9.** sind Fälle von Lichtheim und Mikulicz, die bisher nur sehr kurz mitgetheilt sind. (Deutsche med. Wochenschrift 1891, p. 1386.) Es handelte sich um zwei Fälle von Compression des Markes durch Psammom der Dura mater. In beiden Fällen hat Mikulicz die Geschwulst entfernt.

Im ersten Falle (Operation 14. Juni 1890) sass die Geschwulst in der Höhe des 9. Brustwirbels. Der Kranke erlag zwei Tage nach der Operation an Sepsis. Im zweiten Falle, der am 25. September 1890 operirt wurde, sass die Geschwulst in der Höhe des 4. Brustwirbels. Nach erfolgter Heilung hat sich die ungefähr ein bis zwei Jahr dauernde totale Leitungsunterbrechung soweit zurückgebildet, dass die Kranke ohne Stock gehen kann. Es persistiren noch Sensibilitätsstörungen am rechten Beine und geringe Ataxie der Bewegungen desselben, ferner ein anästhetischer Halbcirkel in der Höhe der 4. Rippe, die rechte Thoraxhälfte umziehend, von der Läsion einer (?) hinteren Wurzel herrührend. (Bericht 13 Monate nach der Operation.)

10. Ramson und Thompson. (Brit. med. Journ. 1894. 1, p. 395.) Fünfzigjähriger Locomotivführer. Zittern und Schwäche der Beine. Steifigkeit und Schmerzen in denselben. Patellarreflexe erhöht. Weiterhin Fussclonus, Anästhesie. Dann Gehvermögen aufgehoben. Sphinkteren normal. Gürtelgefühl. Das linke Bein ist schwächer als das rechte. Partielle Anästhesie der Beine. Empfindlichkeit neben dem 8. und 9. Dorsalwirbel. Diagnose auf Tumor. Die Bogen des 5. bis 9. Dorsalwirbels abgetragen. Tumor, gefunden in der Höhe der 8. Dorsalwurzel (Rundzellensarkom). Tod nach drei Tagen.

11. Bruns und Kredel (Neurol. Centralbl. 1894, No. 3 und 1895, No. 7 und Arch. für Psych. Bd. XXVIII.) Junge Frau erkrankte im Sommer 1890 mit Schmerzen im Kreuz und der unteren Lendenwirbelsäule, die von da in das Lumbalgebiet erst beider, dann nur des rechten Beines ausstrahlten, später auch das Sacralgebiet betrafen. Dauer der Schmerzperiode 1½ Jahre mit langdauernden Remissionen. Anfang 1892: Lähmung im rechten Peroneus- und Tibialisgebiete (Bewegung des Fusses unmöglich) ohne deutliche Atrophie und ohne qualitative elektrische Störungen bis Herbst 1892. In dieser Zeit nirgends deutliche, auch nur partielle Anästhesie. Dabei immerfort Schmerzen. Am rechten Ohr ein kleines Fibrosarkom, das exstirpirt wurde. Im Sommer 1892 die ersten Blasenstörungen. Im August 1892 ziemlich plötzlich — nach nur ganz unbestimmten Symptomen der rechten Halbseitenläsion — Paraplegie. Im September Anästhesie bis in das erste Lumbalgebiet. Lähmung, Atrophie und Entartungsreaction aller Muskeln der Beine, zunächst allerdings mit Ueberwiegen im Lumbalgebiete. Oedem, vollständige Blasen- und Mastdarmlähmung. Diagnose auf Tumor (Sarkom) rechts neben dem Rückenmarke, Centrum in der Höhe der 4. oder 5. Lumbalwurzel, aber bis zur ersten hinaufreichend. Compression des Markes. Caudatumor zwar ausgeschlossen, aber bei der Operation auf seine Möglichkeit Rücksicht genommen. Dass bei totaler Anästhesie im 1. Lumbalgebiete auch die 11. Dorsalwurzel noch mit zerstört sein musste, wusste ich damals noch nicht, doch wurde die Trepanationsöffnung so gross gemacht, dass auch diese Wurzel mit zu Gesicht kam. Es wurde am 22. October 1892 der 9. bis 12. Dorsal- und der 1. Lumbalwirbelbogen entfernt. Das Mark erschien zu dick — pulsirte nicht — sonst fand sich nichts. Die Patientin lebte noch 14 Monate — im zweiten Drittel dieser Zeit relativ schmerzfrei. Wenig Aenderung der Symptome, nur gingen die Schmerzen und die Anästhesiegrenze allmählich mehr nach oben. Tod December 1893. Bei der Section (s. Fig. 18 u. 19) das Lendenmark und die zwei bis drei untersten Dorsalsegmente in einen compacten Tumor verwandelt, im Gebiete der 9. Dorsalwurzel lagerten noch dicke Tumorknoten auf den Hintersträngen auf und umgaben in arachnoidalen Gewebe das ganze Mark, in der Höhe des 8. Segmentes waren namentlich hintere und vordere Wurzeln in Geschwulstknoten umgewandelt und die letzten Reste derselben konnte man bis in's 4. Dorsalsegment verfolgen. Die mikroskopische Untersuchung zeigte, dass es sich um ein multiples Sarkom der Häute handelte, das mit den Wurzeln und nach Durchbruch der Pia auch an anderen Stellen ins Mark eingedrungen war und schliesslich das ganze untere Ende des Markes in einen compacten Tumor verwandelt hatte. Bei der Operation handelte es sich noch um flache Tumoren der Häute, etwa wie die Section sie im 9. Dorsalsegment

(Fig. 19) zeigte, die nicht zu erkennen und jedenfalls nicht zu exstirpiren waren. Trotz richtiger Diagnose war also hier ein Erfolg ausgeschlossen.

12. Sänger und Krause. (Münch. med. Wochenschr., 1894, No. 22.) 42jähriger Tabakarbeiter. Seit ³/₄ Jahren heftige Schmerzen in der linken Brustseite. 6. März 1894 in das Altonaer Krankenhaus aufgenommen. In der letzten Zeit auch rechts Brustschmerzen. Seit 14 Tagen Steifigkeit und Kälte der Beine, seit drei Tagen Gehvermögen erloschen. 20. März Extensionsverband. 10. April völlige Paraplegie mit partieller Analgesie. Schmerzhaftes Gürtelgefühl. Druckschmerzhaftigkeit vom 7. bis 10. Brustwirbel. Tumor zwischen 5. und 6. Dorsalwirbel diagnosticirt. 16. April Operation. Bogen des 4. bis 7. Dorsalwirbels entfernt. Links in der Gegend des 6. Brustwirbels ein kleiner Tumor. Rückenmark von linksher abgeplattet. Vier Tage nach der Operation Tod. Subdurale Blutung im Gehirn und von da ins Rückenmark.

13. Bruns und Lindemann. Neurolog. Centralblatt 1894, p. 359 und 1892 No. 3) und Archiv f. Psych. Bd. XXVIII Junger Mann. Im letzten halben Jahre drei Mal an Tumoren operirt. (Teratom an der Vena cava in der Bauchhöhle, Sarkom in der Fossa supraclavicularis und am rechten Hoden). Bald nach der letzten Operation am 9. April 1894 Schmerzen links im Hautgebiete der 3. Dorsalwurzel (nach Head) oberhalb der Brustwarze; rechts zunächst keine Schmerzen. Vom 12. April an allmählige Ausbildung einer Paraplegie, zuerst Lähmung, dann Anästhesie, von unten nach oben fortschreitend, dann Blasen- und Mastdarmlähmung unter Fortbestand der Schmerzen im linken 3. Intercostalraume. Als die Paraplegie total war, (23. April) fehlten beide Patellarreflexe bei Erhaltenbleiben der Plantarreflexe. Am 23. April (einen Tag vor der Operation) war bis zum 4. Dorsalsegmente totale Anästhesie, im 3. sehr undeutliches Gefühl. Schmerzen beiderseits reifartig um die Brust im 3. Dorsalsegment und ferner im Gebiete der 2. Dorsalwurzel (Ulnarseite der Oberarme). Lähmung und Anästhesie nirgends in den Armen. Totale Paraplegie und Blasen- und Mastdarmlähmung. Bei der totalen Anästhesie im 4. Dorsalsegmente musste die Läsion der 3. Wurzel sehr stark sein und wohl auch noch bis zum 2. Dorsalsegmente resp. an seine Wurzeln reichen. Für letzteres sprach auch noch die Taubheit des Gefühles im 3. Dorsalsegmente und vor allem die Schmerzen im Gebiete der 2. Dorsalwurzel in den Armen. Im Gebiete der 3 Wurzel hatten von Anfang an die Schmerzen gesessen, sie war also wohl direkt betheiligt. Dazu kam, dass diesen Wurzeln entsprechend der Raum zwischen 1. und 2. Spina dorsalis und die 2. Spina selbst sehr deutlich auf Druck schmerzhaft waren. War so die Diagnose einer Geschwulst und ihres Sitzes sehr leicht, so wurde doch, da es sich offenbar um eine bösartige metastatische Geschwulst handelte, die Operation nur auf dringenden Wunsch des Patienten und seiner Frau unternommen. Resection des 1. und 2. Dorsalwirbelbogens. Am obersten Rande des 3. Dorsalwurzelsegmentes ein flacher, sehr gefässreicher extraduraler Tumor (Sarkom des extraduralen Fettgewebes), der die ganze Hinterfläche des Markes bedeckte. Dieser Tumor liess sich nach Entfernung des 3. und 4. Dorsalwirbelbogens bis in das 6. Dorsalsegment verfolgen. Er wurde, so gut es ging, exstirpirt. Die Dura wurde nicht eröffnet. Tod an Shok schon Nachmittags. Die Section ergab, dass noch kleine Tumorreste unten und oben sitzen geblieben waren. Die Untersuchung des Markes, auch mikroskopisch, ergab totale Erweichung des 3. und 4. Dorsalsegmentes, in der Höhe des 2. diffuse „Myelitis", versprengte Degenerationsheerde und vielfache frische Blutungen; das erste Dorsalsegment ziemlich normal. Auch im 5. und 6. Dorsalsegmente noch ziemlich diffuse „Myelitis", von da an Besserung. Im Lendenmarke nichts Abnormes, ausser Degeneration der Seitenstrangspyramiden. Nach dem Befunde im 3. und 4. Dorsalsegmente wäre eine functionelle Wiederherstellung wohl nicht zu erwarten gewesen.

14 und 15 sind Fälle von Abbe, die ich nur aus den kurzen Citaten von Allen Starr kenne. New York Medical Record 1889 und 1890. Im ersten Falle handelte es sich um einen extraduralen Tumor, vom 5.

bis 10. Dorsalwirbel reichend. Der Tumor wurde exstirpirt. Der Patient
überstand die Operation, und die Lähmung besserte sich. — Im zweiten
Falle wurde ein extradurales Sarkom am 8. und 9. Dorsalsegmente entfernt. Der Patient starb am 9. Tage nach der Operation.

16. Starr und Mc Cosh. The american Journ. of the medical
Sciences. Juni 1895. Beginn mit ziemlich vagen Schmerzen in Abdomen
und in der rechten Schulter. Allmähliche Ausbildung einer exquisit spastischen Lähmung der Beine und der Bauchmuskeln, clonische Reflexe,
Anästhesie bis in's Gebiet der 7. Dorsalwurzel, darüber Hyperästhesiezone;
Schmerzen rund um den Leib, ebenfalls im Gebiete der 7. Dorsalwurzel.
Keine Blasenstörungen. Ein extradurales Sarkom fand sich direct unter
dem Bogen des 5. Wirbels; es umgab das Mark vollständig, war im Ganzen
weich und sehr blutreich. Es wurde vollständig entfernt. Besserung trat
nicht ein. Der Patient starb etwa 14 Tage später an Entkräftung.

17. Dieselben. An demselben Orte. Patientin war einige Wochen
vorher an einem Lipome des rechten Kniegelenkes operirt. Sie bekam
dann heftige Schmerzen, die das Gebiet des Lumbalplexus betrafen, also
besonders an der Vorderseite der Oberschenkel sassen. In denselben Gebieten auch Anästhesie bei gutem Gefühle im Sacralgebiete. Schwäche
der Beine mit erhöhten Reflexen und spastischen Symptomen. Blasenstörungen. Diagnose: Lipom am Lendenmarke. Es fand sich bei der
Operation ein solches extradural, dem obersten Lendenmarke entsprechend,
und wurde entfernt; dann noch ein kleineres darüber. Besserung trat
nur in sehr geringer Weise ein. Patientin starb schliesslich an Caries der
oberen Dorsalwirbelsäule.

18. Starr und Mc. Burney. Ebenda. Tuberkel an der Aussenseite
der Dura, entsprechend den oberen und mittleren Partien der Lendenanschwellung. Die Erscheinungen der Knochencaries hatten schon sehr
lange bestanden, ehe Rückenmarkerscheinungen eintraten. Die Ausbreitung
der Anästhesie wies rechts auf eine Betheiligung des 2., links erst des
3. Lumbalsegmentes hin. Spastische Lähmung der Beine. Blasenstörungen.
Der Tuberkel wurde entfernt. Bedeutende Besserung aller Symptome bis
zum Ende der vierten Woche, dann acute Gastritis und nun Verschlechterung.
Eine zweite Operation deckte wieder tuberkulöse Massen auf, die aber
nicht entfernt werden konnten. Die Patientin starb einige Monate später.

19. Michell Clarke. Brain, 1895. Schlaffe Lähmung mit Atrophie
und elektrischen Störungen in beiden Händen und Unterarmen. Parese
der Oberarm- und Schultermuskulatur. Spastische Lähmung der Beine mit
Patellar- und Achillesclonus. Blasen- und Mastdarmlähmung. Gefühl an
beiden Unterarmen, am Oberarme hinten, am Rumpfe von der 2. Rippe
bis zur Inguinalfalte erloschen. Oberschenkel fühlen, Unterschenkel sind
anästhetisch. Ueber der 3. bis 4. Rippe Hyperästhesie. Keine heftigen
Schmerzen. Diagnose: Tumor an den unteren Theilen der Halsanschwellung.
Die Operation deckte an diesen Stellen ein flaches extradurales Endetholiom
auf, das entfernt wurde. Starke Blutung. Tod einige Stunden nach der
Operation.

20. Kümmell. 1893. Operation eines Kreuzbeinsarkomes. März 1894
allmähliche Entwickelung einer spastischen Paraplegie mit totaler Anästhesie.
Hyperästhesiezone über dem 3. Brustwirbel. Diagnose: metastatisches Sarkom.
Dieses war, wie sich bei der Operation zeigte, vom 3. bis 4. Dorsalwirbel-
körper ausgegangen, konnte aber entfernt werden. Weitgehende Besserung.
Patient kann gut gehen, doch ist die Blase gelähmt geblieben. Eigentlich
handelt es sich hier um einen Wirbelsäulentumor. (Arch. für klin. Chir.,
50. Bd. 1895.

Wie man sieht, ist die Zahl der bisher operirten Fälle
occulter Rückenmarkstumoren keine ganz kleine mehr, und die
daraus gewonnenen Erfahrungen bestätigen jedenfalls, dass
wir zur Vornahme solcher Operationen berechtigt
sind. Die Allgemeindiagnose des Rückenmarkstumors war in

allen mitgetheilten 20 Fällen richtig. und wenn es auch nicht unmöglich ist, dass manche bei falscher Diagnose versuchte Operationen nicht mitgetheilt sind, — eine dankenswerthe, aber bisher einzig dastehende Ausnahme macht in dieser Beziehung ein von F. Schultze und Pfeifer mitgetheilter Fall, auf den ich noch näher zu sprechen kommen werde, — so ändert das doch nichts an der Thatsache, dass die Diagnose einer Rückenmarksgeschwulst. die man vor kurzem noch für ausserordentlich schwer und meist für recht unsicher hielt. in vielen, diagnostisch günstig gelagerten Fällen mit einer an Sicherheit grenzenden Wahrscheinlichkeit gestellt werden kann. Auch die im Ganzen ja jedenfalls schwierige, aber für eine Operation besonders wichtige Niveaudiagnose ist mit Ausnahme eines Falles (No. 6 der Tabelle), wo zu tief operirt wurde, gelungen. In diesem Falle 6 wurde der Tumor nicht gefunden. und dasselbe Missgeschick würde Horsley und Gowers in ihrem Falle passirt sein. wenn sie ihrer Diagnose nicht so sicher gewesen wären. dass sie. als sie zunächst den Tumor nicht zu Gesicht bekamen, die Wirbelsäuleneröffnung solange nach oben hin erweiterten, bis sie ihn fanden. In 18 von den 20 Fällen wurde der richtig diagnosticirte Tumor durch die Operation entfernt; einmal wurde er nicht gefunden, weil zu tief operirt war, einmal, in meinem ersten Falle, No. 11, weil der Tumor ein flaches Sarkom der Häute war, das man bei der Operation nicht erkannte und auch nicht hätte entfernen können. In 6 von diesen 20 Fällen ist eine erhebliche Besserung bis Heilung erreicht. also genau in 30 pCt.; in zweien wurde nur eine sehr geringe, einmal rasch vorübergehende Besserung erzielt, in 12 Fällen trat der Tod ein; in 9 Fällen ziemlich rasch nach der Operation an Shok. Nachblutung, Sepsis, drei Mal erst später infolge Recidives, Marasmus, Weiterwachsen des bei der Operation nicht gefundenen Tumors (No. 11). Der Heil- oder Besserungserfolg von 30 pCt. muss aber als ein ganz erheblicher angesehen werden bei einem Leiden. bei dem ohne Operation der Tod unter furchtbaren Qualen unausbleiblich ist. Jedenfalls ist er ein viel grösserer als bei den Hirngeschwülsten. Ausserdem wird sich der Tod an Sepsis vermeiden lassen. vielleicht auch ein Theil der Shok-Todesfälle infolge von Blutung oder zu langer Dauer der Operation, wenn wir auch nach den neuesten Angaben. die Chipault über das Eintreten von lebensgefährlichen Blutungen in die Medulla oblongata bei Eröffnung des Duralsackes des Rückenmarkes und dem darauf folgenden Abfluss von Cerebrospinalflüssigkeit macht. die Gefahr der Operation niemals unterschätzen dürfen. Am wichtigsten für die weitere Besserung der Prognose dieser Operation dürfte aber wohl die immer grössere Sicherheit unserer Diagnose in diesen Fällen werden, die uns auch gestatten wird. so früh wie irgend möglich. wenn auch erst bei sicherer Allgemein- und Segmentdiagnose zu operiren: und ich glaube gerade in dieser Beziehung dürfen wir nach den Er-

fahrungen der letzten Jahre und gerade auch nach denen, die
wir aus den bisherigen Operationen gewonnen haben, wohl
hoffen, immer noch weiter zu kommen. Kurz: „Dem Patienten
den Rath zu einer Operation zu ertheilen, ist man
in jedem Falle von mit Sicherheit diagnosticirtem
Rückenmarkstumor nicht nur berechtigt, sondern
geradezu verpflichtet."

Ich habe bisher, weiter oben, geflissentlich alle die Umstände hervorgekehrt, die mir für eine Operation eines Tumors
der Rückenmarkshäute günstige Chancen zu geben scheinen;
nun bin ich verpflichtet, auch die Kehrseite der Medaille zu
zeigen. Denn so günstig, wie man hier, ebenso wie bei den
Hirngeschwülsten, im Enthusiasmus über die ersten günstigen
Erfolge die Prognose einer Rückenmarkstumor-Operation ansah,
ist sie gewiss nicht; und ich habe schon oben mich sehr bestimmt gegen die Behauptung Horsley's und Allen Starr's
gewandt, dass der grösste Theil der Rückenmarksgeschwülste
leicht und mit Erfolg zu operiren seien. Es können sehr viele
Dinge zusammenkommen, zum Theil unvorherzusehende, die im
Stande sind, auch in gut beobachteten und richtig diagnosticirten
Fällen von Rückenmarkstumor den schliesslichen Operationserfolg
zu nichte zu machen. Zuerst kommt dabei in Betracht, dass
die Operation der Wirbelsäuleneröffnung zur Entfernung eines
Tumors immer eine sehr eingreifende, langdauernde und gefährliche Operation bleiben wird, wenn die Patienten sie auch
in vielen Fällen überstanden haben. Namentlich ist der Blutverlust schon beim Durchschneiden der dicken Rückenmuskeln
über den Wirbelbögen meist ein sehr grosser; ist dann auch die
Geschwulst eine sehr blutreiche — bei den sehr ausgedehnten
flachen extraduralen Sarkomen ist die Blutung aus ihnen gar
nicht zu stillen, da das Gewebe wie Zunder reisst — so kann
der Blutverlust allein schon direct das Leben gefährden (siehe
No. 13 und 19 der Tabelle). Sehr bedeutend ist auch die
Shokwirkung der schweren Operation, und wenn Chipault
mit den oben angeführten Behauptungen über die Gefährlichkeit
der Eröffnung der Dura des Rückenmarkes Recht hat, so müssen
wir uns darauf gefasst machen, auch bei grösster Vorsicht immer
einen gewissen Procentsatz von Operationen an den Folgen des
raschen Abflusses des spinalen Liquor zu verlieren.

Was dann die Diagnose des Rückenmarkstumors,
zunächst im Allgemeinen, anbetrifft, so habe ich ja zur Genüge
hervorgehoben, dass sie in diagnostisch nicht ungünstigen und vor
allen Dingen gut beobachteten Fällen gelingen kann, — das beweist ja auch die Operationstabelle, — aber eine schwierige
Diagnose wird sie doch immer bleiben. Ganz sicher
kann sie werden, wenn bei einem Rückenmarksleiden, das wegen
seiner sonstigen Symptome durch eine Geschwulst hervorgerufen
sein könnte, sich an anderen Körperstellen Tumoren finden. Ich
habe das in den beiden von mir zur Operation gebrachten Fällen

erlebt. Im ersten Falle (No. 11 der Tabelle) handelte es sich um eine gleichzeitige Entwickelung von Sarkomen im Wirbelkanal und an einer anderen Körperstelle: im zweiten (No. 13) um ein metastatisches, extradurales Sarkom. Es ist ja sicher, dass in einem Falle, wie dem letzten, der Vorzug der Sicherheit der Diagnose reichlich wieder wettgemacht wird durch die sehr viel schlechtere Prognose bei zu Metastasen neigenden Geschwülsten; ich habe mir deshalb in diesem Falle auch den Entschluss zur Operation nicht leicht werden lassen und schliesslich meine Zustimmung nur gegeben, weil der Patient und seine Frau die Operation dringend wünschten, und ich mir ja auch sagen musste, dass sie immerhin der einzige Weg zur Rettung des Patienten sei. Inzwischen hat der schöne Erfolg Kümmell's in einem Falle von metastatischem Sarkom (No. 20 der Tabelle) bewiesen, dass man auch metastatische Rückenmarksgeschwülste nicht ohne weiteres von einer Operation auszuschliessen braucht, und dass ich nicht Unrecht gethan habe, den Versuch der operativen Entfernung der Geschwulst in meinem diagnostisch in jeder Weise sicheren Falle zu machen. Fehlt die Sicherung der Tumordiagnose durch den Nachweis von Tumoren an anderen Organen, so kann sich auch in den allergünstigst gelagerten Fällen die Diagnose der Rückenmarkgeschwulst nie über den Grad der höchsten Wahrscheinlichkeit erheben; mit anderen Worten: wir sind dann auch in den Fällen, die in der im symptomatologischen Theile beschriebenen typischen Weise verlaufen, selten oder nie im Stande, mit Bestimmtheit zu versichern, dass es sich nur um einen Tumor am Marke handeln kann, und dass z. B. die Caries oder ein Tumor der Wirbelsäule, der meist chirurgisch unangreifbar ist, oder auch eine einfache Myelitis (Gowers) mit Sicherheit auszuschliessen sind. Jedenfalls beweist der oben schon citirte Fall Schultze's, den Pfeiffer in dankenswerther Weise mitgetheilt hat und bei dem es sich um eine bei irrthümlicher Diagnose eines Rückenmarktumors ausgeführte Operation handelte, an deren Folgen der Patient zu Grunde ging, dass ein diagnostischer Irrthum in Bezug auf den Rückenmarktumor auch heute noch sehr gewiegten Untersuchern passiren kann. Die Diagnose „Rückenmarktumor" stützte sich in diesem Falle auf den Befund einseitiger, sehr heftiger und bestimmt localisirter Schmerzen, die schon jahrelang bestanden hatten, und auf sehr geringe Rückenmarkerscheinungen, speciell an derselben Körperseite. Ein Tumor wurde weder bei der Operation noch bei der Section vorgefunden. Wenn in diesem Falle nun auch gewiss die Möglichkeit, dass es sich um einen Tumor handele, vorlag, so war doch die Diagnose von Sicherheit weit entfernt; der Fall beweist gerade, dass diese Diagnose erst dann bestimmtere Umrisse gewinnen kann, wenn sich zu einseitigen Schmerzen, die an und für sich natürlich gar nichts für Tumor beweisen, auch wenn sie noch so stark

und andauernd sind, deutliche halb- oder doppelseitige Markerscheinungen gesellen.

Die Segmentdiagnose eines Rückenmarkstumors, wenn sie
auch oft gelingen kann, ist immer viel schwieriger als die
Höhendiagnose, z. B. bei einem Trauma des Rückenmarkes, mit
blutiger Zertrümmerung oder schwerer Compression desselben.
Das Trauma schafft viel einfachere Verhältnisse, fast immer findet
dabei in irgend einem Niveau eine fast oder ganz totale Unterbrechung des Markes statt, und aus ihren Folgen lässt sich der
Höhensitz der Verletzung mit Sicherheit erkennen. Ein Tumor
ist in seinen Wirkungen auf Mark und Wurzeln viel willkürlicher,
keinen Gesetzen unterworfen. Zunächst braucht er niemals an
irgend einer Stelle zu totaler Leitungsunterbrechung zu führen,
und kann man dann aus den Wurzelläsionen die Höhendiagnose
nicht stellen, so ist sie überhaupt unmöglich, da dann motorische
und sensible Ausfallssymptome in Gebieten weit unterhalb der
Compressionsstelle beginnen, resp. aufhören können und die
Grenzen dieser Ausfallssymptome dann einen Rückschluss auf
das Niveau der Markverletzung in keiner Weise gestatten.
Oder aber, was ich auch schon erörtert habe, zwei Geschwülste
— an beiden Seiten des Markes, aber in verschiedener Höhe
liegend — machen zusammen einen Symptomencomplex, der
eine Querschnittsunterbrechung etwa in der Mitte zwischen
beiden Geschwülsten vortäuscht. Nur wenn der Tumor an
irgend einer Stelle des Markes eine erhebliche Leitungsunterbrechung hervorgerufen hat, zum mindesten eine halbseitige,
kann man, abgesehen von den seltenen Fällen, wo die Wurzelsymptome in Art und Entwicklung sich für die Höhendiagnose
ganz besonders günstig verhalten, eine ebenso sichere Niveaudiagnose bei ihm wie beim Trauma der Medulla wagen.

Aber auch, wenn Allgemein- und Segmentdiagnose mit vollendeter Sicherheit gemacht sind, kann ganz ebenso, wie das
beim Hirntumor der Fall ist, uns die Operation selbst nach Eröffnung der Wirbelsäule Ueberraschungen bieten, die wir in
keiner Weise vorhersehen konnten, die aber entweder überhaupt
die operative Entfernung der Geschwulst unmöglich machen oder
wenigstens jede Aussicht auf einen erheblichen Heilerfolg zu
nichte machen können. Das erste traf z. B. in meinem ersten
Falle (No. 11 der Tabelle) ein. Hier war Allgemein- und
Segmentdiagnose des Tumors absolut richtig, aber statt des erhofften isolirten Sarkomes hatten wir mit einer in den Häuten
diffus sich ausbreitenden Sarkomatose, dazu mit multiplen kleinen
Einzelknoten, namentlich in den Wurzeln zu thun; und bei der
Operation war selbst von diesen Dingen noch nichts zu erkennen.
Damit war jede Aussicht auf Erfolg verloren. Kann man multiple
Tumoren des Rückenmarkes diagnosticiren, so wird man meist
wohl von einer Operation absehen, namentlich wenn es sich um
eine Combination von Hirn- und Rückenmarkstumor handelt;
aber die Multiplicität der Rückenmarkstumoren wird meist erst

die Operation selber oder gar erst die Section erkennen lassen. Sehr ungünstig sind auch für eine Operation die lang ausgedehnten cylindermantelförmigen, extraduralen Tumoren; aus genau erörterten Gründen lässt sich klinisch ihre Länge, speciell ihre Ausdehnung von ihrem oberen Ende nach unten, fast nie erkennen.

Auch der Umstand, dass wir, um die Allgemein- und namentlich die Niveaudiagnose eines Rückenmarkstumors bestimmter stellen zu können, eine erhebliche Läsion des Markes selber verlangen müssen, ist natürlich geeignet, die Prognose der Operation zu verschlechtern. Wir haben zwar gesehen, dass das Rückenmark auch langdauernde und schwere Compressionen vertragen kann, ohne in seiner Structur soweit geschädigt zu werden, dass nicht nach Entfernung des drückenden Tumors eine vollständige anatomische und functionelle Wiederherstellung möglich wäre, aber nicht immer ist das so. Am ersten darf man diese günstigen Verhältnisse wohl vermuthen, wenn sich die Compression ganz langsam, von einseitiger Wurzel- zu halbseitiger und dann doppelseitiger Markläsion entwickelt hat. Tritt eine Leitungsunterbrechung rasch ein, so kann sie, wenn sie durch Ischaemie oder z. B. bei den infectiösen Granulomen durch Entzündung bedingt ist, zu einer totalen Erweichung des Markes führen, die eine Wiederherstellung der Leitung unmöglich erscheinen lässt. So war es in meinem zweiten Falle (No. 13 der Tabelle); hier lief bei der Section an der Compressionsstelle die Masse des Rückenmarkes aus der Pia einfach aus und die mikroskopische Untersuchung zeigte, dass nur ein dünner Saum von Fasern dicht unter der Pia erhalten geblieben war. Aber voraussetzen kann man aus der Schnelligkeit des Eintretens der Paraplegie diese unheilbare Erweichung auch nicht, — dann würde man ja die Operation unterlassen, — denn auch wenn es sich um ein einfaches Oedem des Markes handelt, kann die Paraplegie acut eintreten und dann sind die Operationschancen gerade besonders günstige. Man wird also die Operation auch auf die Gefahr hin, die ungünstigen Chancen einer unheilbaren Erweichung an der Compressionsstelle anzutreffen, wagen müssen.

Schliesslich kommt als ungünstigstes Moment für die Operationschancen noch dazu, dass es nur selten gelingen wird, die Differentialdiagnose zwischen einem Tumor im Marke und einem Tumor der Häute, mit aller Sicherheit zu stellen, und dass ein Tumor der Häute, wie ich es selber gesehen (Fig. 19), auch ins Mark eindringen kann, wenn das auch sehr selten ist. Selbstverständlich müssen aber die Operationserfolge bei Marktumoren immer sehr schlechte sein. — kann man den Tumor überhaupt aus dem Marke entfernen, so wird man jedenfalls die durch ihn hervorgerufenen Lähmungssymptome nur verschlimmern; in den meisten Fällen wird aber auch das nicht einmal gelingen. Kann man deshalb mit einiger Sicherheit die Diagnose Tumor der Medulla selbst stellen, so wird man wohl immer von einer Operation absehen. Kann man aber, wie das wohl meist der Fall sein wird, diese feine Differentialdiagnose nicht machen, und trifft man bei der Operation statt auf den erwarteten Tumor der Häute auf einen solchen des Markes, so könnte man, wenigstens wenn die Geschwulst sich einigermassen vom gesunden Gewebe absetzt, selbst wenn sie diffus ist, dem Kranken dadurch eine Erleichterung schaffen, dass man den ganzen kranken Rückenmarkstheil im gesunden resecirt. Gelingt das, so würde man wenigstens das Fortschreiten der Geschwulst auf immer neue hintere Wurzeln und damit das Fortbestehen und die Ausbreitung der furchtbaren Schmerzen verhindern können, — und neue Ausfallssymptome würde man mit dieser heroischen Operation nicht hervorrufen, da ja in diesen Fällen die Aufhebung der Function des Markes unterhalb des Tumors wohl immer schon vor der Operation eine totale sein dürfte. Nur dürfte diese Operation wohl meist daran scheitern, dass man in einschlägigen Fällen in dem engen und tiefen Wirbelkanale die Grenzen zwischen Tumor und Rückenmark nicht genau wird erkennen können.

Man sieht, die Schwierigkeiten und Gefahren, die der Operation der Rückenmarkstumoren im Wege stehen, können sehr vielfältige und unvorherzusehende sein, und sie können im Stande sein, uns auch in den scheinbar günstigsten Fällen den Lohn unserer vielen Mühe, die Rettung und Heilung des Kranken, zu rauben. Allzu hoch dürfen wir also auch hier unsere therapeutischen Hoffnungen nicht spannen. Aber alle diese Schwierigkeiten, das will ich noch einmal nachdrücklich betonen, können uns davon nicht zurückhalten, in allen Fällen von sicherer Diagnose eines Rückenmarkstumors dem Kranken und seinen Angehörigen zur Operation zu rathen. Höchstens können sie uns, ebenso wie ich das bei den Hirntumoren ausgeführt habe, davon zurückhalten, unsern Rath in allzu imperativer Form zu geben; am besten wird man auch hier thun, dem Kranken und den Angehörigen die Art des Leidens und die Chancen des Erfolges und Misserfolges einer etwaigen Operation mit absoluter Ehrlichkeit auseinanderzusetzen und dann sie selbst entscheiden zu lassen. Mit einigem Tacte kann man das in einer, auch für den Kranken schonenden Form machen, und meist wird sich der gequälte Kranke für die Vornahme einer Operation entscheiden.

Eine nicht chirurgische Behandlung der Rückenmarksgeschwülste kommt eigentlich nur für die Gummata in Betracht. Steht eine syphilitische Infection fest, so muss man eine energische antisyphilitische Kur, am besten eine Combination von Quecksilbereinreibungen mit innerlicher Verabfolgung von Jodkali eintreten lassen. Man muss dabei erstens, wenn man auch mit mittleren Dosen beider Mittel beginnen kann, auch vor grossen nicht zurückschrecken, so wie ich es im ersten Abschnitte dieser Arbeit für die Hirngummata angegeben habe: und zweitens wird man am besten so verfahren, dass man erst eine energische Hg-Kur macht und darauf durch einige Monate Jodkali nehmen lässt. Ist die syphilitische Natur des Rückenmarkstumors ganz sicher, was wohl am häufigsten aus dem Eintritt wesentlicher Besserungen bei der antisyphilitischen Cur zu erkennen sein wird, so wird man sich auch wohl zu mehrmaligen Wiederholungen solcher Kuren bereitfinden lassen.

Im Uebrigen wird die nichtchirurgische Behandlung der Tumoren in zwei zeitlich getrennte Theile zerfallen, die zwar beide an denselben Patienten in Anwendung kommen können, aber nicht in Anwendung kommen müssen. Zunächst die Behandlung vor der Operation. Dass man eine solche überhaupt, und zwar sehr oft vornehmen muss, beruht auf dem Umstande, dass wir im Allgemeinen klinisch über die Natur eines Rückenmarktumors sehr wenig sichere Angaben zu machen im Stande sind, und dass wir deshalb bei der Häufigkeit syphilitischer Affectionen und bei der oft, ob mit ob ohne Schuld des Patienten mangelhaften Anamnese in dieser Beziehung, selten in der Lage sind, die syphilitische Natur eines diagnosticirten Tumors mit Sicherheit auszuschliessen. Deshalb sind wir genöthigt, auch in diesen Fällen, ehe wir die immerhin gefährliche Operation vornehmen, zuerst den Versuch einer antisyphilitischen Kur zu machen. Meist wird diese Kur in eine Zeit fallen, wo eine volle Sicherheit der Tumordiagnose im Allgemeinen und des erkrankten Rückenmarksegmentes im speciellen noch nicht vorhanden ist; man wird also mit ihr kostbare Zeit nicht verlieren und kann diese Periode, wenn es sich um eine echte Neubildung handelt, dazu benutzen, durch sorgfältige Beobachtung des Krankheitsverlaufes die Diagnose nach allen Seiten hin auszubauen. In Fällen natürlich, wie der No. 13 der Tabelle, wo es sich ganz sicher um metastatische Sarkome und nicht um Lues handeln musste, wird man sich nicht mit einer Schmierkur aufhalten, sondern sofort zur Operation schreiten, wenn die Diagnose des Tumors und seines Höhensitzes gestellt ist. Die versuchsweise vor der Operation angestellte antisyphilitische Kur muss natürlich ebenso energisch sein, als wenn es sich bestimmt um Syphilis handelt, da wir ja letzteres zunächst wenigstens für wahrscheinlich halten. Nur wird man nicht so hartnäckig mit ihr sein, als dann, wenn die Anamnese oder die durch die Hg-Kur eintretende Besserung uns bestimmte Anhaltspunkte für die syphilitische Natur des Processes geben; ist nach sechswöchentlicher Kur eine Besserung in keiner Weise eingetreten oder der Process sogar fortgeschritten, dann kann man wohl den Versuch aufgeben und nun zu einer operativen Behandlung rathen. Da auch bei Gummen eine antisyphilitische Therapie nicht immer hilft, so ist es immerhin von Interesse, dass nach Gowers und Horsley auch sie manchmal gut zu operiren sind. Ob das Jodkali manchmal auch bei Sarkomen des Rückenmarkes wirklich heilend wirkt, wie in seltenen Fällen von Hirnsarkomen, ist mir nicht bekannt.

Der zweite Theil einer nicht chirurgischen Behandlung der Rückenmarkstumoren fällt in die Zeit nach der Operation, wenn diese aus irgend einem Grunde missglückt ist. Diese Behandlung wird dann dieselbe sein, wie sie in den Fällen, wo wir, weil wir aus klinischen Gründen die Inoperabilität der Geschwulst erkennen, von der Operation abrathen, oder wo der Patient die vorgeschlagene Operation verweigert, allein in Betracht kommt. Hier kommt es vor allem auf die Linderung der furchtbaren Schmerzen an, und man wird hier auch wohl vor grossen Dosen von Narcoticis, speciell Morphium und Schlafmitteln, wie Chloral, Sulfonal, Trional nicht zurückschrecken. Im Uebrigen handelt es sich nur um eine sorgfältige Pflege des Kranken, um eine möglichst lange Vermeidung des Decubitus und der Cystitis und ihrer Folgen; ich kann dem oben bei den Wirbelsäulentumoren Gesagten hier in dieser Beziehung nichts hinzufügen.

Ich möchte hier noch auf zwei eigentlich mehr chirurgische Fragen eingehen. Wenn ich auch damit das mir zukommende Gebiet überschreite, so handelt es sich doch erstens um zwei Dinge von sehr bedeutender Wichtigkeit und zweitens um ganz persönliche Erfahrungen in dieser Beziehung. Ich habe es zunächst in zwei Fällen — es waren keine Tumoren — erlebt, dass, nachdem sehr erhebliche Resectionen von Wirbelbögen an der unteren Hals- und der oberen Dorsalwirbelsäule vorgenommen waren, die Kranken, die noch lange lebten, nicht wieder im Stande waren, aufrecht zu sitzen resp. ihren Kopf aufrecht zu halten. Dasselbe wird auch wohl bei ausgiebiger Entfernung von Wirbelbögen an anderen Stellen vorkommen können, und es dürfte das immerhin ein Umstand sein, der auch einmal bei ganz geglückter Operation eines Rückenmarkstumors den Erfolg für den Patienten in Frage stellen könnte. Ich kann deshalb nur vorschlagen, möglichst die auf eine Erhaltung der Wirbelbögen abzielende osteoplastische Resectionsmethode Urban's anzuwenden, rathe aber, um zunächst einmal in den Wirbelkanal hineinzugelangen, einen Bogen zu opfern, da die Eröffnung des Kanales sonst zu schwierig wird und zu lange Zeit kostet. Uebrigens will ich erwähnen, dass in dem Falle 11 der Tabelle, wo die Patientin noch 14 Monate nach der Operation lebte, die osteoplastische Resection nicht gelang: es bildete sich eine ausgedehnte Meningocele an der Operationsstelle aus, und bei der Section zeigte sich, dass der grösste Theil der überhaupt resecirten Wirbelbögen, obgleich dieselben mit der Haut in Verbindung geblieben waren, resorbirt war. Es mag sein, dass das hier mit dem Weiterwachsen der nicht entfernten Geschwulst zusammenhing, die erst nach der Operation so gross wurde, wie sie Figur 18 uns zeigt.

In meinem zweiten Falle — No. 13 der Tabelle — fand ich bei der mikroskopischen Untersuchung oberhalb der eigentlichen Compressionsstelle sehr ausgedehnte frische Blutungen im Marke. Da wir bei der Operation den oberen Rand der Geschwulst aufgesucht hatten, so lag diese Stelle direkt derjenigen Parthie der Wirbelsäule gegenüber, an deren Bogen am meisten gehämmert und gemeisselt war, um erst einmal in den Wirbelkanal hineinzukommen. Freilich war das Mark auch an dieser Stelle nicht mehr gesund, es enthielt namentlich viele gewucherte Gefässe mit kranken Wandungen. Aber diese Beobachtung lehrt doch, dass auch das Rückenmark, wenn es auch günstiger liegt wie das Gehirn, durch allzu langes und allzu kräftiges Meisseln und Hämmern an der Wirbelsäule schwer geschädigt werden kann. Es wird also auch hier das Bestreben dahin gehen müssen, die Methoden zur Eröffnung der Wirbelsäule allmählich möglichst wenig gewaltthätig werden zu lassen.

Der den segmentär obersten Symptomen des betreffenden Falles gegenüber liegende Bogen muss zuerst entfernt werden. Trifft man hier nicht auf die Geschwulst, so geht man nach unten weiter. Da aber individuelle Verschiedenheiten im Verhältniss der Wirbeldornen zu den Rückenmarkssegmenten in sehr ausgedehnter Weise vorkommen können, kann man, wenn man auch dann den Tumor nicht erblickt, berechtigt sein, eventuell auch noch einige weiter nach oben liegende Wirbelbögen zu entfernen.

Litteratur.

1. Hasse, Krankheiten des Nervensystems. 1869, 2. Aufl., p. 131.
2. Lebert, Traité d'anat path. II, p. 103.
3. Cruveilhier, Livre 32.
4. Virchow, Die Geschwülste.
5. Erb, Die Krankheiten des Rückenmarkes. Ziemssen's Handb. der spec. Path. u. Therap., 1878, 2. Aufl.
6. Leyden, Die Krankheiten des Rückenmarkes. Berlin 1874.
7. Gowers, Lehrbuch der Nervenkrankheiten. Deutsch von Grube.
8. Oppenheim, Lehrbuch der Nervenkrankheiten. Berlin. 1894.
9. Hanot et Meunier, Gomme syphilitique double de la moëlle epinière etc. Nouv. Icon. de la Salpétrière, IX, 2, p. 49.
10. Pick, Artikel: Rückenmarktumoren und Geschwülste der Häute. Eulenburg's Real-Encyclopädie, 2. Aufl.
11. Lubarsch, Ueber Rückenmarkveränderungen bei Carcinomatose. Zeitschr. f. klin. Med., Bd. 37, p. 6, Heft 1896.
12. Marchand, Artikel: Exostosen. Eulenburg's Real-Encyclopädie, 2. Aufl.
13. Goldscheider, Ueber Myelomeningitis cervicalis ant. bei Tuberculose. Berl. klin. Wochenschr., 1891, No. 30.
14. Ross, On the segmental distribution of sensory disorders. Brain. 1888, X.
15. Sherrington, Notes on the arrangement of some motor fibres on the lumbo-sacral plexus. Journ. of Physiol., 1892, XIII, No. 6.
16. Sherrington, Experiments in examination of the peripheral distribution of the fibres of the posterior roots of some spinal nerves. Phil. Transactions of the Royal Society of London, 1893, CLXXXIV.
17. Head, On disturbances of sensation with especial reference to the pain of visceral disease. Brain, 1893, p. 1.

18. Mackenzie, Some points bearing on the association of sensory disorders and visceral diseases. Brain, 1893. p. 321.

19. Allen Starr, Local anaesthesia as a guide in the localisation of lesions in the spinal cord. Amer. Journ. of the med. sciences. 1892.

20. Derselbe, Local anaesthesia as a guide in the diagnosis of lesions of the upper portions of the spinal cord. Brain, 1894, XVII.

21. Thorburn, Spinal localisation as indicated by spinal injouries. Brain, XI, p. 289.

22. Derselbe, A contribution to the surgery of the spinal cord. London, 1889.

23. Derselbe, The sensory distribution of spinal nerves. Brain, 1893, XVI, p. 355

24. Valentini, Ueber die Erkrankungen des Conus medullaris und der Cauda equina. Zeitschr. f. klin. Med, XXII.

25. F. Schultze, Zur Differentialdiagnostik der Verletzungen der Cauda equina und der Lendenanschwellung. Deutsche Zeitschr. f. Nervenhk., V. p. 247.

26. Köster, Ein Beitrag zur Differentialdiagnose der Erkrankungen des Conus medullaris und der Cauda equina. Deutsche Zeitschr. für Nervenheilkunde. Bd. 9, 5. u. 6. Heft.

27. Clemens, Ein Beitrag zur Casuistik der Erkrankungen am unteren Ende des Rückenmarkes. Ibidem.

28. Schiff, Ein Fall von Hämatomyelie des Conus medullaris. Zeitschr. f. klin. Med., Bd. XXX.

29. Patterson, The origine and distribution of the nerves to the lower limb. Journ. of Anat. and Physiol., XXVIII.

30. P. Eisler, Der Plexus lumbosacralis des Menschen. Anat. Anzeiger, 1891.

31. Herringham, The minute anatomy of the brachial plexus. Proc. Royal Society, XLI, p. 423.

32. Ferrier und Yeo, Proc. Royal Society. Brain, IV, 1882.

33. Horsley und Gowers, Ein Fall von Rückenmarkgeschwulst mit Heilung durch Exstirpation. Deutsch von Brandes. Berlin, 1889.

34. L. Bruns, Ueber einen Fall von totaler traumatischer Zerstörung des Rückenmarkes an der Grenze zwischen Hals- und Dorsalmark. Arch. f. Psychiatr., XXV, p. 759.

35. Goldscheider, Ueber Chirurgie der Rückenmarkerkrankungen. Deutsche med. Wochenschr., 1894, No. 29 u. 30.

36. A. Westphal, Ueber multiple Sarkomatose des Gehirns und Rückenmarks. Arch. f. Psych., XXVI, p. 770.

37. Pfeifer, Zur Diagnostik der extramedullären Rückenmarktumoren. Deutsche Zeitsch. für Nervenheilkunde, V, p. 63.

38. Edinger, Bau der nervösen Centralorgane. 4. Aufl.

39. Caselli, Sur un cas de compression de la moëlle par un ostéome; résection de plusieurs vertèbres dorsales; Guérison. X. Congrés de la soc. ital. de chir., octobre 1893.

40. L. Bruns, Rückenmarktumoren. Encyklopädische Jahrbücher, No. 5. Wien, 1895.

41. Derselbe, Klinische u. pathol. anatom. Beiträge zur Chirurgie der Rückenmarktumoren. Arch. f. Psych., Bd. 28.

42. Schlesinger, Ueber centrale Tuberculose des Rückenmarkes. Deutsche Zeitschr. für Nervenheilkunde, Bd. 8, 5. u. 6. Heft.

43. Müller, Ueber einen Fall von Tuberculose des oberen Lendenmarkes etc. Deutsche Zeitschr. für Nervenheilkunde. Bd. 10. 3. u. 4. Heft.

44. Allen Starr, A contribution to the subject of tumours of the spinal cord, etc. Americ. Journ. of the medic. Sciences, Juni 1895.

45. Gerhardt, Ueber das Verhalten der Reflexe bei Querdurchtrennung des Rückenmarkes. Deutsche Zeitschr. für Nervenheilkunde, Bd. VI, S. 127, 1894.

NB. Die zur Operation gekommenen Rückenmarktumoren sind im Text selber genau citirt.

III. Die Geschwülste der peripheren Nerven und der Plexus.

Im folgenden Kapitel sollen nicht nur die eigentlichen Nervengeschwülste, die Neurome im allgemeinen Sinne, diejenigen also, die an oder in den Scheiden der peripheren Nerven selber entstehen, besprochen werden, sondern es soll, wenigstens zum Theil, auch Rücksicht genommen werden auf die Symptomatologie derjenigen Neubildungen, die, in der Nähe peripherer Nerven oder ihrer Plexus entspringend, durch Compression derselben oder durch directes Hineinwuchern in sie nervöse Erscheinungen hervorzurufen im Stande sind, speciell wenn dabei diese nervösen Symptome die herrschenden im Krankheitsbilde sind. Ich schlage mit dieser Disposition ja nur dasselbe Verfahren ein, das ich oben bei den Geschwülsten des Gehirnes und Rückenmarkes befolgt habe — auch die hier beschriebenen Geschwülste sind nur zum Theil, ja nur zum kleinen Theile solche, die sich innerhalb der nervösen Substanz selbst entwickeln; der grösste Theil betrifft solche Tumoren, die, von den Hüllen der Centralorgane ausgehend, erst secundär auf Gehirn und Rückenmark übergegriffen haben. Besonders deutlich wird das, wenn wir uns z. B. die basalen Geschwülste im Schädelinnenraum ansehen. Sie alle nehmen den grössten und wichtigsten Theil ihrer Symptome von der Läsion der Hirnnervenwurzeln an der Basis her; meist aber ist diese Läsion der Nerven erst eine secundäre, und primär in den Nervenwurzeln des Gehirnes selber sich entwickelnde Geschwülste sind im Ganzen recht selten; sie kommen nur an einzelnen Hirnnerven, z. B. am Acusticus, etwas häufiger vor. Auch bei den peripheren Nerven kommt es entschieden häufiger vor, dass ein in der Nähe eines derselben sitzender Tumor zu Functionsstörungen desselben führt, als dass der Tumor sich direct an oder in der Nervenscheide selber entwickelt; mit anderen Worten: auch hier sind die eigentlichen Nervengeschwülste seltener, als die nur in der Nachbarschaft der Nerven sitzenden und von da aus auf sie wirkenden Tumoren. Dazu kommt noch, dass ein grosser Theil der echten primären Nervengeschwülste wegen der, wie wir sehen werden, meist sehr schonenden Art, wie sich diese Neubildungen gegen

die eigentliche Nervensubstanz verhalten, oft sehr lange gar
keine oder nur ganz unbestimmte nervöse Erscheinungen macht,
so dass gerade für den Neurologen diese Fälle vielfach nur ein
sehr geringes Interesse haben und ihm kaum zur Kenntniss
kommen, während viele in der Nähe der Nerven entspringende
Geschwülste durch Uebergreifen auf diese die schwersten nervösen Reiz- und Lähmungserscheinungen hervorrufen können;
Symptome, die dann speciell in differentiell diagnostischer und
damit auch in practisch therapeutischer Beziehung für den Neurologen von grosser Bedeutung sind. Es ist deshalb auf jeden
Fall gerechtfertigt, auch bei den peripheren Nerven auf diese paraneuralen Geschwülste einmal im Zusammenhange Rücksicht
zu nehmen; freilich ist es leicht ersichtlich, dass es bei der un-
geheuren Menge der hier vorhandenen Möglichkeiten nicht angängig sein wird und auch müssig sein würde, sie alle aufzuzählen; ich werde in dieser Beziehung nur auf die häufigsten
und practisch wichtigsten Vorkommnisse Rücksicht nehmen und
vor allem auch an eigene Beobachtungen mich halten. Dahin-
gegen werde ich über die eigentlichen, primär an den Nerven
sich entwickelnden Geschwülste möglichst Ausführliches bringen,
wenn auch einzelnes davon dem neurologischen Interesse, wie
gesagt, etwas fern liegen sollte.

Von einer speciellen Geschichte derjenigen Geschwülste,
die in der Nachbarschaft peripherer Nerven entstehen und diese
erst secundär in Mitleidenschaft ziehen, kann natürlich keine
Rede sein; was hier an historischem Materiale in Betracht käme,
würde zusammenfallen mit der historischen Entwickelung unserer
Kenntnisse über die in Betracht kommenden Tumoren selbst
und der nervösen Symptomencomplexe, die sie ihrer Lage nach
hervorzurufen im Stande sind. Dagegen hat die Lehre von den
primären Nervengeschwülsten natürlich eine Geschichte; nur, da
ihre nervösen Symptome oft gegenüber anderen, die z. B. auch
das Interesse des Chirurgen oder auch des Dermatologen hervorrufen, sehr zurücktreten, findet man die historischen Daten
über sie theilweise mehr in den Handbüchern der Chirurgie und
Dermatologie, als in den neurologischen Lehrbüchern. Sehr bedeutend sind unsere Kenntnisse hier natürlich auch von den
pathologischen Anatomen gefördert worden, manche Formen,
spec. der multiplen Neurome, haben überhaupt ein wesentlich
pathologisch-anatomisches Interesse. Ich will von Pathologen
hier vor allem Virchow und v. Recklinghausen, von
Chirurgen Vernieul, v. Volkmann, P. Bruns, Czerny,
F. Krause, von Dermatologen Hebra und Köbner nennen;
von Neurologen hat vor kurzem Marie eine schöne Uebersicht,
speciell über die multiplen Neurofibrome, gegeben.

Ich wende mich zunächst der pathologischen Anatomie der
echten Nervengeschwülste, also der primär an den peripheren
Nerven oder an den einzelnen Zweigen der Plexus entstehenden
Geschwülste zu. Während bis auf Virchow alle die Geschwülste
dieses Sitzes unter dem einfachen Namen: „Neurom" (Odier)

zusammengefasst wurden, hat Virchow bekanntlich eine strenge Scheidung zwischen echten und falschen Neuromen zu machen versucht. Er nimmt für die echten Neurome eine wesentliche Betheiligung der Nervenfasern selbst an der Geschwulstbildung an, also eine wirkliche Wucherung und Neubildung dieser Nervenfasern, die dabei einen Markmantel haben oder amyelin sein können (Amyeline Neurome). Vor allem sollen die bekannten Amputationsneurome solche echten Neurome sein. Als falsche Neurome bezeichnet er diejenigen primär an den Nerven vorkommenden Geschwülste, bei denen die eigentliche Grundlage der Geschwulst die Wucherung des Bindegewebes der Nerven bildet, sei es nun in mehr fibröser, oder sarkomatöser oder gar myxomatöser Form, also die Neurofibrome, Neurosarkome und Neuromyxome; auch die seltenen carcinomatösen oder gummösen Wucherungen innerhalb der Nervenscheiden würde man dann hierher rechnen. Gegen diese strenge Scheidung Virchow's zwischen den echten und den falschen Neuromen haben sich nun von Anfang an gewichtige Stimmen, z. B. Billroth, erhoben, und diese Stimmen sind in neuerer Zeit immer zahlreicher geworden. Zunächst sind Geschwülste, die rein aus Wucherung der Nervensubstanz selber bestehen, wenn sie überhaupt vorkommen, jedenfalls ein sehr seltenes Ereigniss. Auch Virchow war es nicht entgangen, dass, auch am Wachsthum und der Configurirung der von ihm als echte Neurome bezeichneten Amputationsneurome, doch auch das Bindegewebe des Nerven, speciell das Perineurium einen erheblichen Antheil hatte; immerhin wird man zugeben müssen, dass gerade beim Amputationsneurom ein starkes Auswachsen und Wuchern der durchschnittenen Nervenfasern vorkommt, aber es fragt sich, ob man dieses Neurom überhaupt zu den echten Geschwulstbildungen rechnen darf. Gowers, der im Uebrigen an der Eintheilung Virchow's in echte und falsche Neurome noch festhält, erklärt doch, dass bei stärkerer Zunahme dieser Bindegewebswucherung bei den „echten" Neuromen Uebergänge zwischen diesen und den falschen Neuromen vorkommen können, also Dinge, bei denen es zweifelhaft sein könne, ob man von Neurom, echtem Neurom im Sinne Virchow's, oder Neurofibrom, einem falschen Neurom im Sinne Virchow's, sprechen müsse. Andere Autoren, wie z. B. Billroth, erklären es für schwer möglich, die amyelinen neugebildeten Nervenfasern, die nach Virchow meist in reichlicher Menge in den Neuromen vorkommen, vom Bindegewebe zu unterscheiden. Kurz, der Standpunkt der meisten Pathologen und Kliniker ist heute wieder der, — ich nenne z. B. nur Ziegler — dass es sich bei fast allen den primär in den Nerven entstehenden Geschwülsten in der Hauptsache um eine Wucherung der bindegewebigen Antheile der Nerven handelt, und zwar vor allem um eine Wucherung des Perineuriums, das den ganzen Nervenstamm und auch die einzelnen secundären Nervenbündel umgiebt und von einander trennt (Ziegler); in zweiter Linie kann auch das sogenannte Endoneurium und das Epineurium in Betracht kommen[1]). Demnach wären also alle Neurome mehr oder weniger falsche Neurome im Sinne Virchow's, die man dann wieder je nach der Art der den Nerven umscheidenden oder durchdringenden Bindegewebesubstanz vor Allem in Neurofibrome, Neurosarkome und Neuromyxome eintheilen würde. Dass eine Wucherung der nervösen Substanz bei diesen Geschwulstformen garnicht stattfindet, soll übrigens keineswegs gesagt sein; nur nimmt sie fast immer, abgesehen von manchen Amputationsneuromen, einen geringen Antheil an dem Aufbau des Neuromes; sie kommt in dieser beschränkten Form übrigens nicht nur bei den Neurofibromen vor, sondern nach F. Krause auch bei den malignen myxomatösen und sarkomatösen Formen, die Virchow immer zu den falschen Neuromen gerechnet hat, sodass auch damit ein Unterschied zwischen den sogenannten echten und falschen Neuromen Virchow's sich verwischen würde.

Die einzelnen Formen der sogenannten Neurome werden sich in ihrem Aufbau und speciell histologisch zunächst nur durch die verschiedene Natur der den Nerven umgebenden und durchsetzenden gewucherten Bindesubstanz, der, wie ausgeführt, eigentlichen Geschwulstsubstanz, unterscheiden. Während es sich beim Neurofibrom nur um ein derbes hartes Bindegewebe handelt mit rein faserigem Bau und nur wenigen Kernen, zeigt das interstitielle Gewebe beim Sarkom entweder reichliche kernhaltige Zellen in Spindelform oder vom Character der Rundzellen, und beim Myxom ist überhaupt das ganze zwischen den oder um die Nervenbündel liegende Gewebe in eine geléeartige oder noch mehr flüssige Masse verwandelt, und zeigen die nur noch spärlich vorhandenen Zellen ein stark gequollenes Aussehen. Das Verhalten des eigentlichen Geschwulstgewebes gegen den Nervenstamm selber, seine einzelnen secundären Nervenbündel, und schliesslich gegenüber den Primitivröhren ist bei den verschiedenen Formen der Neurome so ziemlich dasselbe. Man kann im Allgemeinen sagen, dass alle diese Geschwülste sich durch eine sehr weitgehende und langdauernde Schonung der Nervenfasern selbst auszeichnen. Das zeigt häufig schon eine makroskopische Untersuchung der Neurome, noch mehr

---

[1]) Die Bezeichnungen Perineurium, Endoneurium und Epineurium werden von den Autoren nicht ganz gleichmässig gebraucht. Ziegler unterscheidet, wie W. Krause, ein peripheres Perineurium, das die sogenannten tertiären Nervenbündel, die Nervenstämme, umgiebt, und ein centraleres, das die secundären Bündel umscheidet. Zwischen den secundären Bündeln, sie von einander trennend und mit dem peripheren Perineurium continuirlich zusammenhängend, liegt das Epineurium, das meist auch viel Fett enthält. Das Endoneurium — centrales Perineurium (W. Krause) — geht direct vom Perineurium der secundären Bündel aus und scheidet die Fasern desselben in primäre Bündel oder einzelne Nervenfasern. Oppenheim nennt das äussere Perineurium Ziegler's Epineurium. Ich werde mich an die Nomenclatur W. Krause's und Ziegler's halten.

eine histologische. Makroskopisch sieht man manchmal,
dass eine Geschwulst, die sich nur an einer Seite des äusseren
Perineuriums (Ziegler) eines Nerven entwickelt hat, diesem
Nerven nur seitlich aufsitzt, ihn verschiebt und mehr oder
weniger, manchmal stark, comprimirt, aber ihn nicht zerstört.
Häufiger ist das Verhalten, dass das Neurom in der Axe des
Nervenstammes sitzt, so dass der Nerv sozusagen in seinem
Verlaufe von ihm unterbrochen wird oder, anders ausgedrückt,
dass das Neurom eine spindelförmige oder mehr kugelige Auf-
treibung des Nerven darstellt; man sieht dann den Nerven an
einer Seite in den Tumor ein-, an der anderen Seite wieder aus
ihm heraustreten. Untersucht man in diesen Fällen auf Schnitten
das Verhalten des Nerven an der Stelle der Geschwulst selbst,
so kann es ein sehr verschiedenes sein. In einer Reihe von
Fällen — wohl den günstigsten — liegt der ganze Nerv in
compakter Masse im Centrum der Geschwulst darin, die dann
also nur eine Wucherung des peripheren Perineuriums darstellt
und den Nerven wie ein Mantel umgiebt; in einer zweiten Reihe
von Fällen liegt im Gegentheil das dann wohl meist nicht
sehr grosse, vom inneren Perineurium oder Epineurium ausgehende
Neurom im Centrum des Nerven; sämmtliche Nervenfasern sind
von ihm auseinandergedrängt, sie liegen wie ein aufgefasertes
Knäuel Garn aussen um die eigentliche Geschwulstmasse herum,
vom äusseren Perineurium umgeben, aber sie ziehen nicht
eigentlich durch die Geschwulst hindurch. Am
häufigsten ist aber ein drittes Verhalten, über das ganz genauen Aufschluss erst eine mikroskopische Untersuchung giebt:
hier hat eine Wucherung der einzelnen Balken des centralen
Perineuriums oder des Epineuriums stattgefunden, die Geschwulst
hat also zu einer Aufsplitterung des Nerven in ihrem Bereiche geführt, so dass man auf einem Querschnitte durch die
Geschwulst die einzelnen secundären Bündel durch Massen der
gewucherten Bindesubstanz von einander getrennt sieht; erst
nahe dem oberen und unteren Ende der Geschwulst convergiren
die Fasern wieder, um schliesslich ausserhalb derselben wieder
den compakten Nervenstamm zu bilden. In einer letzten Reihe
von Fällen — und das ist dann überhaupt nur bei mikroskopischer
Untersuchung zu übersehen — macht die Geschwulstbildung
auch am centralen Perineurium nicht Halt; sie ergreift auch das
Endoneurium, dringt zwischen die primären Nervenbündel und
schliesslich zwischen die einzelnen Primitivfibrillen ein. Dann
braucht man makroskopisch auf einem Querschnitte der Geschwulst,
wenigstens in ihrem Centrum, überhaupt compakte Nervenbündel
nicht mehr zu sehen oder nur ganz vereinzelte. Nach den
oberen und unteren Enden der Geschwulst rücken die einzelnen
Fasern wieder mehr zusammen und sind dann auch makroskopisch
wieder zu erkennen. Für alle die verschiedenen Arten der
perineuralen, epi- oder endoneuralen Geschwulstbildung ist es aber charakteristisch, dass die in der
Geschwulstmasse liegenden Nervenbündel und sogar,

bei Ergriffensein des Endoneuriums, die einzelnen durch den Tumor von einander getrennten Nerven-fasern anatomisch vollständig gut erhalten sein können. F. Krause hat das vor allen Dingen auch für die malignen Neurome auf Grund der Untersuchung mit Weigert's Hämatoxylinfärbung nachgewiesen; er fand im Geschwulstgewebe zwischen den einzelnen Balken desselben immer reichliche Massen von Nervenfasern mit wohl erhaltener, schwarz gefärbter Mark-scheide: ihre Menge und die verschiedene Art ihres Verlaufes drängte ihm auch hier die Vermuthung auf, dass es sich zum Theil um neugebildete Nervenfasern handele. Man sieht, wie wichtig dieses Verhalten des eigentlichen Neuromgewebes gegenüber den Nerven für die Symptomatologie dieser Geschwülste sein muss, Natürlich ist der Widerstand, den das nervöse Gewebe dem Geschwulstgewebe entgegensetzt, kein absoluter; schliesslich gehen auch Nervenfasern zu Grunde, verlieren zuerst ihre Mark-scheide, die Axencylinder quellen auf und lösen sich schliesslich auf. Dann findet man an diesen Stellen nur noch das Geschwulst-gewebe allein. F. Krause ist der Meinung, dass der Zerfall der Nervensubstanz bei den malignen Sarkom- und Myxomformen leichter und früher erfolge, als bei den Neurofibromen.

Die im Beginne dieses anatomischen Theiles nothwendige Kritik der Lehre Virchow's von den wahren und den falschen Neuromen hat es so mit sich gebracht, dass ich zuerst, entgegen sonstiger Gewohnheit, auf die histologischen Verhältnisse dieser Geschwülste eingegangen bin, es sollen jetzt nachträglich noch einige Bemerkungen über ihr gröberes anatomisches Verhalten folgen. Die Neurome, es handelt sich hier zunächst mehr um die isolirten Tumoren, kommen gelegentlich an allen peri-pheren Nerven und an einzelnen Theilen der Plexus vor; sie haben aber, wie aus den mitgetheilten Beobachtungen hervorgeht, am Arme eine gewisse Vorliebe für den Medianus, am Beine für den Ischiadicusstamm. An den Hirnnerven sind sie im Ganzen selten. Uebrigens sitzen sie nicht nur an den ein-zelnen grösseren Nervenstämmen selbst, sondern sie können sich, namentlich primär in den feinsten Verzweigungen derselben ent-wickeln. Ihre Grösse ist eine sehr verschiedene: vom nur mikroskopisch erkennbaren Knoten wechseln sie bis zur Aus-dehnung eines Kinds- oder gar Mannskopfes, im Durchschnitt haben sie vielleicht die Grösse einer Kastanie oder eines Taubeneies. Ihre Form ist sehr häufig eine spindliche, längsovale, die schmalen oder spitzen Enden sind dann dem in das Neurom ein- und aus ihm austretenden Nerven zugewandt: die Längsaxe liegt der Axe des Nerven parallel. In andern Fällen ist der Tumor von mehr kuglicher Form; in den Fällen, wo er nur einer Seite des Nervenstammes aufsitzt, kann die Form ganz un-regelmässig sein. Die Oberfläche ist meist keine glatte, sondern sie ist höckerig, von einer Menge einzelner abgrenzbarer

Vorsprünge bedeckt. Die Consistenz ist bei den Fibromen
eine sehr derbe, die Sarkome sind weicher, und bei den Myxomen
kann es sich sogar um scheinbare Fluctuation handeln. Letztere
können, wenn sie sehr gross werden, auch die Haut durchbrechen
und dann zerfallen und jauchende Geschwürsflächen hervorrufen. (Figur 26).

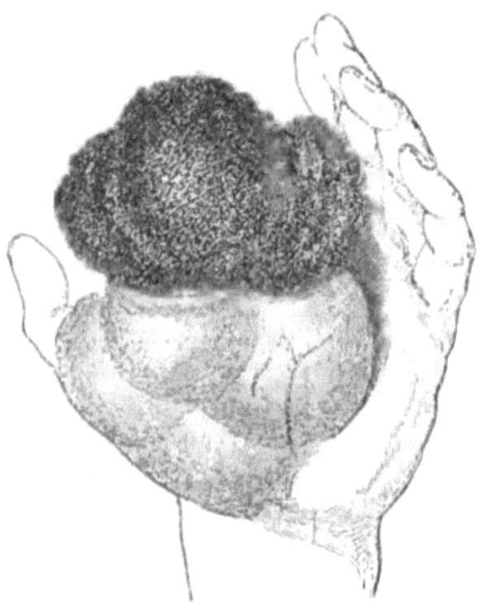

Figur 26.   Geschwürig zerfallenes Neuromyxom der Hand.
Nach Volkmann-Krause.

Namentlich die Neurofibrome können ganz vereinzelt
vorkommen und immer isolirt bleiben, bei den malignen Formen,
den Neurosarkomen und Myxomen findet man dagegen nicht so
selten mehrere bis viele Knoten dicht neben einander in denselben Nerven (s. Fig. 27). Da gerade diese malignen Formen
sehr häufig an den peripheren Verzweigungen der einzelnen
Nerven beginnen und dann in der Nervenscheide mehr oder
weniger rasch centralwärts rücken, so ist hier sehr häufig der
Verlauf so, dass, nach Exstirpation eines peripheren Knotens,
im centralen Nervenstumpf ein Recidiv auftritt, nach einer Entfernung dieses wieder ein mehr central gelegenes und so fort,
bis Stellen erreicht sind, an denen das Messer des Chirurgen
Halt machen muss. Im Uebrigen ist die Raschheit des Wachsthumes der Neurome eine sehr verschiedene: die Neurofibrome
können sehr langsam wachsen, vielleicht manchmal sogar lange
stationär bleiben, bis sie aus irgend einem Grunde neue Wachs-
thumsenergie gewinnen. Die Sarkome und Myxome wachsen oft
sehr rasch. Metastasen in andere Organe, Hirn, Leber etc.,
scheinen auch die bösartigen Neurome nur in den seltensten
Fällen zu machen. Im Uebrigen verweise ich wegen der Gut-
oder Bösartigkeit dieser Geschwülste auf den klinischen Theil.

Wir haben uns bisher nur mit dem mehr oder weniger isolirten Vorkommen der Neurome beschäftigt. Nun kann aber die Neurombildung auch — es handelt sich dann wohl immer um Neurofibrome — eine sehr multiple werden. Diese multiple Neurofibromatose kann sich auf einzelne Gebiete der peripheren Nerven — einen Stamm, einen Plexus, die Cauda equina — beschränken, oder aber fast alle peripheren Nerven ergreifen. In letzteren Fällen sind an einem Individuum mehr als tausend einzelne Knoten beobachtet; die Knoten liefen dann rosenkranzartig die Nervenstämme entlang bis in den Wirbelcanal (siehe Figur 28). Die Knoten können auch bei multiplem Auftreten mehr an den grösseren Nervenstämmen sitzen oder aber an den feineren und feinsten Endverzweigungen, speciell an den Enden der sensiblen Nerven der Haut; häufig kommt auch beides zusammen vor. Die multiplen Knoten der Nervenstämme zeigen grob anatomisch und histologisch keine Unterschiede gegen die isolirten Neurofibrome. Bei multiplem Auftreten der Neuromknoten an den Enden der Hautnerven tritt ein sehr charakteristisches Krankheitsbild — das Fibroma molluscum multiplex Virchow's, die multiple oder universelle Neurofibromatose Recklinghausen's — ein. Die Hautoberfläche kann dann geradezu übersät sein von einer Masse mehr oder weniger flach oder gestielt (Molluscum pendulum) aufsitzender, aber immer von einander isolirter Fibrome (siehe Figur 29). In sehr ausgeprägten Fällen kann fast die gesammte Körperoberfläche davon bedeckt sein; nur die Hand- und Fussflächen scheinen immer frei zu bleiben: in andern Fällen ist die Fibrombildung auf einzelne Theile der Haut beschränkt. Die Grösse der einzelnen

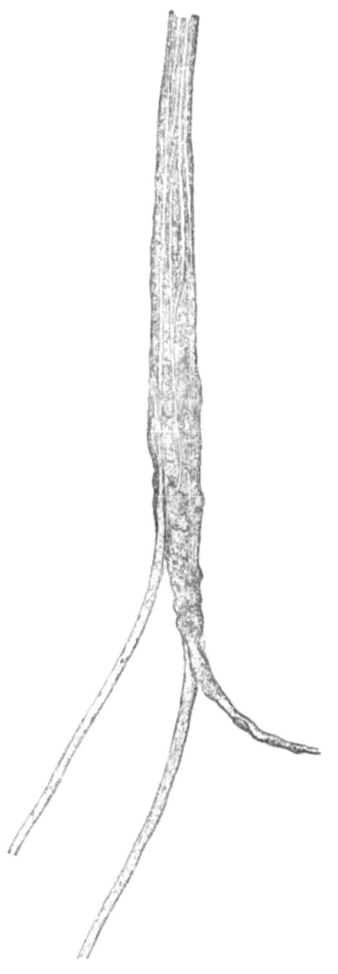

Figur 27. Multiple maligne Neurome am Ulnaris. Nach F. Krause.

Fibrome kann eine sehr verschiedene sein; oft handelt es sich
um viele hundert kleinere und dazwischen findet sich dann ein
sehr grosses, das geradezu zu einer gewaltigen Ausdehnung
kommen kann, wie es z. B. der Titelkupfer in Virchow's Geschwulstlehre zeigt. Die Anordnung lässt bei sehr multiplem Vorkommen der Fibrome natürlich nicht mehr erkennen, dass es
sich um das Ausbreitungsgebiet einzelner Nerven in der Haut
handelt; ich selber habe aber einmal gesehen, dass die multiple
Neurofibromatose sich auf das Gebiet eines Intercostalnerven

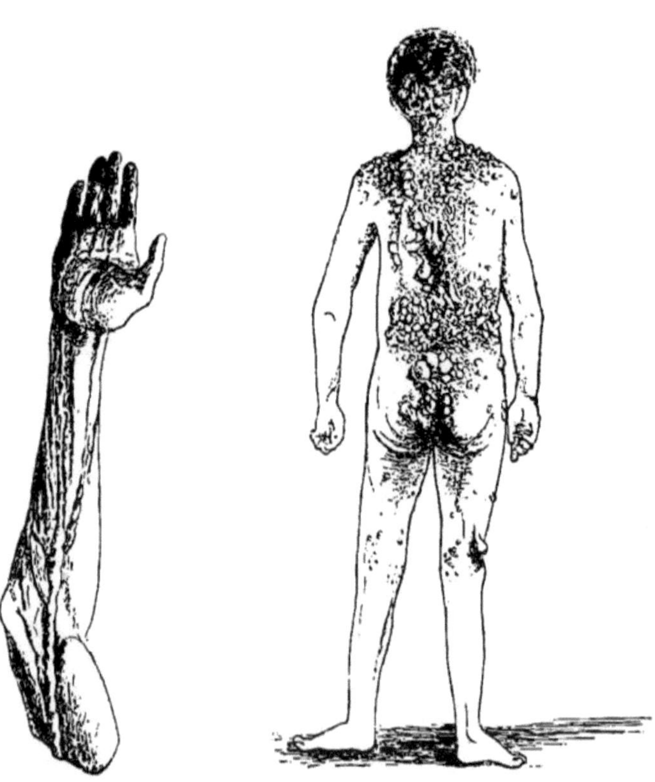

Figur 28. Allgemeine Neurofibromatose. Rosenkranzartige Anordnung
der Neurome entlang den Hautnerven
des rechten Armes: die kleinen
Knoten sind deutlich unter der Haut
zu sehen. Nach Robert Smith;
reproducirt bei Marie.

Figur 29. Fibroma molluscum multiplex: allgemeine Neurofibromatose.
Nach v. Recklinghausen.

beschränkte. Neben den eigentlichen Fibromen finden sich in
diesen Fällen meist in der Haut auch noch reichliche Naevi — Naevi
pilares, vasculares und pigmentosi, — und Marie ist der Ansicht,
dass die Molluscen aus den Naevi hervorgehen. Im Centrum

der Fibrome findet man bei mikroskopischer Untersuchung eine Nervenfaser, und man sieht, dass die eigentliche Fibrombildung eine Wucherung des Perineurium dieser Nervenfasern darstellt (Recklinghausen), dass es sich also in diesen Fällen multipler Molluscenbildung um echte Neurofibrome der Enden der Hautnerven handelt. Doch kann bei älteren und grösseren Fibromen die Nervenfaser auch schon zerstört sein. In sehr seltenen Fällen (Virchow) hat man statt des Bindegewebes auch Fett als Constituens der multiplen Hautneurome gefunden: diese multiplen Neurolipome sollen besonders bösartig sein. Dass neben den multiplen Neurofibromen der Hautnerven auch solche an den Nervenstämmen häufig vorkommen, habe ich schon erwähnt; aber die multiple Neurombildung kann sich auch ganz auf die Haut beschränken und allein die multiplen Mollusken erzeugen.

Eine weitere anatomisch und klinisch besondere Form der multiplen Neurofibromatose ist das sogenannte plexiforme Neurom, das P. Bruns als Rankenneurom bezeichnet hat. Auch hier handelt es sich um eine multiple echte Fibrombildung an den Nervenstämmen; aber das plexiforme Neurom zeichnet sich dadurch aus, dass bei ihm die Fibrombildung eine ganze Anzahl dicht neben einander liegender Nervenstämme oder Fasern ergreift, die alle auf mehr oder weniger lange Strecken durch Fibrombildung ihrer Bindegewebshüllen verdickt werden und nun durch zwischen ihnen wucherndes Bindegewebe zu einem mehr oder weniger compacten Tumorknoten, der aus einem engen Flechtwerk der erkrankten Nerven besteht, verbunden werden. Auch diese plexiformen Neurome kommen an den verschiedensten Körperstellen vor; Prädilectionsstellen sind das Trigeminusgebiet und überhaupt der Kopf, dann die Plexus; auch in der Orbita sind sie gefunden. Die Form dieser Geschwülste und ihre Consistenz ist eine verschiedene, erstens nach der grösseren oder geringeren Dichtigkeit, mit der die einzelnen neurofibromatös verdickten Nervenstämme mit einander verflochten sind, und zweitens danach, ob mehr die Stämme oder die Enden der Nerven der Sitz des plexiformen Neuromes sind. Sind die Nervenfasern resp. ihre Aeste sehr eng mit einander verfilzt, so gewinnt man den Eindruck eines einfachen, sehr harten, auf der Oberfläche meist höckrigen Tumors, der auf dem Durchschnitt ein fibromatöses Aussehen hat und eventuell erst mikroskopisch seine Zusammensetzung aus myelinen und amyelinen Nervenfasern mit neurofibromatöser Wucherung des Peri- oder Endoneuriums erkennen lässt. Das eigentliche Nervengewebe ist dabei mehr oder weniger zerstört, oft aber auch ziemlich erhalten (P. Bruns), in anderen Fällen sogar gewuchert. Diese Tumoren können eine sehr grosse Ausdehnung erreichen. Die Haut über ihnen ist oft pigmentirt oder mit Warzen resp. Hautfibromen besetzt.

Ist die Verbindung der einzelnen das Neurom zusammensetzenden fibromatös verdickten Nervenfasern durch zwischen
ihnen liegendes Bindegewebe nicht eine so feste, so kann
man wohl am Tumor die einzelnen Nervenstränge fühlen,
und man kann dann nach Entfernung der Geschwulst auf
stumpfem Wege die Verklebungen zwischen den einzelnen
Strängen lösen. Das kommt namentlich auch an

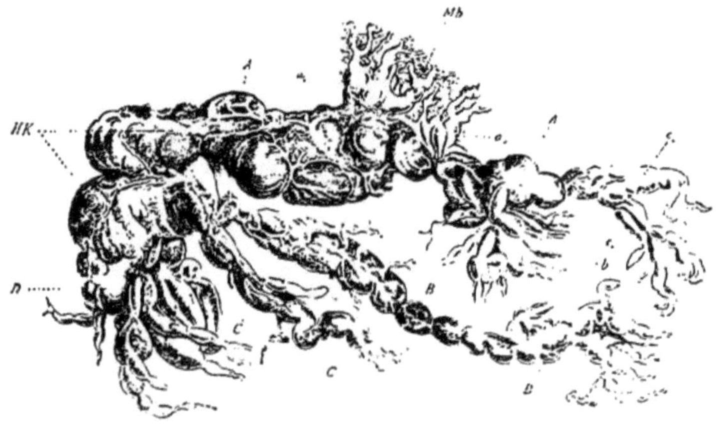

Figur 30. Rankenneurom des Plexus brachialis. A Nervus musculo-
cutaneus. a, aa„ Zweige für den Musculus biceps. b Zweige für den
Musculus brachialis internus. B Nervus cutaneus brachii internus. D Nervus
radialis. Nach Herczel, reproducirt bei Marie.

den Plexus vor, und gerade auf diesem Wege gewinnt
man dann Bilder, auf die der Name Rankenneurom, den P. Bruns
ersonnen hat, am besten passt. Die Figur 30 zeigt ein solches
Rankenneurom des plexus brachialis und bedarf einer weiteren
Beschreibung wohl nicht. Sind speciell die Hautnerven bestimmter Regionen der Sitz des plexiformen Neuromes, so kommen
im Trigeminusgebiete, speciell am oberen Augenlide, an der
Schläfe über dem Ohre oder im Nacken, diejenigen eigenthümlichen Gebilde vor, die man als Dermatolyse (Marie) oder
Pachydermatocele bezeichnet hat, (auch der eine Fall
von P. Bruns war ein solcher), und von denen die Figur 31
ein deutliches Bild eines sehr ausgeprägten Falles giebt. Manche
dieser als Pachydermatocelen beschriebenen Gebilde sind wieder
nichts Anderes als sehr grosse Fibromata mollusca. In den
herabhängenden Hautfalten finden sich dann die rankenförmig
verzweigten Neurofibrome. Betrifft die Neurofibromatose die
Hautnerven einer ganzen Extremität, so entsteht, z. B. am Beine
das Bild der sogenannten Elephantiasis mollis — auch
hier kann man meist einzelne besonders grosse Nervenknoten
mit der Hand abgrenzen. Ueber die verschiedenen klinischen Erscheinungsformen des plexiformen Neuromes soll noch weiter

unten genaueres gebracht werden — hier nur soviel, um zu zeigen, dass es sich bei den verschiedenen Bildern nur um Varietäten in der Anordnung und des Sitzes des Neuroma handelt. Die nahe Verwandtschaft des plexiformen Neuromes mit der einfachen multiplen Neurofibromatose und der multiplen Molluskenbildung geht auch daraus hervor, dass Beides zusammen auch an einem Individuum und die einzelnen Formen getrennt bei nahen Verwandten vorkommen können.

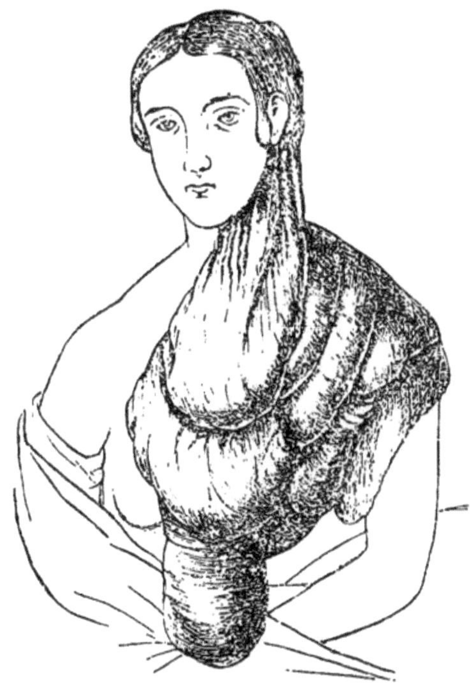

Figur 31. Plexiformes Neurom in Form der Pachydermatocele. Das Neurom geht von der Haut über dem Processus mastoideus aus. Nach Mott, reproducirt bei Marie.

Ueber die paraneuralen Geschwülste, die durch Compression der ihnen benachbarten Nervenstämme wirken, kann ich anatomisch besondere Angaben nicht machen, da hier alle nur möglichen Geschwulstformen vorkommen können. Es handelt sich hier um Geschwülste, die primär oder secundär im Bindegewebe um den Nerven entstehen, oder von anderen benachbarten Organen, so von den Knochen, seltener von den Muskeln, dann, besonders im Thorax und im Becken von den Eingeweiden dieser Gegenden ausgehen. Ich habe auch schon erwähnt, dass ich hier natürlich nur auf klinisch besonders wichtige Dinge und auf selbsterlebte Vorkommnisse eingehen kann;

jede Möglichkeit zu erschöpfen, ist man hier absolut nicht im
Stande. Ich will hier nur noch erwähnen, dass neben den
eigentlichen Geschwülsten an vielen Körperstellen auch Aneurysmen zu erheblichen Laesionen peripherer Nerven führen
können, und dass auch allzu starke Callusmassen gebrochener
Knochen manchmal in dieser Weise wirken.

Was ihr Verhalten gegen die Nervenstämme selber betrifft,
so pflegen die paraneuralen Tumoren dieselben meist nur durch
Compression, Verschiebung etc. zu lädiren, Carcinome und
Gummata der Nachbarschaft können aber auch in die Nervenstämme hineinwuchern.

Nach diesen anatomischen Auseinandersetzungen wende ich
mich jetzt dem klinischen Theile dieses Kapitels zu. Da die
Wirkungen der Geschwülste auf die intracraniellen Theile der
Hirnnerven schon bei den Hirntumoren besprochen sind, so
habe ich für diese hier nur Weniges nachzuholen, nämlich diejenigen Symptomencomplexe, die durch die echten Neurome
oder die paraneuralen Geschwülste der Hirnnerven
während ihres extracraniellen Verlaufes hervorgebracht
werden können. Das soll zunächst geschehen. Ich werde
daran dann das Wichtigste anschliessen, was über die paraneuralen Geschwülste der extravertebralen Antheile der
spinalen Nerven und ihrer Plexus zu sagen ist, und den
Schluss soll die Klinik der eigentlichen Neurome in der solitären
oder multiplen Form ihres Auftretens bilden.

In den Nervenstämmen selbst auftretende Geschwülste,
also Neurome, sind an den Hirnnerven während ihres extracraniellen Verlaufes ebenso selten, als in der Schädelhöhle. Am
häufigsten sollen Neurome und sogar multiple Neurome am
Vagus sein; hier sollen sich Neuromknoten sogar manchmal bis
in die Lunge etc. verfolgen lassen. Machen diese Vagusneurome
überhaupt Symptome, so werden sie sich nicht von den durch
Geschwülste in der Nachbarschaft dieses Hirnnerven bewirkten
unterscheiden, und ich verweise deshalb auf das, was ich in
dieser Beziehung weiter unten bringen werde. Dass die Aeste
des Trigeminus eine besondere Prädilectionsstelle für plexiforme
Neurome sind, habe ich schon erwähnt, auch hierüber wird
weiter unten noch Genaueres folgen.

Von einiger Wichtigkeit, wenn auch an und für sich sehr
selten, sind noch die primär in der Scheide des Opticus
und zwar meist im orbitalen Theile desselben sich entwickelnden
Geschwülste. Nach Willemer handelt es sich entweder
um Fibrome oder um Sarkome, resp. Myxosarkome, doch sollen
auch echte Neurome beobachtet sein. Die Geschwülste gehen
immer von der Scheide des Sehnerven selber aus, durchwachsen
dann die einzelnen Sehnervenfaserbündel und bringen sie mehr
oder weniger zur Zerstörung. Doch kann es auch hier, wie bei
den Neurofibromen der peripheren Nerven vorkommen, dass ein
eigentliches Eindringen der Geschwulst in die Nervenmasse

selber gar nicht stattfindet, sondern dass die Geschwulstmasse
nur wie ein Mantel den Sehnerven umgiebt, der ziemlich un-
lädirt und compact im Centrum derselben darin liegt. Die Sehnervengeschwülste bilden makroskopisch meist cylindrische Verdickungen des Sehnerven; übrigens beschränken sie sich nicht
immer auf den orbitalen Theil des Nervus opticus; wie eine Abbildung von Willemer zeigt, können sie sich auch in das
Cavum cranii erstrecken und hier selbst das Chiasma noch betheiligen. Ein Hinauswuchern der Geschwülste des
Sehnerven selbst aus der Scheide dieses Nerven in
die Orbita findet niemals statt.

Die klinischen Symptome der Sehnervengeschwülste sind
folgende: Erstens ein mehr oder weniger starker Exophthalmus.
Meist ist dabei der Bulbus in gerader Richtung nach vorn
verschoben, da ja der ihn vortreibende Druck in seiner Axe
wirkt. In Folge dessen können beim Exophthalmus durch
Sehnerventumor Doppelbilder fehlen. Auch die Bewegungs-
beschränkung der Bulbus ist meist nur eine ganz geringe und
rein durch den Exophthalmus bedingte, da eine Durchwachsung
der Augenmuskeln oder der Bewegungsnerven derselben durch
den Sehnerventumor nicht stattfindet. Schmerzen, speciell im
Bulbus selber sitzende, können durch Betheiligung der Ciliarnerven zu Stande kommen; seltener sind wohl supraorbitale
Neuralgien durch Betheiligung des ersten Astes des Trigeminus.
Die Läsion der Ciliarnerven kann auch neuroparalytische
Keratitis bedingen, ebenso wohl auch hartnäckige Schwellungen
und Entzündungen der Conjunctiva bulbi. Was schliesslich die
eigentlichen Sehstörungen anbetrifft, so können dieselben bei
günstig sitzenden und den Sehnerven schonenden Geschwülsten
lange fehlen; wird der Nervus opticus aber selber durchwachsen,
so kommt es zu Amblyopien, Gesichtsfeldeinengungen und
schliesslich zu Amaurosen, und das ophthalmoskopische Bild
zeigt zunächst eine Stauungspapille und später eine Sehnervenatrophie.

Wie man sicht, ähnelt das klinische Bild des eigentlichen
Sehnerventumors sehr dem der anderen Orbitaltumoren, die sich
ausserhalb des Sehnerven entwickeln. Bei der Diagnose kommt
es nur darauf an, den Sehnerventumor vom Orbitaltumor
zu unterscheiden. Das wird meist sehr schwer sein.
Als für den Sitz der Geschwulst im Sehnerven selber sprechend,
giebt Willemer Folgendes an: Erstens die Richtung des
Exophthalmus in der Axe des Sehnerven und das häufige Fehlen
der Doppelbilder; zweitens — und das ist vor Allem wichtig —
das frühzeitige Auftreten der beschriebenen Sehstörungen, wenn
die übrigen Symptome, speciell der Exophthalmus, noch gering
sind. Denn die eigentlichen orbitalen Geschwülste müssen immer
schon eine ziemliche Ausdehnung erreicht haben, wenn sie den
Sehnerven selber erheblich functionell schädigen sollen. Die

Sehnervengeschwülste kommen oft schon in früher Kindheit vor; häufig ist ätiologisch ein Trauma angegeben.

Die Prognose der Sehnerventumoren ist eine schlechte, sowohl quoad visum wie quoad vitam. In letzter Beziehung kommt vor Allem der häufige Uebergang der Geschwulst auf das Cavum cranii in Betracht, wodurch es dann zu den Erscheinungen eines Hirntumors kommt. Therapeutisch kommt nur die Enucleation des Bulbus in Betracht; Recidive am Sehnervenstumpfe sind sehr häufig.

Wir kommen nun zu denjenigen Geschwülsten, die, in der Nachbarschaft der Hirnnerven während ihres extracraniellen Verlaufes sitzend, zu Läsionen derselben führen können. Für den Opticus, die drei Augenmuskelnerven und den ersten Ast des Trigeminus kommen hier vor Allem die Geschwülste der Orbita in Betracht. Es kommen hier die verschiedenartigsten Geschwülste vor, die entweder von den weichen Theilen der Orbita — Fett, Bindegewebe, Muskeln und Gefässen, sowie schliesslich von der Thränendrüse — oder von den die Orbita begrenzenden Knochen ausgehen können. Von der ersten Gruppe sind die wichtigsten die Sarkomformen, auch Fibro-, Myxo- und Melanosarkome; als Gefässgeschwülste kommen Angiome und Aneurysmen des Ophthalmica in Betracht, vom Fettgewebe können Lipome, von den Nerven der Orbita plexiforme Neurome ausgehen; selten sind Cysticerken und Echinokokken der Orbita, etwas häufiger von der Thränendrüse ausgehend Angiome und Carcinome. Von den Knochen entspringen Osteosarkome und eigentliche, meist breit aufsitzende und elfenbeinharte Osteome. Selten sind Gummata in der Orbita.

Das Verhalten der orbitalen Geschwülste gegen die einzelnen Gebilde der Orbita ist ein sehr verschiedenes. Der Opticus wird meist ziemlich lange geschont, ein Hineinwuchern orbitaler Geschwülste in die Opticusscheide kommt überhaupt nicht vor. Im Uebrigen können die gutartigen Tumoren der Orbita auch die übrigen hier liegenden Elemente, wie Muskeln und Nerven, nur verdrängen, während bösartige Sarkome und Carcinome die Muskeln und Nerven durchwachsen und zerstören können. Auch können diese Geschwülste nach Durchbruch des Orbitaldaches und hinten auch durch die Fissura orbitalis superior hindurch in die Schädelhöhle hineinwachsen und so zu Hirntumoren werden; ebenso, wie umgekehrt Geschwülste der vorderen und mittleren Schädelgrube in die Orbita eindringen können.

Die Symptome der orbitalen Geschwülste sind, wie gesagt, denen der Sehnerventumoren sehr ähnlich, und ich kann mich hier sehr kurz fassen. Das wichtigste Symptom ist der Exophthalmus. Er kann sehr stark werden, so dass die Lider nicht mehr im Stande sind die Cornea zu bedecken. Meist wird bei ihm auch der Bulbus nicht in gerader Richtung nach vorn verschoben, sondern mehr nach einer Seite, nach oben oder nach unten, und man kann, wenn das ausgeprägt ist,

immer annehmen, dass der Tumor dann in entgegengesetzter
Richtung sitzt. So wird ein über dem Bulbus sitzender Tumor
diesen nach unten, ein median sitzender ihn nach aussen verschieben und so fort. Bei grosser Stärke des Exophthalmus ist
schon rein mechanisch die Beweglichkeitsbeschränkung
des Bulbus eine bedeutende; dazu kommt, dass der Orbitaltumor
auch direct zu Zerstörungen von Augenmuskeln und ihrer
Nerven führen kann, — letzteres namentlich in ausgedehnter
Weise, wenn er an der Fissura orbitalis superior sitzt. Aus
allen diesen Gründen pflegen auch Doppelbilder beim Orbitaltumor selten zu fehlen. Sehr intensiv können auch die
Schmerzen sein; entweder handelt es sich um Ciliarneuralgieen
oder um supraorbitale, bei bösartigen Tumoren, besonders
solchen, die an den knöchernen Wänden der Orbita sitzen und
sie lädiren, kann es auch durch die Knochenaffection zu heftigen
Schmerzen kommen. Die trophischen Störungen der Cornea
und Conjunctiva sind beim Orbitaltumor dieselben, wie bei Sehnerventumoren. Die Störungen des Sehens in Folge der Zerrung
und Compression des Sehnerven können erst ziemlich spät auftreten, sind dann aber ebenfalls ganz ähnliche, wie beim Sehnerventumor, also Amblyopieen, Gesichtsfeldeinengungen, Stauungspapille und Sehnervenatrophie mit Amaurose. In manchen
Fällen, besonders bei sehr harten Geschwülsten und vor allem
bei den Osteomen, kann man den Tumor der Orbita direct
fühlen; in anderen kann, wie gesagt, die Richtung des Exophthalmus Auskunft über den Sitz geben. Bei Aneurysmen
der Arteria ophthalmica und bei einer Communication derselben
mit dem Sinus cavernosus kann es zu pulsirendem Exophthalmus kommen.

Die Diagnose der Orbitaltumoren stützt sich wesentlich
auf die langsame Zunahme aller angegebenen Symptome, spec.
des Exophthalmus. Der durch Entzündung der Orbita eintretende
Exophthalmus kommt rapider zu Stande; meist besteht dabei
auch lebhaftes Fieber. Schwieriger wird es manchmal sein, den
Exophthalmus, der durch Ausdehnung der Stirn- oder Oberkiefer-
höhlen bei chronischen Empyemen derselben entsteht, von dem
durch Orbitaltumor bedingten zu unterscheiden. Sicher wird die
Diagnose natürlich, wenn man den Tumor der Orbita fühlen
kann.

Aetiologisch wissen wir von den eigentlichen Orbitaltumoren, abgesehen von den parasitären, sehr wenig. Sicher
ist, dass sie wohl manchmal nach Traumen der Orbita eintreten;
am bekanntesten ist das für den pulsirenden Exophthalmus.

Die Prognose für die meisten Orbitaltumoren, speciell für
die Sarkome, ist eine schlechte; Recidive nach Operationen sind
häufig; oft kommen auch Metastasen in andere Organe vor,
nicht selten das Hineinwachsen in's Gehirn.

Therapeutisch kommt bei den seltenen Gummen eine Schmierkur in Betracht. Sonst nur die Operation, die meist, wenigstens

bei den am häufigsten vorkommenden Sarkomen, nur in einer Exenteration der Orbitalhöhle bestehen kann. Nur wenn, was selten vorkommt, aber doch möglich ist, die Sarkomknoten scharf abgegrenzt sind, kann man sie allein entfernen und den Bulbus bei voller Sehschärfe und Beweglichkeit erhalten. Dasselbe kann man natürlich bei Abmeisselung der Osteome erreichen; da diese aber meist am Orbitaldache sitzen, ist diese Operation, da sie zur Eröffnung der Schädelhöhle oder auch der Stirnhöhlen führen wird, immer eine ziemlich gefährliche.

Der 2. und 3. Ast des Trigeminus können extracraniell in Mitleidenschaft gezogen werden von Geschwülsten, die, für den 2. Ast, speciell im Oberkiefer, oder in den Sieb- und Keilbeinen, auch in der Nasenhöhle, für den 3. Ast speciell im Unterkiefer sich entwickeln. Auch hier handelt es sich vor allem um Sarkome und Osteosarkome der betreffenden Knochen. Natürlich können auch Geschwülste der benachbarten Weichtheile, speciell Carcinome in Mund und Rachen, einmal so wirken. Von besonderer practischer Bedeutung werden die Läsionen dieser Nervenäste bei Geschwülsten dieser Gegenden nicht sein; meistens wird es sich nur um Läsionen der sensiblen Antheile und um Schmerzen und Parästhesieen in ihrem Gebiete handeln; natürlich können unter Umständen auch die motorischen Trigeminusäste lädirt werden, und es wird dann zu Kaumuskellähmung mit Atrophie und Entartungsreaction kommen.

Der Facialis kann während seines Verlaufes durch das Felsenbein wohl einmal durch die hier vorkommenden seltenen primären Carcinome oder Osteosarkome lädirt werden; dasselbe könnte auch wohl einmal dem Acusticus passiren. Im Gesichte selber durchwachsen bösartige Geschwülste der Parotis manchmal die einzelnen Aeste der Gesichtsbewegungsnerven und führen an sich zu Lähmungen; oder die betreffenden Aeste können wenigstens bei operativer Entfernung der betreffenden Geschwülste nicht geschont werden.

In der Tiefe der oberen Theile des Halses, nahe der Schädelbasis, hinter Oberkieferast und Rachenwand liegende Geschwülste können auch die vier letzten Hirnnerven gemeinsam oder einzelne von ihnen direct nach ihrem Austritte aus dem Schädel treffen. Sind Lähmungen aller vier Nerven eingetreten, so wird sich das durch eine halbseitige Lähmung und Atrophie der Zunge, des Gaumensegels und Rachens, des Stimmbandes, des Cucullaris und Sternocleidomastoideus, alles auf der Seite der gelähmten Nerven, ausweisen, während im Uebrigen die Läsion des einen Vagus speciell an Herz und Lungen und des Glossopharyngeus besondere deutliche Symptome nicht zu bedingen braucht. Meist wird die Geschwulst in der Tiefe hinter dem aufsteigenden Unterkieferast zu fühlen sein, ihre Operation wird immer eine schwierige sein. Ich habe einmal beobachtet, dass ein Aneurysma der Arteria occipitalis sinistra eine einseitige Hypoglossuslähmung extracraniell hervorgerufen hatte, dass es dann den Processus

mastoideus durchbohrte und von hinten an den Facialis kam
und diesen lädirte, und dass schliesslich auch die Hinterhaupt-
schuppe durchbrochen wurde und dass dann das Aneurysma
direct das Kleinhirn angriff. Der 9., 10. und 11. Nerv waren
hier verschont. Eine Unterbindung der linken Carotis hinderte
das Weiterwachsen des Aneurysma nur auf kurze Zeit.

Der Hypoglossus kann natürlich auch noch auf seinem
weiteren Wege nach der Zunge, auch durch Carcinome der Zunge
selbst, lädirt werden; irgend eine besondere klinische Bedeutung
hat das natürlich nicht.

Einen weiten Weg hat speciell der Vagus von seinem Austritte aus dem Schädel bis in die Organe, die er versorgt, zurückzulegen, und er kann auf diesem Wege auch durch Geschwülste und geschwulstartig wirkende andere Processe viel-
fältig lädirt werden. Dass auch eigentliche Neurome und sogar
multiple Neurofibrome im Vagusstamme vorkommen, habe ich
schon erwähnt. Von paraneuralen Geschwülsten kommen während
seines Verlaufes am Halse besonders tief sitzende Sarkome und
speciell Lymphdrüsengeschwülste in Betracht, selbstverständlich
auch von der Wirbelsäule ausgehende Geschwülste; auch sehr
grosse Strumen können wohl zu einer Compression der Nervi
vagi, speciell der Nervi recurrentes führen; häufiger sind diese
Nerven allerdings bei Strumaexstirpationen verletzt. Im Me-
diastinalraume kommen vor allen Dingen mediastinale
Tumoren und die Aneurysmen der Aorta in Betracht,
doch sollen diese beiden Krankheiten besonders besprochen
werden, da sie meist zugleich auch zur Läsion anderer Nerven
führen. Auch an diesen unteren Theilen des Vagus sind namentlich Compressionen durch Lymphdrüsengeschwülste recht häufig.

Die Symptome, die durch die auf den Vagusstamm drückenden
Geschwülste hervorgerufen werden, können bei der weiten Ausbreitung dieses Nerven — die Kenntniss seines Ausbreitungs-
gebietes setze ich hier voraus — sehr verschiedene sein, und
viele von ihnen sind ausserdem in ihrer diagnostischen Bedeutung schwer zu beurtheilende. Die Symptome sind natürlich
sehr verschieden, je nachdem es sich um eine Reizung oder um
Lähmung des Nerven handelt; ferner treten manche Lähmungserscheinungen nur bei doppelseitiger Laesion deutlich ein;
und die Ausbreitung der Symptome muss natürlich abhängen
von der Höhe, in der der Tumor den Nerven lädirt. Sitzt
die Läsion weit oben, so kann eine Reizung der Vagus
zu Kehlkopferscheinungen, speciell zum Krampf beider oder
eines Stimmbandes und zu Reizhusten führen, dazu zu verlangsamter Athmung, manchmal mit Cheyne Stoke'schem
Typus oder mit anfallsweise eintretendem acuten Emphysem und
Asthma, dann zu sehr verlangsamter Herzthätigkeit oder paroxys-
meller Tachykardie und schliesslich zu Magendarmstörungen,
speciell zum Erbrechen. Vaguslähmungen können, wenn
sie einseitig sind und hoch sitzen, zu einseitigen Stimmband-

und Gaumensegellähmungen, zu beschleunigter Herzthätigkeit und ebenfalls zu Alterationen in der Athmung führen; doch können die Herz- und Lungenerscheinungen bei einseitiger Lähmung des Vagusstammes auch fehlen, selbst wenn diese total ist. Trifft eine Läsion die Vagusstämme unterhalb des Abganges der Recurrrentes, so müssen natürlich die Stimmbandlähmungen fehlen; die Aeste für den Pharynx und das Gaumensegel gehen schon viel weiter oben ab, so dass sie auch schon bei Laesionen in der mittleren Halsgegend nicht mehr mitgetroffen werden.

Die Diagnose des Sitzes einer isolirten und einseitigen Vagusläsion — vom Aortenaneurysma und Mediastinaltumor sehe ich hier wie gesagt, ab — kann an und für sich schon eine sehr schwierige sein, selbst die Entscheidung, ob es sich um centrale oder periphere Affectionen des Vagus handelt, ist oft schwierig genug. Namentlich wenn es sich nur um cardiale, pulmonale oder gastrointestinale Symptome handelt, wird sich sehr häufig sogar eine Differentialdiagnose zwischen einer organischen Läsion des Vagus oder der betreffenden von ihm innervirten Organe selbst schwer machen lassen; häufig wird man bei diesen Symptomen eine organische Vagusläsion auch von einfachen Neurosen — Neurasthenie, Hysterie — kaum unterscheiden können. Dass die Vagusläsion durch einen Tumor hervorgerufen ist, wird man nur dann sagen können, wenn man den Tumor fühlt und er in der Nähe des Vagusstammes liegt. Das wird meist nur am Halstheile des Vagus möglich sein, die Diagnose einer Vagusläsion durch einen kleinen, der physikalischen Erkenntniss sich entziehenden Tumor während seines Verlaufes in der Brusthöhle wird immer nur eine zweifelhafte Wahrscheinlichkeitsdiagnose sein können. Tumoren am Halse, die den Vagus comprimiren, wird man natürlich entfernen, wenn das möglich ist; es kann das aber namentlich dann unmöglich sein, wenn sie zu sehr mit den grossen Gefässen dieser Gegend verwachsen sind.

Damit wären die Hirnnerven erledigt und wir kommen nun zu den spinalen Nerven und ihren Plexus. Was den Plexus cervicalis anbetrifft, so können Tumoren am Halse auch einmal zu einseitiger Lähmung des Nervus phrenicus führen — sehr selten thun das auch mediastinale Tumoren. Practisch ist eine einseitige Zwerchfelllähmung von geringer Bedeutung, sie ist auch schwer zu erkennen. Eine doppelseitige Zwerchfelllähmung durch Geschwülste an beiden Nervi phrenici kommt wohl kaum vor.

Am Plexus brachialis kommt es durch benachbarte Tumoren nicht selten zu Compressionserscheinungen. In Betracht kommen Wirbeltumoren, Tumoren der oberen Rippen, der Clavicula, des Oberarmes. Einmal sah ich eine sarkomatöse Wucherung supraclavicularer Lymphdrüsen zu einer Compression dieses Plexus und zu Brachialneuralgieen führen; dasselbe können carcinomatöse Drüsen der Achsel machen. In einem anderen Falle fand ich bei einem Patienten zunächst Neuralgieen, Anästhesieen und atrophische Lähmungen im Gebiete des rechten Nervus medianus und ulnaris und zugleich eine starke Schwellung der Hand; daneben bestand Hypertrophie des linken Herzens und Albuminurie. Ich dachte zuerst an eine einfache Neuritis, vielleicht im Zusammenhange mit der Nephritis, und zog auch die Möglichkeit einer Syringomyelie in Betracht. Einige Monate später zeigte sich eine pulsirende Geschwulst über der Clavicula — es bestand ein Aneurysma der rechten Subclavia. Sehr bald ging der Pat. an Lungenoedem zu Grunde. Geschwülste, die den unteren Theil des Plexus brachialis angreifen, können auch den Halssympathicus resp. seine Verbindung mit den Wurzeln des oberen Dorsalmarkes treffen und zu einseitiger Lidspalten- und Pupillenenge führen.

Ueber das Vorkommen von Geschwülsten an den oberen Extremitäten, die den dortigen Nervenstämmen benachbart sitzen und durch Compression auf sie wirken, will ich nur ein paar Worte sagen. Im Ganzen sind, abgesehen von Sarkombildungen in Knochen und Muskeln, die natürlich die Nervenstämme lädiren können, hier überhaupt Geschwulstbildungen nicht häufig; etwas Allgemeines lässt sich aber über paraneurale Geschwülste dieser Gegend überhaupt nicht sagen, ebenso wenig jede Möglichkeit erschöpfen; hier muss jeder einzelne Fall für sich beurtheilt werden. Erwähnen will ich nur, dass durch Callusmassen am Oberarm am leichtesten der Nervus radialis lädirt werden kann, da er dem Knochen am nächsten liegt.

Von Geschwülsten in der Höhe der Brustwirbelsäule, die zu Läsionen peripherer Nerven führen können, kommen vor allem die Aneurysmen des Aortenbogens und des ersten Theiles der absteigenden Aorta und dann die Mediastinaltumoren praktisch in Betracht. Das Aortenaneurysma kann auf dreierlei Weise zu nervösen Symptomen und zwar zu Schmerzen und Lähmungen führen. Es kann erstens sogenannte reflectirte Schmerzen im Sinne Head's, allein durch die Ausdehnung der Aortenwand bedingen; diese sitzen, verbunden mit Hauthyperästhesien, besonders an der linken Thoraxseite und am linken Arme, können aber auch rechts vorkommen. Ist die eigentliche Gefässwand, speciell die Media, erst durch die Ausdehnung des Aneurysma ganz zerstört, so verlieren sich diese Schmerzen. In zweiter Linie kann speciell das Aneurysma der absteigenden Aorta zu Läsion der Intercostalnerven und zu furchtbar heftigen Intercostalneuralgien führen, auch diese können periodisch eintreten; hat das Aneurysma einen Intercostalnerven zerstört, so braucht es einige Zeit, um den nächsten zu erreichen, und in dieser Zeit sind die Patienten eventuell schmerzfrei. In dritter Linie führt das Aneurysma speciell des Aortenbogens zu Lähmung des linken Nervus recurrens und zu linksseitiger Stimmbandlähmung.

Schliesslich kann es auch die Wirbelsäule durchbohren und zu Läsionen des Rückenmarkes führen.

Die Diagnose eines Aortenaneurysma ist natürlich [1]eicht, wenn seine specifischen physikalischen Symptome — Dämpfung über dem Manubrium sterni, Geräusche, pulsirende Geschwülste an diesen Stellen, Pulsdifferenz — vorhanden sind. Ist man aber, wie nicht selten, auf die nervösen Symptome allein angewiesen, so kann man bei den hartnäckigen und schweren Intercostalneuralgien höchstens vielleicht an ein Aneurysma denken; ziemlich sicher wird dann die Diagnose, wenn sich zu diesen Schmerzen eine linksseitige Recurrenslähmung gesellt. — Ueber die Therapie des Aortenaneurysmas, die fast immer eine ziemlich aussichtslose ist, will ich hier nicht sprechen; doch beobachte ich einen Fall von ziemlich sicherem Aneurysma (der rechten Subclavia?) — pulsirende Schwellung in der Höhe der rechten obersten Rippe und Neuralgien — bei dem energischer Jodkaligebrauch die Schmerzen fast behoben und die weitere Ausdehnung des Aneurysmasackes jedenfalls gehemmt hat.

Mediastinaltumoren, speciell solche des hinteren Mediastinums — es kommen hier metastatische und primäre Geschwülste vor: von ersteren sind am häufigsten Sarkome der mediastinalen Lymphdrüsen, von letzteren sind lymphatische Geschwülste bei Leukämie und Pseudoleukämie beobachtet; dann finden sich Lipome, Fibrome, Dermoide; practische Bedeutung haben vor allem die Sarkome — können verschiedene nervöse Gebilde in Mitleidenschaft ziehen. Erstens die Vagi. Hier kommt es namentlich zu doppelseitiger Recurrenslähmung mit totaler Heiserkeit und einer Störung der Deglutition, die besonders leicht auch zu Schluckpneumonieen führen kann; auch die Herzäste des Vagus können wohl ergriffen werden und es kann zu starker Verlangsamung der Herzthätigkeit kommen. In zweiter Linie kann der Halssympathicus mit in das Bereich der Geschwulst gezogen werden, wodurch einseitige oder doppelseitige Pupillen- und Lidspaltenverengerung entsteht; und schliesslich kann eine Läsion der unteren Theile des Plexus brachialis zu neuralgischen Schmerzen in den Armen Veranlassung geben. Die Zurückführung aller dieser Symptome auf eine Mediastinalgeschwulst ist natürlich nur dann möglich, wenn diese — entweder durch abnorme Dämpfungen über dem Thorax oder durch Verschiebung von Herz, Lunge, Leber auch sonst diagnosticirt werden kann; begünstigend für diese Diagnose wird es sein, wenn es sich um einen Fall handelt, bei dem z. B. vorher an anderen Körperstellen Sarkome exstirpirt sind, und also die Möglichkeit von Metastasen nahe liegt; oder wo Leukämie oder auch nur multiple Schwellungen der Lymphdrüsen, wie bei Pseudoleukämie, bestehen. Für die Diagnose der Aortenaneurysmen und Mediastinaltumoren kommt heute auch wohl die Durchleuchtung mit X-Strahlen in Betracht. — Die Prognose der Mediastinaltumoren ist immer eine sehr schlechte — eine Therapie giebt es nicht.

Ganz besonders häufig geben Geschwülste im Becken zu Läsionen des Plexus lumbalis und sacralis Veranlassung, und diese Thatsache ist deshalb practisch auch von der allergrössten Bedeutung. In Betracht kommen hier sowohl für den Plexus lumbalis wie sacralis Geschwülste, die an dem Kreuzbein oder den übrigen Beckenknochen entstehen, also Osteome, Osteosarkome und Sarkome; dann besonders Sarkome der retroperitonealen Lymphdrüsen; ferner Geschwülste, die primär in den Eingeweiden des Beckens ihren Sitz haben, also Carcinome und Sarkome des Darmes, sowohl des Mastdarmes als z. B. des S. Romanum, und speciell auch Carcinome der weiblichen Geschlechtsorgane. Die Symptome können lange Zeit in Schmerzen und Parästhesieen bestehen, die, wenn sie von der Läsion des Plexus lumbalis ausgehen, an der Vorderseite des Beines, wenn sie durch eine Läsion des Plexus sacralis bedingt sind, an der Hinterseite des Beines, am Damm und an den Geschlechtstheilen sitzen. Später kann es zunächst zu Paresen, schliesslich zu atrophischen Lähmungen kommen; bei Lumbalplexusläsion im Cruralis- und Obturatoriusgebiete mit Verlust des Patellarreflexes; bei solcher des Sacralplexus tritt Atrophie und Lähmung der Muskeln des Unterschenkels, der hinteren Seite des Oberschenkels und der Glutaei ein. Sehr häufig ist aber gerade in diesen Fällen der ganze Lumbosacralplexus, wenn auch nur partiell, betheiligt. Fast immer bestehen die nervösen Beschwerden nur auf einer Seite; nur bei Erkrankung der Knochen des Kreuzbeines selbst oder bei ganz in der Mitte liegenden Geschwülsten können doppelseitige, aber meist auf der einen Seite sehr überwiegende Symptome eintreten. Blasen- und Mastdarmstörungen fehlen bei einseitigen Tumoren, wenn diese Organe nicht direct durch den Beckentumor lädirt sind.

Die Diagnose ist leicht, wenn man sich gewöhnt. in allen Fällen einer sogenannten Neuritis im Plexus lumbosacralis und auch schon bei jeder sogenannten Jschias eine Untersuchung per rectum oder vaginam zu machen, **aber auch wirklich in allen Fällen.** Gerade in diesen Fällen wird aber diese Untersuchung ausserordentlich oft unterlassen, es wird die Diagnose einer einfachen Ischias gestellt, selbst, wenn auch schon nach dem Ausbreitungsgebiete der Schmerzen und nach der Ausdehnung von Muskelatrophien und -Paresen, diese Diagnose nicht gerechtfertigt ist. Auf jeden Fall rächt sich dann die Unterlassungssünde einer nicht vollkommenen Untersuchung an dem Arzte, der seinen Patienten eine beruhigende Diagnose gestellt hat; aber da eine Anzahl der hier vorkommenden Geschwülste doch zum mindesten eine vorübergehende Heilung durch eine Operation zulässt, manche besonders günstig gelagerte vielleicht auch eine dauernde, so kann, was ja viel mehr bedeutet, auch der Patient auf's schwerste durch diese Nachlässigkeit geschädigt werden. Unter Umständen, allerdings nicht bei eigentlichen Tumoren, aber bei ähnlich wirkenden Processen, kann eine Heilung ischiadischer Neuralgien, wenn man stets die Beckenorgane untersucht, sogar sehr schnell erreicht werden; die erste Patientin mit Ischias, die ich behandelte, litt an einer seitlichen Knickung des Uterus, der auf den linken Plexus sacralis gedrückt hatte — nach der Aufrichtung des Uterus war sie sofort schmerzfrei. Leider habe ich eine Ischias **niemals wieder** so schnell heilen können. Im Uebrigen muss ich wegen der Behandlung dieser Beckengeschwülste ganz auf die Lehrbücher der Chirurgie verweisen: eine Anzahl von ihnen, speciell die Sarkome am Kreuzbein oder vor demselben, sind wohl inoperabel.

Für die etwaigen paraneuralen Geschwülste an den Nervenstämmen der unteren Extremitäten gilt dasselbe, was ich für die oberen Extremitäten gesagt habe. Lähmungen durch Knochencallus sind hier selten; häufiger als am Arme kommen Verdickungen der Knochen durch myelogene Sarkome, dann cystöse Hypertrophien der Knochen und sogenannte Knochenaneurysmen am Oberschenkel vor, die wohl mal zur Compression von Nervenstämmen hier führen können.

Sehr viel kürzer, als bei diesen paraneuralen Geschwülsten, können wir uns bei der Beschreibung der klinischen Symptome der eigentlichen, am Nerven selbst sich entwickelnden Neurome fassen, und wir können hier namentlich mehr allgemeine Daten geben. Halten wir uns zunächst einmal wieder an die mehr isolirten Neuromknoten, die ja zwar an allen Nerven vorkommen können, aber eine gewisse Prädilection für den Medianus an den Armen, für den Ischiadicus an den Beinen haben; überhaupt kommen hier fast nur die Extremitäten in Betracht.

Nach dem, was wir oben über die Verschiedenheit des anatomischen Verhaltens der Geschwulst gegenüber der eigentlichen Nervensubstanz gesagt haben, können wir a priori schliessen, dass die Symptome in Art und speciell in Intensität sehr wechselnde sein können. Ich habe im anatomischen Theile ganz besonders hervorgehoben, dass nicht nur bei seitlich dem Nerven aufsitzenden oder ihn einfach mantelförmig umgebenden Neuromen, sondern auch bei solchen, die den Nerven durch Hineinwachsen zwischen seine Fasern direkt aufsplittern, die Nervenfasern selbst ganz ungeschädigt bleiben können. Dann braucht die Neurombildung zu irgend welchen Reiz- oder Lähmungserscheinungen im Gebiete des betreffenden Nerven natürlich nicht zu führen, und ich selber habe mich z. B. in dem dritten von F. Krause mitgetheilten Falle von Neurom am rechten Medianus davon überzeugt, dass auch bei der genauesten Untersuchung keine Ausfallssymptome im Gebiete des Medianus vorhanden waren, auch Schmerzen fehlten hier ganz. Hier liess sich, obgleich die spätere histologische Unter-

suchung zeigte, dass der Nerv vom Neurom total aufgesplittert
war, auch nachweisen, dass die electrische Leitung durch den
Tumor intact war; Ströme, die central von demselben applicirt
wurden, brachten die Medianusmuskulatur zu energischer
Zuckung. Doch sind diese Fälle von Neurom, die ganz ohne
nervöse Symptome verlaufen, nicht gerade häufig, speciell ist
das nicht häufig bei den isolirten Neuromknoten. Kommt es
zu Symptomen, so sind das früheste und wichtigste: Schmerzen
in dem Gebiete des erkrankten Nerven, Schmerzen, die reissender
Natur sein können oder sich auch als umschriebener, tiefer,
bohrender Druck ausprägen können. Die Schmerzen können
sehr intensiv sein und bei Druck auf das Neurom zunehmen.
Sehr heftig sind sie z. B. manchmal bei den Amputationsneuromen;
der Kranke fühlt sie dann in dem amputirten Gliedabschnitte.
Zu Parästhesieen, namentlich zu einer Hyperästhesie
der Haut, kommt es ebenfalls häufig im Gebiete des erkrankten
Nerven; wirkliche Anästhesieen sind sehr selten. Ebenso kommt
es wohl manchmal zu Paresen in den von den betreffenden
Nerven abhängenden Muskeln, selten aber zu wirklicher
Lähmung und Muskelatrophie; ausgeschlossen ist das natürlich
nicht, wenn das Neurom zu erheblicher Zerstörung der eigentlichen Nervenfasern geführt hat. Häufiger und speciell wieder
bei den Amputationsneuromen kommt es, wohl auf reflectorischem
Wege, zu heftigen clonischen Zuckungen, z. B. der Muskel-
stümpfe des amputirten Gliedes oder auch entfernter liegender
Muskeln derselben Seite; auch wirkliche Reflexepilepsie
soll manchmal durch solche Neurome ausgelöst sein. Der Sitz
der Symptome richtet sich natürlich nach dem Ausbreitungsgebiete des erkrankten Nerven; hier brauche ich auf Einzelheiten ja nicht einzugehen.

Sitzen die Neurome in mehr äusseren Körpergebieten, so
kann man sie natürlich fühlen oder, wenn sie grösser sind, sogar
sehen; handelt es sich um mehrere an einem Nerven, so ist oft
die rosenkranzartige Gestalt desselben deutlich abzutasten.
Selten und nur bei den ganz malignen Formen brechen die
Knoten durch die Haut durch und zerfallen zu jauchenden Ge-
schwüren, wie die Figur 26 zeigt.

Der Verlauf des Leidens kann beim Neurom ein sehr verschiedener sein; er hängt im Wesentlichen wohl von der Schnelligkeit des Wachsthumes der Geschwulst ab. Die Neurofibrome
können sehr langsam wachsen, ja, sie können auch nach einiger
Zeit im Wachsthum stille stehen und sich nach Gowers sogar
zurückbilden; andererseits können sie nach langen Stillständen,
z. B. in Folge eines Traumas auch wieder rapide weiterwachsen.
Solange sie keine Symptome machen, ist bei langsamem Wachsthum
das betreffende Individuum dann kaum krank zu nennen. Treten
Symptome ein, so sind es ja namentlich die Schmerzen, die praktisch
in Betracht kommen; sie können das Leben der Patienten zu einer
andauernden Qual machen und schliesslich nach langem Leiden

an sich zum Marasmus führen. Sehr viel schneller und un-
günstiger ist der Verlauf nur bei den malignen Neuromen,
wie sie vor Allem Volkmann und F. Krause beschrieben
haben. Diese und speciell die weichen Sarkome und Myxome
wachsen, wie wir gesehen haben, sehr rasch in der Nervenscheide
centralwärts weiter. Sie beginnen meist an den äussersten Haut-
ästen des betreffenden Nerven, können hier schon eine erhebliche
Grösse erreichen und, wie die Figur 26 zeigt, zu jauchigen Ge-
schwüren zerfallen. Nun wird meist zuerst der primäre Tumor
excidirt und der Nerv, an dem er sitzt, resecirt. Es vergeht
einige Zeit, dann kommt es zu einem Recidiv im Nervenstumpfe,
und nun wird vielleicht die ganze Extremität, z. B. der Unterarm über dem Tumor amputirt. Wieder nach einiger Zeit sitzen
neue Geschwülste am Oberarmtheile des betreffenden Nerven,
und schliesslich können sie bis in den Wirbelkanal sich erstrecken: dann muss man den Patienten seinem Schicksal überlassen. In einem Falle meiner Beobachtung waren zuerst einige
Zehen des rechten Fusses wegen Neurom amputirt, einige Jahre
später entfernte Kollege Kredel ein sehr grosses Neurom vom
Stamme des Ischiadicus am Oberschenkel; wieder ein Jahr darauf sah ich die Patientin mit einem grossen Tumor im Becken
wieder. Diese malignen Neurome können also rasch zum Tode
führen: dabei kommt auch noch die Möglichkeit von Metastasen
in Betracht. Aber es ist doch auch bei diesen bösartigen Formen
mehrmals beobachtet, dass nach der Amputation des ersten
Knotens Recidive nicht eintraten, oder dass zwei bis drei Recidive vorkamen, die schliesslich zur Amputation der betreffenden
Extremität Veranlassung gaben, dass dann aber ein definitiver
Stillstand der Krankheit eintrat.

Aetiologisch wissen wir speciell über die isolirten Neurome
sehr wenig. Klar ist die Aetiologie nur beim Amputationsneurom,
das manchmal eine sehr bedeutende Ausdehnung erreichen und
eine grosse Geschwulst mit vielen Einzelknollen darstellen kann.
Auch sonst werden vielfach Traumen als Ursache angegeben.
Im Falle 3 von F. Krause, den auch ich beobachten konnte,
hatte einige Wochen, ehe der Tumor am Medianus bemerkt
wurde, beim Melken eine Kuh mit dem Horne die Patientin an
die betreffende Stelle gestossen. Häufig kommen auch angeborene,
meist ziemlich maligne Neurome der peripheren Nerven vor:
einen solchen Fall von Neurom am rechten Medianus und Ulnaris
bei einem neugeborenen Kinde habe ich mit Kollegen Kredel
behandelt: ich komme auf diesen Fall noch weiter unten zu
sprechen.

Für die Diagnose kommt es zunächst einmal in Betracht,
ob das Neurom überhaupt Symptome macht, und zweitens ob
es sicht- oder fühlbar ist. Fehlen beide Bedingungen, so ist
natürlich an eine Diagnose nicht zu denken. Sind Schmerzen,
Parästhesien oder Paresen in einem bestimmten Nervengebiete
vorhanden, ist die Geschwulst aber nicht zu fühlen, so wird

man über die Diagnose einer Neuralgie oder höchstens einer Neuritis nicht hinauskommen. Sehr viel weiter kommt man natürlich, wenn man dann am erkrankten Nervenstamme den Tumor fühlt; man muss dann nur noch unterscheiden, ob es sich um einen paraneuralen Tumor oder um ein echtes Neurom handelt. Das ist nicht immer leicht. Finden sich mehrere dicht neben einander liegende Knoten am Nerven, so spricht das für Neurome; ferner lassen sich paraneurale Geschwülste nach der Axe des Gliedes und im rechten Winkel auf seine Axe verschieben; echte Neurome nur im letzteren Sinne, da sie ja peripher und central am Nervenstrang ganz festsitzen. Auch wird gerade bei den echten Neuromen Druck auf die Geschwulst meist sehr schmerzhaft sein und zu ausstrahlenden Schmerzen in das Hautgebiet des erkrankten Nerven führen.

Die Prognose ist natürlich bei den verschiedenen Neuromen, wie die Darstellung der Symptomatologie und Verlaufes ergiebt, eine sehr verschiedene. Unter Umständen braucht die Krankheit überhaupt zu keinem den Kranken belästigenden Symptome zu führen; in anderen Fällen können namentlich die Schmerzen so stark werden, dass sie das Leben fast unerträglich machen und der Kranke zu jeder Maassnahme bereit ist, die ihn von seinem Leiden befreien kann. Bei den malignen Neuromen mit häufigen Recidiven kann sogar der Tod ziemlich rasch eintreten oder das Leiden doch wenigstens zur Amputation ganzer Gliedmaassen Anlass geben. Sehr wechselnd ist namentlich auch die Schnelligkeit, mit der die Geschwulst wächst und damit auch die, mit der die Symptome zunehmen. Leider lässt sich nun, wenn wir vor den einzelnen Fall gestellt werden, bei dem es sich zunächst um einen primären Knoten handelt, über die Prognose fast nichts aussagen; sie hängt im Wesentlichen ja, wenn auch nicht allein, von der histologischen Structur des Knotens ab, die wir ohne mikroskopische Untersuchung nur in seltenen Fällen erkennen können, und wir sind deshalb fast niemals im Stande, auch nur mit Wahrscheinlichkeit vorher zu sagen, ob es sich im einzelnen Falle voraussichtlich um einen malignen oder gutartigen Verlauf des Leidens handeln wird. Es ist das ein Umstand, der namentlich unser therapeutisches Handeln in sehr bestimmter Richtung beeinflussen muss.

Eine eigentliche Therapie kann bei den isolirten Neuromen der peripheren Nerven nur in einer chirurgischen Entfernung der Geschwulst bestehen. Zu dieser Operation wird man sich am leichtesten entschliessen, wenn es sich um Amputationsneurome handelt und wenn diese heftige Schmerzen oder gar Reflexkrämpfe verursachen. Man kann in diesen Fällen volle Erfolge haben. Kommt es hier wieder zu einem Recidive des Neuromes, so kann man auch wohl einmal, statt der erneuten Exstirpation, die Dehnung der betreffenden Nervenstümpfe versuchen. Auch bei dem isolirten Neurom des unverletzten Nerven wird man sich leicht zu einer Operation entschliessen, wenn es schwere nervöse Symptome, speciell heftige Schmerzen macht. Hat man besonderes Glück, so wird man in diesen Fällen wohl einmal auf ein seitlich dem Nerven aufsitzendes Neurom treffen und kann dann den Nervenstamm sehr schonen, wie es in dem oben erwähnten Falle von Neurom am Ischiadicus, den ich mit Kollege Kredel zusammen beobachtete, gelang. Aber auch vor einer Durchschneidung des Nerven selbst, wenn der Tumor in seiner Continuität sitzt, wird man bei solchen schweren Symptomen nicht zurückschrecken, und man wird dann auf seine histologische Natur weiter keine Rücksicht nehmen. Anders liegt die Sache, wenn schwere Symptome bei solchen für die Operation ungünstig liegenden Fällen ganz oder fast ganz fehlen. Man muss sich ja dann überlegen, dass man mit der Exstirpation der Geschwulst eine volle Lähmung im Gebiete der erkrankten Nerven hervorruft, von der vorher keine Spur war. Könnte man also in diesen Fällen vorher wissen, dass es sich um einen gutartigen Tumor mit langsamem Verlauf und langer Schonung der Nervenfasern selbst handelt, so würde man wohl von der Operation absehen. Aber, wie gesagt, das ist fast niemals möglich, und wir thun gut, in jedem einzelnen Falle von Neurom klinisch die Möglichkeit eines malignen Tumors mit malignem Verlaufe zuzugeben. Liegt die Sache so, dann sind wir aber auch in allen Fällen von isolirtem Neurom an erreichbarer Stelle verpflichtet, dem Patienten den Rath zu möglichst früher Operation zu geben, ohne Rücksicht auf die Folgen dieser Operation für den Nerven selbst.

Ueber die Operation selbst brauche ich hier nichts weiter zu sagen. Es wird immer angebracht sein, sofort an die Durchschneidung des Nerven eine Nervennaht der Enden desselben anzuschliessen; da diese oft weit von einander liegen, bildet man dann am besten aus einem Stück des oberen Stumpfes eine Brücke zum unteren oder umgekehrt In einem Falle von Neurom des Medianus und Ulnaris am Oberarme eines neugeborenen Kindes hatte Kollege Kredel diese primäre Nervennaht unterlassen, da er mit Sicherheit ein Recidiv erwartete. Als dies nach einigen Monaten nicht eintrat und natürlich totale Medianus- und Ulnarislähmung bestand, machte er eine secundäre Nervennaht in der oben beschriebenen Weise. Später habe ich das Kind elektrisch behandelt. Jetzt, nach zwei Jahren, ist die Leitung im Ulnarisgebiete ganz wieder hergestellt, nicht vollständig im Medianusgebiete. Das Kind ist im Uebrigen frisch und gesund geblieben.

Nur noch wenige Worte habe ich über die multiple Neurofibromatose und das plexiforme Neurom zu sagen. Die multiple Neurofibromatose kann sich, wie wir gesehen haben, auf die Nervenstämme selbst oder auf die feinsten Endigungen der Hautnerven beschränken oder beide zusammen betheiligen.

Handelt es sich um den zweiten Fall, so tritt das Krankheitsbild des Fibroma molluscum multiplex ein, und ich habe für seine Beschreibung dem, was ich oben im anatomischen Theile gesagt habe, und der Abbildung Fig. 29 nichts mehr hinzuzufügen. Bei der auf die Nervenstämme beschränkten multiplen Neurofibromatose (s. Fig. 28) kann man, wenn die Knoten nicht zu klein sind und an oberflächlich gelegenen Nerven sitzen, dieselben in den Nerven fühlen und damit die Diagnose stellen; sonst wird sich das Leiden einer Diagnose leicht entziehen. Denn bei der multiplen Neurofibromatose pflegen meistens directe nervöse Symptome ganz zu fehlen, und nur in seltenen Fällen kommt es zu mehr oder weniger erheblichen Schmerzen, die dann natürlich an den verschiedensten Körperstellen sitzen können; ganz selten sind Anästhesien oder Paresen beobachtet. Das liegt ja jedenfalls daran, dass gerade die Fibrome der Nervenscheiden sehr langsam wachsen und sehr lange die eigentliche nervöse Substanz des Nerven intact lassen. Beim multiplen Molluscum finden sich Reiz- und Ausfallssymptome der Nerven natürlich noch seltener.

Die multiple Neurofibromatose ist ein exquisit chronisches Leiden. Meist gehen z. B. bei der multiplen Molluskenbildung die ersten Anfänge des Leidens bis in die früheste Kindheit zurück, und die Patienten erreichen fast immer, abgesehen von Complicationen, ein ziemlich hohes Alter. In anderen Fällen beginnt das Leiden erst im späteren Leben. An einer Hautstelle nach der anderen schiessen die kleinen Fibrome auf; manchmal vielleicht auch zuerst Naevi, aus denen dann später Fibrome hervorgehen. Schliesslich kann fast die ganze Körperoberfläche bedeckt sein. Die meisten Fibrome erreichen nur einen geringen Umfang, einzelne können aber auch sehr gross werden. Nicht so selten ist es auch, dass zuerst ein grosser Fibromknoten entsteht und um ihn sich dann, wie von ihm ausgesät, die multiplen kleineren gruppiren. Da eigentliche nervöse Symptome, sowohl bei den multiplen Neuromen der Nervenstämme, als auch bei denen der Haut meist ganz fehlen, so können die Kranken trotz ihres Leidens sich ungetrübter allgemeiner Gesundheit und voller Arbeitsfähigkeit erfreuen, wenn nicht einzelne, allzu gross werdende Geschwülste die letztere beeinträchtigen. Schliesslich aber, etwa im vierten oder fünften Decennium des Lebens, scheint es bei dem Leiden doch meist zu einer gewissen Decrepidität des Organismus zu kommen; wenigstens sah Marie bei zwei Kranken in diesen Jahren allgemeinen körperlichen und geistigen Marasmus eintreten; bei dem einen Kranken handelte es sich allerdings um eine Complication mit Alkoholismus und Tuberkulose.

Ueber die Aetiologie der allgemeinen Neurofibromatose ist zunächst zu sagen, dass hier eine gewisse nervöse Disposition eine Rolle spielt. Mehrfach ist das Leiden in Verbindung mit Idiotismus und Imbecillität gesehen worden. Auch directe Vererbung ist öfter vorgekommen: dabei kann dann ein Mitglied der Familie an den Hautmollusken, ein anderes mehr an multiplen Neuromen der Nervenstämme leiden. Auch ein Trauma wurde in einigen Fällen angeschuldigt, und Marie ist der Meinung, dass es sich manchmal auch wohl um infectiöse Processe an den Nerven handeln könne: hier kommt wohl auch die Tuberkulose in Betracht.

Die Diagnose ergiebt sich bei der multiplen Molluskenbildung wohl von selbst. Eine Verwechslung mit universeller Lymphadenitis, mit Cysticerken und Gummen ist in den meisten Fällen wohl ausgeschlossen: dass es sich bei multiplen Lipombildungen manchmal um Neurolipome, also um im Grunde dasselbe Leiden wie bei der Neurofibromatose handelt, habe ich schon erwähnt. Die multiple Neurofibromatose der Nervenstämme kann man nur diagnosticiren, wenn man die Knoten fühlt.

Die Prognose der multiplen Neurofibromatose ist im Ganzen eine günstige.

Eine Behandlung der multiplen Nervenstammfibrome giebt es nicht. Auch von den Mollusken der Haut wird man wegen ihrer Multiplicität nur diejenigen exstirpiren, die durch ihre Grösse lästig fallen; besser ist es, sie gar nicht so gross werden zu lassen.

Eine besondere Art der multiplen Hautneurome bilden noch die Tubercula dolorosa. Hier ist es nicht zu den hoch über die Haut emporragenden und oft gestielten Fibromen gekommen, sondern die kleinen Knoten an den Nervenenden erhöhen an ihrer Stelle das Niveau der Haut kaum sichtbar. Sie gerade sind oft auf Druck sehr schmerzhaft, und wenn es nicht zu viele sind, sind sie leicht zu exstirpiren.

Bei den plexiformen Neuromen, dem Rankenneurom von P. Bruns, habe ich zunächst noch etwas über die klinischen Erscheinungsformen dem im anatomischen Theile Gesagten hinzuzufügen. Es kann sich erstens, wie gesagt, um mehr oder weniger grosse, feste, unter der Haut sitzende Tumoren handeln, wie ich das im anatomischen Theile beschrieben habe; diese können sowohl, und mit Vorliebe, im Gesichte, als in der Gegend der Plexus, also speciell am Rumpfansatze der Extremitäten sitzen. In zweiter Linie kommen die sogenannten Dermatolysen oder Pachydermatocelen in Betracht, von deren Aussehen die Fig. 31 ein Bild giebt, das besser als jede Beschreibung sein dürfte. Diese Formen entwickeln sich mit Vorliebe am Kopfe, z. B. am oberen Augenlide oder an der Schläfe über einem Ohre, und es kommt dann zu ausgedehnter und in mehreren Etagen übereinander liegender Faltung der von der Geschwulst ergriffenen Hautstellen. In den Hautfalten finden sich dann die verzweigten fibromatös verdickten Hautnerven. Der Schwere nach sinken diese übereinander gelagerten Hautfalten dann nach unten, sie können, z. B. in Figur 31, den Eindruck sehr starker, dicht übereinander gelagerter Locken machen, die vom Kopfe zum Halse herunterhängen. Marie vergleicht ihr Bild mit dem einer vielfach gefalteten Pèlerine oder mit einem Convolut von Dünndarmschlingen. Die Hautfalten sitzen natürlich an ihrem Ursprunge schmal auf und verbreiten und verdicken sich allmählich nach dem peripheren Rande zu. Aehnliche Dinge an anderen Körperstellen können wieder ganz wie sehr gross gewordene einfache Fibromata mollusca aussehen. Die dritte klinische Form des plexiformen Neuromes, die eintritt, wenn die Bildung dieser Neurome an den Hautnerven die Haut einer ganzen Extremität ergreift, ist die sogenannte Elephantiasis mollis; eine eingehende Beschreibung dieser Form ist wohl unnöthig.

Eigentliche nervöse Symptome brauchen die Rankenneurome ebenso wenig zu machen, wie die allgemeine Neurofibromatose, wir befinden uns hier, wie Marie sagt, fast ganz in der Domaine der Chirurgie. Namentlich bei den Formen der Dermatocele oder der Elephantiasis mollis fehlen sie fast immer. Die Rankenneurome der Plexus, die zu den derben Geschwulstbildungen führen, können natürlich auch Schmerzen und Paraästhesieen im Gebiete der betreffenden Nerven hervorrufen, manchmal auch noch mehr. So beobachte ich jetzt ein grosses plexiformes Neurom bei einem Kinde, das sich auf der linken Seite von der Wirbelsäule unter den Rippenbogen bis fast in die Mitte des Bauches erstreckt. Hier muss die Neurombildung wohl bis in den Wirbelcanal gehen, denn es finden sich doppelseitige ausgeprägte, aber nicht ganz symmetrische atrophische Lähmungen in den Gebieten der Lumbalplexus, während die Sacralplexus frei sind.

Der Verlauf ist auch bei dem plexiformen Neurome ein äusserst chronischer, meist beginnen die betreffenden Krankheitsbilder in frühester Jugend und schreiten, wenn eine Operation nicht möglich ist oder nicht gemacht wird, fort, bis die betreffenden Gebilde eine enorme Ausdehnung erreichen. Der Lebensgenuss und die Arbeitsfähigkeit wird auch hier, abgesehen von den seltenen Fällen mit ausgeprägten Lähmungen oder Schmerzen und ausser bei sehr grossen Geschwülsten, nur wenig beeinträchtigt. Auch die plexiformen Neurome mit dem typischen Charakter einer umschriebenen Geschwulst pflegen fast niemals benachbarte Gebilde zu zerstören oder in sie einzudringen, sondern sie höchstens zu verschieben, sie sind also in dieser Beziehung gutartig.

Aetiologisch kommt für das plexiforme Neurom, ebenso wie für das einfache multiple, hauptsächlich nervöse Disposition und direkte Heredität in Betracht; die nahe Verwandtschaft beider Formen documentirt sich nicht selten auch dadurch, dass die eine oder die andere Form bei verschiedenen Gliedern einer

Familie vorkommen kann oder auch beide Formen an einer Person. Sehr häufig bringen die betreffenden Individuen das Rankenneurom mit auf die Welt.

Die Diagnose ergiebt sich von selbst bei den Pachydermatocelen und der Elephantiasis mollis. Bei den mehr geschwulstartigen Bildungen ist sehr häufig erst bei mikroskopischer Untersuchung die Diagnose gestellt worden, und es ist das besonders deshalb leicht erklärlich, weil diese Geschwülste meist die Nerven, die sie betheiligen, nicht so beeinträchtigen, dass sie nervöse Symptome hervorrufen; man kann dann also nicht einmal vermuthen, dass der Tumor überhaupt etwas mit den Nerven in seinem Gebiete zu thun hat.

Die Dermatocelen sind leicht zu operiren, wenn sie nicht zu gross sind; es kommt also nur darauf an, sie nicht zu gross werden zu lassen. Bei der Elephantiasis mollis käme nur eine Amputation oder gar eine Exarticulation, der ganzen Extremität in Betracht, dazu wird man sich selten entschliessen.

Bei den eigentlichen derben Geschwulstformen des plexiformen Neuromes kann, wenn, wie meist, nervöse Symptome nicht bestehen, eine Operation dieselben erst hervorrufen, und die Geschwulst ist ausserdem gutartig und wächst sehr langsam. Man wird also meist von einer Operation absehen, wenn man die Diagnose stellen kann. Da das nur selten möglich ist, werden diese Tumoren doch meist operirt werden, namentlich wenn sie sehr gross werden, oder aber, wenn sie, was allerdings selten ist, Schmerzen bedingen. Häufig wird man grosse derartige Tumoren allerdings nur partiell entfernen können.

Litteratur.

1. R. Virchow, Die krankhaften Geschwülste. III. 1863. S. auch Titelkupfer.
2. v. Recklinghausen, Ueber multiple Fibrome der Haut. Berlin 1882.
3. Volkmann, Bemerkungen über einige von Krebs zu trennende Geschwülste. Halle 1858.
4. P. Bruns, Ueber das Rankenneurom. Virchow's Archiv Bd. L.
5. Czerny, Archiv für klin. Chirurgie. Bd. XVII.
6. F. Krause, Ueber maligne Neurome. Habilitationsschrift. Halle 1887.
7. Köbner, Virchow's Archiv. Bd. 93.
8. Pierre Marie, Sur la neurofibromatose généralisée. Drei Vorlesungen im Hôtel Dieu 1894/95. Paris 1896.
9. Ziegler, Lehrbuch der allgem. und spec. patholog. Anatomie. Jena 1885.
10. Willemer, Ueber eigentliche, d. h. sich innerhalb der äusseren Scheide entwickelnde Geschwülste des Sehnerven. Inaugural-Dissertation. Göttingen 1882.
11. Berlin, Orbitaltumoren in Graefe-Saemich's Handbuch.
12. Gowers, Lehrbuch der Nervenkrankheiten. Deutsch von Grube. Bd. 1.
13. A. Thomson, On neurofibromatosis and tumours relating to nerves. Brit. med. Journal 1896. Oct. 10.